Kohlhammer

Die Autorin

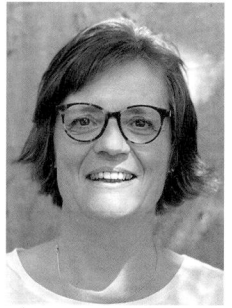

Kirstin Büthe, M. A., studierte Inklusive Pädagogik und Kommunikation und ist seit 1999 Hebamme. Sie arbeitet seit 2009 in Schulen für Gesundheitsberufe in der Hebammen- und Pflegeausbildung sowie in der Fort- und Weiterbildung für Hebammen.

Mit Beiträgen von

Prof. Dr. Cornelia Schwenger-Fink, ist seit 2002 Hebamme, absolvierte 2007 ihr Staatsexamen in Lehramt und hat einen Master in Inklusiver Pädagogik und Kommunikation. 2016 promovierte sie am Institut für Biologie an der Universität Hildesheim. Seit 2020 leitet sie den primärqualifizierenden Studiengang Hebammenwissenschaft (B. Sc.) an der Fachhochschule des Mittelstands.

Janine Barte, Gesundheits- und Kinderkrankenpflegerin, Erziehungswissenschaftlerin B. A.
Brigitte Hauff, Gesundheits- und Kinderkrankenpflegerin, Bildungswissenschaftlerin M. A.
Antje Krone, Gesundheits- und Krankenpflegerin, Dipl.-Pflegepädagogin
Bianca Morland, Gesundheits- und Krankenpflegerin, M. A. of Education
Alina Spiewok, Erziehungswissenschaftlerin M. A.

Kirstin Büthe

Evidenzbasierte Wochenbettpflege

Eine Arbeitshilfe für Hebammen im Praxisalltag

3., aktualisierte Auflage

Verlag W. Kohlhammer

Dieses Werk einschließlich aller seiner Teile ist urheberrechtlich geschützt. Jede Verwendung außerhalb der engen Grenzen des Urheberrechts ist ohne Zustimmung des Verlags unzulässig und strafbar. Das gilt insbesondere für Vervielfältigungen, Übersetzungen und für die Einspeicherung und Verarbeitung in elektronischen Systemen.

Pharmakologische Daten verändern sich ständig. Verlag und Autoren tragen dafür Sorge, dass alle gemachten Angaben dem derzeitigen Wissensstand entsprechen. Eine Haftung hierfür kann jedoch nicht übernommen werden. Es empfiehlt sich, die Angaben anhand des Beipackzettels und der entsprechenden Fachinformationen zu überprüfen. Aufgrund der Auswahl häufig angewendeter Arzneimittel besteht kein Anspruch auf Vollständigkeit.

Die Wiedergabe von Warenbezeichnungen, Handelsnamen und sonstigen Kennzeichen berechtigt nicht zu der Annahme, dass diese frei benutzt werden dürfen. Vielmehr kann es sich auch dann um eingetragene Warenzeichen oder sonstige geschützte Kennzeichen handeln, wenn sie nicht eigens als solche gekennzeichnet sind.

Es konnten nicht alle Rechtsinhaber von Abbildungen ermittelt werden. Sollte dem Verlag gegenüber der Nachweis der Rechtsinhaberschaft geführt werden, wird das branchenübliche Honorar nachträglich gezahlt.

Dieses Werk enthält Hinweise/Links zu externen Websites Dritter, auf deren Inhalt der Verlag keinen Einfluss hat und die der Haftung der jeweiligen Seitenanbieter oder -betreiber unterliegen. Zum Zeitpunkt der Verlinkung wurden die externen Websites auf mögliche Rechtsverstöße überprüft und dabei keine Rechtsverletzung festgestellt. Ohne konkrete Hinweise auf eine solche Rechtsverletzung ist eine permanente inhaltliche Kontrolle der verlinkten Seiten nicht zumutbar. Sollten jedoch Rechtsverletzungen bekannt werden, werden die betroffenen externen Links soweit möglich unverzüglich entfernt.

3., aktualisierte Auflage 2023

Alle Rechte vorbehalten
© W. Kohlhammer GmbH, Stuttgart
Gesamtherstellung: W. Kohlhammer GmbH, Stuttgart

Print:
ISBN 978-3-17-041528-7

E-Book-Formate:
pdf: ISBN 978-3-17-041529-4
epub: ISBN 978-3-17-041530-0

Inhalt

1	**Einführung**		**9**
	1.1	Was ist Evidenzbasierte Betreuung, Pflege, Hebammentätigkeit und Medizin?	10
		Kirstin Büthe	
		1.1.1 Definitionen	11
		1.1.2 Vorgehen	13
	1.2	Evidenz dieses Buches	14
2	**Thematischer Einstieg**		**15**
	Kirstin Büthe und Cornelia Schwenger-Fink		
	2.1	Gesundheit der Wöchnerin	15
	2.2	Konzept der Wochenbettbetreuung	16
	2.3	Ablauf eines Wochenbettbesuches	17
	2.4	Dokumentationsbögen	19
		Kirstin Büthe	
		2.4.1 Geburtshilflicher Anamnesebogen	19
		2.4.2 Wochenbettbetreuungsbogen	19
3	**Betreuung der Wöchnerin**		**23**
	3.1	Genitale und extragenitale Involution	23
		Kirstin Büthe	
		3.1.1 Rektusdiastase	23
		3.1.2 Involution von Uterus, Zervix und Vagina	25
		3.1.3 Beckenboden	28
		3.1.4 Lochien	34
		3.1.5 Hämoglobin	41
		3.1.6 Varizen	45
		3.1.7 Ödeme	51
	3.2	Ausscheidung	54
		Kirstin Büthe	
		3.2.1 Miktion	54
		3.2.2 Defäkation	57
		3.2.3 Hämorrhoidalleiden	58
	3.3	Vaginale Geburt: Geburtsverletzungen	62
		Kirstin Büthe	
		3.3.1 Damm	62
		3.3.2 Symphysenschäden	67

	3.3.3	Steißbeinluxation	69
	3.3.4	Schmerzen	70
3.4		Abdominale Geburt: Sectio caesarea	71
	3.4.1	Dimension von Sectio in Deutschland	71
		Kirstin Büthe	
	3.4.2	Geburtsverletzung Sectionaht	73
		Bianca Morland	
	3.4.3	Sectio und Psychosomatik	77
		Kirstin Büthe	
3.5		Haut	79
		Kirstin Büthe	
	3.5.1	Chloasma uterinum	79
	3.5.2	Striae distensae	79
	3.5.3	Pruritus	80
3.6		Frauen mit besonderer Ausgangssituation	81
		Kirstin Büthe	
	3.6.1	Frauen nach Gestationsdiabetes	81
	3.6.2	Frauen mit Übergewicht und Adipositas	86
	3.6.3	Frauen mit Untergewicht	93
3.7		Kontrazeption und Familienplanung	96
		Kirstin Büthe	
3.8		Brust und Stillen	100
		Kirstin Büthe	
	3.8.1	Stillreflexe	100
	3.8.2	Stillbeginn	103
	3.8.3	Stillanleitung	106
	3.8.4	Inspektion und Palpation der Brust	108
	3.8.5	Brustmassage	108
	3.8.6	Entleeren der Brust von Hand nach Marmet-Technik	110
	3.8.7	Zeitgerechte und verspätete initiale Brustdrüsenschwellung sowie Hypogalaktie	112
	3.8.8	Schlupf- und Hohlmamillen	115
	3.8.9	Wunde Brustwarzen und Soor	117
	3.8.10	Milchstau und Mastitis	119
	3.8.11	Ablaktation	121
	3.8.12	Relaktation	123
3.9		Stillen und Ernährung in besonderen Situationen	125
		Kirstin Büthe	
	3.9.1	Stillen und Ernähren von Frühgeborenen	125
	3.9.2	Stillen und Ernähren von SGA-Neugeborenen	129
	3.9.3	Stillen und Ernähren von Zwillingen	131
4		**Das Neugeborene**	**135**
4.1		Reifezeichen	136
		Kirstin Büthe	
4.2		Gedeihen des Kindes	140
		Kirstin Büthe	

	4.2.1	Tägliche Mindesttrinkmenge	141
4.3		Pflege des Neugeborenen	144
	Kirstin Büthe		
	4.3.1	Hautpflege..	144
	4.3.2	Windeldermatitis	147
	4.3.3	Nabelpflege	149
4.4		Nabelbruch und Nabelgranulom	150
	Kirstin Büthe		
	4.4.1	Nabelbruch..	150
	4.4.2	Nabelgranulom	151
4.5		Neugeborenenikterus	152
	Kirstin Büthe		
4.6		Neugeborenen-Konjunktivitis	154
	Kirstin Büthe		
	4.6.1	Augenpflege des Neugeborenen...	155
	4.6.2	Augentropfen- oder Augensalbengabe................................	155
4.7		Prophylaxen	156
	Kirstin Büthe		
	4.7.1	Vitamin-K-Mangelblutungs-Prophylaxe	156
	4.7.2	Vitamin-D-Rachitisprophylaxe	158
	4.7.3	Kariesprophylaxe	160
	4.7.4	SIDS-Prophylaxe..	161
	4.7.5	Erweitertes Neugeborenen-Screening	163
	4.7.6	Atopieprophylaxe..	167
4.8		Einführung von Beikost und Grundrezepte	169
	Kirstin Büthe		
4.9		Sonstiges..	173
	Kirstin Büthe		
	4.9.1	Schlafverhalten..	173
	4.9.2	Koliken	176
	4.9.3	KISS-Syndrom	179
	4.9.4	Schreibaby...	181
	4.9.5	Kinder und Haustiere	184
4.10		Das Kind im ersten Lebensjahr...	187
	Janine Barte		
	4.10.1	Entwicklungen des Neugeborenen und des Säuglings.............	188
	4.10.2	Gefahrensituationen im Alltag für Neugeborene und Säuglinge	196
4.11		Das Kleinkind	202
	Janine Barte		
	4.11.1	Entwicklungen des Kleinkindes...	202
	4.11.2	Unfallvermeidung im Haushalt	205
	4.11.3	Institutionelle Betreuung des Kleinkindes.........................	207

5	**Elternschaft und Psyche**...	**210**
	Cornelia Schwenger-Fink	
	5.1 Evaluation des Geburtserlebnisses..	211
	Cornelia Schwenger-Fink	
	5.2 Sichere Eltern-Kind-Bindung	215
	Cornelia Schwenger-Fink	
	5.3 »Babyblues« versus Wochenbettdepression................................	217
	Kirstin Büthe	
	5.4 Frauen in besonderen Lebenslagen..	222
	Kirstin Büthe	
	5.4.1 Frauen nach ambulanter Entbindung................................	223
	5.4.2 Mutter von Mehrlingen...	226
	5.4.3 Mutter eines frühgeborenen Kindes.................................	228
	Brigitte Hauff	
	5.4.4 Mutter eines behinderten Kindes....................................	236
	Alina Spiewok	
	5.4.5 Mutter in Regenbogen- oder Patchworkfamilien................	247
	5.4.6 Berufstätige Mütter	249
	5.4.7 Mutter im Kontext von Armut und Migration	252
	5.4.8 Alleinerziehende Frauen oder Einelternfamilien................	257
	5.4.9 Minderjährige Mütter	261
	5.4.10 Mutter mit Suchterkrankung...	264
	5.4.11 Verwaiste Eltern	266
6	**Fazit und Ausblick**	**270**
	Kirstin Büthe	
	6.1 Evidenzbasierte Hebammenarbeit im Wochenbett	270
	6.2 Ausblick: zwischen Erfahrung und Evidenz................................	271

Literatur **272**

Stichwortverzeichnis **319**

1 Einführung

Wochenbettbetreuung wird von angestellten und freiberuflichen Hebammen angeboten und durchgeführt. Bis zu einem Viertel der Wöchnerinnen haben 2018 aufgrund fehlender wohnortnaher Verfügbarkeit keine Wochenbettbetreuung durch eine Hebamme erfahren. Ein Fünftel der schwangeren Frauen hat länger als zwei Monate nach einer Hebamme für das Wochenbett gesucht. (Skopos 2018)

Angesichts der derzeitigen Mangelversorgung bietet dieses Tätigkeitsfeld ein Wachstumspotential im Hinblick auf Hebammenbeschäftigung (DHV 2012c). Die Implementierung eines wohnortnahen Angebots einer Wochenbettambulanz kann kurzfristig einen Versorgungsengpass abmildern, bleibt bisher jedoch die Ausnahme (Erdmann 2019).

Eine Hebammenbetreuung im Wochenbett gewährleistet eine höhere Zufriedenheit der Mutter mit ihrer Lebenssituation, einen sicheren Umgang mit dem Neugeborenen und die Übernahme der Mutterrolle sowie eine geringere Wahrscheinlichkeit für eine depressive Erkrankung der Mutter (Grieshop 2013).

Wählt eine Hebamme im Rahmen der Wochenbettbetreuung eine nach ihrem Methodenschwerpunkt und für die Wöchnerin und Familie geeignete Behandlungsempfehlung oder Maßnahme aus, gelangt sie dabei unweigerlich in das Spannungsfeld zwischen traditioneller Hebammenkunst und evidenzbasierter Betreuung, Pflege (Evidence-based Nursing – EbN) und Medizin (Evidence-based Medicine – EbM).

Solange die teilweise jahrzehntelangen Beobachtungen und Erfahrungen von Hebammen nicht mit Respekt gewürdigt werden, bleibt die Begegnung mit evidenzbasierten Maßnahmen ein Konfliktfeld in Bezug auf den Anspruch von folgerichtiger Beratung und des Vorgehens. Eine erfolgreiche Synthese in der Hebammenarbeit legt Ergebnisse aus aktueller, systematischer Forschung zugrunde, richtet die Handlungsempfehlungen darauf aus und bezieht sie in die praktische Arbeit ein.

Ziel des vorliegenden Buches ist es, aktuelle Evidenzen zu Wirksamkeit und Unwirksamkeit sowie Beratungsinhalte und Maßnahmen der traditionellen Hebammenkunst zu den einzelnen Parametern eines Wochenbettbesuches zusammenzufassen.

Um Kolleginnen zudem eine Hilfe bei dem QM-Prozess Wochenbett zu geben, ist jedes Kapitel nach gleichem Schema in Anlehnung an das QM-System des DHV (Schwarz & Krauspenhaar 2014) aufgebaut. Die Kapitel 2 bis 5 beinhalten die Ebenen der Verfahrens- und Arbeitsanweisungen (Schwarz & Krauspenhaar 2014). Jedes Unterkapitel befasst sich inhaltlich mit einem Wochenbettparameter der alltäglichen Hebammenarbeit (z. B. Rektusdiastase). Der strukturelle Rahmen umfasst die in der folgenden Tabelle erläuterten Parameter (▶ Tab. 1.1):

Tab. 1.1: Aufbau der Unterkapitel (eigene Zusammenstellung)

Struktur	Erläuterung
Definition/-en	Bestimmung und Abgrenzung des jeweiligen Wochenbettparameters
Ziel	Beschreibung des Zwecks der Betreuungsmaßnahme (»Betreuungsziel«)
Inhalt	Physiologischer Prozess
Beratung	Primärpräventive Empfehlungen zur Unterstützung
Maßnahmen und Anleitung	Sekundärpräventive Handlungsempfehlungen
Vorgehen bei Regelwidrigkeiten	Fachärztliches Behandlungsschema
Beginn und Dauer	Geeigneter Beginn von Beratung oder Maßnahme und deren Dauer
Gute Erfahrung mit	Eine kleine Auswahl bewährter Beratungsinhalte oder Maßnahmen der traditionellen Hebammenkunst
Kooperierende	Interdisziplinäre Berufsgruppen

1.1 Was ist Evidenzbasierte Betreuung, Pflege, Hebammentätigkeit und Medizin?

Kirstin Büthe

Hebammen überwachen seit Beginn des Berufes die zeitgerechte und physiologische, genitale und extragenitale Involution sowie das Gedeihen des Neugeborenen. Sie fördern die Bindung von Mutter und Kind sowie das Stillen. Die Weichen für einige Parameter werden bereits in der Schwangerschaft gestellt. Sie begegnen Frauen und Eltern auf Augenhöhe und beraten sie kompetent.

Zur Förderung des Stillens können sie auf bereits validierte Maßnahmen zurückgreifen. Pflege- und Beratungsinhalte sowie Anleitungen zum Neugeborenen oder zur puerperalen Involution basieren mehrheitlich auf der individuellen und facettenreichen Fachexpertise der Hebamme. Meist schließt dies die tolerable Behandlungsdauer für den Umgang mit Komplikationen im Wochenbett mit ein.

Eine Professionalisierung der Hebammenbetreuung im Wochenbett setzt Ergebnisse über evidente, qualitativ und quantitativ einflussnehmende Faktoren der Involution sowie der Neugeborenen- und Säuglingspflege voraus.

Evidenzbasierte Gesundheitsinformationen repräsentieren die aktuellen wissenschaftlichen Belege und Ergebnisse und stellen die Inhalte zu Behandlungs- und Gesundheitsentscheidungen dar. (Lühnen et al. 2017)

1.1.1 Definitionen

Evidenzbasierte Betreuung (EbB): Die Begleitung, Beratung, Anleitung und Behandlung einer Frau in Orientierung an der eigenen Fachexpertise und aktuellen wissenschaftlichen Erkenntnissen aus der systematischen Forschung. Der Frau wird mit Sensibilität und Sachverstand begegnet. Ihre Wünsche und Ziele stehen im Mittelpunkt und werden respektiert: Sowohl die Betreuungsform als auch die Behandlungsmaßnahmen werden gleichberechtigt festgelegt (Stiefel et al. 2013).

Evidence-based Nursing (EbN): dt.: Evidenzbasierte oder beweisgestützte Pflege. EbN beschreibt die Nutzung der derzeit besten wissenschaftlichen Ergebnisse pflegerischer Forschung in der Zusammenarbeit zwischen Patient/-innen und professionell Pflegenden (Behrens & Langer 2016).

Evidence-based Medicine (EbM): Auch evidenzbasierte oder beweisgestützte Medizin. Der gewissenhafte, ausdrückliche und vernünftige Gebrauch der gegenwärtig besten externen, wissenschaftlichen Evidenz für Entscheidungen in der medizinischen Versorgung individueller Patient/-innen. In der praktischen Umsetzung von EbM wird die individuelle klinische Expertise durch bestmögliche Forschungsergebnisse ergänzt (DNEbM 2011a; Sackett et al. 1996).

Evidence-based Midwifery (EbMid): Auch evidenzbasierte Hebammenarbeit oder Hebammenbetreuung. Nach einer gemeinsamen Abwägung von Wissen und Erfahrung der Hebamme mit den Wünschen und Bedürfnissen von Frau und Familie wird eine Entscheidung getroffen. Hebammenerfahrung und alle verfügbaren, wissenschaftlichen Evidenzen fließen in die Entscheidung für oder gegen eine Maßnahme mit ein, ohne maßgeblich zu sein. Eine Anamneseerhebung und körperliche Untersuchung der Frau validieren den Rahmen von Behandlungsmöglichkeiten. Die Informationen sind der Frau und den Eltern in verständlicher Form, fundiert und ergebnisoffen zu geben. Evidenzbasiertes Arbeiten bedeutet, die Sinnhaftigkeit und den Benefit der eigenen Arbeit für die Frau und Familie stetig in Frage zu stellen. Eine stetige Reflexion der eigenen Haltung ist ebenso unerlässlich wie die Unsicherheit auszuhalten, nicht alle Fragen beantworten zu können. Eine ablehnende Entscheidung der Frau ist zu akzeptieren. (Stahl 2014)

Qualitative Studien: Diese Forschung fragt nach menschlichen Empfindungen, Reaktionen und Erfahrungen und berücksichtigt kulturelle sowie soziale Lebensumstände des gewohnten Umfeldes. Sie sind hinsichtlich EbN besonders aufschlussreich in Bezug auf die Erforschung von Patient/-innenerfahrungen, -ansichten und der Compliance gegenüber ausgewählten Maßnahmen (Herr-Wilbert 2008).

Quantitative Forschung: Ausgehend von einer Fragestellung oder Hypothese wird nach Ursache und Wirkung der Interaktion von Variablen gesucht und Beziehungen und Unterschiede geprüft. Die Ergebnisse von quantitativer Forschung sind geeignet zur Übertragung auf die Praxis. Nach Design werden verschiedene, im Folgenden aufgeführte Studienformen unterschieden (Herr-Wilbert 2008).

Review: Auch Übersichtsarbeit. Zusammenfassung der Ergebnisse durch Auswertung aller relevanten Studien zu einer Fragestellung (Schwarz & Stahl 2013).

Randomized Controlled Trial (RCT): Auch randomisierte kontrollierte Studie. Sie erforscht Ursache und Wirkung und zeichnet sich durch eine hohe Verlässlichkeit der Ergebnisse aus. Die Teilnehmer/-innen werden per Zufall (engl.: random) einer Gruppe zugeordnet. Die Zugehörigen einer Gruppe werden einem Ereignis ausgesetzt, die anderen nicht. Doppelblind bedeutet in diesem Zusammenhang, dass weder Untersucher/-in noch Untersuchte wissen, wer dem Einfluss ausgesetzt ist und wer nicht (Kontroll- oder Placebo-Gruppe). Randomisiert kontrollierte Studien sind eine geeignete Methode zur (nachträglichen) Überprüfung pflegerischer Interventionen (Herr-Wilbert 2008).

Cohort-Study: Auch Kohortenstudie. Sie erforscht den Zusammenhang von Belastungen oder Ereignissen auf einen Zustand, beispielsweise auf die Gesundheit. Dazu wird eine Gruppe von Menschen, die einer Belastung oder einem Ereignis ausgesetzt waren oder sich selber ausgesetzt haben, mit einer Gruppe verglichen, die keinen Einfluss einer entsprechenden Belastung hatte. Beide Gruppen werden über einen bestimmten Zeitraum beobachtet. Geprüft wird, ob, wie häufig oder in welchem Zeitabstand und in welcher Gruppe interessante Ereignisse auftreten (Schwarz & Stahl 2013).
Case-Control-Study: Auch Fall-Kontroll-Studie. Von einem untersuchungsrelevanten Ergebnis betroffene Patient/-innen werden rückblickend (retrospektiv) verglichen mit einer ähnlichen Population ohne dieses Ergebnis. Es wird geprüft, ob und welche Gruppe einer Exposition ausgesetzt war, die von Interesse ist. Diese Studienform kommt bei seltenen Ereignissen zum Einsatz und gibt Hinweise auf ursächliche Faktoren (DNEbM 2011b; Herr-Wilbert 2008).
Crosssectional-Study: Auch Querschnittstudie. Verschiedene Merkmale von postuliert ursächlicher Wirkung werden in Beziehung gesetzt. Ergebnisse dieses Studiendesigns identifizieren einflussnehmende Faktoren und deren Gewicht (DNEbM 2011b; Herr-Wilbert 2008).
Before-After-Study: Auch Vorher-Nachher-Studie. Teilnehmer/-innen werden vor und nach einem Ereignis oder einer Intervention untersucht. Es gibt keine Kontrollgruppe. Diese Form der Untersuchung eignet sich für Fragestellungen über den Einfluss eines Ereignisses, bspw. Eintritt der Schwangerschaft oder die Geburt, auf ein Merkmal wie psychische Gesundheit (Herr-Wilbert 2008).
Survey: Auch Befragung. Umfrage in und über bestimmte Bevölkerungsgruppen mittels mündlichen oder schriftlichen Interviews. Der Rücklauf im Verhältnis zu den erstellten Fragebögen beschreibt u. a. die Repräsentativität der Umfrage (Schwarz & Stahl 2013).

Systematic Review: Auch systematische Übersichtsarbeit. Die Bewertung aller zu einer konkreten Fragestellung vorhandenen Studien nach vorher genau festgelegten Kriterien (Timmer & Richter 2008).
Empfehlungen und Stellungnahmen: Dienen der Sensibilisierung der Behandelnden und ggf. der Öffentlichkeit für änderungsbedürftige und beachtenswerte Sachverhalte (Schwarz & Stahl 2013).
Richtlinien: Eine Richtlinie regelt das Verfahren, den Inhalt und Umfang sowie beteiligte Institutionen und Personen zu einem medizinischen Thema. Es ist eine abstrakte Handlungsanweisung, welche den aktuellen Stand der medizinwissenschaftlichen Erkenntnisse widerspiegelt (Bundesärztekammer 2015).
Leitlinien: Systematisch und nach gegenwärtigem Kenntnisstand entwickelte Aussagen, die die Entscheidungsfindung von Arzt/Ärztin und Patient/-innen für eine angemessene Behandlung unterstützen. Sie sprechen klare Handlungsempfehlungen aus. In begründeten Fällen kann und muss von ihnen abgewichen werden (Lühnen et al. 2017; AWMF 2012a).

Ziel: Eine stetige Verfeinerung der eigenen Fachexpertise

Inhalt: Erfahrungswissen wird zunehmend durch wissenschaftlich untermauerte Fachexpertise ergänzt und bereichert. In diesem Zusammenhang kann auf Forschungsergebnisse durch evidenzbasierte Pflege und Medizin zurückgegriffen werden.

Beratungsinhalte und Handlungen im Sinne von Interventionen können ebenso eine unerwünschte oder negative Nebenwirkung haben. Sie können wohlgemeint eine ärztliche Behandlung verfrüht oder verspätet einleiten und damit den Gesundungsprozess beeinflussen (Schlömer 2000).

Eine kontinuierliche Aktualisierung der eigenen Fachexpertise schützt davor, nicht evidente Heilungsversprechen zu machen oder aufwendige Pflegepraktiken anzuleiten.

Eine professionelle Entscheidung bezüglich Beratung und Behandlung erfolgt unter Berücksichtigung von fünf Komponenten: den Wünschen, Zielen und Vorlieben der Patientin sowie ihres familiären und sozioökonomischen Kontextes, dies in vorrangiger Rolle. Diese Komponenten stellen die »interne Evidenz« dar. Die Expertise der Fachkraft, hier der Hebamme, sowie entsprechende Forschungsresultate liefern die sogenannten Erfahrungen Dritter und bilden damit die »externe Evidenz« (Behrens & Langer 2016; Behrens 2008).

1.1.2 Vorgehen

Evidenzbasierte Betreuung, ob EbB, EbN oder EbM, ist eine praxisorientierte Methode. Eine gezielte, zur Lösung eines Problems dienliche Frage wird formuliert, zu deren Beantwortung relevante Studien und Forschungsergebnisse in Datenbanken und Fachzeitschriften gesichtet werden.

Sowohl die Fragestellung oder Hypothese als auch wissenschaftliche Gütekriterien entscheiden über die Auswahl von Studien. Besonders quantitative Forschungsdesigns werden auf Gültigkeit (Validität) geprüft, d. h. darauf, ob ihre Ergebnisse auf eine Patient/-innengruppe außerhalb der Studie übertragbar sind. Ihre Zuverlässigkeit (Reliabilität) sagt aus, ob eine Studienwiederholung zu gleichen Ergebnissen führen würde. Die Wahrscheinlichkeit (p-Wert) gibt an, wie viele der ermittelten Messwerte auf Koinzidenz oder Kausalität zurückzuführen sind. Der p-Wert gibt Auskunft über die statistische Signifikanz. Glaubwürdigkeit und Nachvollziehbarkeit ergänzen als qualitative Gütekriterien die Bewertung. Das Design des Forschungsvorhabens und -vorgehens unterliegt strengen ethischen Anforderungen und wird durch den Aufbau des Forschungsvorhabens definiert.

Der Evidenzlevel, die Beweiskraft einer Studie (im Sinne der Übertragbarkeit der Ergebnisse auf andere, z. B. Bevölkerungsgruppen), geht aus dem Studiendesign hervor. Vom Evidenzlevel wiederum hängt der Grad der Empfehlung ab.

Dieser kann von einem hohen Empfehlungsgrad A über Abstufungen zum mittleren Empfehlungsgrad B bis hin zu einem schwachen Empfehlungsgrad C reichen. Ungeachtet eines schwachen Evidenzgrades kann es sich dennoch um den höchsten Beweisgrad handeln, der zu der wissenschaftlichen Beantwortung einer Frage erreicht werden kann (Schwarz & Stahl 2013).

Den höchsten Empfehlungsgrad für die Übertragbarkeit einer Studie besitzen Untersuchungsergebnisse mit dem Evidenzlevel Ia und Ib. Dem Level Ia entsprechen systematische Übersichtsarbeiten von randomisiert kontrollierten Studien (RTC) sowie Metaanalysen. Ib umfassen die Ergebnisse von RTCs an sich. (Kunz et al. 2001)

Ein moderater Empfehlungsgrad B wird für Ergebnisse von wissenschaftlichen Arbeiten mit Evidenzlevel II und III ausgesprochen. Der Evidenzlevel IIa und IIb umfasst die systematischen Übersichtsarbeiten von Kohorten- und kontrollierten Studien bzw. einzelne Kohorten- und quasi-experimentelle Studien. Systematische Übersichtsarbeiten von Fall-Kontroll-Studien, einzelne Fall-Kontroll-Studien, deskriptive Studien, Vergleichsstudien sowie Korrelationsstudien werden mit dem Evidenzlevel III bewertet. (Kunz et al. 2001)

Von schwachem Empfehlungsgrad III sind Evidenzen mit Level IV. Dies umfasst Berichte und Meinungen von Expert/-innenkreisen, von Konsenskonferenzen oder von klinischer Erfahrung anerkannter Autoritäten. (Kunz et al. 2001)

Nach dem o. g. methodischen Vorgehen wird die Literatur auf Berücksichtigung kritisch geprüft, bspw. ob die Ergebnisse aussagekräftig genug oder auf die aktuelle Situation anwendbar sind. Die Evidenzen werden mit der eigenen Fachexpertise verglichen und finden schließlich ggf. Eingang in die eigene Arbeitsweise (Schlömer 2000).

1 Einführung

1.2 Evidenz dieses Buches

Im Rahmen dieses Buches wurde nach wissenschaftlichen Belegen für Prozesse, deren Beeinflussbarkeit sowie den dazugehörigen Maßnahmen gesucht. Es wurde Fachliteratur (Lehrbücher und Fachzeitschriften) gesichtet sowie Internetrecherche betrieben (Google, Google Scholar, non-profit-Fachdatenbanken, Cochrane Library, NCBI, NICE, AWMF, DGGG, BfR, DGE, DNQP, RKI) mit dem Ziel einer komplexen Darstellung der Empfehlungen zu Wochenbett, Stillen und Neugeborenen. Die vorliegende Arbeit versteht sich dabei weniger als das Ergebnis einer wissenschaftlichen Literaturrecherche als eine Literaturrecherche wissenschaftlicher Ergebnisse. Ziel war die komplexe Darstellung der Empfehlungen zu Wochenbett, Stillen und Neugeborenen.

2 Thematischer Einstieg

Kirstin Büthe und Cornelia Schwenger-Fink

2.1 Gesundheit der Wöchnerin

Angesichts gestiegener Hygiene-, Gesundheits- und Lebensstandards hat das Wochenbett an akutem Gefährdungspotential für Mutter und Kind verloren. Dies ermöglicht die Begleitung auch der psychosozialen Herausforderungen des neuen Lebensabschnittes (zu Sayn-Wittgenstein 2007).

Die meisten Frauen bewerten ihre Gesundheit im Frühwochenbett und sechs Wochen nach Geburt subjektiv als gut bzw. gut bis sehr gut. Auf die Frage nach Beschwerden beklagen aber knapp ebenso viele Mütter mindestens eine somatische Beschwerde wie Erschöpfung/Müdigkeit, Rückenschmerzen, Schmerzen der Naht oder Kopfschmerzen. Nach sechs Monaten trifft dies noch immer auf ca. drei Viertel der Frauen zu. Das Beschwerdespektrum ist erweitert durch den Bereich Blasenschwäche und Problemen bei der Kohabitation. Ca. jede fünfte Frau hat im frühen Wochenbett einen abklärungsbedürftigen Verdacht in Hinsicht auf eine Wochenbettdepression. Insgesamt kann die gesundheitliche Situation von Frauen in dieser Zeitspanne als belastet eingestuft werden (Grieshop 2013).

Entbundene Frauen, hier besonders Erstgebärende, wünschen sich von der Wochenbettbetreuung Sicherheit und Kompetenzerwerb. Anleitung zu Pflege und Handling des Neugeborenen ist dabei ebenso von Bedeutung wie Stillberatung, die Vermittlung von Stillpositionen und fachkundiger Umgang mit Stillproblemen (Polleit 2006). Eine gute Vorbereitung der werdenden Mutter auf das Wochenbett durch eine Hebamme oder Ärztin mindert die Stressbelastung im Wochenbett und führt zur (Rückver-)Sicherung sozialer Unterstützung (Grieshop 2013).

Hebammenarbeit im Wochenbett kommt eine zentrale Rolle hinsichtlich der Gesundheitsförderung von Wöchnerin und Kind zu. Hebammen überwachen das Befinden von Mutter und Kind, stellen das Gedeihen von Neugeborenen und Säuglingen sicher und stabilisieren sowohl die Stillbeziehung als auch die familiäre Bindung. Idealerweise ist es ihnen möglich, die Bewältigungsfähigkeit im Sinne der (Be-)Stärkung (Empowerment) der jungen Mutter für die neuen Herausforderungen zu erhalten und zu fördern.

Die Erweiterung der Hebammenbetreuung auf einen Zeitraum von sechs Monaten würde zu einer weiteren und signifikanten Verbesserung der gesundheitlichen Situation von jungen Müttern führen (Grieshop 2013).

2.2 Konzept der Wochenbettbetreuung

Definition Puerperium: Wochenbett. Zeitraum nach Geburt der vollständigen Plazenta bis sechs bis acht Wochen postpartum (Mändle 2015a).

Ziel: Strukturierter Ablauf einer Wochenbettbetreuung über die gesamte Betreuungsspanne

Inhalt:

Die gesundheitliche Verwundbarkeit von Mutter und ihrem Neugeborenen ist in den frühen Wochenbetttagen noch vergleichsweise hoch. Sie sinkt im Laufe der Zeit durch physiologische Heilungs- und Rückbildungsprozesse sowie psychosoziale Anpassung beider an den neuen Lebensabschnitt.

Der Betreuungszeitraum einer Hebamme umfasst die ersten zwölf Wochen postpartum unter Einhaltung einer Maximalanzahl von Wochenbettbesuchen. In den ersten zehn Tagen postpartum sind insgesamt 20 Wochenbettleistungen (aufsuchende Wochenbettbetreuung bei der Wöchnerin, Wochenbettbetreuung im Krankenhaus, nichtaufsuchende Wochenbettbetreuung sowie Beratung mit Kommunikationsmedium) abrechnungsfähig, darüber hinaus weitere 16 Besuche bis zwölf Wochen postpartum. Pro Tag sind mehr als zwei Leistungen abrechnungsfähig, insofern die Gesamtzahl nicht überschritten wird. In begründeten Fällen wird eine weitere Leistung vergütet. Weitere Leistungen sind über Pädiater/-in, Gynäkolog/-in oder auch Hausarzt/-ärztin mit Indikation rezeptierungsfähig, wenn bereits über 20 Leistungen in den ersten zehn Tagen erbracht wurden. (GKV-Spitzenverband 2018, Hebammen-Vergütungsvereinbarung).

Die Intensität der Betreuung der Wöchnerin variiert gemäß ihrem Befinden und gesundheitlichem Zustand im frühen und späten Wochenbett. Das frühe Wochenbett umfasst einen Zeitraum vom ersten bis zum zehnten Tag postpartum. Hier stehen die genitale Involution und insbesondere die Wundheilungsvorgänge der ehemaligen Plazentahaftfläche sowie ggf. die der Geburtsverletzungen im Vordergrund. Voraussetzung für eine komplikationsarme Zeit ist eine regelrechte Involution des Uterus sowie die Abwesenheit von Infektionen (Al-Bassam 2009).

Besuche können in diesem Zeitraum entsprechend engmaschiger und mehrmals an einem Tag sein. Das späte Wochenbett ist durch abschließende genitale und extragenitale Involution gekennzeichnet. Gemäß vorangeschrittener genitaler Involution können die Besuche in größeren Abständen erfolgen.

Das Kind ist über die gesamte Betreuungsspanne auf seine gesundheitliche Entwicklung und sein Gedeihen zu beobachten und zu untersuchen. Konkret bedeutet dies die Beobachtung und Untersuchung in Hinsicht auf die Entwicklung einer angemessenen Nahrungsnachfrage, -aufnahme, die damit verbundene Gewichtszunahme sowie das Abheilen eines Nabelschnurrestes, die Temperaturregulationsfähigkeit sowie die Überwindung der Leberunreife bzw. die Überwindung einer Hyperbilirubinämie. Ein perinatales Infektionsgeschehen mit den Frühwarnsymptomen (Trinkschwäche, graues Hautkolorit, Tachypnoe, Temperaturregulationsstörung bis hin zu Hypothermie u. a.), besonders in den ersten Lebenstagen, ist auszuschließen (Illing 2018).

Im weiteren Verlauf der Wochenbettbetreuung von Mutter und Kind steht neben der klinischen Inspektion und Untersuchung die Beratung und Anleitung bei resultierenden Pflegemaßnahmen im Vordergrund der Begleitung. Hierbei ist es einerseits das Ziel, die Ausgangssituation für ein regelrechtes Wochenbett zu ermöglichen und andererseits die Mutter und Eltern für die Übernahme der (pflegerischen) Verantwortung gegenüber sich selbst und dem Kind zu befähigen.

Beginn und Dauer:

Die Betreuung beginnt in Absprache mit der Wöchnerin am Tag der Entbindung oder der Klinikentlassung, spätestens einen Tag danach. Tageszeitpunkt und Abstand zwischen den Besuchen richten sich nach den Erfordernissen der Rückbildungsprozesse und den Wünschen der Frau. Die Betreuung sollte solange andauern, bis die extragenitale und genitale Involution, insbesondere die des Uterus, verlässlich im Gang ist.

Ein guter Zeitpunkt zum Abschluss der Betreuung ist, wenn die junge Mutter die selbstständige Übernahme der Involution förderlichen Maßnahmen leisten kann oder – insofern dies erforderlich ist – eine interdisziplinäre Behandlung in Anspruch nimmt. Die Stillbeziehung kann von ihr gelenkt werden und das Gedeihen des Kindes über sein Geburtsgewicht hinaus ist sichergestellt. Je nach Kontext hat die Frau Kenntnis und ggf. bereits Kontakt zu lokalen Eltern-Kind-Angeboten oder Hilfen zur Selbsthilfe. Der Abschluss einer Betreuung im Sinne von häuslichen Besuchen wird einvernehmlich festgelegt. Eine Kontaktaufnahme zu einem späteren Zeitpunkt sollte jederzeit möglich sein. Im Falle von Abwesenheit der Hebamme sollte eine Vertretungsregelung mit Beginn der Betreuung transparent sein.

Kooperierende: Gynäkolog/-in, Pädiater/-in, Physiotherapeut/-in

2.3 Ablauf eines Wochenbettbesuches

Ziel: Strukturierter Ablauf eines häuslichen Wochenbettbesuches

Inhalt:

Zur Strukturierung eines Wochenbettbesuches bietet es sich an, stets nach demselben Schema vorzugehen. Das vereinheitlichte Vorgehen im Sinne eines Standards gewährleistet eine vollständige Befunderhebung (kein Parameter wird vergessen) und vermittelt der Wöchnerin einen Orientierungsrahmen für den Ablauf des Wochenbettbesuches. Bei akut auftretenden Ereignissen oder Fragen kann es angezeigt sein, von dem Schema abzuweichen.

Der erste (aufsuchende) Wochenbettbesuch kann je nach Ort (Klinik oder zu Hause) oder Geburtsmodus wenige Stunden nach der Geburt oder nach Komplikationen auch erst am zehnten Wochenbetttag oder später stattfinden. Entsprechend der genitalen und extragenitalen Involution der Wöchnerin variieren zeitgemäß die zu erwartenden, physiologischen Befunde. Gleiches gilt für die Inspektion und Untersuchung des Neugeborenen.

Allgemeine Beratungsinhalte bezüglich Mutter und Kind richten sich nach gegenwärtigen und zukunftsnahen Prozessen (z. B. Ruhe und Schlafbedürfnis der jungen Mutter, initiale Brustdrüsenschwellung, gesteigerter Hunger bei Wachstumsschub des Kindes) (Geist & Bauer 2020; Mändle 2015a; Mändle 2015b).

Spezielle Beratungsinhalte richten sich an Frauen in besonderen Lebenslagen (Frauen nach ambulanter Entbindung, mit Kind in Kinderklinik, mit Früh- oder Totgeburt, Mehrlinge etc.). Sie greifen initiativ aktuelle Themen, Fragen oder Pflegeprobleme auf. Rat und Empfehlung sollten stets prägnant und für die junge Mutter bzw. für die Eltern verständlich ausgedrückt werden.

Beginn und Dauer: siehe Wochenbettbetreuung (▶ Kap. 2.2)

Kooperierende: Gynäkolog/-in, Pädiater/-in, Physiotherapeut/-in

Tab. 2.1: Strukturierter Ablauf eines Wochenbettbesuches

Merkmal	Kriterien
Befinden	• aktuelle Situation erfassen, Nachtschlaf und Befinden sowie Schmerzen erfragen • Vitalzeichen erheben (Temperatur, Puls, RR) • Mutter(-Vater)-Kind-Bindung einschätzen (Geist 2013)
Brust	• Stillsituation erfragen (Motivation, bisherige Erfahrung und Erfolg) • Brustinspektion durchführen (Größe, Weichheitsgrad, Hautfärbung und Erwärmung, Gefäßzeichnung, Abtasten der Drüsensegmente nach deren Entfaltung oder nach Verhärtungen, potentielle axillare Brustdrüsen ertasten) • Inspektion der Mamillen durchführen (Empfindsamkeit, Wundgefühl, Hauterosionen, Infektionen) • Laktation erfragen und erfassen (Milchbildungs- und Milchspendereflex, Kolostrum oder Übergangsmilch erfassen, ggf. Abstillsituation erfassen und beurteilen) • individualisierte, bedürfnis- und bedarfsorientierte Stillberatung (Rouw 2010)
Bauch	• Uterusinvolution durch Tasten bei leerer Harnblase und ausgestreckten Beinen beurteilen (Fundusstand, Konsistenz, Lage, Größe und Druckdolenz) • Rektusdiastase ertasten (Breite ermitteln) • Inspektion und Beurteilung von Geburtsverletzung Sectio-Naht (Adaption, Qualität der Wundränder, Hämatome, Infektionszeichen), ggf. reinigen (z. B. mit Octenidin) • situationsangemessene Informationen bezüglich Nachwehen, Rückbildungsförderung sowie Kreislaufmobilisierung (Mändle 2015a)
Beckenboden	• Beurteilung der Lochien (Menge, Farbe, Geruch) • Prävention Anämie (z. B. durch Uterus involutionsfördernde Maßnahmen, Ernährungsberatung) • spezielle Hygienehinweise (z. B. Händehygiene) • Erstbesuch: Damminspektion auch bei Frauen ohne Geburtsverletzung • Inspektion und Beurteilung von Geburtsverletzung Damm: Schürfungen, Nähte, Infektionszeichen, Hämatome; ggf. reinigen mit Octenidin • Schmerzsituationen erfassen (z. B. beim Sitzen, Gehen, Defäkation oder Miktion sowie bei Steißbeinfraktur, Symphysenlockerung oder -fraktur), mittels Schmerz-Skala einschätzen • Voraussetzungen für verlässliche Wundheilung erläutern (körperliche und seelische Ruhe und Schonung, lokale Wärme u. a.) • Anleitung zu rückbildungsfördernden Beckenbodenübungen sowie deszensuspräventiven Bewegungen und Abläufen im Wochenbett • Hilfe bei Schmerzen (Heller 2015; Geist 2013)
Blase und Darm	• Miktion, Defäkation und Kontinenz erfragen, Physiologie der Ausscheidungsvorgänge erläutern (z. B. Harnflut) • bei Störung der Miktion (z. B. Dysurie, Harninkontinenz) ggf. Anleitung zum Blasentraining • bei Störung der Defäkation (z. B. Flatus-/Stuhlinkontinenz oder Hämorrhoiden) Ernährungsberatung sowie Obstipations- bzw. Hämorrhoidenbehandlung erläutern • spezielle Hygienehinweise • Anleitung zu deszensuspräventiven Bewegungen und Bewegungsabläufen im Wochenbett (Hoehl et al. 2017a)
Beine	• Inspektion auf Ödeme und Varizen • Anleitung zu entstauenden Übungen und Bewegungen (Heller 2015)

Tab. 2.1: Strukturierter Ablauf eines Wochenbettbesuches – Fortsetzung

Merkmal	Kriterien
Kind	• allgemeiner Eindruck, Still- und Trinkverhalten, Ausscheidung, Weinen, Tröstbarkeit • Ganzkörperbeobachtung durchführen (Hautfarbe und -beschaffenheit, Auslösbarkeit oder Lateralität von Reflexen, Bewegungseinschränkungen, Verhalten, Gedeihen und Gewichtskontrolle, Temperaturkontrolle, Bilirubin-Kontrolle) • Anleitung zu Pflegetechniken (Hautpflege, Nabelpflege, Pflegehilfen etc.) • Erläuterung von und Anleitung zu Hygienemaßnahmen (z. B. Pflegemaßnahmen im Intimbereich, Schutz vor Kinderkrankheiten) (Illing 2018) • Beratung bezüglich Kind (z. B. U2, U3, Prophylaxen, Stoffwechsel-Test, Bili-Kontrollen, Impfungen) (Illing 2018)

2.4 Dokumentationsbögen

Kirstin Büthe

Definition: Dokumentationsbögen ermöglichen eine knappe und vollständige Erfassung aller bedeutsamen Informationen einer Patientin – hier von Wöchnerin und Kind. Der gesundheitliche Ausgangszustand wird dabei ebenso auf einen Blick erfasst wie der Verlauf im Wochenbett.

2.4.1 Geburtshilflicher Anamnesebogen

Ziel: Vollständige, präzise und knappe Informationssammlung zur gesundheitlichen Ausgangssituation von Mutter und Kind

Inhalt: Ein Anamnesebogen präzisiert den ausgehenden Gesundheitszustand der Frau (▶ Abb. 2.1). Seine Hinweise auf gesundheitliche Risiken finden bei der Wochenbettbetreuung Berücksichtigung. Je nach Art des mütterlichen oder kindlichen Risikos kann die Wochenbettbetreuung früh bedürfnis- und bedarfsgerecht gestaltet werden.

2.4.2 Wochenbettbetreuungsbogen

Ziel: Eine zeitnahe wie retrospektiv rekonstruierbare und schlüssige Dokumentation, die auch forensisch haltbar ist.

Inhalt:

Die Dokumentation in der Wochenbettbetreuung dient der aktuellen Verlaufskontrolle, ist Übergabehilfe bei Vertretungen und soll eine Rekonstruierbarkeit von Behandlungsverläufen nach geraumer Zeit ermöglichen. Vor diesen Gesichtspunkten müssen entsprechende Vorlagen verschiedene Kriterien erfüllen, u. a. Handhabbarkeit und Vollständigkeit (▶ Abb. 2.2).

Für die Dokumentation einer Wochenbettbetreuung bietet sich die Verwendung von Vordrucken an. Sie werden in zahlreichen Varianten vom Berufsverband, Formula-Nahrungshersteller etc. angeboten.

Wird Wochenbettbetreuung zu einem festen Teil der Berufstätigkeit, sollte man in Erwägung ziehen, sich einen einheitlichen, nach eigener

Logik aufgebauten Dokumentationsbogen zu erstellen und zu verwenden. Dieser muss auch unter forensischen Gesichtspunkten eine Vollständigkeit bieten. Befund und Einschätzung der Regelhaftigkeit oder Regelwidrigkeit aller im Wochenbett relevanten Parameter sind zu dokumentieren. Entsprechende Beratungstätigkeit sowie Maßnahme und Anleitung mit Verweis auf das entsprechende QM-Dokument sind zu dokumentieren.

Nicht nur bei besonderen Situationen wie Komplikationen, Regelwidrigkeiten, Überweisung an Fachärzt/-innen oder Rehospitalisierung kann es sinnvoll sein, die Dokumentation durch eine Fallbeschreibung im Fließtext zu ergänzen. Lehnt eine Wöchnerin trotz Aufklärung eine bedeutsame Pflege- oder Behandlungsmaßnahme ab, sollte sie die entsprechende Aufklärung unterzeichnen.

Beginn und Dauer: Solange die Betreuung der Frau – auch noch telefonisch – andauert. Anbei zwei entsprechende Dokumentationsbögen zu Anamnese sowie Wochenbettbetreuung (▶ Abb. 2.1; ▶ Abb. 2.2).

2.4 Dokumentationsbögen

Personalien			
Name:		Geb.:	Tel.:
Adresse:		Beruf:	
		Partner:	
IK-Nr.:		KK:	
Vers.-Nr.:		Status:	gültig bis:
Gyn.:		Päd.:	
Tel.:		Tel.:	

Anamnese			
Größe/Gewicht:	/	Alter:	Grav/Para: /
Eingangs-BMI:		L.R.:	ET/korr.:
Vorangegangene Geburten:			
Schwangerschaftsverlauf:		Medikation:	
Eigenanamnese:		Abusus:	
Familienanamnese:			
		Geburtsvorb.:	
Entbindungsort:		Akupunktur:	
Bewegung/Sport:		Ernährungsberatung:	

Serologie			
Blutgr./Rhesus:	/	Röteln-T.:	irr. AK.:
Anti-D-Gabe:	/	LSR	Chlamydien:
Toxoplasmose:		HIV:	HbsAg:
Hb/Datum:		oGGT:	ß-Strept.-Abstr.:
Hb/Datum:		Allergie:	Besonderheiten:

Entbindung / Entlassung			
Geburtsmodus:		Geb.-dauer:	Geb.-Verletz.:
Anästhesie:		Antibiose:	frühes Anlegen:
Hb.:		RR:	Stillen:
Fundusstand:		Lochien:	Wundheilung:
Zufriedenheit:			

Kind			
Name:		Geschlecht:	Datum/Zeit:
Apgar:	/ /	pH art/ven: /	BE: AT:
Länge/KU:	/	Gewicht:	Reife:
U1:		Konakion:	Geburtsverl.:
U2:		O2-Sätt.:	Hörscreening:
Stoffwechselscr.:		Entl.-gew.:	Entl.-tag.:

Abb. 2.1: Geburtshilflicher Anamnesebogen mit Personalien (eigene Darstellung)

2 Thematischer Einstieg

Wochenbett													
Datum/WB-Tag													
RR													
Puls/Temp. °C													
Brust													
Mamille													
Rectusdiastase													
Fundus													
Lochien													
Geburtsverletzung													
Beckenboden													
Urin (O) Stuhl (x)													
Hämorrhoiden													
Medikamente/ Sonstiges													
Namen *Mutter*:													
Gewicht													
Haut													
Bilirubin													
Nahrung													
Nabel													
Stuhl													
Allgemeinzustand													
Sonstiges													
Namen *Kind*:													

Abb. 2.2: Wochenbettbetreuungsbogen (eigene Darstellung)

3 Betreuung der Wöchnerin

Die Wochenbettbetreuung einer jungen Mutter beinhaltet eine Reihe von Aufgaben, Inspektionen und Untersuchungen der genitalen und extragenitalen Rückbildung. Der physiologische Befund variiert in Abhängigkeit von Wochenbetttag und anderen Kriterien wie Geburtsmodus, Parität etc. Komplikationen und Regelwidrigkeiten können zu jeder Zeit auftreten und deuten sich oftmals schon früh symptomatisch an. In diesem Falle tragen primär- und sekundärpräventive Beratungsinhalte und Maßnahmen zu dem Erhalt eines weitestgehend physiologischen Wochenbettverlaufes bei (Cerkus-Roßmeißl & von Leeuwen 2009).

3.1 Genitale und extragenitale Involution

Kirstin Büthe

In diesem Kapitel werden die physiologischen Involutionsprozesse der weiblichen Genitale und der extragenital beteiligten Organe erläutert. Die dazugehörigen Definitionen werden vorgestellt. Häufige Komplikationen und Regelwidrigkeiten mit entsprechender Vorgehensweise werden behandelt.

3.1.1 Rektusdiastase

Out of Alignment! Spezielle Übungen helfen, die Zugrichtung der geraden Bauchmuskeln wiederherzustellen.

Definition Out of Alignment: Auseinanderweichen der geraden Bauchmuskeln (M. recti abdominis) mit Verbreiterung und ovalärer Vorwölbung der Linea alba (Pschyrembel 2014). Unter dem Wachstum des Uterus in der Schwangerschaft verlieren die beiden geraden Bauchmuskeln ihre eigentliche Zugrichtung, geraten sozusagen »*Out of Alignment*« (Heller 2015, S. 303). Ihre Eigenschaft als Gegenspieler zum M. erector spinae, dem Rückenstrecker, ist geschwächt. Im Frühwochenbett kann eine Rektusdiastase von ein bis zwei Querfingerbreite als physiologisch angesehen werden. (Heller 2015)

> **Ziel:** Stabilisierung des ventralen, muskulären Rumpfanteils, Förderung der Verkürzung im Sinne der Rückbildung sowie laterale Adhäsion der M. recti abdominis

Inhalt:

Die Ausbildung der Rektusdiastase kann von sechs Zentimetern oberhalb bis zu drei Zentimetern unterhalb des Bauchnabels reichen (Tan et al. 2022). Die in der Schwangerschaft in 30 bis 70 % der Fälle gebildete Fuge bildet sich nach der Geburt in weniger als der Hälfte der Fälle spontan zurück (Kimmich et al. 2015). Ein Jahr postpartum leidet noch ein Drittel der entbundenen Frauen bei körperlicher Belastung unter der Diastase (Bublak 2016).

Postpartal ist die Rektusdiastase periumbilikal am größten und beträgt durchschnittlich 4,3 cm. Sie ist liegend breiter zu tasten als in aufsitzender Position. Ihre Breite steigt mit zunehmendem Alter und BMI der Frau. Die physiologische Involution flacht nach acht Wochen postpartal ab. (Tan et al. 2022)

Besonders periumbilikal bleibt sie bestehen und führt zu funktionellen und ggf. auch kosmetischen Problemen der betroffenen Frauen (Kimmich et al. 2015). Kreuzschmerzen sind nicht mit einer Diastase assoziiert (Bublak 2016). Physiotherapeutische und ggf. chirurgische Behandlungen sind möglich. Bei Letzterer ist das langfristige Ergebnis unklar. (Kimmich et al. 2015)

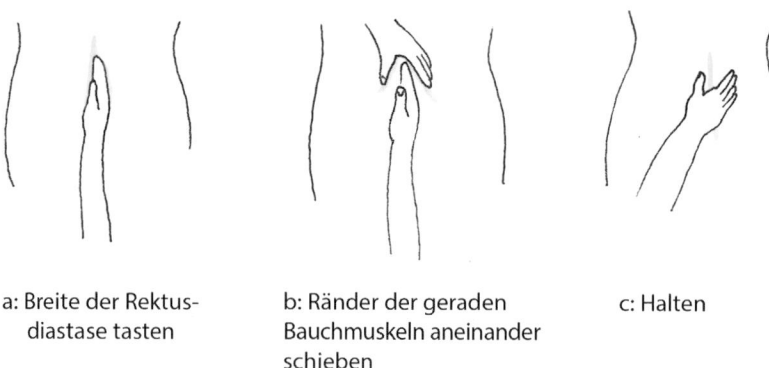

a: Breite der Rektusdiastase tasten

b: Ränder der geraden Bauchmuskeln aneinander schieben

c: Halten

Abb. 3.1a–c: Rektusdiastase tasten (in Anlehnung an Heller 2015, S. 305)

Die Verminderung der Rektusdiastase soll in den ersten zwei Monaten nach der Geburt zum Zusammenspiel mit einer Festigung des Beckenbodens erfolgen (Sulprizio et al. 2016).

Beratung:

- Beckenbodentraining als Voraussetzung für Training der M. recti abdominis;
- Schonung der geraden Bauchmuskeln bei Bewegungen wie Aufstehen, Heben;
- Übungen wiederholt und geduldig in den Alltag einbauen.

Maßnahmen und Anleitung: Passives Fixieren der geraden Bauchmuskelränder nach Heller (2015):

- Ab einer Rektusdiastase von mehr als zwei Querfingern ist diese Maßnahme sinnvoll (▶ Abb. 3.1a–c). Das Prüfen des Rektusabstandes erfolgt mit der Handkante in Rückenlage der Wöchnerin mit gestreckten Beinen (a). Mit zunächst passiv-repositionierendem Griff für die gerade Bauchmuskulatur wird das *Alignment* (Ausrichtung) wiederhergestellt (b) und manuell zusammengehalten (c).
- Diesen Griff halten, während an einer Schulter der Patientin, ggf. ergänzt durch den gegenüberliegenden Beckenkamm, ein leichter Widerstand aufgebaut wird. Die Patientin wird aufgefordert, gegen

diesen Widerstand mittels Muskelarbeit Spannung aufzubauen. Dies erfolgt anfangs mit isometrischer, d. h. dauerhafter Muskelspannung, gefolgt von dynamisch-konzentrierter Muskelarbeit, also An- und Entspannung der Muskulatur im Wechsel. Hierbei leitet man die Patientin bei mäßigem Tempo und höherer Wiederholungszahl zu gering-mittlerem Widerstand oder Anstrengung zur Anspannung der Bauchmuskulatur an. Infolgedessen gewinnt die Bauchmuskulatur allmählich an Kraft bei gleichzeitiger Rückbildung auf ursprüngliche Ausrichtung und Länge (Hauser-Bischof et al. 1990).

Übung zum Tonisieren der geraden Bauchmuskeln (Weineck 2009):

- bei Ausatmung das Schambein zum Bauchnabel ziehen, ohne die Lendenwirbelsäule zu bewegen
- *Oberkörper abgelegt:* Arme über Kopf ausstrecken und beim Ausatmen auf Unterlage drücken
- *Vierfüßlerstand:* Bauch wird von Trainerin entspannt in Hand gehalten. Bauch aus Hand anheben, ohne Wirbelsäule zu bewegen
- Man stelle sich vor, die Beckenknochen langsam zur Mitte symphysenwärts zusammenzuziehen.
- Rippenbogen zum Bauchnabel ziehen
- *Vierfüßlerstand:* Knie und Hände gleichzeitig in die Unterlage drücken
- *Vierfüßlerstand:* rechte Hand und linkes Knie gleichzeitig in die Unterlage drücken, dann anheben und zueinander führen, Übung wiederholen und Seite wechseln
- *Sitzend:* Oberkörper nach vorne beugen, ohne Abstand zwischen Bauch und Brustbein zu verändern
- Unterbauch langsam und zart zur Wirbelsäule ziehen
- *Stehend:* Bauch und Beckenboden anspannen, nun Gewicht auf ein Bein verlagern, das andere anheben

Vorgehen bei Regelwidrigkeit:

- bei Schmerzen während der Übungen, diese zu einem späteren Zeitpunkt wiederholen
- bei anhaltenden oder zunehmenden Schmerzen an Gynäkolog/-in verweisen

Kooperierende: Kollegin (Rückbildungsgymnastik-Kurs), Physiotherapeut/-in, Gynäkolog/-in

Beginn und Dauer: Beginn, wenn der Tonus der Beckenbodenmuskulatur dem intraabdominellen Druckanstieg im Rahmen der Übungen standhält. Die Übungen durchführen, bis Rektusdiastase nicht mehr zu tasten ist. Dreimalig 12 bis 15 Wiederholungen

Gute Erfahrung mit: Aqua-Fit-Training® postpartal

3.1.2 Involution von Uterus, Zervix und Vagina

Keimarmut sowie regelmäßiges Wasserlassen sind ebenso bedeutsam für die physiologische Uterusinvolution wie regelmäßiger und weicher Stuhlgang!

Definitionen:

Uterusinvolution: Der Uterus bildet sich hinsichtlich Größe, Lage, Form und Funktion durch atrophierende Aktivität des mütterlichen Organismus von seinem hochschwangeren Status zum non-graviden Zustand zurück (Mändle 2015b).

Subinvolutio uteri: Mangelhafte Rückbildung des Uterus (Pschyrembel 2014). Meist gekoppelt mit verstärkter Blutung aus der nicht oder wenig verkleinerten Wundfläche der Plazentahaftstelle (Stiefel 2020a).

Ziel: Involution des Uterus zu non-gravider Größe, Lage, Form und Funktion; Unterstützung der Abheilung der Plazentahaftfläche, physiologische Menge von Lochien

Inhalt:

Die uterine Involution umfasst die Prozesse Verkleinerung von Uterus und des kavitären Inhaltes sowie die Rückbildung der uterinen Blutversorgung auf ein nichtschwangeres Maß (Paliulyte et al. 2017).

Der Fundusstand ist das signifikanteste Merkmal einer erfolgreichen Uterusinvolution. Das Uterusvolumen verringert sich vom ersten zum siebten Tag postpartum auf etwas mehr als die Hälfte. Das Volumen des Uteruscavum verkleinert sich in diesem Zeitraum um ca. ein Fünftel. Zwei Wochen nach Geburt ist das Volumen des Uterus auf ca. ein Drittel des Volumens am ersten Wochenbetttag geschrumpft. Das Uteruscavum beträgt zwei Wochen nach Geburt ca. ein Viertel im Vergleich zum ersten Wochenbetttag. Einen Tag nach Geburt variieren die Befunde und gleichen sich im Laufe des Wochenbettes an. (Belachew et al. 2012)

Direkt postpartal wiegt der Uterus ca. 1.000 g und umfasst ein Volumen von fünf Litern (Panda et al. 2021). Sein Gewicht verringert sich im Zuge der Involution von ein bis eineinhalb Kilogramm direkt postpartal bis auf 50 bis 70 g nach sechs bis acht Wochen. Nach der ersten Woche wiegt der Uterus noch 500 g und am Ende der zweiten Woche noch 350 g. (Mändle 2015b)

Die Atrophierung erfolgt unter Kontraktion der den Uterus versorgenden Spiralarterien (*lebende Ligatur*), ischämischer Dauerkontraktion gefolgt von Nach- und Reizwehen sowie einer Thromboisierung der versorgenden Blutgefäße (Panda et al. 2021) zwischen dem dritten bis fünften Tag postpartum. Erfolgt dies, ist dies gleichermaßen der Garant für einen physiologisch limitierten Blutverlust der Wöchnerin von 300 bis 500 ml (Panda et al. 2021) bis 1000 ml (Geist & Bauer 2020).

Die ischämische Dauerkontraktion beginnt mit Geburt der vollständigen Plazenta und dauert ca. vier bis fünf Tage an. Überlagert wird die Kontraktion von Nachwehen, die zwei bis drei Stunden nach Geburt einsetzen und zwei bis drei Tage rhythmisch ablaufen. Reizwehen auf einen internen (z. B. Stillen, Abpumpen) oder externen (z. B. Massage) Stimulus schließen die Wochenbettwehen ab. (Geist & Bauer 2020)

Kurz nach der Geburt ist der Uterus anteflektiert und unter hoher Beweglichkeit gegen die noch wenig formierte Zervix nach vorn übergekippt. Die kurzzeitige Einnahme einer unphysiologischen, retroflektierten oder retroversierten Lage ist möglich (Dudenhausen et al. 2003) und häufig (Prado Diniz et al. 2014).

Unmittelbar postpartal tastet man den Fundus hoch kontrahiert wenige Querfinger unter dem Nabel (Stiefel et al. 2013) bis zwischen Nabel und Symphyse. Durchschnittlich ist der Fundusstand in den ersten 24 Stunden postpartal ca. 13,5 cm suprasymphysär zu tasten (Panda et al. 2021). Nach 24 Stunden ist er auf Nabelhöhe zu tasten und sinkt von nun an jeden Tag um einen Querfinger (Mändle 2015b) bzw. 1,25 cm (Panda et al. 2021). Ca. am zehnten Wochenbetttag liegt er auf Höhe der Symphyse, zwischen dem zehnten und 12. Tag postpartum sollte er nicht mehr tastbar sein (Geist & Bauer 2020).

Enzymatisch aktive Neurotransmitter (NO, CO sowie H_2S) tragen auf komplexe Weise zur Protektion von Implantation, Schwangerschaft, Geburt und uteriner Involution bei (Guerra & Hurt 2019). Lokale Stammzellen unterstützen die postpartale endo- und myometriale Regeneration und Involution (Spooner et al. 2021; Yin et al. 2019; Spitzer et al. 2012; Gargett et al. 2009).

Untersuchungen der sonographisch ermittelten Uterusgröße postpartum zeigen, dass der Uterus einer Multipara sowohl zwei Stunden postpartum als auch nach zehn Tagen postpartum größer ist als der einer primigraviden Frau. Die vollständige Involution einer

Multipara dauert sechs bis acht Wochen länger als die einer primigraviden Frau. (Paliulyte et al. 2017)

Die Abwesenheit von Infektionen wird durch Tasten einer festen Konsistenz sowie durch eine geringe Druckdolenz bezeugt. Eine leere Harnblase vor jeder Untersuchung schafft einen Vergleichsrahmen, ebenso wie die Kenntnis über das Stuhlgangverhalten der Wöchnerin. Myometriale Überdehnung in der Schwangerschaft geht mit langsamer Involution einher. (Mändle 2015b)

Subinvolutio uteri:
Liegt ein Subinvolutio uteri vor, sind die Lochien stärker und der Fundusstand höher als zeitgemäß. Der Uterus ist nicht oder nur mäßig tonisiert und kontrahiert. Als Ursachen für eine verzögerte Rückbildung des Uterus gelten ein/e überfüllte/s Harnblase oder Rektum, Z. n. Wehenschwäche oder protrahierter Geburtsverlauf, Mehr- oder Vielgebärende, retinierte Plazentareste sowie myometriale Überdehnung des Uterus (Mändle 2015b). Der Einfluss auf die Intensität der Uterusinvolution wird durch Stillen oder Parität jedoch nicht signifikant beeinflusst (Panda et al. 2021; Wataganara et al. 2014).

Wöchnerinnen nach vaginaler Entbindung, ohne pathogene Keime im Vaginalabstrich, mit Kindsgewicht unter 4.000 g sowie stillende Frauen haben sowohl am ersten, siebten als auch am 14. Tag postpartal ein niedrigeres Gewicht des Uterus als Frauen nach Sectio mit pathogenen Keimen, Kindsgewicht über 4.000 g sowie Nichtstillende. Der Prozess der Rückbildung ist bei Vorliegen von pathogenen Keimen sowie bei Zustand nach Sectio bei Kindsgewicht größer als 4.000 g etwas verzögert (Al-Bassam 2009).

Eine sonographische Kontrolle auf Gewebereste ist angezeigt. Die Wöchnerin sollte auf regelmäßige Blasen- und Darmentleerung achten. Die Tonisierung des Uterus kann durch Massage, Bauchlage, Kräutertee sowie Oxytozin erreicht werden. Bei sonographischem Befund von Plazentaresten im Cavum ist eine Nachcurettage die Behandlung der Wahl (Mändle 2015b).

Zervix: Bereits wenige Stunden nach Geburt beginnt sich die Zervix unter Ansprache des dezenten Anteils an Muskelfasern zu formieren, um ca. eine Woche postpartum ihrer nongraviden Form nahezukommen (Panda et al. 2021). Unter Erhalt eines leicht geöffneten Zervixkanals ist der unkomplizierte Abfluss der Lochien gewährleistet. Noch im frühen Wochenbett schreitet die Zervixinvolution soweit voran, dass der innere Muttermund nur für einen Finger passierbar ist. Die vollständige Rückbildung von Form, Beschaffenheit und Lage der Zervix ist nach vier Wochen erreicht. (Mändle 2015b)

Vagina:
Die geburtsbedingte Gewebeveränderung im Sinne einer Überdehnung und ödematöser Auflockerung der Vagina beginnt sich bereits in den ersten Tagen nach der Geburt zurückzubilden. Die Zunahme des Muskeltonus führt zur Verengung des Vaginalkanals unter Wiederherstellung der Querfältelung der Innenwand. (Geist & Bauer 2020)

Der Scheidenkanal erreicht postpartal kaum wieder die Form einer Nullipara (Panda et al. 2021). Ohne rückbildungsfördernde Maßnahmen wird der vorgeburtliche Zustand in der Regel nicht erreicht (Geist & Bauer 2020).

Der mit Stillen vergesellschaftete Östrogenmangel kann zu Scheidentrockenheit und Irritation bei Berührung führen. Der niedrige Scheiden-pH-Wert, unter Beteiligung von Döderlein-Bakterien, wird nach einer nur kurzen Zeit andauernden Besiedlungsphase mit apathogenen Keimen zum Ende des Wochenbettes wieder erreicht (Mändle 2015b).

> **Beratung Uterusinvolution:**
>
> - Die Vermeidung einer genitalen bzw. aszendierenden Infektion durch angemessene Hygienemaßnahmen schützt vor einer Involutionsverzögerung.
> - regelmäßig die Harnblase leeren, auf regelmäßigen Stuhlgang achten
> - Reizwehen durch Bauchmassage, Beckenbodentraining, Bauchlage anregen
> - Stress reduzieren (Adrenalin: Oxytozin-Antagonist) (Radács et al. 2010; Bisset et al. 1967)

Maßnahmen und Anleitung:

Kombinierte Endorphin- und Oxytozinstimulationsmassage (Sari et al. 2017):
Eine Kombination von Endorphin- und Oxytozinstimulationsmassage führt bei Erstgebärenden zu einer rascheren Uterusinvolution. Für die ca. 15-minütige, kräftige Oxytozinmassage lehnt sich die sitzende Frau nach vorne und legt den Kopf auf den abgelegten Armen ab. Die Massage beginnt mit eingerollter Handkante zwischen dem siebten und fünften Halswirbel ca. auf Nackenhöhe und verläuft auf die Schulterblätter zu. Dann wird mit kreisendem Daumendruck zwei bis drei Mal seitlich der Wirbelsäule abwärts bis auf Höhe des fünften Brustwirbels massiert. Die Endorphinmassage vermittelt Ruhe und Wohlbefinden durch sanfte und leichte Berührung mit Finger oder Fingerspitzen. Sie beginnt bei der bequem sitzenden oder liegenden Mutter an ihrer äußeren Handfläche und zieht sich über Unterarm zum Oberarm hoch. Beide Arme sollten ca. zehn Minuten massiert werden. Dann wendet sich die Massierende dem Rücken der Frau zu. Sie beginnt auf Höhe des siebten Halswirbels seitlich der Dornfortsätze und arbeitet sich in fünf Minuten zu den Flanken des unteren Brustkorbes hin. Dann wird in Richtung des unteren Rückens stimuliert. Begleitet wird die Endorphinmassage durch bestärkende Äußerungen zur Frau. (Sari et al. 2017)

Maßnahmen und Anleitung bei beginnender Subinvolutio uteri:

- Stress reduzieren (Adrenalin: Oxytozin-Antagonist)
- Involution sicherstellen, perivaginale Infektion ausschließen, sonst Weiterleitung zu Gynäkolog/-in

Beginn und Dauer: Mit Beginn der Betreuung, mindestens bis Involution verlässlich in Gang, idealerweise bis Fundus nicht mehr tastbar

Gute Erfahrung mit:

- Persönliche Hygienemaßnahmen können vor einer genitalen Keimaszension bzw. Infektion (welche eine verzögerte Rückbildung verursachen kann) schützen.
- zur Förderung der Uterusinvolution zweimalig am Tag einen Teelöffel Rückbildungstee mit 250 ml kochendem Wasser überbrühen, zehn Minuten ziehen lassen und warm trinken (▶ Tab. 3.1)
- Bei Bedürfnis nach Geschlechtsverkehr kann die Scheidentrockenheit durch Verwendung von entsprechender Vaginalgleitcreme gemildert werden.

Kooperierende: Gynäkolog/-in

3.1.3 Beckenboden

Der protektive Effekt von Beckenbodenübungen für Frauen hinsichtlich Deszensus und Inkontinenzen (DNQP 2014) kann bereits in der Schwangerschaft genutzt werden (Boyle et al. 2012).

Tab. 3.1: Klassische Rückbildungsteemischung

Phytotherapeutikum	Menge [g]	Bemerkungen
Frauenmantel (Alchemilla vulgaris)	Kräuter zu gleichen Teilen, einen Teelöffel mit 250 ml kochendem Wasser überbrühen und zehn Minuten ziehen lassen, zwei Tassen über den Tag verteilt trinken	Uterotonikum (Vogel 2014; Shinde et al. 2012)
Hirtentäschel (Capsella bursa-pastoris)		• Uterotonikum (Wiesenauer 2018) • kann bei übermäßigem Verzehr abführend wirken sowie beim Neugeborenen unter einer Stillbeziehung zu Bauchschmerzen führen
Eisenkraut (Verbena officinalis)		Verbalin gilt traditionell als entzündungshemmend (Wiesenauer 2018).
Scharfgarbe (Achilea millefolium)		astringierend, antibakteriell (Wiesenauer 2018)
Melisse (Melissa officinalis)		schwach antibakteriell (Wiesenauer 2018)
Brennnessel (Urtica dioica)		Diurese steigernd (Holm & Herbst 2015)

Definitionen:

Beckenboden: Der Beckenboden ist plattenartig aus glatten Muskeln und Bändern aufgebaut, die den knöchernen Beckenausgang des kleinen Beckens verschließen. Durch ihren an sich straffen Grundtonus hält der Beckenboden das Gewicht der aufliegenden Eingeweide. Er wird durch die drei Schichten Diaphragma pelvis, Diaphragma urogenitale sowie die äußere Beckenbodenschicht aufgebaut. (Menche 2016)

Nach kranial stabilisiert der Beckenboden durch seine Haltefunktion die Organe des Bauchraums. Nach kaudal bildet der Beckenboden einen trichterförmigen Abschluss des Beckenraums. Er bildet den Analschlauch und ermöglicht eine Konstriktion von Rektum, Vagina sowie Urethra. (Huss & Wentzel 2015)

Diaphragma pelvis: Diese innere, kraniale Beckenbodenschicht umfasst den zwischen Steißbein (Os sacrum) und unteren Schambogenästen aufgespannten M. Levator ani sowie rudimentär den M. coccygeus. Mittig stellt das Levatortor (oder Levatorenspalt) eine Öffnung für Rektum, Vaginalöffnung und Urethra dar. (Huss & Wentzel 2015)

Diaphragma urogenitale: Die mittlere Beckenbodenschicht ist ein Geflecht aus Muskelzügen und Bindegewebsfasern. Sie ist maßgeblich durch den M. transversus perinei profundus aufgebaut. Dieser verschließt das Levatortor. Der M. sphincter urethrae ist in diese Muskelplatte ebenso eingebettet wie die Vaginalöffnung. (Huss & Wentzel 2015)

Äußere Beckenbodenschicht: Diese Schicht besteht aus dem die Klitoris, Harnröhrenöffnung und Vaginalöffnung umspannenden M. bulbospongiosus, dem M. ischiocavernosus parallel zum Ramus ossis ischii, dem zwischen den Sitzbeinhöckern (Tubae ischidicae) aufgespannten M. transversus perinei superficialis sowie dem M. sphincter ani externus. (Huss & Wentzel 2015) Eingebettet in den Halteapparat des Beckenbodens ist der dauerhaft angespannte M. sphincter ani internus sowie der M. urethra vaginalis.

Kontinenz: »Als Kontinenz bezeichnet man die Fähigkeit, Urin, Flatus und Stuhl willkürlich zur passenden Zeit an einem geeigneten Ort ausscheiden zu können« (Hoehl et al. 2017a, S. 410).

Inkontinenz: Gemeint ist kontextuell die Stress- oder Belastungsinkontinenz durch mangelnde Funktion der Beckenbodenmuskulatur bei normalem Ausscheidungsdrang. Die Einteilung erfolgt in drei Schweregraden in Abhängigkeit der Stärke des auslösenden Ereignisses (husten, heben, liegen). (Hoehl et al. 2017a)

Deszensus genitalis: Lageveränderung von Uterus und Vagina mit bzw. ohne Einbeziehung der unteren Harnwege, des Dünn- und Enddarmes bzw. mit oder ohne Symptomatik (AWMF 2016d).

> **Ziel:** Die Förderung und den Erhalt der Kontinenz von Urin und Stuhl

Inhalt:

Inkontinenz:
Nach unterschiedlichen Untersuchungen zufolge steigt das Risiko für eine mittelfristige Stressinkontinenz von Harn mit vaginal-operativer Entbindung durch Forceps, steigendem Kindsgewicht, Sphinkterverletzung des Anus, vorangegangener Schwangerschaft sowie Alter, Adipositas, Rauchen und chronischem Husten sowie wiederholtem, schweren Heben (Torgbenu et al. 2021; Antolic 2010, Geissbühler & Wittner-Raschele 2009, Nitsche 2005). Das Trainieren der Beckenbodenmuskulatur hat einen rehabilitativen Effekt (Torgbenu et al. 2021; DNQP 2014).

Behandlung durch Beckenbodentraining:
Die sportliche Belastung durch Training setzt Anpassungsvorgänge zur Leistungssteigerung in Gang. Ansteigende Trainingsreize lassen dabei die individuelle Trainingsschwelle überschreiten. Die Übungen werden variationsreich, wechselnd und in einem optimalen Verhältnis zur Pause durchgeführt (Weineck 2007).

Nach Weineck (2007) führt Training durch adäquate Beanspruchung der Muskulatur zu einer Leistungssteigerung der entsprechenden Muskelpartien. Das Nerven-Muskelsystem ermöglicht im Rahmen von Krafttraining die Ausführung von maximal willkürlichen Kontraktionen (Martin et al. 1993). Ziel von Krafttraining ist es, durch Stärkung der *fast-twitch*-Muskelfasern (schnell kontrahierende Muskelfasern), äußeren Kräften und Widerständen entgegenzuwirken (Hartmann & Tünnemann 1988). Ausdauertraining hat die Aufgabe, die *slow-twitch*-Muskelfasern (langsam kontrahierende Muskelfasern) zu stärken (Grosser & Starischka 2008).

Bei Krafttraining sind die entsprechenden Muskelfasern der Sphinkteren im Fokus (Hartmann & Tünnemann 1988). Ausdauertraining ermöglicht dem Körper, einer (sportlichen) Belastung lange zu widerstehen bzw. sich muskulär rasch zu erholen. Hier stärkt es die Funktion der entsprechenden Muskelfasern der flächigen Beckenbodenmuskulatur (Grosser & Starischka 2008). Nebenwirkungen eines erfolgreichen Beckenbodentrainings können Nachwehen, Stuhldrang und Muskelkater sein.

Ante- und postpartales Beckenbodentraining bei zuvor harninkontinenten Frauen senkt das Risiko für die entsprechende Beschwerde um 30 bis 40 %. Je intensiver das Training, desto stärker der Effekt (Torgbenu et al. 2021; Boyle et al. 2012). Ein Zuwachs an Muskelkraft im Beckenboden wird gleichermaßen durch unterschiedlichste Methoden erreicht (Mateus-Vasconcelos et al. 2018).

Sportliches Training von jungen Müttern, zehn bis zwölf Wochen postpartum, hat einen positiven Effekt auf die Regeneration und Neogenese von neuronalen Strukturen durch erhöhten Brain-Derived Neurotrophic Factor (Wachstumsfaktor BDNF), von Muskelzellen durch höheren Insulin-like Growth Factor (insulinähnlicher Wachstumsfaktor) sowie Endothelwachstum durch Vascular Endothelial Growth Factor (Signalmolekül für Angiogenese) (Vega et al. 2011).

Risikofaktoren für Inkontinenz:
Nach Roth (2010) ist die Harnkontinenz weniger durch den Geburtsmodus nachteilig beeinflusst als durch die Schwangerschaft. Die Erkrankungen Harninkontinenz, Stuhl- und Flatusinkontinenz sowie Dyspareunie (Schmerzen bei Geschlechtsverkehr) nehmen altersabhängig zu. Demgegenüber nimmt der Einfluss des Geburtsmodus auf die genannten Beschwerden ab.

Postpartaler Wundschmerz von einer Geburtsverletzung ist ein Risikofaktor für einen Deszensus genitale. Möglicherweise verursachen neurologische Schädigungen mit Funktionsverlust oder okkulte Verletzungen diesen an den Schmerz gekoppelten Funktionsverlust. (Metz 2015)

Prägravitäre bzw. gravitäre Harninkontinenz ist hochprädiktiv für eine direkte postpartale Harninkontinenz bzw. für ein Wiedereinsetzen im späteren Lebensverlauf (Metz 2015).

Dyspareunie gaben bei einer Befragung drei Monate postpartum drei Viertel der entbundenen Frauen an. Bei einem Drittel der Befragten bestand dies bereits vor der Entbindung. Ein signifikanter Effekt von Schnitt- oder vaginal/operativer Entbindung ist nicht festzustellen. Es ist ein Benefit durch Rückbildungsgymnastik zu erzielen. Die Größe des Hiatus genitalis (Levatorenspalt) korreliert mit einer Belastungsinkontinenz. (Albrich et al. 2014; Roth 2010)

Verletzungen des M. levator ani im Sinne eines Abrisses sind mit vaginal-operativer Entbindung verbunden (Kearney et al. 2006). Sie korrelieren mit anhaltenden Schmerzen und therapieresistenter Harninkontinenz und Deszensus genitalis durch Verletzung des Nervengeflechtes des Pudendus (Dietz & Simpson 2008; DeLancey et al. 2003).

Nach Staer-Jensen et al. (2015) besitzt der M. levator ani nach der Schwangerschaft die Fähigkeit zur Regeneration als Voraussetzung der Verkleinerung des Levatorenspaltes. Seine Involution erfolgt weitestgehend in den ersten sechs Monaten nach der Geburt.

Harninkontinenz kann für die Betroffene bedeuten, dass der eigene Körper nicht mehr kontrollierbar ist und die eigenen Ideale von Reinheit und Schönheit nicht teilt, im Sinne eines »Verrats«. Bei der Beratung und Anleitung von harninkontinenten Frauen ist die hohe Verletzlichkeit zu berücksichtigen. Beratungsinhalte sollten sensitiv und effektiv sein und die Ziele realistisch. (Hayder-Beichel 2016)

Spezifische und unspezifische Kreuzschmerzen werden häufig durch ein zu steil gestelltes, nach vorne gekipptes Becken (mit-)verursacht. Besonders Schmerzen im Bereich des lumbosakralen Übergangs zwischen dem fünften Lendenwirbel und dem Kreuzbein resultieren aus der lokalen Überstreckung. Das Üben der Beckenaufrichtung und Implementierung in Alltagsbewegungen hilft gegen Schmerzen im Kreuzbereich (Larsen et al. 2015) und ermöglicht eine optimale Funktion der Beckenmuskulatur.

Beratung:

- Übungen beginnen nach Aufrichtung des Beckens und mit leicht gebeugten Beinen (Larsen et al. 2015)
- Übungen steigern mit der Zeit die Ansprache der Muskeln, insbesondere die der Sphinkteren
- Übungen frühestmöglich und in entsprechender Wiederholungszahl und drei Sätzen durchführen

Maßnahmen und Anleitung:

- Training der Sphinkteren
- Training der flächigen Beckenbodenmuskulatur
- deszensuspräventive Bewegungen und -abläufe im Wochenbett

Vorgehen bei Regelwidrigkeit:

- Die Übungen führen zu keiner signifikanten Verbesserung der Inkontinenz.
- die Art und den Grad der Inkontinenz sowie die auslösenden Ereignisse erfragen

- die korrekte Durchführung der Übung sicherstellen, Hilfsmittel einsetzen, die Übungsintervalle steigern
- eine Dranginkontinenz bzw. einen HWI ausschließen
- Alltagsbelastungen, die zu Inkontinenzereignissen führen, reduzieren (Hoehl et al. 2017a)
- bei Schmerzen mit dem Training aussetzen und die Ursache behandeln (Hoehl et al. 2017a)
- bei keiner Wirksamkeit des Trainings Überweisung an Gynäkolog/-in

Beginn und Dauer:

- Beckenbodenübungen können bereits in der Schwangerschaft begonnen werden
- im Wochenbett mit der ersten Mobilisierung
- bei schmerzhaften Geburtsverletzungen ggf. nach abgeschlossener Wundheilung (▶ Kap. 3.3.1 Damm)

Gute Erfahrung mit:

- Entsprechende Übungen vor und nach der Geburt schützen vor Harninkontinenz und wenden diese schneller ab (▶ Tab. 3.2).
- Je häufiger, intensiver und wenn über ein halbes Jahr oder länger trainiert wird, umso effektiver ist die Wirkung
- Beckenbodenübungen können bei Schmerzfreiheit zügig begonnen werden.
- Ein Training zum Verkürzen der Bauchmuskeln kann beginnen, wenn die Beckenbodenmuskulatur dem damit verbundenen intraabdominellen Druckanstieg effektiv entgegenwirken kann.
- Gewichtsreduktion in Richtung eines normalen BMI von 18,5 bis < 25 (Schmidt-Matthiesen & Wallwiener 2004) und Nikotinentzug (Klein 2016) schützen vor Deszensus genitale (Torgbenu et al. 2021).
- Niesen, Husten oder Lachen, vor allem wenn es unvermittelt geschieht, ist ein Stresstest für die Blasenverschlussmuskulatur.
- Dreht man Oberkörper und Kopf bei unvermitteltem Niesen, Husten oder Lachen zur Seite, wird beim entsprechenden Ereignis weniger intraabdomineller Druck auf den Beckenboden aufgebaut.

Tab. 3.2: Deszensuspräventive Bewegungen und Abläufe im Wochenbett (Heller 2015; Stüwe 2004; Harder 2003)

Position	Bewegung
Aufstehen	Aufstehen und Stehen in leichter Schrittstellung
Aufstehen aus Bett	Bauchmuskulatur schonend (▶ Abb. 3.2) über die Seite oder den Vierfüßlerstand hochkommen, Armkraft einsetzen (auf die Knie aufstützen); in Rückenlage beide Beine aufstellen, Hände auf den Bauch legen und en bloc auf die Seite rollen, die Hand des oberen Armes stützt sich auf der Unterlage in Brustkorbhöhe ab, zusammen mit dem unteren Arm den Rumpf in den Seitstütz hochstemmen, weiter im Vierfüßlerstand, Hirtenstand oder einseitigen Kniestand, mit Kraft beider Hände, aufgestützt auf aufgestelltem Bein, hochkommen zum Stand
Bewegen	Beckenbodenanspannung vor der Bewegung, bei der Bewegung ausatmen; Beine weniger als hüftbreit auseinanderstellen, kleine Schritte machen
Treppensteigen	Eine höhere Stufe mit dem Vorfuß (Zehengrundgelenk und Zehen) betreten und mit dem Oberkörper in der Körperlängsachse bleiben

Tab. 3.2: Deszensuspräventive Bewegungen und Abläufe im Wochenbett (Heller 2015; Stüwe 2004; Harder 2003) – Fortsetzung

Position	Bewegung
Tragen	Den Beckenboden anspannen, bevor die Bauchmuskulatur über Zug, Hub, Druck o. Ä. angespannt wird; das Gewicht körpernah oder möglichst gleichmäßig verteilt auf beiden Armen tragen; Geschwisterkind hochnehmen: Kind auf Hocker oder Knie klettern lassen
Bücken	Bücken nach Abheilung der Geburtsverletzung im hüftbreiten Stand idealerweise mit stabilisiertem Rücken; das längere Verweilen in gebückter Haltung sollte im Einbeinstand erfolgen; körpernahe Bewegung mit geschlossenen Beinen durchführen, dabei eher Hockbewegungen als nach vorn übergebeugte Bewegungen ausführen; während des Bückens nach Möglichkeit keine Drehbewegung machen
Intraabdominelle Druckerhöhung	Bei beginnendem Niesen, Lachen oder Husten ein Phantasiebild einsetzen: Anus und Vagina durch ein Suppositorium verschließen; Oberkörper zur Seite drehen, Unterbauch mit Händen stabilisieren

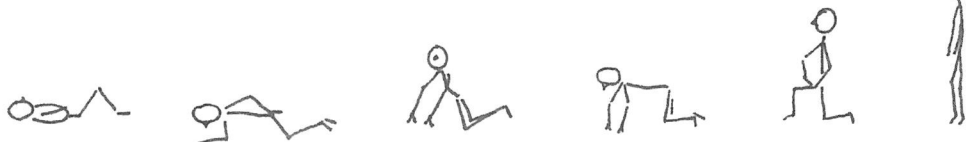

Abb. 3.2: Bauchmuskulatur schonendes Aufstehen aus dem Bett (in Anlehnung an Heller 2015, S. 259–260)

Training der Sphinkteren – häufig wechselnd wiederholen:

- **Roter Faden:** Der *Rote Faden* ist gedanklich am Steißbein befestigt und wird zwischen den Beinen vor das Becken geführt; er liegt in unserer Hand. Unter kurzem Zug am Steißbein wird der Po-Muskel ruckartig angespannt. Beteiligte Muskeln: M. levator ani pars pubica und iliaca sowie M. coccygeus (Diaphragma pelvis) sowie M. sphincter ani externus (äußere Beckenbodenschicht)
- alternativ im Vierfüßlerstand gedanklich mit der Symphyse einen Ping-Pong-Ball auf den Boden kicken
- **Nuss knacken:** Gedanklich eine Walnuss zwischen/mit den Sitzbeinhöckern ruckartig knacken! Beteiligte Muskeln: M. transversus perinei profundis (Diaphragma urogenitale), M. transversus perinei superficialis, M. bulbospongiosus (äußere Beckenbodenschicht)
- **Wringen:** Ausatmend Harnröhre und Scheide mit Verschluss-Muskulatur kurz und ruckartig anspannen (*wringen*). Beteiligte Muskeln: M. sphincter urethrae internus (Diaphragma urogenitale), M. sphincter urethrae externus (äußere Beckenbodenschicht)

Die folgenden Übungen dienen flächiger Beckenbodenmuskulatur (drei Sätze à 12- bis 15-mal) (Stüwe 2004):

- **Classic:** In liegender oder sitzender Position Beine übereinanderschlagen, die Hände liegen im Schoß, die Schultern sind möglichst locker. Einatmen, dabei Luft tief in den Bauch fließen lassen. Ausatmen, dabei erst Po-Muskel, dann Scheideneingang, dann Harnröhrenausgang anspannen. Zuletzt Oberschenkel zusammenpressen, bis die Ausatemluft versiegt

- **Variation 1:** Beine hüftbreit auseinander, lang ausgestreckt. Ausatmen, dabei Spannung im Beckenboden halten und abwechselnd ein Bein mit der Hüfte hochziehen
- **Variation 2:** Beine hüftbreit auseinander, aufgestellt. Ausatmend Knie gegen scheinbaren Widerstand zusammen oder nach außen drücken
- **Variation 3:** Wie Variation eins und zwei mit aufgestellten Füßen (Flexion)
- **Fahrstuhl:** Einatmen, dabei Luft tief in den Bauch fließen lassen. Ausatmen, dabei Po, Scheide, Harnröhre sowie Oberschenkel zusammendrücken und Spannung halten, als würde man mit einem Fahrstuhl im ersten Stock halten. Dann in den zweiten Stock, dann in den dritten Stock fahren – und retour
- **Uhr:** Sitzen mit aufgestellten Beinen. Ausatmend Becken auf 9:00, 15:00, 6:00 und auf 12:00 Uhr kippen
- **Baumstamm:** In Bauchlage die Hände auf den Po legen. Ausatmend Beckenboden anspannen und Hände auf den Po drücken

Beckenbodenübungen nach Kegel-Methode (Torgbenu et al. 2021):

- Den Beckenboden für zehn Sekunden fest anspannen
- dann für zehn Sekunden entspannen
- die Atmung dabei fließen lassen, die Bauchmuskeln lockerlassen
- drei Mal am Tag fünf bis zehn Wiederholungen

Kooperierende: Kollegin (Rückbildungsgymnastik-Kurs), Physiotherapeut/-in, Gynäkolog/-in

3.1.4 Lochien

> Lochien können in Stärke und Dauer erheblich variieren (Bick et al. 2004).

Definition: Lochien, Lochialfluss oder Wochenfluss bestehen aus Geweberesten, der Decidua basalis spongiosa, Blut (Serum, Erythrozyten, Leukozyten), Lymphflüssigkeit, Zervikalschleim, abgestoßenem Vaginalepithel sowie aus sich in den ersten Wochenbetttagen rasch vermehrenden Bakterien (Streptokokken, Staphylokokken, Escherichia coli und anderen pyogenen Keimen) (Mändle 2015b).

Ziel: Förderung des physiologischen Lochialflusses; aseptische Wundheilung, Prävention einer Anämie

Inhalt:

Lochien:
Diese uterine Innenauskleidung blutet mit dem Lochialfluss ab. Das darunterliegende Gewebe ist durch einen intensiven Heilungsprozess gekennzeichnet, bei dem sich Wundschorf nach einer erfolgreichen Epithelialisierung ablöst. Ziel des mütterlichen Organismus ist die unbedingte Vermeidung der Bildung von Narbengewebe an der Plazentahaftstelle im Hinblick auf folgende Schwangerschaften. (Farage et al. 2017)

Postpartal hat die ehemalige Plazentahaftfläche einen Durchmesser von ca. neun Zentimetern (Panda et al. 2021), nach zwei Wochen noch ca. fünf Zentimeter. Die Lochien, das puerperale Wundsekret der großen Wundfläche in der Gebärmutterhöhle, dokumentieren durch Menge und Farbe den Wundheilungsverlauf der ehemaligen Plazentahaftfläche (Mändle 2015b). Am siebten Tag postpartum ist meist die Regeneration der endometrialen Drüsen erfolgreich abgeschlossen. Am 16. Tag nach der Geburt ist das

Epithelgewebe vollständig regeneriert. (Panda et al. 2021)

Die Dauer des Lochialflusses variiert zwischen 24 und 36 Tagen (Panda et al. 2021). Eine Dauer des Lochialflusses von bis zu sechs Wochen ist nicht unüblich (Farage et al. 2017). Die Dauer korreliert mit der Dauer von Geburtswehen und endometrialer Dicke 48 Stunden nach Geburt. Faktoren wie Länge, Wandstärke oder Höhe des puerperalen Uterus oder Merkmale der geburtshilflichen Biographie (Gravidität, Parität, Lebend- oder Totgeburt, Geburtsgewicht) haben keinen Einfluss auf die Dauer der Lochien. (Khazardoost et al. 2017)

Lochia rubra tritt in der ersten Hälfte der ersten Wochen (ca. erster bis dritter Tag) als blutig-roter, mehr als regelstarker Fluor auf. Erythrozyten, Deziduareste, Epithelzellen und Bakterien bilden Lochia rubra. Die Blutstillung ist noch unvollkommen. Lochia fusca beginnt meist mit dem dritten bis vierten Tag. Der Lochialfluss ist blass-serös und braunrot-bräunlich. Es beginnen eine zunehmende Gefäßdrosselung in der Uteruswand und der Verschluss der utero-plazentaren Gefäßöffnungen durch Thromben. Die Lochienmenge ist geringer. Der serösen Flüssigkeit sind Lymphe und Leukozyten beigemengt. Ab dem ca. zehnten Tag wandelt sich der Lochialfluss meist zu Lochia flava, einem rahmig, gelblich-bräunlich, weniger als regelstarken Wundsekret. Es erfolgt die Absonderung von nekrotischem Zellmaterial. Leukozyten sind nachweisbar. Lochia alba beginnt in der dritten Woche als wässrig-seröses, weißliches, deutlich weniger als regelstarkes Wundsekret. Die Wundepithelialisierung nimmt zu und die Lochienmenge ist wesentlich geringer. Nach ca. vier Wochen versiegen die Lochien. (Panda et al. 2021; Geist & Bauer 2020)

Lochien können neben der Dauer auch bezüglich der Farbe stark variieren. Geringere Lochialmengen mit weniger Blutbeimengung sind physiologisch, wenn der Fundusstand dem Wochenbetttag entspricht, die Uteruskonsistenz befriedigend ist und kein fötider Geruch oder Temperaturanstieg zu verzeichnen sind. (Bick et al. 2004)

Die Blutstillung wird maßgeblich unterstützt durch die Kontraktion der Spiralarterien sowie durch eine ausgeprägte Thrombozytose zwischen dem dritten bis fünften Tag postpartal. Dies begrenzt den Blutverlust der Wöchnerin auf 300 bis 500 ml nach einer vaginalen Geburt (Mändle 2015b).

Lochiometra:
Lochiometra bezeichnet die unphysiologische und vorzeitige Verringerung des Wochenflusses infolge uteriner Rückstauung bei charakteristisch fötidem Geruch. Ein weicher, vergrößerter und druckdolenter Uterus, das Ausbleiben von Lochien, Stirnkopfschmerz, Temperaturentwicklung sowie spastische Kontraktionen des Uterus begleiten das Krankheitsbild, welches meist mit einer Subinvolutio uteri und Endometritis kombiniert ist. Bedeutsame Ursache für eine Lochiometra kann ein vorzeitiger Verschluss der Zervix (Spasmus) oder eine Retroflexion des noch schweren, puerperalen Uterus sein. Eine effektive und rasche Behandlung ist angezeigt. Ein Stagnieren des Lochialflusses ohne weitere unphysiologische Merkmale kann durch eine Verlegung des inneren Muttermundes durch Eihautreste verursacht sein. (Schrey-Petersen et al. 2021; Schneider et al. 2011; Dudenhausen & Pschyrembel 2000)

Endometritis puerperale:
Die Endometritis puerperale ist eine schwerwiegende infektiöse Komplikation im Wochenbett. Sie bezeichnet eine Infektion der uterinen Dezidua mit meist einer Kombination von anaeroben und aeroben Krankheitserregern, ausgehend von geburtshilflicher Kontamination (Schrey-Petersen et al. 2021).

Unbehandelt ist eine Ausbreitung und Aszension in das angrenzende Myometrium (Endomyometritis puerperale) möglich und hochwahrscheinlich (Schrey-Petersen et al. 2021). Eine Endomyometritis ist eine Infektion von Uterusschleimhaut und myometrialem Gewebe, begleitet von erheblicher Blutung und Fibrinolyse. Meist liegt eine Mischinfektion zugrunde (Schmidt-Matthiesen & Wallwiener 2004).

Die Wahrscheinlichkeit einer Endometritis puerperale steigt bei einer sekundären Sectio signifikant gegenüber einer Spontangeburt. Lange Geburtsdauer sowie eine lange Austreibungsphase leisten einer entsprechenden Infektion Vorschub. (Schrey-Petersen 2021)

Eine Endomyometritis tritt nach vaginaler Geburt in 1 bis 3 % der Fälle auf. Bei begleitendem, vorzeitigem Blasensprung und intrapartalen Zeichen einer mütterlichen Infektion steigt die Prävalenz auf 30 bis 35 %. Nach einer primären Sectio weist die Wöchnerin in 5 bis 15 %, nach einer sekundären Sectio nach protrahiertem Verlauf in 30 bis 35 % der Fälle eine Endomyometritis auf. Die prophylaktische Gabe von Antibiotikum senkt die Wahrscheinlichkeit auf 15 bis 20 %. (Schlembach et al. 2017)

Symptome der Erkrankung sind Fieber (über 37,8 °C), ein grippeähnlich-schlechter Allgemeinzustand, ein druckdolenter Uterus (Uteruskantenschmerz) sowie fötide Lochien. (Schrey-Petersen et al. 2021; Schmidt-Matthiesen & Wallwiener 2004)

Für Fieber im Wochenbett ist ein Anstieg der mütterlichen Temperatur auf 38 °C und höher (oral gemessen) an zwei aufeinander folgenden Tagen im Zeitraum des zweiten und zehnten Wochenbetttages kennzeichnend (Mändle 2015b). Oral gemessene Temperaturen zwischen 37–37,9 °C sind subfebril (Stiefel 2020a).

Postpartale Blutungen:
Postpartale Blutungen (auch post partum haemorrhagie) werden nach Zeitpunkt ihres Auftretens in frühe und späte postpartale Blutungen unterteilt. Die frühe (primäre) Blutung tritt innerhalb der ersten 24 Stunden nach Geburt des Kindes auf. Späte (sekundäre) Blutungen treten nach den ersten 24 Stunden bis 6–8 Wochen nach der Geburt auf. (Schrey-Petersen et al. 2021; Stiefel 2020b)

Plazentapolypen bilden sich aus in utero zurückgebliebenen Plazenta- oder Dezidua-

resten. Diese Gewebereste werden mit vielen Schichten geronnenen Bluts, Leukozyten und Fibrin ummantelt. Sie können ein polypenähnliches Aussehen annehmen. (Pschyrembel 2014)

Ursachen früher Blutungen sind Uterusatonie (Atonus bei plazentafreiem Cavum), Plazentareste im Cavum, unvollständige Lösung der Plazenta (accreta, increta, percreta), (mangelhafte oder unversorgte) Weichteil- und Rissverletzungen (v. a. Zervixriss) oder Gerinnungsstörungen (Stiefel 2020b).

Ursachen später Blutungen sind meist Subinvolutio uteri (▶ Kap. 3.1.2), Endometritis puerperale, Plazentapolypen oder Hämatome (▶ Kap. 3.3.1 Damm). Kennzeichnend für späte Blutungen ist ein Auftreten am Ende der ersten bis zweiten Woche nach einem blutungsarmen Intervall bei nicht geschlossener oder weit geöffneter Zervix. (Stiefel 2020b)

> **Beratung Lochien:**
>
> - Normale Hände- und Körperhygiene beachten
> - atmungsaktive Wäsche aus Baumwolle tragen
> - Slipeinlagen aus Zellstoff häufig wechseln
> - auf regelmäßige Blasen- und Darmentleerung achten (Schmidt-Matthiesen & Wallwiener 2004)
> - wenn Geschlechtsverkehr mit Penetration, dann unbedingt mit Kondom praktizieren
> - (▶ Kap. 3.1.2)

Maßnahmen und Anleitung:

- Förderung eines regelrechten Lochialflusses und Uterusinvolution durch frühe Mobilisation, rückbildungsfördernde Maßnahmen sowie psychosoziale Entspannung der Wöchnerin
- Unterstützung der physiologischen Uterusinvolution respektive des Lochialflusses

mit Frauenmantel- und Hirtentäscheltee (Wiesenauer 2018; Vogel 2014)
- (▶ Kap. 3.1.2)

Maßnahmen und Anleitung bei Lochiometra:

Senfmehlfußbad: Zwei Esslöffel Senfmehl für niedrige Fußwanne mit Wasserfüllung bis Knöchel, die Wassertemperatur 37 °C bis maximal 40 °C (mit Thermometer kontrollieren), die Fußwanne bis zu zwei Drittel mit dem 37 °C warmen Wasser füllen, Senfmehl dazu einrühren, die Füße für fünf bis zehn Minuten eintauchen, dann heißes Wasser nachgießen, damit über 20 Minuten konstante Temperatur besteht, danach Füße gründlich mit lauwarmem Wasser abspülen, abtrocknen, eincremen und Wollsocken anziehen, dreißig Minuten Bettruhe. Nicht Überwärmen, auf Hautrötung und -unverträglichkeit achten. (Beer & Adler 2012)

Bei Verdacht auf beginnende Lochiometra können dreimalig am Tag rectal Spasmolytika (Butylscopolamin supp.) eingenommen werden und 30 Minuten bei lokaler Wärmeanwendung einwirken. Abschließend folgen uterus-tonisierende Maßnahmen wie Stillen, Abpumpen oder Uterotonika (z. B. 3 IE Oxytozin i. m.). Nach 24 Stunden ohne Effekt an Gynäkolog/-in weiterleiten.

Vorgehen bei Regelwidrigkeit:

- bei Fieber im Wochenbett, Endometritis puerperale, Lochiometra, Subinvolutio uteri (▶ 3.1.2.) sowie postpartalen Blutungen unbedingt Weiterleitung an Gynäkolog/-in
- bei Endometritis puerperale: Breitbandantibiose bis die Patientin für 48 Stunden fieberfrei ist (Moldenhauer 2020), auf regelmäßige Blasen- und Darmentleerung achten (Schmidt-Matthiesen & Wallwiener 2004)
- Bei Lochiometra erfolgt ggf. eine digitale Erweiterung des Zervixkanales. Bei Fieber dazu antibiotische Abdeckung (Schneider et al. 2011; Dudenhausen & Pschyrembel 2000)
- frühe puerperale Blutungen werden nach Ursache behandelt, hier Kontraktionsleistung des Uterus unterstützen, Gewebereste durch Curettage entfernen oder Geburtswunden verschließen (Stiefel 2020b)
- Bei späten puerperalen Blutungen erfolgt die Entfernung von retiniertem Plazentamaterial durch Curettage (Mändle 2015b).

Gute Erfahrungen mit:

- Aus hygienischer Sicht sollte vor Versiegen der Lochien und Verschluss der Zervix von einem Besuch in öffentlichen Feuchträumen (Badeanstalt, Sauna etc.) abgesehen werden.
- Gegen ein Bad in der heimischen Badewanne, insbesondere bei bestehendem Labienschluss, spricht hingegen nichts.

Beginn und Dauer: Mit Beginn der Betreuung mindestens bis Lochia flava (▶ Kap. 3.1.2)
Kooperierende: Gynäkolog/-in

3.1.4.1 i. m.-Injektionen

Antje Krone

Definitionen:

Injektionen: Die parenterale Applikation von Medikamenten oder anderen Stoffen in den Körper mittels einer Spritze und Injektionskanüle. Die intakte Hautoberfläche wird dabei verletzt. Je nach Applikationsart werden verschiedene Injektionen unterschieden. (Sitzmann 2017a, S. 729)
I. m.-Injektion: Applikation eines Medikamentes in einen Skelettmuskel. Die Arzneimittelabsorption liegt zeitlich zwischen intravenöser und subkutaner Injektion (Kamphausen 2019).
6er-Regel: Im Sinne einer Fehlervermeidung kann die (laute) Wiederholung der –

um das Merkmal Dokumentation erweiterten – fünf Determinanten einer Medikamentengabe angebracht sein: richtiger Patient, Medikament, Dosierung, Applikationsform sowie Zeitpunkt und Dokumentation. (Käding 2020a)

Call-Out-Modell: Ein Rufmodell, bei dem nur Begriffe ausgesprochen werden, die auch konkret von dem Medikament abgelesen werden. Das laute Ablesen schützt die allein Arbeitenden vor Fehlern (Verwechslungen von Mittel, Konzentration, Dosierung, Darreichungsform und Zeitpunkt) (Sitzmann 2017a).

Inhalt:

Jede Injektion ist ein in den ärztlichen Verantwortungsbereich fallender Eingriff. Die i. m.-Injektion kann im klinischen Setting jedoch an qualifiziertes Personal (z. B. Hebamme, examiniertes Pflegepersonal) delegiert werden. Die Injektion darf nur bei Vorliegen einer Patientinnen-Einwilligung nach vorheriger Aufklärung durchgeführt werden. Auch eine mündliche Einwilligung gilt als Zustimmung. Die Patientin kann die Injektion jederzeit ablehnen. (Kamphausen 2019; Lauter 2017)

Die intramuskuläre Injektionsmethode kommt für Medikamente in Frage, die weder subkutan noch intravenös verabreicht werden dürfen. Es handelt sich hierbei oft um Depotpräparate, ölige Lösungen sowie Impfungen. Da Muskeln gut durchblutet sind, geschieht die Resorption im Vergleich zur subkutanen Injektion schneller. Die Resorptionszeit bei einer intramuskulären Injektion beträgt ca. 10–20 Minuten. Im Vergleich zur s. c.-Injektion ist sie wesentlich gefahrvoller und – abhängig von Medikament, Injektionstechnik und Einstichort – schmerzhafter. Die Injektionstechnik ist für Laien ungeeignet. (Käding 2020a; Lauter 2017)

> **Beratung:**
>
> - i. m.-Injektionen müssen ärztlich angeordnet und ausgesprochen delegiert werden (Kamphausen 2019).
> - § 4 des Hebammengesetzes berechtigt Hebammen, entsprechende Leistungen in der Geburtshilfe zu erbringen (HebG, II. Abschnitt, § 4).
> - Die Delegation bzw. Durchführung einer i. m.-Injektion darf und muss bei Unkenntnis abgelehnt werden.
> - Die zu behandelnde Person muss der Maßnahme zuvor zustimmen.
> - Die i. m.-Injektion erfolgt in Muskeln, die sicher aufzufinden sind.
> - die Länge der Nadel richtet sich auch nach der Dicke der Subcutis.
> - Fehlervermeidung durch 6er-Regel oder Call-Out-Methode
> - Injektionsstellen müssen genau ausgemessen werden, um Verletzungen der Nachbarorgane wie Sehnen, Nerven oder Blutgefäße zu vermeiden.

Maßnahmen und Anleitung:

Intramuskuläre Injektion nach Hochstätter: Die Injektion erfolgt in den M. glutaeus medius. Drei knöcherne Orientierungspunkte sind bei dieser Lokalisationsmethode wichtig: der Darmbeinkamm (Crista iliaca), der vordere obere Darmbeinstachel (Spina iliaca anterior superior) und der große Rollhügel (Trochanter major). Mit Mittel- und Zeigefinger werden Darmbeinkamm und Darmbeinstachel getastet, der Handballen zeigt zum Trochanter major. Den Handballen so weit verschieben, dass er auf dem Trochanter major zum Liegen kommt. Dabei bleiben Zeige- und Mittelfinger gespreizt. Der Injektionsbereich ist der untere Teil des von Zeige- und Mittelfinger gebildeten Dreiecks (▶ Abb. 3.3). Diese Methode ist für Erwachsene und große Jugendliche geeignet. Bei Kindern stimmen die körperlichen Proportionen mit der Erwachsenenhand nicht überein. (Kamphausen 2019; Sitzmann 2017a)

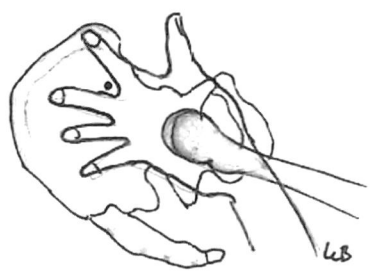

Abb. 3.3: Hochstätter-Methode zur i. m.-Lokalisation (© K. Büthe)

Intramuskuläre Injektion nach Sachtleben: Diese Methode wird auch »Crista-Methode« nach Sachtleben genannt. Die Injektion erfolgt in den M. glutaeus medius. Diese Methode kann bei Erwachsenen, Kindern und Säuglingen angewendet werden. Die Anzahl der Querfinger richtet sich nach dem Alter bzw. der Größe der Person (▶ Tab. 3.3). Die Frau liegt auf der Seite, ihr oberes Bein ist etwas angewinkelt. Die Injizierende legt die rechte Hand so in die Flanke, dass der Zeigefinger an der Knochenleiste der Crista iliaca liegt. Der Injektionspunkt liegt drei Querfinger unterhalb der Crista iliaca auf der gedachten Frontallinie über dem Trochanter major (▶ Abb. 3.4). (Käding 2020a; Sitzmann 2017a)

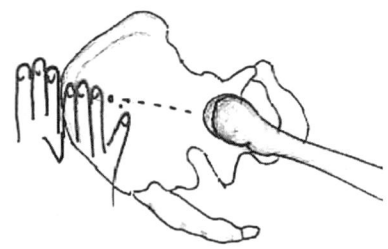

Abb. 3.4: Crista-Methode zur i. m.-Lokalisation nach Sachtleben (© K. Büthe)

Tab. 3.3: Querfinger (Qf.) unterhalb der Crista iliaca nach Alter bzw. Größe der Person (vgl. Käding 2020a)

Alter bzw. Größe	Qf. unterhalb der Crista iliaca	[cm unterhalb der Crista iliaca]
Säugling und Kleinkind bis 75 cm	1	2,5
Kind 125 cm	2	5
Jugendliche bis Erwachsene	3	7,5

Intramuskuläre Injektion in den M. deltoideus: Die Frau soll entspannt sitzen, den ausgewählten Arm hängen lassen oder auf dem Oberschenkel locker ablegen. Sechs Zentimeter bzw. drei Querfinger unterhalb der Schulterhöhe (Acromiums) befindet sich das Injektionsgebiet für den M. deltoideus. Der Injektionsort liegt im Bereich der stärksten Vorwölbung des Muskels. Unterhalb verlaufen Nerven und Blutgefäße. Deswegen ist diese Abmessung unbedingt einzuhalten (▶ Abb. 3.5). (Kamphausen 2019; Sitzmann 2017a)

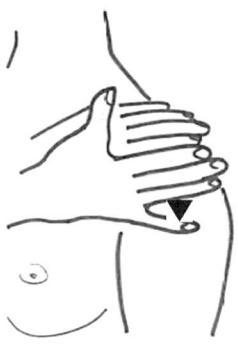

Abb. 3.5: Lokalisation des M. deltoideus zur i. m.-Injektion (© K. Büthe)

Intramuskuläre Injektion in den M. vastus lateralis: Der mittlere, äußere Bereich des Oberschenkels ist für die intramuskuläre Injektion geeignet. Zu beachten sind folgende Eingrenzungen: Die Kleinfingergrundgelenke werden auf Kniescheibe bzw. Trochanter major gelegt. Die abgespreizten Daumen zeigen aufeinander zu und markieren den unteren Rand des Injektionsgebietes. Die Injektion erfolgt oberhalb der gedachten Linie. (▶ Abb. 3.6). (Käding 2020a; Kamphausen 2019)

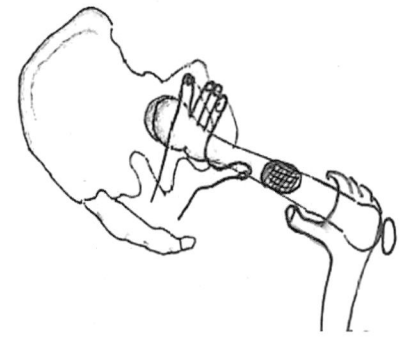

Abb. 3.6: Lokalisation des M. vastus lateralis zur i. m.-Injektion (© K. Büthe)

Intramuskuläre Injektion: Die Medikamentenvorbereitung, Zusammenstellung des Materials und hygienische Maßnahmen entsprechen den Vorgaben anderer Injektionen. Für die intramuskuläre Injektion werden sterile Tupfer gewählt. Die Auswahl der Injektionskanüle hängt vom Alter und dem Körpergewicht der Wöchnerin (Dicke der Subcutis) ab. Um eine versehentliche s. c.-Injektion zu verhindern, wird eine entsprechend lange Kanüle von 5–6 cm verwendet, bei adipösen Frauen 7 cm. (Kamphausen 2019)

Durchführung:
Nach einer hygienischen Händedesinfektion wird die Punktionsstelle abgemessen und markiert (z. B. mit Schutzkappe der Kanüle kurz auf die Punktionsstelle drücken, der Abdruck bleibt eine Weile sichtbar). Die Hautdesinfektion mit alkoholischem Desinfektionsmittel durchführen, danach die Imprägnationsstelle nicht mehr berühren. Keimarme Handschuhe zum Eigenschutz anziehen. Kanüle senkrecht im Winkel von 90° zur Hautoberfläche zügig so weit einstechen, dass ca. 1 cm der Kanüle sichtbar bleibt. Falls die Frau über Schmerzen, Kribbeln oder Missempfindungen klagt, ggf. die Kanüle sofort zurückziehen und die Injektion abbrechen. Die Injektion ist an einer anderen Stelle durchzuführen und ein Arzt/eine Ärztin ist zu informieren. Bei einer intramuskulären Injektion ist vor der Gabe des Medikamentes eine Aspiration durchführen, um sicher zu sein, dass kein Blutgefäß getroffen wurde. Wird kein Blut aspiriert, kann das Medikament mit 2 ml/min vollständig injiziert werden. Ein zügiges Entfernen der Kanüle und Komprimieren der Einstichstelle mittels sterilem Tupfer schließt die Behandlung ab. Ein steriles Pflaster ist auf die Injektionsstelle zu kleben. (Kamphausen 2019)

Nachsorge:
Die Entsorgung der gebrauchten Kanüle geschieht in einen stichfesten Behälter. Die Maßnahme wird vollständig dokumentiert. Das Befinden der Frau wird erfragt. Die Einstichstelle wird auf Veränderungen beobachtet. (Kamphausen 2019; Lauter 2017)

Vorgehen bei Regelwidrigkeiten:

Kontraindikationen der intramuskulären Injektion:

- Bei Patientinnen mit Antikoagulantien- oder Heparintherapie besteht die Gefahr von intramuskulären Hämatomen.
- Beim Auftreffen der Kanüle auf den Knochen kommt es zu einem akuten Schmerz, hier die Kanüle ca. 1–2 cm zurückziehen und Injektion fortführen.
- Ein starker ausstrahlender Schmerz, begleitet von Kribbeln, Taubheitsgefühl und Lähmung, kann auf eine Verletzung eines Nervs hindeuten. Die Injektion ist sofort

abzubrechen und ein Arzt/eine Ärztin ist zu informieren.
- Aspiration von Blut dokumentiert die Imprägnation in ein Blutgefäß, die Injektion ist abzubrechen, das Material ist neu zu richten und die Injektion ist an anderer Stelle erneut vorzunehmen.
- Das Abbrechen der Kanüle während des Injizierens erfordert ein sofortiges und vollständiges Entfernen der Kanüle, evtl. mittels Klemme. Ggf. ist eine operative Entfernung vonnöten. (Kamphausen 2019)

Spätkomplikationen:

- Spritzenabszesse treten im Kontext von unhygienischer Arbeit (Fehler bei der Asepsis, Verwendung von unsterilem Material etc.) auf.
- Ein sogenannter »steriler Abszess« entsteht durch medikamentös bedingte Gewebereizung.

Kooperierende: Gynäkolog/-in, Hausarzt/-ärztin

3.1.5 Hämoglobin

Nach Anhebung des Hämoglobin-Gehaltes durch Supplemente sollte diese Gabe noch Monate weitergeführt werden! (Breymann & Dudenhausen 2017)

Definition Anämie: Eine Anämie ist definiert durch einen Hämoglobin-Gehalt im Serum ≤ 11 g/dl (entspricht $\leq 6,83$ mmol/l), eine schwere Anämie durch einen Hämoglobin-Gehalt im Serum < 9 g/dl (entspricht $< 5,59$ mmol/l) (Pschyrembel 2014).

Ziel: Physiologischer Hämoglobin-Gehalt im Serum zwischen 14 bis 11,2 g/dl (entspricht 8,69 bis 6,96 mmol/l)

Inhalt:

Eisen ist ein essenzieller Faktor der Erythropoese des menschlichen Stoffwechsels (Schrezenmeier 2011). Der menschliche Organismus besteht zu drei bzw. vier bis fünf Gramm aus Eisen. 60 bis 75 % sind in Form von Hämoglobin an die Erythrozyten gebunden. Leber und Knochenmark enthalten ca. ein Gramm Reserveeisen. Ein Liter Blut enthält 500 mg Eisen. Der menschliche Organismus verfügt über die Fähigkeit, auch körpereigenes Eisen im Magen-Darm-Trakt rückzugewinnen (Brunner-Agten et al. 2012; Flemmer 2004). Er absorbiert täglich ein bis zwei mg Eisen aus einem in der Nahrung bestehenden Angebot von 15 bis 20 mg Eisen. Bei gesteigertem Bedarf an Eisen, wie in der Schwangerschaft oder im Wochenbett, wird die Absorptionsrate von 10 auf bis zu 25 % gesteigert. (Brunner-Agten et al. 2012)

Ein Mangel an Eisen führt unweigerlich zu einer Anämie. Die Anhebung des Hämoglobinwertes um 2 g/dl (entspricht 0,62 mmol/l) folgt einer Substitution von 80 bis 160 mg Eisen täglich nach drei Wochen. (Breymann & Dudenhausen 2017)

Auch nach Stabilisierung und Normalisierung des Hämoglobinwertes soll die Substitution weitere drei (AWMF 2016e) bzw. vier bis sechs Monate (Breymann & Dudenhausen 2017) fortgeführt werden. In Schwangerschaft und Wochenbett ist der Bedarf an Eisen einer Frau physiologisch erhöht. Entsprechend steigt die Absorptionsleistung in der Schwangerschaft erheblich an. Von täglich 15 mg für nicht schwangere Frauen erhöht sich der Bedarf bei Schwangeren auf 30 mg/Tag. In der Stillzeit sollte eine tägliche Zufuhr von 20 mg/Tag nicht unterschritten werden (DGE 2019a; Brunner et al. 2012).

Der Nutzen von Eisen liegt nicht nur in der Unterstützung der Blut- bzw. Hämoglobinbildung, sondern es ist auch für die Atmungskette, das Immunsystem und das Nervensystem essentiell. Im Falle eines Eisenmangels entstehen Probleme wie Leistungsverlust,

Konzentrationsstörungen, eine Verschlechterung des »*Restless Legs Syndroms*«, Kopfschmerzen sowie eine geschwächte Immunantwort (Engelter 2013; Breymann 2006). Eine Eisenmangelanämie beeinflusst die Mutter-Kind-Interaktion nachteilig (Murray-Kolb & Beard 2009).

In der Schwangerschaft kommt es zu einer eisenabhängigen Zunahme des Blutvolumens. Die ca. 18- bis 30 %ige Erhöhung gegenüber dem Ausgangsvolumen entspricht einer Zunahme von 240 bis 400 ml Gesamtblutvolumen. Es resultiert ein erhöhter Eisenbedarf, der auch bei optimaler Ernährung und Deckung der maximalen Eisenresorption von zwei bis drei mg/Tag dennoch zuweilen mit einer negativen Eisenbilanz einhergeht. Eine negative Eisenbilanz wird durch fallende Serumferritinspiegel und Transferritinsättigung identifiziert. Dementsprechend richtet sich der postpartale Eisenbedarf nach den Faktoren Eisenreserve und Hämoglobinwert am Ende der Schwangerschaft, Blutverlust unter der Geburt sowie Hämoglobinwert nach der Geburt. Im Wochenbett müssen daher die Speicher an Serumferritin gefüllt, die Transferritinsättigung angehoben und der Hämoglobinwert gesteigert werden (Breymann 2006).

Die Bioverfügbarkeit von Nahrungseisen hängt von der Ionenform des Nahrungseisens sowie der Anwesenheit resorptionsfördernder und -hemmender Nahrungsmittel ab (Brunner-Agten 2012). Bei veganer Ernährung liegt ein besonderes Augenmerk auf der Bedarfsdeckung von Eiweiß, Eisen und Vitaminen B_6, B_9 und B_{12}. Vegane Eiweißquellen sind Sojaprodukte, Hülsenfrüchte, Kartoffeln und Getreideprodukte. Eisen wird u. a. mit Linsen und Hirse aufgenommen. Isst man dazu regelmäßig Kartoffeln, Getreide, Gemüse (Kohl) sowie Nüsse und Samen, sind bis auf Vitamin B_{12} (Kobalamin) alle Vitamine der Gruppe abgedeckt. Kobalamin kann ggf. supplementiert werden. (DGE 2019a; DGE 2019b)

Nach Angaben der deutschen Gesellschaft für Ernährung (DGE 2019b) kann eine vegane Ernährung zu Unterversorgung mit Energie, Protein, Eisen, Calcium, Jod, Zink, Vitamin B_2 (Riboflavin), Vitamin B_{12} (Kobalamin) und Vitamin D führen. (Leitzmann et al. 2010; Kirby et al. 2009).

Beratung:

- Bei einer ausgewogenen Ernährung normalisiert sich ein niedriger Hämoglobinwert von selbst, wenn auch sehr langsam.
- Angesichts der maximalen täglichen Absorptionsrate von zwei bis drei mg/Tag ist vor allem ein über Wochen anhaltender Verzehr eisenhaltiger Nahrungsmittel von Bedeutung (Breymann 2006).
- Lebensmittel mit hohem Eisengehalt sind rotes Fleisch und Innereien sowie Fisch (DGE 2019a; Brunner-Agten et al. 2012; Körner & Rösch 2008; SGE 2004):
    - Leber von allen Tierarten
    - Schweineleber, Blut- und Leberwurst, Rindfleisch, Roastbeef, Bündnerfleisch
- Pflanzliche Nahrungsmittel sind aufgrund der geringen biologischen Wertigkeit des Eisens gegenüber tierischen Quellen als nachteilig einzustufen (3–8 % versus 23 %):
    - Hülsenfrüchte (Linsen, weiße Bohnen)
    - Getreide (Weizenkleie, Hirse)
    - Nüsse und Samen (Mandeln, Haselnüsse, Kokosraspeln, Paranüsse)
    - ferner Schwarzwurzel, Rote Beete, Sojabohnen (Brunner-Agten et al. 2012; Flemmer 2004; Schweizer Gesellschaft für Ernährung 2004)
- Empfohlen werden zwei bis drei Portionen fettarmes Fleisch (zu je 150 Gramm) pro Woche.
- zwei bis drei Portionen Wurst (zu je 30 Gramm)

- täglich und reichlich Vollkornprodukte bei Brot- oder Müslispeisen
- eisenhaltige Nahrungsmittel mit Vitamin C kombinieren
- Die Absorption von Eisen kann durch die gleichzeitige Aufnahme von Vitamin C erheblich gesteigert werden, dies gilt sowohl für nutritive als auch für pharmazeutische Eisenquellen.
- Eine bessere Absorption von Eisen in Anwesenheit von Milchsäure wird angenommen (Brunner-Agten et al. 2012; Flemmer 2004).
- eisenabsorptionshemmende Nahrungsmittel meiden
- Eigelb, Ballaststoffe, Kaffee (Koffein), Schwarztee (Tannine, phosphathaltige Getränke) sowie Alkohol (Rotwein), hoch kalziumhaltige Nahrungsmittel, Oxalsäuren (Spinat, Rhabarber) und Sojaprodukte behindern die Eisenaufnahme aus der Nahrung (Brunner-Agten et al. 2012; SGE 2004).

Maßnahmen und Anleitung:

- Orale Eisensubstitution bei einer Anämie mit einem Hb-Wert von unter 10 g/dl (entspricht 6,21 mmol/L) mit täglich 200 mg Eisen-II-Sulfat (Ruisinger & Kainer 2017)
- langanhaltende Substitution von pharmazeutischen oder phytomedizinischen Eisensupplementen bei entsprechend niedrigen Hb-Werten
- Nebenwirkungen pharmazeutischer Eisensupplemente können Übelkeit, Erbrechen oder anhaltende Obstipation sein (Ruisinger & Kainer 2017).

Vorgehen bei Regelwidrigkeit:

- Anämie: Hämoglobinwert unter 11,2 g/dl (entspricht 6,96 mmol/l)
- Schwere Anämie: Hämoglobinwert unter 9 g/dl (entspricht 5,59 mmol/l)
- Bei unter 8 g/dl (entspricht 4,97 mmol/l) oder Serumferritinwerten von unter 12 µg/l soll eine parenterale Eisengabe mit entweder einmalig 1.000 mg Eisen-Polymaltose i.v. oder 200 mg Eisensaccarose i.v. über zwei bis vier Tage erfolgen (Ruisinger & Kainer 2017).
- Schwere Anämie: Hämoglobinwert unter 9 g/dl (entspricht 5,59 mmol/l)

Beginn und Dauer: Mit Beginn der Betreuung und bei Anzeichen von Anämie
Kooperierende: Hausarzt/-ärztin, Gynäkolog/-in

3.1.5.1 Blutentnahme

Antje Krone

Definition Blutentnahme: Eine Blutgewinnung aus kapillaren, arteriellen oder venösen Gefäßen zu diagnostischen, selten therapeutischen Zwecken, zur Verlaufsbeobachtung oder für Blutspenden. Die Blutabnahme aus Venen erfolgt in standardisierte, farblich gekennzeichnete Blutabnahmeröhrchen. (Braun 2017)

Inhalt:

Eine meist venöse Blutentnahme ermöglicht eine serologische oder mikrobielle Untersuchung, die Bestimmung von Gerinnungsfaktoren, der Blutgruppe und des Rhesus-Faktors, der spezifischen Antikörper sowie die Bestimmung des Blutzuckers u.a. Die Punktionsorte für eine venöse Blutentnahme sollen möglichst weit distal zur Körpermitte gewählt werden. Es eignen sich Handrücken, Unterarm, Ellenbeuge, im Notfall auch die Vena jugularis externa, Knöchel oder Fußrücken. Hebammen sind zu einer Venenpunktion nach Absatz II, § 4 des Hebammengesetzes befugt und im Rahmen der Ausbildung befähigt.

Maßnahmen und Anleitung:

Vorbereitung von Material:
Hände- und Hautdesinfektionsmittel, Handschuhe, sterilisierte Tupfer, Pflaster, durchstichfester Abwurfbehälter, Blutentnahmekanüle/Butterfly mit Monovettenadapter, beschriftete Monovetten entsprechend der angeordneten Laboruntersuchungen, Stauschlauch, Unterlage

Vorbereitung der Wöchnerin:
Eine geeignete Position der Frau wählen, z. B. sitzend. Bekundet die Wöchnerin Unwohlsein, kann auch in seitliegender Position eine Abnahme von Blut erfolgen. Eine Information der Frau zur venösen Blutentnahme hat zu erfolgen. Die Punktionsstelle (▶ Abb. 3.7, ▶ Abb. 3.8) wird in Absprache mit der Frau aufgesucht und auf eine Eignung für eine Injektion sowie Hautintaktheit inspiziert. Es wird eine Unterlage unter den Arm gelegt.

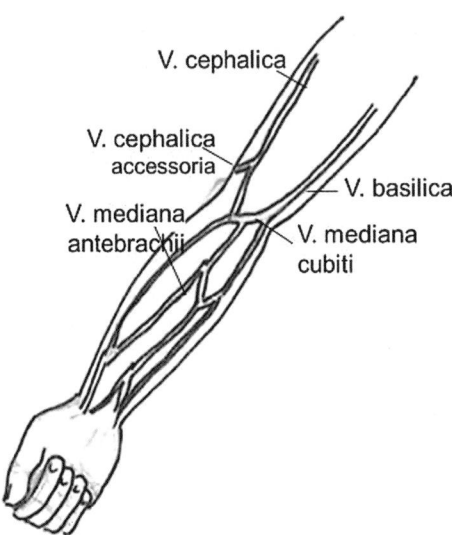

Abb. 3.7: Geeignete venöse Gefäße für eine Blutentnahme (© K. Büthe)

Vorbereitung der punktierenden Person:
Händedesinfektion, Palpieren und Auswahl einer Vene (eine Arterie pulsiert) unter adäquaten Lichtverhältnissen. Einmalhandschuhe anziehen. Bei schlechten Venenverhältnissen oder dunkler Hautfarbe ggf. vor dem Anziehen der Handschuhe palpieren.

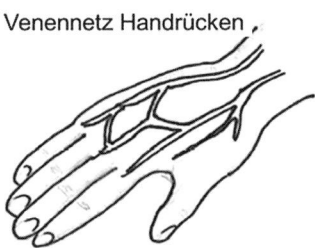

Abb. 3.8: Geeignete Venen für eine Blutentnahme auf dem Handrücken (© K. Büthe)

Durchführung:
Den Stauschlauch ca. eine Handbreit von der Blutentnahmestelle entfernt so anlegen und festziehen, dass dabei der periphere Puls noch fühlbar ist. Die Stauung sollte eine Minute nicht überschreiten. Die Punktionsstelle ggf. nach Hausstandard desinfizieren und Einwirkzeit nach Herstellerangaben beachten. Die Haut im Punktionsbereich mit der freien Hand spannen, um Probleme wie z. B. Rollvenen zu vermeiden. Mit dieser Methode der Fixierung wird ein Durchstechen der Haut ebenso vermieden wie eine ausgeprägte Schmerzentstehung.

Der Daumen liegt oben auf, Zeige- und Mittelfinger werden unten an der Spritze geführt. Dabei ist der Schliff der Kanüle so zu halten, dass die »Öffnung« nach oben zeigt. Eine Butterfly-Kanüle wird an ihren »Flügeln« gehalten.

In einem flachen Winkel von 20 bis 30° wird die Kanüle durch die Haut gestochen und die Vene punktiert: Der Eintritt in die Vene ist meist nicht zu spüren. Das Blut entnehmen. Ein nur moderates Aspirieren schützt vor einer abnahmebedingten Hämolyse und verfälschten Laborwerten. Das Röhrchen zur Bestimmung von Gerinnungswerten und das Citratröhrchen genau bis zur Markierung füllen. Diese Röhrchen nach der Abnahme kippen, damit sich Blut und Antikoagulans gut vermischen. Den Stauschlauch lösen, die Kanüle entfernen und sofort im Anschluss Tupfer auf die Einstichstelle pressen.

Nachsorge:
Die Punktionsstelle für ca. zwei Minuten komprimieren (lassen). Die gebrauchte Nadel sofort in einem durchstichfesten Kanülenabwurfbehälter entsorgen. Die Punktionsstelle mit einem Pflaster abdecken. Die Entnahmeröhrchen sind auf eine ausreichende Blutprobe zu kontrollieren. Die Entnahme bei entsprechenden Mängeln ggf. wiederholen. Die Punktionsstelle ist auf Bildung einer Einblutung bzw. eines Hämatoms zu kontrollieren. In diesem Falle sollte die betroffene Stelle gekühlt und ggf. mit Heparinsalbe eingecremt werden. Für eine weitere Blutentnahme sollte eine andere Lokalisation gewählt werden. Bei einer Nachblutung aus der Punktionsstelle soll für weitere zwei Minuten komprimiert werden. Nach einer Blutentnahme ist das Wohlbefinden der Frau sicherzustellen. Die verbrauchten Materialien werden sachgerecht entsorgt, der Transport der Blutproben in das Labor ist zu veranlassen. Zum Abschluss werden die Hände desinfiziert. (Käding 2020a; Kamphausen et al. 2019a)

Vorgehen bei Regelwidrigkeiten:

- Bei Biegen der Kanüle oder Butterfly-Kanüle können Mikrosplitter aus Metall in den Blutkreislauf gelangen und zur Entstehung von Fremdkörpergranulomen führen.
- Eine Punktion von fälschlicherweise Arterien oder Nerven ist eine seltene Komplikation, die dem behandelnden Arzt mitgeteilt werden muss.
- Platzt eine Vene bei der Punktion, wurde die Vene durchstochen oder wird die Einstichstelle dick, wird der Stauschlauch gelöst, die Kanüle herausgezogen und die Einstichstelle komprimiert, ggf. im Anschluss gekühlt und heparinisiert.
- Eine Infektion an der Entnahmestelle bezeugt das Nichteinhalten der hygienischen Standards.

Gute Erfahrung mit:

- Zur Blutentnahme bei schwierigen Venenverhältnissen können bestimmte Vorgehensweisen den Erfolg sichern.
- den Arm vor der Entnahme zur besseren Füllung der Venen nach unten hängen lassen
- wiederholt eine Faust machen lassen und wieder öffnen, damit die Muskeltätigkeit zur besseren Venenfüllung führt
- Arm vor der Entnahme leicht klopfen oder reiben
- die Durchblutung des Armes durch warme, feuchte Tücher fördern
- mit Ruhe und Zeit an die venöse Blutabnahme gehen
- Einem Ohnmachtsanfall kann vorgebeugt werden, wenn sich die Frau bei der Blutentnahme seitlich hinlegt.

Kooperierende: Gynäkolog/-in, Hausarzt/-ärztin

3.1.6 Varizen

Die Gefahr für eine Thrombophlebitis ist im frühen Wochenbett bei immobilen Wöchnerinnen hoch!

Ziel: Physiologische Tonisierung des venösen peripheren Gefäßsystems

Inhalt:

Die schwangerschaftsbedingten Veränderungen der Blutgerinnung mit Aktivierung zur

Geburt hin benötigt ungefähr zwölf Wochen nach Geburt bis zur Normalisierung (Kohlhepp et al. 2018). In diesem Zuge bilden sich Varizen, die teilweise ausgeprägten Aussackungen im oberflächlichen, venösen Teil des Gefäßsystems der unteren Extremität (Grünewald et al. 2017), zurück.

Varizen sind ein Bestandteil der chronisch venösen Insuffizienz. Charakteristische Merkmale sind schwere und müde Beine, Knöchelödeme, Unruhegefühl in den Beinen und nächtliche Wadenkrämpfe. Betroffen ist in der Regel die Vena saphena magna. Ca. 20 bis 30 % der Nullipara und 50 % der Multipara leiden an der Erkrankung. Adipöse Frauen, Frauen nach Notsectio und postpartalen Blutungen sind häufiger betroffen. In der Schwangerschaft können Varizen neben den Oberschenkeln auch das Becken (ovarielle Varizen), die Vulva und suprapubisch auftreten. (Bolz et al. 2017)

Im frühen Wochenbett sind sie neben konstitutioneller Anlage noch als Relikt der schwangerschaftsbedingten Veränderung des Gefäßsystems unter Progesteron zu sehen. Ihre Rückbildung kann verhältnismäßig lange dauern und schließt nicht bei jeder Frau vollständig ab. Mit jeder weiteren Schwangerschaft erfolgt die Rückbildung unvollständiger (Martius & Novotny 2004). Die Thrombozytenkonzentration und deren Aggregationsbereitschaft sind am dritten bis fünften Tag postpartum physiologisch sehr hoch. Dies steigert die Wahrscheinlichkeit einer Phlebothrombose. (Mändle 2015b)

Die Thromboemboliegefahr einer Frau im Wochenbett korreliert mit verschiedenen Faktoren. Geburtshilfliche Risiken von unterschiedlichem Gewicht sind vor allem die sekundäre oder Notsectio, eine lange Geburtsdauer bzw. Geburtsstillstand, eine vaginaloperative Entbindung, Z. n. Hämorrhagie sowie eine systemische Infektion. Der Zustand nach einer Totgeburt ebenso wie Rauchen, Drogenkonsum, ein Alter von über 35 Lebensjahren sowie Adipositas sind weitere Risikofaktoren. Nach Potential gewichtet ergeben die verschiedenen Merkmale eine Unterscheidung in niedriges, mittleres oder hohes Risiko für eine Thromboembolie mit konsekutiver Empfehlung zur Prophylaxeform (Frühmobilisation oder Heparinisierung für vier bis acht Wochen postpartal). (Nagler et al. 2021)

Beratung:

- Ausreichend trinken (zwei bis drei Liter täglich, stillend einen Liter mehr)
- Frühmobilisation (Laufen und Liegen ist langem Sitzen und Stehen vorzuziehen (Grundmann 2017)
- Beinhochlagerung mit leicht gebeugten Knien und Becken (Heller 2015)
- abwinkelnde Hochlagerung der Beine um 20 cm bei leichter Beugung der Kniegelenke (Heller 2015)
- tags wie nachts Tragen von gut angepassten Strümpfen zur Kompression der oberflächlichen und tiefen Beinvenen (Bolz et al. 2017; Heller 2015)

Maßnahmen und Anleitung:

- Regelmäßige Fuß- und Beingymnastik zur Stärkung der Venenpumpe (Grünewald et al. 2017, ▶ Abb. 3.9a–d)
- Autotransfusion: mehrmals täglich in Rückenlage Beine und Arme nach oben ausstrecken und anschließend in Bauchlage Beine und Arme unter den Körper bringen (Heller 2015)
- keine Evidenz für einen Benefit von kühlen Quarkauflagen bei Wöchnerinnen (Beer & Adler 2012)
- bei (Teil-)Immobilität Antikoagulationstherapie (Grundmann 2017)
- keine Massagen an den Beinen durchführen (lassen)

Vorgehen bei Regelwidrigkeiten:

- Bei Verdacht auf oberflächliche Thrombophlebitis ist hausärztliche oder gynäkologische Behandlung notwendig.

Beginn und Dauer: Inspektion der Beine auf Thrombosezeichen mit Beginn der Betreuung bis zum Ende des Frühwochenbetts, gymnastische Übungen bis zur selbstständigen Durchführung der Patientin

Kooperierende: Hausärztliche Betreuung, Gynäkolog/-in, Phlebolog/-in, Rettungsdienst

3.1.6.1 Thromboseprophylaxe

Antje Krone

Definitionen:

Thrombose: Innerhalb eines Blutgefäßes bildet sich ein Thrombus (Blutgerinnsel), welches das Blutgefäß teilweise oder komplett verschließt. Es wird meist eine Thrombose der tiefen Beinvenen darunter verstanden. (Bartoszek et al. 2017)

Thrombophlebitis superficialis: Eine oberflächliche Entzündung einer meist varikös veränderten Vene mit teil- oder vollständiger Verlegung des Lumens durch einen Thrombus (Bartoszek et al. 2017). Das Gefäß zeigt sich als derber, druckempfindlicher Strang. Haut und umgebendes Gewebe sind gerötet und geschwollen. Begleitend ist kein Fieber oder keine Tachykardie. (Martius & Novotny 2006)

Phlebothrombose: Auch Tiefe Beinvenenthrombose. Inkompletter oder kompletter Verschluss einer tiefen Vene durch einen Thrombus mit Behinderung des venösen Blutrückflusses (Grünewald et al. 2017). Plötzliche Schmerzen und Schwellung oder langanhaltender »Muskelkater« der Beine (Bolz et al. 2017). Die Thrombosezeichen sind positiv: Es besteht eine Druckempfindlichkeit beidseits der Achillessehne, im Bereich der Wade und Fußsohle. Schwellung, livide Verfärbung der gesamten Extremität, glänzende Haut sind charakteristisch. Schwere- und Spannungsgefühl sowie subfebrile Temperaturen und erhöhter Puls sind begleitend (Bolz et al. 2017; Grünewald et al. 2017).

Lungenembolie: Durch den Eintrag eines Thrombus aus allermeist einer tiefen Becken- oder Beinvenenthrombose kommt es zu einem teilweisen oder vollständigen Verschluss der arteriellen Lungenstrombahn. Es folgt eine unterschiedlich schwere Störung der rechtsventrikulären Funktion durch eine Nachlasterhöhung des Blutvolumens. Eine Störung der Blutfüllung des linken Ventrikels mit Abfall des arteriellen Blutdruckes verbunden mit einer Verminderung der koronaren Durchblutung schließt sich an. Dieser Prozess zusammen mit einer Hypoxie führt zu einer Dekompensation des rechten Ventrikels im Sinne eines akuten Rechtsherzversagens und Tod. (Najak 2017)

Die Prognose korreliert mit dem Ausmaß der Embolie (Schindler 2018; Najak 2017). Es können auch unbemerkt kleine Lungenembolien aus einer Thrombophlebitis resultieren (Bolz et al. 2017). Akut auftretender Brustschmerz, Atemnot, Tachykardie sowie Kreislaufversagen können ein Hinweis auf eine Lungenembolie sein (Najak 2017).

Ziel: Primärprävention einer Thrombose

Maßnahmen und Anleitung:

Medikamentöse Therapie:

- Die Gabe von Antikoagulantien gehört zur Prophylaxe und zur Therapie der Thrombose.
- Mittel der Wahl ist Heparin, welches im Körper physiologisch in den Mastzellen und basophilen Granulozyten vorkommt.
- Medikamentös stehen Präparate zur Verfügung, die sich in ihrer Molekülstruktur und Wirkweise unterscheiden.
- Niedermolekulare Heparine hemmen den Gerinnungsfaktor Xa und werden subkutan injiziert.
- Sie werden am häufigsten verwendet und ein- bis zweimal am Tag verabreicht.
- Unfraktionierte Heparine haben demgegenüber eine größere Molekülstruktur,

was sie zur zusätzlichen Thrombinhemmung befähigt.
- Unfraktionierte Heparine werden mehrmals am Tag gegeben.

Low-dose-Heparinisierung als prophylaktische Gabe:

- niedermolekulares Heparin (z. B. Certoparin, auch Mono-Embolex®) zur Hemmung des Gerinnungsfaktors Xa einmalig am Tag subkutan injiziert
- unfraktioniertes Heparin zur zusätzlichen Hemmung von Thrombin zwei bis dreimal täglich subkutan injiziert
- Es wurde weitgehend von niedermolekularem Heparin abgelöst.

High-dose-Heparinisierung als therapeutische Gabe:

- Niedermolekulares Heparin wird zweimal täglich in gewichtsangepasster Dosierung gegeben.
- Routinemäßige Gerinnungskontrollen sind nicht nötig.
- Unfraktioniertes Heparin kann unter Umständen gegeben werden.
- Die Gabe erfolgt kontinuierlich intravenös mittels Spritzenpumpe (Perfusor).
- Mehrfach tägliche Gerinnungskontrollen werden zur Dosisanpassung durchgeführt.

Vorgehen bei Regelwidrigkeiten:

- Hat sich eine Thrombophlebitis im oberen Drittel des Oberschenkels oder im Beckenbereich entwickelt, ist die Patientin zur Sicherheit mit Liegendtransport ins Krankenhaus zu verlegen.
- Bei Verdacht auf eine tiefe Beinvenenthrombose ist ebenso die Verlegung der Patientin durch Liegendtransport in ein Krankenhaus zu veranlassen.
- Die o. g. Lungenembolie und das postthrombotische Syndrom sind die Komplikationen der Thrombose, die es unbedingt zu vermeiden gilt.

Kooperierende: Gynäkologin, Internist/-in

3.1.6.2 s. c.-Injektionen

Antje Krone

Definition:

Subkutane Injektion: Auch s. c.-Injektion. Applikation eines dafür aufbereiteten Medikamentes in die Subkutis (Unterhautfettgewebe) mittels Kanüle (Hohlnadel). Beispiele für Medikamente, die subkutan verabreicht werden, sind: Heparine, Insuline und Schmerzmittel sowie auch Homöopathika und anthroposophische Medikamente. (Sitzmann 2017a)

Ziel: Durchführung einer aseptischen Imprägnation

Inhalt:

Das subkutane Fettgewebe besteht fast ausschließlich aus Fettgewebe mit eingelagerten Blutgefäßen und Nerven. Die Wirkung des Arzneistoffes tritt verzögert ein, da die Kapillaren der Subkutis das Medikament relativ langsam resorbieren. Je nach Kanülenart und -länge variiert der Einstichwinkel. Die Resorptionszeit und der Wirkungseintritt hängen von Faktoren wie Injektionsort, Alter der Frau, Hauttemperatur und Art des Medikaments ab. Geeignet für eine subkutane Injektion sind wässrige und isotonische Lösungen. Ölige Substanzen würden zu einer nekrotischen Gewebeschädigung führen. (Käding 2020a; Lauter 2017; Sitzmann 2017a)

Bei regelmäßigen, täglichen oder mehrtägigen Injektionen ist ein Injektionsschema sinnvoll. Dies gewährleistet, dass der Injektionsort regelmäßig gewechselt wird und die Haut zwischen den Injektionen genügend

Zeit hat, sich zu regenerieren. Bei häufigen Injektionen im selben Hautbereich kann es zu Verhärtungen kommen. Die Resorption des Medikamentes kann in Folge verzögert sein. Es gibt die Möglichkeit, die Injektionsstellen nach Wochentagen oder, bei mehrfachen täglichen Injektionen, die Stellen am Tag abzuwechseln. An den potentiellen Injektionsorten der Extremitäten ist auf eine ausreichende Dicke des Unterhautfettgewebes zur Vermeidung von intramuskulären Injektionen zu achten. Der Einstichwinkel bei einer Kanülenlänge von 19 bis 26 mm beträgt 30 bis 45° zur Hautoberfläche, bei einer Kanülenlänge von 12 bis 16 mm beträgt der Einstichwinkel 90°. (Lauter 2017)

Geeignete Injektionsorte sind Unterbauch, Oberschenkel und Gesäß, ferner Oberbauch und Oberarme. Eine halbmondförmige Fläche unterhalb der Bauchdecke mit einem Abstand von zwei Zentimetern zum Bauchnabel eignet sich wegen der lokalen Fettverteilung. Die geeignete Region auf dem Oberschenkel liegt an seiner Vorder- und Außenseite bis zu einer Handbreit Abstand oberhalb des Knies. Bei entsprechender Dicke des subkutanen Fettgewebes ist auch die Außenseite des Oberarmes eine geeignete Stelle, auch zur Entlastung der sonst üblichen Injektionsorte. (Käding 2020a; Lauter 2017)

Um eine optimale Resorption des Medikamentes zu gewährleisten, ist die Prüfung der Injektionsstelle auf folgende Faktoren durchzuführen: Narbengewebe, Hämatome, Muttermale, Haarwurzeln, Hauterkrankungen (Rötungen, schuppige Haut), Ödeme sowie Infektionen. Eine Injektion ist in diesen Fällen kontraindiziert. (Käding 2020a)

Bei einem Schockzustand einer Person mit Zentralisation des Blutvolumens ist eine subkutane Injektion aufgrund der mit der längeren Resorptionszeit verbundenen geringen Steuerbarkeit kontraindiziert. Aus dem gleichen Grund ist die Aufnahme eines Medikamentes im Rahmen der Schockbehandlung in die Blutbahn als unzureichend anzunehmen.

Beratung:

- Hinweise zum Verantwortungsbereich für die Wirkung und Folgen der Injektion (▶ Kap. 3.1.4.1; ▶ Kap. 3.1.5.1)
- Medikament und Resorptionszeit bestimmen u. a. den Applikationsort.
- Geeignet sind grundsätzlich Körperstellen, an denen ausreichend subkutanes Fettgewebe vorhanden ist.
- Die s. c.-Injektion kann nach einer entsprechenden Kurzschulung auch von Patient/-innen selber durchgeführt werden.
- Für die s. c.-Injektion von Heparin stehen häufig Fertigspritzen zur Verfügung.
- Bei geringer Dicke der Subkutis ist ein alternativer Applikationsort zu wählen oder der Einstichwinkel abzuflachen.
- nicht durch die Kleidung injizieren

Maßnahmen und Anleitung:

Subkutane Injektion:
Vorbereitung: Zusammenstellen des Materials in Form von Hände- und Flächendesinfektionsmitteln, angeordnetem Medikament, mehreren sterilisierten Tupfern, sterilen Kanülen zum Aufziehen des Medikamentes, Injektionskanülen mit Kanülensicherungsvorrichtung, sterilen Spritzen in entsprechender Größe, durchstichsicherem Kanülenabwurf, Spritzentablett, Einmalhandschuhen, Etikett mit Patientinnendaten und Medikamentenbezeichnung.

Durchführung: Der Injektionsort wird mit der Frau abgesprochen. Das Material wird griffbereit vorbereitet und eine hygienische Händedesinfektion durchgeführt. Danach werden die Einmalhandschuhe zum Schutz der ausführenden Person angezogen. Die Injektionsstelle wird unter Einhaltung der Einwirkzeit desinfiziert. Im stationären Bereich wird eine Hautdesinfektion durchgeführt. Hierzu haben die Einrichtungen einen Standard. Im ambulanten Bereich ist bei der subkutanen Injektion eine Hautdesinfektion nicht erforderlich. Mit Daumen und Zeigefinger hebt man eine Hautfalte von zwei bis drei Zentimetern ab und hält diese bis zum Ende der Injektion. Der Einstich soll zügig im vorher bestimmten Winkel geschehen. Bei kachektischen Frauen sollte der Einstichwinkel abgeflacht werden. Das Verabreichen des Medikamentes geschieht langsam, damit sich das Medikament im Fettgewebe verteilen kann. Danach wird die Kanüle herausgezogen und sofort gesichert. Nun kann die Hautfalte losgelassen und die Einstichstelle mit einem sterilisierten Tupfer komprimiert werden. Bei der Gabe von Heparin soll der Tupfer nur aufgelegt werden. Evtl. wird ein Pflaster aufgeklebt. Dies ist meistens nicht notwendig. Die fachgerechte Entsorgung des Materials beendet die Maßnahme.

Aspiration bei s.c.-Injektionen: Bei der Gabe von Antikoagulantien begünstigt ein Aspirieren während der Injektion die Bildung von Hämatomen und sollte unterbleiben. Bei anderen Medikamenten soll nach Angaben des Herstellers vorgegangen werden.

Nachsorge: Die Dokumentation der Maßnahme wird im Patient/-innenbogen vorgenommen. Die Einstichstelle wird bei Patient/-innenkontakt auf Entzündungszeichen und allergische Reaktionen inspiziert. (Käding 2020a; Lauter 2017)

Heparinisierung mit Perfusor-Pumpe:
Muss eine therapeutische Heparinisierung mit hochmolekularem Heparin erfolgen, wird das Heparin kontinuierlich über eine Spritzenpumpe intravenös gegeben. Hierbei wird das Heparin aus einer 5-ml-Ampulle mit 25.000 IE entnommen. 1 ml Heparin entspricht dementsprechend 5.000 IE.

Vorbereitung: Das Zusammenstellen der Materialien umfasst die Spritzenpumpe, 50-ml-Spritze mit Infusionsleitung, 5-ml-Ampulle mit Heparin, 50 ml NaCl-0,9%-Lösung, Minispike, zwei Aufziehkanülen, 5-ml-Spritze, Händedesinfektionsmittel, keimarme Handschuhe, sterilisierte Tupfer, alkoholisches Desinfektionsmittel.

Durchführung: Zuerst die angeordneten Heparineinheiten in die 5-ml-Spritze (z. B. 20.000 IE entsprechen 4 ml) aufziehen. In die 50-ml-Spritze so viel NaCl 0,9 % aufziehen, dass die Gesamtmenge des Heparins und des NaCl 0,9 % zusammen 50 ml entspricht. (z. B. 4 ml Heparin + 46 ml NaCl 0,9 % = 50 ml Gesamtmenge). Den Stempel der 50-ml-Spritze so weit zurückziehen, dass die aufgezogene Menge Heparin zugespritzt werden kann. Danach die Flüssigkeiten schwenken, damit sie sich vermischen. Danach wird die 50-ml-Spritze mit der Infusionsleitung verbunden und entlüftet. Die fertige Spritze in die Pumpe einlegen, die Infusionsleitung mit dem venösen Zugang verbinden und Spritzenpumpe mit angeordneter Menge (z. B. 8 ml/Std.) einstellen. Zuletzt wird die Pumpe gestartet.

Vorgehen bei Regelwidrigkeiten:

- In der Regel sind bei der Gabe einer subkutanen Injektion keine Komplikationen zu erwarten.
- Selten kommt es zu Juckreiz im Bereich der Injektion.
- Häufig entstehen im Zusammenhang mit der s. c.-Gabe von Heparin kleine, harmlose Hämatome rund um die Einstichstelle, welche sich nach wenigen Tagen zurückbilden.
- Vereinzelt kann es zur Ausbildung größerer Hämatome kommen, welche die Notwendigkeit eines Wechsels des Injektionsortes zugunsten eines mit mehr Unterhautfettgewebe einleiten.
- Als Spätkomplikation kann in sehr seltenen Fällen ein Spritzenabszess entstehen, der auf unhygienische Arbeitsweise zurückzuführen ist.

Kooperierende: Gynäkolog/-in, Hausarzt/-ärztin

3.1.7 Ödeme

Generalisierte Ödeme, Gesichtsödeme können auch noch in den ersten Wochenbetttagen ein Hinweis auf eine hypertensive Komplikation sein! (Grospietsch & Möricke 2018)

Definition Ödeme: Unter Ödemen versteht man eine Ansammlung wässriger Flüssigkeit in den Gewebsspalten des interstitiellen Raumes (Pschyrembel 2014).

Ziel: Die Wiederherstellung eines stabilen und physiologischen Flüssigkeitshaushalts

Inhalt:

Ödeme resultieren aus einem erhöhten Zufluss aus den arteriellen Kapillaren in das Interstitium und/oder verminderten Abfluss in das venöse System (Pschyrembel 2014). Die Ödembildung durch erhöhten Flüssigkeitszufluss bei vermindertem Abfluss aus dem Interstitium ist als physiologisch und charakteristisch für eine gesunde und vorangeschrittene Schwangerschaft zu bewerten (Schneider et al. 2010; Mohaupt 2004). Sie basiert auf einer erhöhten Aktivität des Renin-Aldosteron-Systems. Verbunden mit einer progesteronbedingten, venösen Insuffizienz leistet dies einer Ödembildung in den abhängigen Partien Vorschub (Schneider et al. 2011).

Nehmen Niere und Herz-Kreislauf-System nach der Geburt ihre physiologische Funktion wieder auf, bilden sich in diesem Zusammenhang die schwangerschaftsbedingten Ödeme zurück. Die sich in der Harnflut widerspiegelnde, gesteigerte Ausscheidung der interstitiellen Flüssigkeit korrespondiert mit der vorübergehenden Zunahme des zirkulierenden Blutvolumens in den ersten Tagen postpartum um 15 bis 30 %. Das begleitende Absinken von Hämoglobin und Erythrozyten durch diesen Dilutionsprozess normalisiert sich nach zwei bis drei Wochen (Martius & Novotny 2006).

Ernährung bildet die Voraussetzung für einen physiologischen Flüssigkeitshaushalt, ein Einfluss auf die Abwendung von Ödemen ist gering. Voraussetzung für einen physiologischen Flüssigkeitshaushalt ist eine angemessene Versorgung des Körpers mit Proteinen, die u. a. Basis für die Synthese von Albumin sind. Albumin im Serum ist in der Lage, Flüssigkeit im Gefäßsystem zu binden und zu halten (gi 2016).

Einem nutritiv erworbenen Mangel an Albumin, wie er am Ende der Schwangerschaft, nach Phase der schweren Proteinurie oder unter Heilung von chronischen Wunden und/oder Stillen (selten) auftreten kann, wird durch den Verzehr von eiweißreichen Nahrungsmitteln entgegengewirkt (Geist & Bauer 2020). 15 % der Gesamtkalorien sollten aus Eiweißquellen stammen. Nach Angaben der DGE (2016b) sollen Stillende 63 g Protein pro Tag zuzüglich 2 g Protein pro 100 ml sezernierter Muttermilch zu sich nehmen. Bilden sich die Ödeme nicht binnen weniger Tage postpartum merklich zurück, ist eine ärztliche Konsultation anzuraten.

Das rasche Auftreten von massiven Gesichtsödemen oder einer erheblichen Gewichtszunahme in wenigen Tagen ist assoziiert mit einer hypertensiven Erkrankung. Es ist ein Warnzeichen für die Entgleisung des zugrundeliegenden Krankheitsbildes (Grospietsch & Möricke 2018; Schneider et al. 2010; Mohaupt 2004). Das Vollbild des eklamptischen Anfalles tritt nicht selten bis zu sechs Tage postpartum auf (Schneider et al. 2010). Bei verzögerter Ödemrückbildung ist daher eine hypertensive Komplikation im Wochenbett in Betracht zu ziehen und umgehend in fachärztliche Behandlung zu leiten.

Die Diagnose von Ödemen erfolgt über Inspektion und Palpation durch Fingerdruck auf Haut von Schienbein oder Knöchel (Geist & Bauer 2020).

> **Beratung:**
>
> - Ausreichend trinken
> - Frühmobilisation s. o.
> - Beinhochlagerung mit leicht gebeugten Knien und Becken (Heller 2015)

Maßnahmen und Anleitung:

- regelmäßige Hand-, Fuß- und Beingymnastik zur Stärkung der Venenpumpe (Engelen & Grundmann 2017; ▶ Abb. 3.9 a–d)
- abwinkelnde Hochlagerung der Beine um 20 cm bei leichter Beugung der Kniegelenke (Heller 2015)
- Autotransfusion durch entsprechende Lagerung (Heller 2015) mehrmalig im Wechsel (▶ Kap. 3.1.6)
- Lymphdrainage entsprechend der Lymphrichtung durch Fachkraft (Heller 2015)

Beginn und Dauer: Bei Beginn der Betreuung bis zur Normalisierung des Flüssigkeitshaushaltes

Gute Erfahrung mit: Es ist sicherzustellen, dass über die Nahrung genug Eiweiß aufgenommen wird. 15 % der täglichen Kalorienzufuhr sollte über Eiweiß gedeckt werden, ein Drittel davon aus tierischen, die restlichen zwei Drittel aus pflanzlichen Quellen.

Vorgehen bei Regelwidrigkeiten: Bei Persistieren von generalisierten Ödemen ist an die/den Gynäkolog/-in zu verweisen.

Kooperierende: Hausarzt/-ärztin, Gynäkolog/-in, Physiotherapeut/-in, Sanitätsfachgeschäft

3.1 Genitale und extragenitale Involution

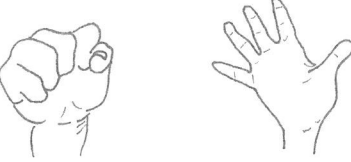

a: Hände Krallen und Strecken

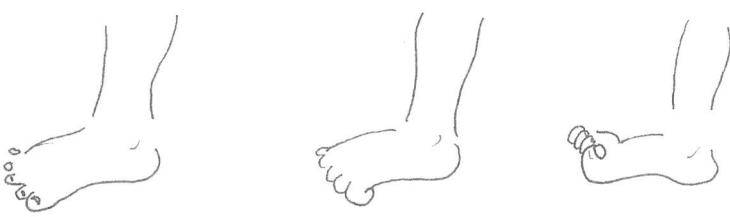

b: Zehen Krallen und Strecken

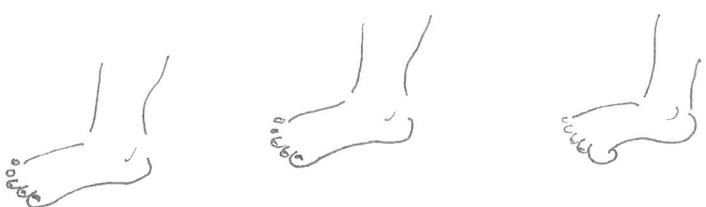

c: Fuß Beugen und Strecken

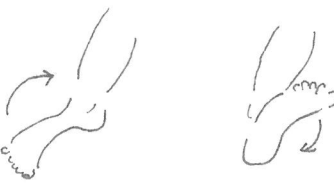

d: Kreisen

Abb. 3.9a–d: Übung Hand-, Fuß- und Beingymnastik im Liegen oder Stehen (in Anlehnung an Stüwe 2004, S. 40–41)

3.2 Ausscheidung

Kirstin Büthe

Das Kapitel Ausscheidung befasst sich mit den für ein regelrechtes Wochenbett relevanten Merkmalen Urin- und Stuhlausscheidung sowie Hämorrhoidalleiden. Die physiologische Tonus-Wiederaufnahme im Wochenbett wird ebenso vorgestellt wie die Folgen bei gestörter Rückbildung. Die nachhaltige Beeinträchtigung der Ausscheidungsorgane durch eine Schwangerschaft oder Geburt wird erläutert.

3.2.1 Miktion

Bei Belastungsinkontinenz Beckenbodentraining, bei Dranginkontinenz Blasentraining (DNQP 2014)!

Ziel: Ziel ist die Harnkontinenz, der Harndrang bei einem physiologischen Füllungsgrad sowie eine regelmäßige und schmerzfreie Miktion.

Inhalt:

Eine physiologische Funktion der Harnblase und Kontinenz ist essentiell für das persönliche und gesundheitliche Wohlbefinden des Menschen sowie für seine Teilhabe am sozialen Leben. Miktion, das willkürlich gesteuerte Entleeren der Blase, ist ein schmerzloser Vorgang (Menche 2016).

Die sogenannte Harnflut kennzeichnet die Ausscheidung von rund vier bis fünf Litern Gewebeflüssigkeit der Wöchnerin im Rahmen einer physiologisch gesteigerten Diurese in den ersten 72 Stunden nach Geburt. Der Wegfall der plazentaren Hormone ermöglicht die Ausscheidung der interstitiellen und im Gefäßsystem eingelagerten Flüssigkeit der Schwangerschaft. (Muß 2012; Dudenhausen et al. 2003)

Pro Miktionsvorgang sind 250 bis 400 ml, max. 800 ml Sekundärharn im Strahl physiologisch. Voraussetzungen dafür sind ein funktionsfähiger innerer und äußerer Blasenschließmuskel, eine durchgängige Harnröhre und die Weiterleitung der Nervenimpulse von Blase zu Gehirn. Die vollständige Entleerung erfolgt durch Blasenkontraktion (und Bauchpresse), unterstützt von der Beckenbodenmuskulatur. Störungen der Blasenentleerungsfunktion sind vielfältig und treten im frühen Wochenbett gehäuft auf. Eine entsprechende Diagnose erfolgt über Anamnese. (Menche 2016).

Im Wochenbett unterliegen auch die ableitenden Harnwege der Rückbildung. Der Blasentonus kehrt nach ca. drei bis vier Wochen zurück, ebenso lang ist die Diurese noch dezent erhöht. (Geist & Bauer 2020).

Der unwillkürliche Urinabgang auf Basis einer gestörten Einheit von Blasenkörper und Blasenschließmuskulatur kann durch einen stillinduzierten Östrogenmangel das Wiedererlangen der Harnkontinenz etwas herauszögern. Es kann zu einer Belastungs- oder Stressinkontinenz kommen. Der Urinabgang meist kleiner Mengen erfolgt bevorzugt bei intraabdominaler Druckerhöhung durch Versagen des Verschlussmechanismus von Blase und Urethra wegen z. B. Schwäche der Beckenbodenmuskulatur, Blasenhals- oder Sphinkterschwäche, Nervenschädigungen im Zusammenhang mit vorausgegangenem Trauma (z. B.: OP, Partus) oder Gewebsveränderung durch Östrogenmangel. (Hoehl et al. 2017a) Stressinkontinenz entwickelt verschiedene Schweregrade (▶ Tab. 3.4).

Lange Zeit wurde das Zusammenspiel von Schwangerschaft und vaginaler Geburt als negativer Einfluss auf die Sphinkterfunktion der Harnblase betrachtet. Antolic (2010) und Roth (2010) weisen darauf hin, dass die

Ursachen für Beckenbodenfunktionsstörungen bisher nicht differenziert belegt werden können, die Bedeutung der Schwangerschaft ist als höher einzustufen als die des Geburtsmodus.

Tab. 3.4: Schweregrade von Stressinkontinenz (in Anlehnung an Skibbe & Löseke 2013, S. 160)

Schweregrad Harnbelastungsinkontinenz	Definition
Grad I	Harnabgang bei geringer körperlicher Belastung (Husten, Niesen, Lachen)
Grad II	Harnabgang bei körperlicher Arbeit (Treppensteigen, Laufen)
Grad III	Harnabgang spontan im Liegen

Antolic (2010) identifiziert den BMI als einflussnehmenden Faktor, Roth (2010) das Alter der Betroffenen. Boyle et al. (2012) sowie Dumoulin et al. (2018) belegen den Benefit von Beckenbodentraining in Schwangerschaft und Wochenbett bei zuvor harninkontinenten Frauen (30- bis 40 %ige Besserung). Je intensiver das Training, desto stärker der Effekt.

Harndrang- oder auch Urgeinkontinenz ist ein zwanghafter Harndrang durch krankhaft erhöhten Blasentonus schon bei geringer Blasenfüllung (Kuno 2009). Es kommt zu einer unwillkürlichen Kontraktion des Detrusormuskels. Es kann in Folge von habituellem, frühzeitigem Entleeren von geringen Mengen an Urin aus Furcht vor Stressinkontinenz-Ereignissen schleichend zu einer Verkleinerung des Blasenkörpers kommen. Häufig ist Dranginkontinenz durch Östrogenmangel verursacht. Ein chronischer Harnwegsinfekt ist auszuschließen. (Skibbe & Löseke 2020)

Eine überaktive Blase (ÜAB) kann zu Harninkontinenzereignissen führen (Zhu et al. 2018). Diese Form der Harnblasendysfunktion mit Symptomenkomplex aus Pollakisurie, unerbittlichem Harndrang und Nykturie mit oder ohne Dranginkontinenz (bei Abwesenheit von Harnwegsinfektion und lokalen pathologischen Faktoren) ist für die Betroffenen sehr belastend. Ursache ist eine Detrusorhyperaktivität mit spontanen Kontraktionen in der Füllungsphase. (Miernik 2020) Diese Form der Blasenentleerungsstörung ist vergesellschaftet mit gehobenem Alter und BMI (Zhu et al. 2018).

Nach einem Krankenhausaufenthalt ist eine Infektion der Harnblasenschleimhaut (Zystitis) häufig katheterassoziiert verursacht. Sie ist gekennzeichnet durch Dysurie, Pollakisurie und Hämaturie. Auch die asymptomatische Form des Harnwegsinfektes (asymptomatische Bakteriurie) ist möglich. (Brinkmann & Brinkmann 2017)

Rasche Behandlung anstreben! Wenn die Anhebung der Trinkmenge keine Besserung bringt, zügig fachärztliche Kooperierende hinzuziehen, z. B. hausärztliche Betreuung oder Gynäkolog/-in (Hoehl et al. 2017a).

Die Behandlung einer Zystitis auf pflanzlicher Basis mit u. a. Anthocyanen und Proanthocyanen der Preiselbeere (Vaccinium vitus idaea) ist zu Beginn der Erkrankung erwägbar (Flemmer 2015).

Beratung:

- reichlich trinken (zwei bis drei Liter pro Tag), drei bis vier Liter pro Tag in der Stillzeit
- Händedesinfektion, Hygiene beim Toilettengang
- regelmäßiger Toilettengang, idealerweise nach jedem Stillen (Mändle 2015b; Hoehl et al. 2017a)
- Brennnesseltee zur Unterstützung der Diurese (Wiesenauer 2018)
- Beckenbodentraining, sobald Schmerz- und Beschwerdefreiheit vorliegen (Boyle 2012)

- Ausschluss HWI bei Beschwerden beim Wasserlassen, wie Brennen, häufiger und starker Harndrang bei kleinen Mengen etc.

Beratung Belastungsinkontinenz:

- beckenbodenschonendes Heben, Tragen etc.
- perspektivisch Gewichtsabnahme
- kooperierende Gynäkolog/-in und/oder Physiotherapeut/-in hinzuziehen, wenn keine Besserung

Beratung Dranginkontinenz:

- Die Trinkmenge sollte nicht reduziert werden.
- bei keiner Besserung Kontakt zu Gynäkolog/-in, Urolog/-in herstellen

Maßnahmen und Anleitung bei Belastungsinkontinenz:

- funktionelles Beckenbodentraining der Sphinkteren und der flächigen Beckenbodenmuskulatur

Maßnahmen und Anleitung bei Dranginkontinenz:

Blasentraining: Aus der Furcht vor Inkontinenz gehen Frauen nach einer Entbindung sehr engmaschig Wasser lassen. Es folgt, dass die Harnblase die Fähigkeit der angemessenen Dehnung und Reizmeldung erst bei angemessener Füllung verliert. Bereits bei geringer Füllung und entsprechendem rasch wiederkehrenden Miktionsdrang ist ein Toilettengang notwendig. Hier ist Toilettentraining angezeigt. Geplant trainiert man eine Steigerung der Blasenfüllung durch kontrollierte Abstände der Miktion. Der zeitliche Abstand wird sukzessive gesteigert. Die Patientin soll in ihren Bedürfnissen entsprechenden Abständen Wasser lassen. Dann werden die Abstände zwischen den Toilettengängen langsam vergrößert. Dabei soll der Harndrang solange wie möglich ausgehalten werden (DNQP 2014; Hoehl et al. 2017a).

Beginn und Dauer: Bei Beginn der Betreuung bis zum Wiedererlangen einer physiologischen Miktionsfähigkeit und Harnkontinenz bzw. bis Übernahme der Behandlung durch die Fachärztin

Vorgehen bei Regelwidrigkeiten: Eine Überlaufblase wird auch als Inkontinenz bei chronischer Harnretention bezeichnet. Sie ist durch Harnträufeln ohne spürbaren Harndrang gekennzeichnet. Gründe dafür liegen in mangelnder Wahrnehmung von Miktionsdrang nach vaginaler Entbindung oder seltener in mangelndem Tonus des Blasenmuskels nach Überdehnung bei hohem Füllungsgrad ausgehend von Nervenverletzungen. Bei hochgefüllter Blase kann die Wöchnerin die Blase nicht oder nicht vollständig entleeren. Es verbleibt Restharn in der Blase. Bei Harnretention und überfüllter Blase erfolgt eine Entleerung der Blase mittels Einmalkatheter. Dabei wird das Katheterisieren wiederholt unterbrochen (fraktioniertes Urinablassen), um dem überdehnten Harnblasenmuskel Zeit zur Kontraktion zu geben. Rasches, vollständiges Entleeren kann bei Blasenatonie einen Kreislaufkollaps verursachen. (Hoehl et al. 2017a)

Gute Erfahrung bei Harnretention mit:

- Unterstützung des geringen Harndrangs trotz gefüllter Blase durch akustischen Reiz von laufendem Wasser
- Ausübung von taktilen Reizen durch lauwarmes Wasser sowie klopfender Vibrationen auf Blasenhöhe

Kooperierende: Hausärzt/-in, Gynäkolog/-in, Urolog/-in, Physiotherapeut/-in, Arbeitsgemeinschaft Gynäkologie, Geburtshilfe, Urologie und Proktologie im Deutschen Verband für Physiotherapeuten/Krankengymnasten (ZVK) e.V. (www.ag-ggup.de, Stand: 21.10.2022)

3.2.2 Defäkation

Chronische Obstipation leistet Deszensus genitalis Vorschub! (AWMF 2013a)

Definitionen:

Obstipation: Stuhlgang, der seltener als dreimal in der Woche unter Einsatz der Bauchpresse, der Anwesenheit von Schmerzen und dem Gefühl der unvollständigen Entleerung erfolgt (Sitzmann 2017).
Subjektive Obstipation: Subjektiv als belastend empfundenes Gefühl von Obstipation, auch bei dreimaligem oder häufigerem Stuhlgang in der Woche.
Chronische Obstipation: Nach drei Monaten unzureichender Stuhlentleerung spricht man von chronischer Obstipation. Durch starkes Pressen und ggf. manuelle Manöver zur Erleichterung der Defäkation besteht ein Risiko für die Entwicklung von Senkungsbeschwerden. Ein physiologisches Defäkationsverhalten über Ernährungsumstellung und ausreichend Flüssigkeitszufuhr, Bewegung u. a. ist anzustreben (Schmidt-Matthiesen & Wallwiener 2004).

Ziel: Physiologische, regelmäßige und vollständige Defäkation ohne Hinzuziehung der Bauchpresse oder Schmerzen

Inhalt:

Eine herabgesetzte Darmmotilität gilt ein bis drei Tage postpartum noch als physiologisch. Basierend auf dem Flüssigkeitsverlust und dem Abführen subpartu, der Lageveränderung und dem Raumgewinn des Darmes sowie einer ggf. verminderten Nahrungsaufnahme postpartum ist der Defäkationsreiz in dieser Zeit gemildert. Die Furcht vor perianalen Schmerzen bei der Defäkation nach vaginaler Geburt begünstigt dies. Die abfallende Konzentration von Progesteron nach zwei bis drei Tagen postpartum bewirkt nicht zuletzt über die Rückgewinnung des Darmtonus die erste Darmentleerung. Bis zur vollständigen Normalisierung der Darmfunktion vergehen nicht selten noch zwei bis vier Wochen. Die Diagnose erfolgt über Anamnese (Mändle 2015b).

Ca. ein Fünftel der Entbundenen leidet noch im Krankenhaus unter Obstipation. Signifikant häufigeres Auftreten von Obstipation wird ebenso nach vaginal-operativen Entbindungen sowie bei Primiparität, verglichen mit Spontangeburt und Sectio, beobachtet (Bick et al. 2004).

Beratung:

- Ziel ist eine regelmäßige und schmerzfreie Defäkation von weich geformtem Stuhl ohne Hinzuziehung der Bauchpresse.
- Informationen und Beruhigung bei gesteigerter Sorge vor Defäkation
- ausreichend Flüssigkeit sowie ballaststoffreiche Ernährung (Gemüse, Obst, Leinsamen, Weizenkleie)
- evtl. Laxantien (▶ Tab. 3.5)
- körperliche Bewegung (Sitzmann 2017)

Beginn und Dauer: Bei Beginn der Betreuung bis zum Wiedererlangen von physiologischer Defäkation
Anleitung und Maßnahmen bei Obstipation: Laxantien in der Stillzeit (▶ Tab. 3.5)

Laxantien bei Nicht-Stillenden

- Osmotisch wirkende Mittel (salinische Abführmittel Natriumhydrogenphosphat, Zucker und Zuckeralkohole Laktulose – Bifiteral, Polyethylenglykol – Movicol)
- antiresorptivwirkende Mittel (Sennesblätterextrakte, Rizinusöl; Schäfer et al. 2011)

Tab. 3.5: Laxantien in der Stillzeit

Therapeutikum	Tägliche Menge	Bemerkung
Leinsamen (Lini usitatissimum semen) (Schaefer et al. 2011)	zwei- bis dreimal einen Esslöffel	mit reichlich Flüssigkeit, ggf. vorgequollen einnehmen
Indischer Flohsamen (Plantaginus ovata semen) (Beer & Adler 2012)	ein- bis dreimal einen Teelöffel	vorgequollen und mit reichlich Flüssigkeit
Indische Flohsamenschalen (Plantaginus ovatae seminis tegumentum) (Beer & Adler 2012)	ein- bis dreimal einen halben Teelöffel	
Obstinol® (Parafin)	dreimal einen Esslöffel	verbessert das Kotgleitvermögen
Lactulose	ein- bis zweimal 5–10 g	wenn lebensstilbedingte Maßnahmen ausgeschöpft sind
Macrogol (Gharehbaghi et al. 2017; Embryotox 2023b)	nach Darreichungsform und Herstellerangabe	rascher Wirkeintritt bei schweren Verläufen
Bisacodyl (Embryotox 2023a; Spielmann et al. 1997)		bei Therapieresistenz der o. e. Mittel

Vorgehen bei Regelwidrigkeiten:

- zur Lösung subjektiver und objektiver Obstipation ggf. Microclist, Klistier oder Einlauf erst nach drei bis fünf Tagen
- bei chronischer Obstipation hausärztliche Betreuung (Sitzmann 2017)

Beginn und Dauer: Die Behandlung sollte so lange erfolgen, wie die (subjektive) Obstipation vorliegt.

Gute Erfahrung mit:

- viel und häufig trinken
- ausreichend Bewegung, Beckenbodengymnastik
- Vollkornbrot am Abend/Müsli zum Frühstück
- Konsum von Zucker, Schokolade, Weißmehlprodukten reduzieren
- drei bis vier Trockenpflaumen abends in einem Glas Wasser einweichen, vor dem Frühstück Pflaumen essen und/oder das Einweichwasser trinken
- zwei Esslöffel frisch geschrotete Leinsamen morgens oder abends mit viel Flüssigkeit einnehmen, ganze Leinsamen mehrere Stunden in Wasser vorquellen lassen
- alternativ teilweise Leinsamen anstelle von Weizenmehl verwenden
- pharmazeutische Laxantien so kurz wie nötig einnehmen und ggf. ausschleichen

Kooperierende: Hausarzt/-ärztin, Gynäkolog/-in

3.2.3 Hämorrhoidalleiden

Eine frühzeitige Behandlung von Hämorrhoiden sichert die anale Feinkontinenz! (Strittmatter & Furtwängler 2013)

Ziel: Physiologische rektale Feinkontinenz, physiologische Sphincter ani internus- und externus-Funktion

Inhalt:

Beim gesunden Menschen befinden sich im Übergang von Analkanal zur Rektumampulle arteriovenöse Gefäßpolster (Corpus cavernosum recti), die eine tragende Rolle in der Regulierung der Feinkontinenz des Sphinkterorgans tragen (Cabalzar-Wondberg & Turina 2017; Strittmatter & Furtwängler 2013). Diese Hämorrhoidalpolster werden über die Arteria rectalis superior gespeist. Sie sind während der Kontinenzphase prall-elastisch, da der venöse, transsphinktere Abfluss wegen des kontrahierten Sphinkters (Musculus ani internus) gedrosselt ist. Die Gefäßpolster liegen eng aneinandergepresst und verhindern, dass Luft oder dünnflüssiger Stuhl entweicht. Bei der Defäkation ermöglicht die nun relaxierte Sphinkermuskulatur einen Abfluss des Blutes aus dem Hämorrhoidalpolster. Erschlafft das Hämorrhoidalpolster, kann der Stuhl problemlos und atraumatisch den Analkanal passieren (Herold 2018).

Hämorrhoidalleiden:
Hämorrhoiden sind hyperplastische Gefäßstrukturen des Corpus cavernosum recti (Herold 2018). Es kann ein Hämorrhoidalleiden daraus erwachsen. Es entstehen beschwerdereiche und unphysiologisch vergrößerte, knotenförmige Erweiterungen der Äste von Arteria und Vena rectalis superior im Bereich der venös durchbluteten Corpora cavernosa recti. (Pschyrembel 2014)

Möglicherweise führen arterio-venöse Verbindungen (Shunts) oder eine Hypervaskularisierung zu der Entwicklung. Die arteriovenöse Veränderung im Rahmen des Hämorrhoidalleidens entspricht nicht der einer hypertonen Gefäßveränderung. (AWMF 2019b)

Die Einteilung von Hämorrhoidalleiden erfolgt in die verschiedenen Schweregrade 1–4 (Strittmatter & Furtwängler 2013, ▶ Tab. 3.6)

Tab. 3.6: Hämorrhoidalleiden nach vier Graden (Staufenbiel 2020; AWMF 2019b; Joos & Herold 2018)

Grad	Symptom (Becker et al. 2017)	Behandlung
1	Eine leichte, nur proktologisch sichtbare Vorwölbung, teilweise begleitet von einer leichten Blutauflage und Pruritus ani. Hämorrhoide nicht äußerlich	Änderung des Lebensstils, Optimierung des Stuhlverhaltens (Staufenbiel 2020), Laxantien (Flohsamenschalen; AWMF 2019b)
2	Beim Pressen prolabierende Hämorrhoide mit spontaner Reposition und beginnender Schmerzhaftigkeit	• Flavonoide Herperidin, Oxerutin • Synthetische Hämorrhoidalia aus Lokalanästhetika (Lidocain) und Antiphlogistika (Kortison) (AWMF 2019b) • Gummibandligatur (Staufenbiel 2020)
3	Nach Defäkation bleibt der Prolabs bestehen, kann jedoch digital reponiert werden. Brennen und starke Schmerzen bei der Defäkation sowie im Sitzen sind charakteristisch.	• Skeroisierung (AWMF 2019b) • Operative Behandlung (Staufenbiel 2020)
4	Fixer Hämorrhoidalprolabs, die Analschleimhaut ist nach außen verlagert. Digital ist der sehr schmerzhafte Hämorrhoidalknoten nicht reponibel.	• Bei Prolaps ist die anale Feinkontinenz gefährdet (Joos & Herold 2018). • Operative Behandlung eines Hämorrhoidalleidens einer Schwangeren sollte nur im Falle einer Therapieresistenz konservativer Maßnahmen in Erwägung gezogen werden (AWMF 2019b).

Schätzungsweise leiden 40 % der Menschen zwischen dem 45. und 65. Lebensjahr an Hämorrhoidalbeschwerden, Frauen gleichermaßen wie Männer (Cabalzar-Wondberg & Turina 2017). 70 % der Erwachsenen sind im Laufe des Lebens von Hämorrhoidalleiden betroffen (Herold 2018). Beeinträchtigungen der Funktion des Rektums und Anus liegen in Schwangerschaft und Wochenbett gehäuft vor (Strittmatter & Furtwängler 2013). Unter dem Einfluss von Schwangerschaft und Eisensupplementierung ist die Ausbildung von Hämorrhoidalleiden beschleunigt. Obstipation, Alter über 35 Jahre sowie Multiparität unterstützen die Manifestation von Hämorrhoiden. (Promberger-Ott & Satzinger 2014)

Leitsymptom von Hämorrhoidalleiden ist die anale Blutung, bei prolabierten Hämorrhoiden dazu Nässe und Juckreiz. Nach Herold (2018) treten Schmerzen zu begleitenden Fissuren auf. Spuren von Stuhl (Stuhlschmieren) und Schmerzen im Rektum folgen. Der Ausschluss eines Rektumkarzinoms ist unerlässlich (Strittmatter & Furtwängler 2013). Der Ursachenkomplex ist nicht vollständig geklärt. Chronische Obstipation oder auch Diarrhoe (Herold 2018), wiederholter Vorgang der explosionsartigen Eröffnung des Anus zur Defäkation bei Obstipation (Strittmatter & Furtwängler 2013), familiäre Disposition sowie Entzündungen im Analbereich leisten der Entwicklung von Hämorrhoidalleiden Vorschub. Die Erstmanifestation tritt häufig in der Schwangerschaft ein. Besonders Bewegungsmangel und Adipositas tragen zur hohen Prävalenz der Erkrankung bei. (Becker et al. 2017)

Die Diagnose erfolgt über Anamnese und eine maßgeblich koloproktologische Untersuchung (AWMF 2019b). Bei Schmerzen im Damm-Bereich ist der Anus in Seitenlage zu inspizieren (Geist & Bauer 2020). Eine sichtbare Hämorrhoide entspricht mindestens Ausprägungsgrad drei (Strittmatter & Furtwängler 2013). Differenzialdiagnose können Marisken, Analfissuren, Analvenenthrombose, perianale Fistel und Abszesse sowie Anal- oder Rektumkarzinom sein.

Marisken:
Marisken sind harmlose, weiche bis derbe linsen- bis kastaniengroße Knoten oder Hautlappen von erschlaffter Analkanalhaut. Sie entwickeln sich am äußeren Analrand durch hyperplastische Haut oder in Folge von lokalen Hautfissuren. Marisken können andere Krankheitsbilder begleiten und die Hygiene erschweren. Ein Mariskenödem entsteht subpartu in 10 % der Fälle. Sein Erscheinungsbild ähnelt einer prolabierten Hämorrhoide. Asymptomatische Marisken bedürfen keiner Therapie. (Staufenbiel 2020; Strittmatter & Furtwängler 2013).

Analfissuren:
Analfissuren entsprechen einem längsgerichteten Ulkus im Anoderm in akuter oder chronischer Form. Starke, stechende, brennende anale Schmerzen treten während und nach der Defäkation begleitet von frischer Blutung auf. Aus dem Komplex Obstipation oder Diarrhoe, Entzündung, Schmerzen und Sphinkterspasmus kann ein circulus vitiosus entstehen. Sitzbäder und antiphlogistische Therapie unterstützen die Heilung. (Staufenbiel 2020; Strittmatter & Furtwängler 2013)

Analvenenthrombose:
Ein harmloses, aber schmerzhaftes, subkutanes oder anodermales Blutgerinnsel in den Venen der Analregion mit peri- oder intraanalen Knoten. Im Akutstadium ist eine konservative Therapie empfohlen, nach Abklingen der Beschwerden eine komplette operative Exzision des Knotens mit sekundärer Wundheilung. (Joos & Herold 2018) Die Rückbildung erfolgt teilweise spontan wenige Tage nach der Geburt (Mändle & Opitz-Kreuter 2015).

Eine Cremezubereitung mit Extrakten des Wendelbo (Allium iranicum) wird als wirkungsvoll gegenüber Beschwerden wie Pruritus, Schmerzen und Blutung durch Hämorrhoidalleiden beschrieben (Mosarat et al. 2015). Derzeit sind auf dem deutschen Markt noch keine entsprechenden pharmazeutischen Erzeugnisse erhältlich. Puerperale Involution der Hämorrhoidalknoten erfolgt nach Mändle (2015a) binnen zwei bis sechs Wochen.

Beratung:

- Physiologische Defäkation anstreben (AWMF 2019b; Herold 2018)
- ausreichend Flüssigkeit sowie ballaststoffreiche Ernährung (Gemüse, Obst, Leinsamen, Weizenkleie) ermöglichen regelmäßigen und weichen Stuhlgang, evtl. Laxantien (▶ Kap. 3.2.2 Defäkation)
- sorgfältige und hautschonende Analhygiene nach dem Stuhlgang (Beer & Adler 2012)
- kontinuierliche topische Anwendung von Wundschutzpaste zur Linderung des Reibungsschmerzes bei der Analhygiene
- Gewichtsreduktion und körperliche Bewegung (Strittmatter & Furtwängler 2013)

Maßnahmen und Anleitung:

- Das Behandlungsschema von Hämorrhoidalleiden umfasst unter Berücksichtigung des Schwere- und Beschwerdegrades Empfehlungen zum Lebensstil (Optimierung von Ernährung und Stuhlverhalten), gerbstoff- oder zinkoxidhaltige Proktologika, ggf. Skeroisierung (Staufenbiel 2020; AWMF 2019b; Joos & Herold 2018)
- lokalanästhesierende Hämorrhoidalsalben (Lidocain) (Staufenbiel 2020)
- lokale Hautpflege mit Hautschutzkomplex (Dexpanthenol o. ä.) (Grospietsch & Möricke 2018)
- Lokalanästhesierende Hämorrhoidalsalben oder -suppositorien können gegen Schmerzen verwendet werden (Grospietsch & Möricke 2018).

Vorgehen bei Regelwidrigkeiten: Bei starken Schmerzen im Ruhezustand, starker Blutung, Analprolaps oder Stuhlinkontinenz sollte die Wöchnerin in ärztliche Behandlung weitergeleitet werden (Pschyrembel 2014).

Beginn und Dauer: Zu Beginn der Betreuung bis zur vollständigen Involution bzw. erfolgreichen Behandlung

Gute Erfahrung mit:

- Schwellung und Schmerzen: Heparin-Salbe 60.000 IE im Wechsel mit wundheilungsfördernder Salbe (Quercus-Salbe WALA®)

Bei Schmerzen:

- kalte Quarkkompressen (dazu ein bis zwei Esslöffel kühlen Quark in eine gefaltete Kompresse oder Haushaltspapier geben, für 30 Minuten in Seitenlage auflegen und mit Wöchnerinnenbinde abdecken)
- kühle Salbenauflagen auf Basis pflanzlicher Extrakte (Hamamelis, Calendula, Retterspitz-Kräutermischung)

Bei Infektion:

- Sitzbäder mit gerbstoffhaltigem, adstringierendem Zusatz wirken entzündungshemmend und stillen Pruritus (Tannolact®, Hamamelisblätter und -rinde: 20 ml/Sitzbad für ein- bis zweimal täglich).
- Kamillenblütenlösung: zwei Esslöffel mit zwei Tassen kochendem Wasser übergießen, fünf bis zehn Minuten abgedeckt stehen lassen, abseihen und zu zehn Liter Wasser als Sitzbad geben, alternativ 10 ml Kamillosan®

Kooperierende: Bei Grad zwei bis vier erfolgt idealerweise die Betreuung durch Hausarzt/-ärztin, Gynäkolog/-in oder Koloproktolog/-in.

3.3 Vaginale Geburt: Geburtsverletzungen

Kirstin Büthe

In diesem Kapitel geht es um den Prozess der physiologischen Wundheilung in Abhängigkeit der Geburtsverletzung. Merkmale einer ungestörten Wundheilung werden ebenso beleuchtet wie solche einer Wundheilungsstörung. Beratungsinhalte und Maßnahmen werden hinsichtlich ihrer Wirksamkeit und Grenzen vorgestellt. Des Weiteren werden die Symphysenschädigung sowie die Steißbeinluxation erläutert. Bedeutsam bei Geburtsverletzungen ist der hohe Benefit eines frühen Behandlungsbeginns.

3.3.1 Damm

> Wundheilung braucht Ruhe, Wärme über 28 °C, mechanische Entlastung und Zeit! (Protz & Timm 2020)

Definitionen:

Wundheilung per primam: Auch primäre Wundheilung genannt. Bei Wunden kommt es zum Zell- und Gewebeersatz mit anschließender, nahezu vollständiger Wiederherstellung und geringer Narbenbildung. Die Wundränder sind adaptiert, entweder von selbst oder durch eine Wundnaht innerhalb von sechs Stunden (Kamphausen et al. 2019b).

Die Wundränder verkleben durch Fibrinausscheidung und schützenden Wundschorf. Das Gewebe regeneriert und es kommt rasch zur Bildung minimaler Narben. Nach sechs Monaten ist der Wundheilungsprozess weitgehend abgeschlossen. Voraussetzung für eine primäre Wundheilung ist, dass Wundinfektionen u. a. ausbleiben (Felanda et al. 2001).

Wundheilung per secundam: Auch sekundäre Wundheilung. Eine offene Wundheilung mit verzögerter Heilung und teilweise ausgedehnter Narbenbildung (Kamphausen et al. 2019b, S. 1315). Die Wundränder sind mit virulenten Keimen infiziert, sodass ihre Adaptation gestört ist. Eine Gewebslücke entsteht, die langsam und durch Granulationsgewebe aufgefüllt wird. Die Phasen der Wundheilung entsprechen denen der primären Wundheilung, die Dauer der Wundheilung hingegen ist verzögert und eine intensive Narbenbildung ist zu erwarten (Protz 2014).

> **Ziel:** Eine primäre Wundheilung der vaginalen und perivaginalen Geburtsverletzungen

Inhalt:

Geburtsverletzungen im Dammbereich umfassen Wunden wie Episiotomien, Dammrisse I. bis IV. Grades, Labien-, Scheiden- sowie Klitorisrisse (▶ Tab. 3.7). Es besteht eine Korrelation zwischen Episiotomie und höhergradigen Dammrissen unabhängig davon, ob eine Hebamme oder Ärztin die Episiotomie durchgeführt hat. Hebammengeleitete Kreißsäle weisen signifikant niedrigere Raten an Geburtsverletzungen auf (Bauer 2011).

Wunde und Wundheilung:
Die Wunde, das heißt der Barriereverlust zwischen dem Körper und der Umgebung, entsteht durch Zerstörung von Gewebe an der äußeren oder inneren Körperoberfläche durch das geburtshilfliche Geschehen. Eine akute Wunde bezeichnet den Gewebezustand bis zur Ausheilung in maximal acht Wochen. Die Grenze zwischen Wunde und intaktem Epithel stellt den Wundrand. Die Wundumgebung grenzt an den Wundrand und umgibt ihn. (Dissemond et al. 2017)

Tab. 3.7: Vaginale Geburtsverletzungen (Kindberg & Seehafer 2017; Opitz-Kreuter 2015; Harder & Seehafer 2013; Seifert 2015)

Form	Verletzung
Dammriss I. Grades (DRI°)	Eine Verletzung der Dammhaut von 1–2 cm ohne Beteiligung von Muskulatur; sie ist meist an der hinteren Kommissur lokalisiert.
Dammriss II. Grades (DRII°)	Neben der Dammhaut ist die dammbildende Muskulatur in Form des Musculus bulbospongiosus bzw. Musculus transversus perinei superficialis verletzt.
Dammriss III. Grades (DRIII°)	Tiefe Verletzung, neben der Dammhaut und dem Musculus bulbospongiosus bzw. transversus perinei profundus ist auch der Musculus sphincter ani externus verletzt, die Rektalschleimhaut ist intakt.
Dammriss IV. Grades (DRIV°)	Neben einem Dammriss III° ist zusätzlich Rektalschleimhaut oder Rektumwand eingerissen.
Labienschürfung	Verletzung an einer bzw. beiden äußeren Labie(n) stellt oberflächliche Hauterosion mit geringem Blutaustritt dar.
Labienriss	Haut und tiefergelegene Gewebestrukturen einer oder beider äußeren Labie(n) sind eingerissen.
Klitorisriss	Rissverletzung der Klitoris meist aufgrund des lokalen Gefäßreichtums stark blutend, tritt häufig vergesellschaftet mit Labienrissen auf
Episiotomie	Eine operative Erweiterung des Scheideneingangs durch Schnitt am Perineum, von der Mitte der hinteren Kommissur wird je nach Richtung eine mediane oder mediolaterale Episiotomie geschnitten.
Mediane Episiotomie	Schnittführung entspricht der Medianlinie der hinteren Kommissur in Richtung Anus, Verletzungen der Muskeln entsprechen denen eines DR II°, es besteht das Risiko eines Weiterreißens in Richtung Anus mit Verletzung des Musculus sphincter ani externus.
Mediolaterale Episiotomie	Von der Mitte der hinteren Kommissur wird im 45°-Winkel nach lateral geschnitten, Verletzungen der Muskeln entsprechen denen einer medianen Episiotomie oder eines DR II°, es entstehen asymmetrische Wundränder, bei ausgedehnter Schnittführung kann der Musculus levator ani pars pubococcygeus verletzt werden.

Die physiologische Neubildung von Bindegewebe und Kapillaren zur Regeneration von zerstörtem Gewebe und dem Verschluss einer Wunde im Rahmen der Wundheilung verläuft in übereinanderlappenden Phasen (Pfitzmann 2016; Felanda et al. 2001). Wundexsudat ist ein Gemisch aus allen, von einer Wunde freigesetzten Flüssigkeiten. In Abhängigkeit des Wundzustandes kann die Flüssigkeit Lymphe, Blut, Proteine, Keime, Zellen und Zellreste beinhalten. (Dissemond et al. 2017)

Die Wundheilung einer Geburtsverletzung unterliegt dem physiologischen Heilungsprozess (Keller et al. 2017; Sitzmann & Ulrich 2017). Die Entzündungs- oder Exsudationsphase der ersten Stunden ist gekennzeichnet durch Vasokonstriktion, thrombozytäre Blutstillung und raschen provisorischen Wundabschluss. Die Exsudation (Gewebedurchsaftung) bildet die Basis für den vielschichtigen Reinigungs- und Abbauprozess von nekrotischem Gewebe und Keimen. Sie ermöglicht die Verteilung von wundheilenden Faktoren. (Kamphausen et al. 2019b, S. 1315)

In der resorptiven Phase der ersten drei bis vier Tage werden durch Makrophagen Gewebetrümmer resorbiert und die Infektabwehr maßgeblich gewährleistet. Eine entzündliche Reaktion begleitet diese Phase. (Keller et al. 2017; Sitzmann & Ulrich 2017)

Zwischen dem dritten und sechsten bis zehnten Tag wird in der Proliferations- oder auch Granulationsphase die Neubildung des entsprechenden Gewebes initiiert. Die Neubildung eines Fibringerüstes sowie von Kapillaren, Gefäß- und Bindegewebe wird eingeleitet und ein rötlich glänzendes, gefäßzellreiches Granulationsgewebe entsteht. Die Reepithelialisierung erfolgt vom Wundrand her. Die gut durchblutete und gerötete Wunde ist gesäubert. (Sitzmann & Ulrich 2017; Kamphausen et al. 2019b)

In der am siebten Tag anschließenden und über Monate dauernden reparativen Phase (auch Reparations- oder Epithelialisierungs- und Umbauphase) reifen stabile Kollagenfasern zur Narbenbildung aus. Es bildet sich Bindegewebe. Im Rahmen der Wundkontraktur nimmt Gewebswasser ab und die Wunde zieht sich zusammen. Die Epithelialisierung beginnt von den Wundrändern. Erst jetzt wandelt sich das betroffene Gewebe durch Gefäßabbau in eine dichte blasse Narbe auf Hautniveau. (Keller et al. 2017; Sitzmann & Ulrich 2017)

Die primäre Wundheilung ist nach ca. zehn bis zwölf Tagen zumeist abgeschlossen (Georg Thieme Verlag 2015b). Protz & Timm (2020) setzen dies nach sechs bis zehn Tagen primärer Wundheilung voraus. Eine feine, minimale Narbe bleibt zurück (Keller et al. 2017). Nach zwei Wochen Wundheilung reicht die Zugfestigkeit von Gewebe aus, um Hautfäden entfernen zu können (Paetz 2009).

Das Narbengewebe ist nicht so belastbar wie das Primärgewebe (Sitzmann & Ulrich 2017). Als Ersatzgewebe weicht es hinsichtlich Aussehen und Elastizität vom ursprünglichen Gewebe (Unterhautfettgewebe, Faszie sowie Muskel) ab. Im Narbengewebe der Haut fehlen die typischen Anhangsgebilde wie Haare, Schweiß- und Talgdrüsen. Die blaurötliche Farbe einer Narbe wird nach Wochen bis Monaten durch eine blass-glänzende Oberfläche abgelöst.

Verletzungen des Epithels (Deck- und Drüsengewebe) sowie Schleimhautverletzungen regenerieren vollständig. Sie werden durch funktionstüchtiges Gewebe ohne Narbenbildung ersetzt (Felenda et a. 2001).

Chronifizierung einer Wunde:
Bei einer Chronifizierung ist die Wundheilung auch nach acht Wochen unter professioneller Pflege noch nicht abgeschlossen (Kamphausen et al. 2019b; Dissemond et al. 2017). Ohne erfolgreiche Abwendung der ursächlichen Faktoren (z. B. Diabetes mellitus) kann eine chronische Wunde nicht heilen (Keller et al. 2017).

Förderung der Wundheilung:
Geburtsverletzungen in den Bereichen Perineum und Vulva zählen hinsichtlich der Form der Wundränder (Schürf- oder Schnittwunde) und Entstehung (mechanisch oder gerissen), potentiellem Kontaminationsgrad, Tiefe und Ausdehnung sowie Begleiterscheinung eher zu den schweren Wunden mit prognostisch ungünstigen Heilungsbedingungen (Sitzmann & Ulrich 2017).

Optimale Bedingungen mit nachweislich belegter Wirkung für die Heilung sind Ruhe, Wärme über 28 °C, Zeit sowie Druck- und Zugentlastung (Protz & Timm 2020; Kamphausen et al. 2019b; Sitzmann & Ulrich 2017). In diesem Kontext sind (aus-)kühlende Maßnahmen zur Linderung von Schmerzen und Schwellung postpartum kontraproduktiv. Die Benetzung der Wunde mit Aufguss oder verdünnter Tinktur der Ringelblumenblüte kann einen wundheilungsfördernden Effekt entfalten (Wiesenauer 2018). Begleitende Hämatome erschweren den Prozess der physiologischen Wundheilung (Kamphausen et al. 2019b).

Nachteiligen Einfluss auf die Wundheilung haben systemische Faktoren wie z. B. ein erhöhter BMI, Gestations-/Diabetes (RKI 2018) und Rauchen (Abboud et al. 2004) sowie lokale Faktoren wie z. B. Druck, Zug oder übermäßiges Kühlen. Diese Merkmale bestehen bei Frauen in der Lebenslage Wochenbett teilweise in ungünstiger Relation. Unter Voraussetzung positiver Heilungsfaktoren ist eine primäre Wundheilung von kurzer Heilungsdauer mit höherer Wahrscheinlichkeit bei Labien- und Scheidenrissen sowie DR I.° und II. ° zu erwarten.

Geburtsverletzungen durch vaginal-operative Entbindung oder solche mit Sphinkterbeteiligung, die einer täglichen Belastung bei der Defäkation unterliegen, sind prädisponiert für eine sekundäre, längere Wundheilung. Sie gehen nachweislich mit einer längeren Funktionsbeeinträchtigung des Anus einher (Antolic 2010).

Im Rahmen einer primären Wundheilung sollten alle versorgten Wunden nach spätestens zwei Wochen oberflächlich verheilt und die Schmerzen deutlich rückläufig sein. Hämatome sollten in dieser Zeit die Farbe wechseln und kleiner werden. Beschwerden wie Schwellung, lokales Druckgefühl sowie leichte Schmerzen sind als physiologisch anzusehen und können nach der Entbindung noch etwas anhalten (Kindberg & Seehafer 2013).

Die präzise Wundbeobachtung und Dokumentation, entsprechende Anleitung und Beratung der Frau sowie zeitgerechte Intervention bei Komplikationen sind wesentliche Aufgaben der Hebamme.

Beratung:

- Wundheilung braucht Ruhe, Luft, Wärme über 28 °C, Zeit, Druck- und Zugentlastung.
- Ein begleitendes Hämatom erschwert die Wundheilung.
- Hygiene und Wundantiseptik

Maßnahmen und Anleitung:

- Abspülen der Geburtsverletzung nach jedem Toilettengang mit Wasser
- Händehygiene
- keine Evidenzen für Benefit durch die Verwendung von Zusätzen im Spülwasser oder Sitzbad (z. B. Kamillen-, Eichenrinden-, Hamamelisextrakt, Meersalz) oder durch die Anwendung von Arnika, Zimtsalbe, Low-Level-Lasertherapie oder Ultraschall (Reime & Lindwedel 2008)
- bei Sphinkterverletzungen keine rektalen Suppositorien verwenden

Vorgehen bei Regelwidrigkeiten:

Bei Hämatom:

- wird im physiologischen Heilungsverlauf kleiner und wechselt die Farbe (rötlich, blauviolett, grün, gelblich-braun)

Bei einer Ausdehnung und stetiger, rötlich bis blau-violetter Verfärbung kann eine mangelnde Blutstillung im Wundgebiet sowie Verletzung des M. Levator ani in Betracht gezogen werden. Die Hämatombildung erfolgt entweder spontan aufgrund von Blutungen durch eine Gewebszerreißung unter intakter Oberfläche oder auf dem Boden einer unzureichend versorgten Geburtsverletzung. Sicht- bzw. tastbar sind sie im Bereich des Dammes, der Vulva oder der Fossa ischiarectalis (ein mit Fett- und Bindegewebe gefüllter, anatomischer Raum im hinteren Bereich des Beckenbodens). Sie können sich auch parakolpisch oder retroperitoneal bzw. im Ligamentum latum ausbreiten, hierbei ist die Blutung nicht nach außen sichtbar. Eine derartige Einblutung kann beträchtliche Ausmaße annehmen. Symptome sind zunehmende Schmerzen bei Miktion, Harnverhalt, schmerzhafter Druck auf den Darm und im Bereich des kleinen Beckens sowie nicht erklärbares Kreislaufversagen. (Mändle 2015)

Pharmakologische Enzympräparate mit Trypsin und Chymotrypsin aus kombiniert veganen und tierischen Quellen können einen proteolytischen Effekt auf die Hämatomabsorption entfalten (Schön & Bayer 2013). In schweren Fällen muss eine operative Ausräumung ggf. mit Drainage zügig erfolgen (Mändle 2015). In diesem Falle Weiterleitung an Gynäkolog/-in.

Bei Schmerzen:
Der primäre Wundschmerz ist in den ersten Stunden nicht unbedingt dominant, dann zunehmender sekundärer Wundschmerz als Schutz vor überhöhter Belastung. Dieser nimmt im Laufe der Folgetage ab. Ist dies nicht der Fall, kann eine Wundheilungsstörung vorliegen.

- Ein Gramm Paracetamol kann direkt nach der Naht eingenommen werden, bei Bedarf kann die Gabe wiederholt werden; alternativ kann Ibuprofen eingenommen werden.
- nach Möglichkeit die Wunde nicht kühlen
- Die prophylaktische Gabe von Laxantien kann bei Patientinnen mit Sphinkterverletzung schmerzlindernd beim ersten Stuhlgang wirken (Mahony et al. 2003).

Bei infizierter Wunde:

- Octenidin (Octenisept®) auftragen und abwischen (gute antimikrobielle Wirkung, ausgeprägte Gewebetoxidität, maximal sieben Tage anwenden)
- Tannolact®-Pulver gelöst wirkt aseptisch bei infizierten Nähten
- bei schwerer Symptomatik Überweisung an Gynäkolog/-in (ggf. Antibiose, Nahteröffnung, Nahtrevision)
- Der Einfluss von eiweiß- und vitaminreicher Ernährung kommt erst bei chronischen Heilungsverläufen zum Tragen.
- Patientinnen mit insulinpflichtigem Diabetes mellitus sowie perioperativer Hyperglykämie mit BZ < 200 mg/dl (entspricht < 11,1 mmol/l) (Malone et al. 2002), Raucherinnen (Abboud et al. 2004) sowie

solche mit einem BMI von 25 (RKI 2018) bzw. 35 und höher (Garbaciak et al. 1985) haben ein erhöhtes Risiko für eine infektionsbedingte Wundheilungsstörung.
- Bei Therapieresistenz über 48 Stunden unter Tannolact® sowie bei Dehiszenz: Überweisung an Gynäkolog/-in

Bei Dyspareunie:
Schmerzen beim Geschlechtsverkehr können sehr unterschiedlich sein. Er kann im Bereich des Introitus vaginae, in der Tiefe des Scheidenkanals und im gesamten Unterbauch wahrgenommen werden. Frauen mit Missempfindungen beim Geschlechtsverkehr haben im ersten halben Jahr nach Geburt deutlich seltener Geschlechtsverkehr oder Brechen den Koitus vorzeitig ab. Der Geburtsmodus scheint keinen signifikanten Einfluss auf Dyspareunie zu haben. (Pramataroff-Hamburger 2021). Nach Roth (2010) bestand die Beschwerde bei einem Drittel der Betroffenen bereits vor der Schwangerschaft. Steigendes Alter und mediolaterale Episiotomie erhöhen das Risiko dafür.

Die Integration des sexuellen und des reproduktiven Körpererlebens ist eine große Leistung der Frau. Dem Bedürfnis nach Intimität und Sex steht im Wochenbett nichts im Wege. Bei dem Wunsch nach körperlicher Vereinigung sollte jedoch die Wundheilung abgeschlossen und der Wochenfluss versiegt sein. Aus hygienischer Sicht kann ein Kondom die Übertragung von Keimen verhindern. Der Wochenbett- und ggf. stillbedingte Östrogenmangel leistet einer Scheidentrockenheit Vorschub. Um eine Gleitfähigkeit im Scheidenkanal zu gewährleisten, kann eine entsprechende Gleitcreme Verwendung finden.

Bei Inkontinenz:

- Das Risiko für Inkontinenz steigt mit der Beteiligung einer Sphinkterverletzung durch Episiotomie und Folgeriss, Geburt per Forceps, Gewicht des Kindes, vorange-

gangener Schwangerschaft, Alter, Rauchen und steigendem BMI.
- Drei Viertel aller Primipara sind ein Jahr nach Geburt beschwerdefrei (Antolic 2010).
- Ante- und postpartales Beckenbodentraining bei zuvor harninkontinenten Frauen senkt das Risiko für die entsprechende Beschwerde um 30 bis 40 % (Boyle 2012).
- Je intensiver das Training, desto stärker der Effekt (Boyle 2012).
- Der frühe Einsatz von feedbackunterstützter Physiotherapie durch akustische Signale bei kurativem Muskeltonus ist dem Beckenbodentraining bei Entbundenen mit Sphinkterverletzungen nicht überlegen (Pierce et al. 2013).

Beginn und Dauer: Ab dem ersten Toilettengang postpartal bis zur vollständigen Abheilung und Schmerzfreiheit bei Belastung des Wundgebietes
Kooperierende: Gynäkolog/-in, Kollegin (Rückbildungsgymnastik), Physiotherapeut/-in

3.3.2 Symphysenschäden

Die vollständige Ausheilung eines Symphysenschadens dauert Monate.

Definitionen:

Symphysenläsion: Meist funktionelle, konstitutionelle Ursache, in der Schwangerschaft beginnend, mit klinisch geringerer Schädigung. Eine Symphysenläsion kann der Ruptur vorausgehen. Terminologisch auch als Symphysendiastase (Heller 2015) oder Symphysenschaden von geringerer Natur gefasst (Pschyrembel et al. 2014).
Symphysenruptur: Zerreißung der Symphyse in der Regel durch schweres Geburtstrauma (Schmidt-Matthiesen & Wallwiener 2004).

Ziel: Ermöglichung rascher Wundheilung und Wiederherstellung von Beckenstabilität

Inhalt:

Auf der Vorderseite des knöchernen Beckens sind beide Schambeinäste über die Knorpelfuge der Symphyse miteinander verbunden. Diese Verbindung erlaubt an sich nur wenig und begrenzte Beweglichkeit (Heller 2015). Die Verbindung des Beckenringes, der Symphysenknorpel und Iliosakralgelenke stellen eine funktionelle Einheit dar. In der Schwangerschaft werden sie unter höherem Östrogen- und Progesteronspiegel aufgelockert (physiologische Beckenauflockerung). Trotz dieser Weitstellung kommt es nicht selten darüber hinaus zu Läsionen der Beckengelenke, nicht zuletzt auch unter der Geburt. Geburtshilflich relevant ist dabei der Symphysenschaden (Pschyrembel 2014). Die Schädigung der Symphysenfuge geht mit einer Verlagerung des Kreuzbeines nach ventral einher. Die Aufhebung der mechanischen Festigkeit zieht einen erheblichen Statikverlust nach sich. U. a. Blase, Diaphragma urogenitale sowie das Ligamentum clitoridis erfahren eine Lageveränderung und damit einen teilweisen Funktionsverlust.

Bereits in der Schwangerschaft variiert die Symphysenweite zwischen 2,1 und 19,7 mm bei einem Mittelwert von 5,3 mm (Oligmüller 2015). Nomenklatur und Definitionen von Symphysenschädigungen sind in der Fachliteratur nicht eindeutig (Vsianska 2007).

Symptome sind eine auffallende Schmerzhaftigkeit in der Symphysengegend (Dudenhausen et al. 2003), am oberen Symphysenrand oder an der Symphysenfuge (Heller 2015), Schmerzen ausstrahlend in Oberschenkel und/oder Kreuzbein bei Scherspannung im Bereich der Symphyse sowie Schmerzen unter Alltagsbewegungen (z. B. bei Drehung in Seitenlage). Es besteht eine funktionelle Beeinträchtigung, auf einem Bein zu stehen, ein Bein anzuheben (Treppensteigen) oder im

Liegen ein Bein anzuheben. Das Gangbild ist in Richtung Hink- oder Watschelgang verändert (▶ Tab. 3.8).

Prädisponierende Faktoren sind zunehmendes Gestationsalter, steigender BMI und Multiparität. Die Lage des Kindes sowie eine höhere Anzahl von Feten haben keinen nachteiligen Einfluss auf eine Symphysenlockerung. Das klinische Beschwerdebild korreliert nicht mit der absoluten Weite der Symphyse (Oligmüller 2015).

Bei den bildgebenden Verfahren ist die Sonographie das Mittel der Wahl (Oligmüller 2015). Ein MRT ist von der Bildgebung dem Ultraschall überlegen (Vsianska 2007). Die Diagnose erfolgt über die klinischen Symptome.

Tab. 3.8: Test auf Symphysenschaden

Test	Position oder Provokation	Symptom
Schmerzanamnese	Bei Kompression des Beckenringes durch Druck auf die beiden Beckenkämme bzw. durch wechselseitigen Druck auf die Schambeine wird ein Schmerz im Symphysenbereich ausgelöst (Dudenhausen et al. 2003).	Schmerzen bestehen überwiegend unter Belastung und/oder in Ruhe.
Funktionstest Abduktion und Adduktion im Hüftgelenk	In Rückenlage und mit lang ausgestreckten Beinen den Bewegungsauftrag ausführen (wechselweise ein Bein aus Hüfte heraus verlängern, während sich das andere in Hüfte hinein verkürzt)	Diese Bewegung ist nur unter Schmerzen und/oder Bewegungsunterstützung durch Lateralflexion der Brust- oder Halswirbel möglich.
Symphysentest im Stand	Der Storchentest (ein Bein in Knie und Hüfte gebeugt von Boden angehoben) ist schmerzverstärkend oder gar unmöglich (Heller 2015).	Einbeinstand ist schmerzverstärkend oder gar unmöglich (Heller 2015).

Beratung Symphysenläsion:

- Auch wenig schmerzhafte Auffälligkeiten können mit einer Symphysenschädigung korrelieren.
- Einhaltung von körperlicher Schonung
- Vermeidung einseitiger Belastung

Maßnahmen und Anleitung:

- körperliche Schonung, analgetische Behandlung, Entlastung bis hin zu Bettruhe
- Erstmaßnahme: fest umgebundener Baumwollschal in Höhe der Trochanter
- Beckengürtel bis zur Beschwerdefreiheit bei körperlichen Belastungen tragen
- zur effektiveren Beckenringstabilisierung Druckpelotten (kleine Polster, z. B. gefaltete Binden) unter dem Tuch auf den Trochanterpunkten anbringen
- häusliche Entlastung
- häusliche Physiotherapie (ärztliche Verordnung veranlassen)

Beratung Symphysenruptur:

- Einhalten von strikter Bettruhe für zwei Wochen

Maßnahmen und Anleitung:

- Siehe Maßnahmen Symphysenläsion

- Anpassung eines verstellbaren Beckengürtels mit Trochanterfixierung durch Orthopädietechniker/-in
- Thrombose-, Dekubitus- und Obstipationsprophylaxe
- Physiotherapie
- Ausheilung nach drei bis fünf Monaten bei anhaltender Schonung

Beginn und Dauer: Von Beginn der Beschwerde bzw. Diagnose bis zur Heilung
Kooperierende: Gynäkolog/-in, Orthopäd/-in, Orthopädietechniker/-in, Sanitätsfachgeschäft, Physiotherapeut/-in

3.3.3 Steißbeinluxation

Eine Steißbeinluxation führt zu einer erheblichen Beckeninstabilität und braucht Monate zum Ausheilen!

Definitionen:

Kokzygodynie: Schmerz und Druckempfindlichkeit im Bereich von Steißbein und ggf. auch von Rektum, meist durch chronische Mikrotraumen oder nach Beckenverletzungen, Stauchungstrauma nach Sturz oder Entbindung (Pschyrembel 2016).
Luxation: Bei einer Luxation liegt eine vollständige Verschiebung zweier oder mehrerer gelenkbildender Knochen vor. Bei der Subluxation sind einzelne Gelenkteile noch miteinander verbunden. Zerreißung von Gelenkkapsel und Bandstrukturen sind damit verbunden, der Gelenkknorpel kann ebenfalls von Verletzungen betroffen sein (Felanda et al. 2001).

Ziel: Rasche Heilung der Steißbeinluxation und Wiedererlangen von Beckenstabilität sowie Schmerzarmut

Inhalt:

Bei einer Steißbeinluxation handelt es sich um eine Verlagerung des Os coccygis gegenüber dem Os sacrum. Eine Verletzung des verbindenden Knorpels ist nicht selten. Ausgehend von einer Geburtsverletzung ist das Steißbein hier nach kaudal abgewinkelt. Klassische Symptome sind Schmerzhaftigkeit der betroffenen Stelle in Ruhe, beim Sitzen oder beim Stuhlgang, ziehende oder stechende Schmerzen im Steißbeinbereich, ausstrahlende Schmerzen sowie merkliche Beckeninstabilität (AWMF 2002). Die (Schmerz-)Symptomatik steht nicht in Korrelation zu der Steißbeinkrümmung. Aus diesem Grund ist eine digitale Reponierung des luxierten Steißbeins nicht sinnvoll. Kokzygodynie scheint eng mit psychosozialen Prozessen (z. B. hohe Anspannung und psychischer Druck) in Verbindung zu stehen. (Harlacher et al. 2018)
Die Diagnose erfolgt über eine Röntgenuntersuchung.

> **Beratung:**
>
> - Geduld beim Einhalten der Maßnahmen, da Heilung langwierig ist
> - körperliche Schonung, wenig sitzen, ggf. Sitzkissen
> - Stuhlgang weich halten (AWMF 2002)

Maßnahmen und Anleitung:

- konservativ-symptomatische Behandlung mittels Analgesie, Antiphlogistika (z. B. Ibuprofen) sowie muskuloskelettale Therapie
- Reposition durch digitale Manipulation im Rahmen einer rektalen Untersuchung ist obsolet (AWMF 2002).

Beginn und Dauer: Behandlung solange Analgesie notwendig ist
Kooperierende: Koloproktolog/-in, Orthopäd/-in, Physiotherapeut/-in, Sanitätsfachgeschäft

3.3.4 Schmerzen

Definition Schmerz: Die International Association for the Study of Pain (IASP) (2021) liefert für Schmerzen folgende Definition:

> »An unpleasant sensory and emotional experience associated with, or resembling that associated with, actual or potential tissue damage.«

> Ein unangenehmes Sinnes- und Gefühlserlebnis, das mit aktueller oder potenzieller Gewebeschädigung verknüpft ist oder dem ähnelt. (Übersetzung der Autorin)

Ziel: Systematische Schmerzerfassung als Grundlage für suffiziente Schmerzbehandlung sowie für das Erkennen von Regelwidrigkeiten

Inhalt:

Eine Geburt kann durch Verletzungen im Dammbereich, durch eine Sectionaht sowie nach Kristellerhilfe zu Schmerzen im Wochenbett führen. Sowohl der Grad der Verletzung als auch das subjektive Schmerzempfinden bestimmen die Schwere des Schmerzes. Das Schmerzerleben ist nach einer Sectio verglichen mit anderen Operationen erhöht. Risikofaktoren für eine Schmerzbelastung sind jüngeres Alter und weibliches Geschlecht sowie eine niedrige Dosierung von Analgetika bei bestehendem Stillwunsch. (Marcus et al. 2011)

Sowohl bei einer Sectionaht als auch bei einer Dammverletzung ist Nozizeptorschmerz zu erwarten. Dieser wird über Rezeptoren aufgenommen und über das Rückenmark zum Gehirn weitergeleitet. Die von der Verletzung bzw. Wundfläche betroffenen Gewebe senden von der Oberfläche und aus der Tiefe Schmerzsignale. Neurogener Schmerz kann in Ausnahmefällen (nekrotischer Gewebeuntergang, diabetische Stoffwechsellage) das Schmerzspektrum durch abnorme Erregbarkeit des geschädigten Nervengewebes erweitern. Dieser Schmerztypus ist besonders intensiv. (Lauber & Schmalstieg 2012)

Alleinig die Patientin kann eine zuverlässige Aussage über ihre subjektive Schmerzsituation treffen. Um Schmerz, seine Auslösbarkeit sowie die erfolgreiche Behandlung deutlich zu machen, bedarf es eines Einschätzungsinstrumentes (DNQP 2011). Eine numerische Rangskala ist für Wöchnerinnen ein geeignetes Instrument (▶ Abb. 3.10). Die Selbstauskunft der Patientin ist dabei einer Fremdeinschätzung vorzuziehen. Auf die Frage »Wie stark ist Ihr Schmerz auf einer Skala von null (kein Schmerz) bis zehn (maximal vorstellbarer Schmerz)«, kann die Betroffene eine eigene Einschätzung über ihre Schmerzen treffen. In Ruhe sollte ein Schmerz weniger ausgeprägt sein als unter Bewegung – die Patientin sollte ihn in Ruhe mit einer niedrigeren Zahl benennen als unter Bewegung. Nach dem Nationalen Expertenstandard Schmerzmanagement in der Pflege (DNQP 2011) soll bei 3/10 nach Numerischer Rangskala (NSR) eine medikamentöse Behandlung angeboten werden, da es darüber hinaus zu Einschränkung in Bewegung und Schlaf kommen kann (▶ Abb. 3.10). Der Ort des Schmerzes und seine Ausstrahlung sollten so genau wie möglich lokalisiert werden. (Nestler & Portsteffen 2009)

0	1	2	3	4	5	6	7	8	9	10
Kein Schmerz		Erträglicher Schmerz			Starker Schmerz			Sehr starker Schmerz		Unerträglicher, max. vorstellbarer Schmerz

Abb. 3.10: Numerische Rangskala (in Anlehnung an Nestler & Portsteffen 2009)

> **Beratung:**
>
> - Zur Behandlung von stillenden Müttern mit Schmerzen kommt Ibuprofen und Paracetamol per os in Frage (Embryotox 2015; AWMF 2009b).
> - Unter analgetischer Abdeckung sollten die Schmerzen rückläufig sein (DNQP 2011).

Vorgehen bei Regelwidrigkeiten: Bei starken oder unerträglichen Schmerzen oder bei zunehmenden Schmerzen unter gleichbleibender Belastung, Fieber oder zunehmender Verschlechterung des Allgemeinzustandes an Gynäkolog/-in oder Hausarzt/-ärztin weiterleiten
Gute Erfahrung mit: Körperliche Schonung berücksichtigen vor Anhebung der analgetischen Medikation
Kooperierende: Gynäkolog/-in, Hausarzt/-ärztin

3.4 Abdominale Geburt: Sectio caesarea

3.4.1 Dimension von Sectio in Deutschland

Kirstin Büthe

90 % der Sectiones sind zwischen 2000 bis 2010 nach »weichen« Indikationen durchgeführt worden. Die Entscheidung dazu liegt im Ermessensspielraum aller Beteiligten (Kolip et al. 2012).

Definitionen:

Sectio caesarea: Operative Beendigung der Schwangerschaft oder der Geburt unter chirurgischer Eröffnung des Uterus bei einem hohen mütterlichen und kindlichen Risiko oder auf Wunsch der Mutter (Pschyrembel 2014).
Sectio nach Misgav Ladach: Schonendes Verfahren der Sectio caesarea. Charakteristisch ist stumpfes Dehnen und Reißen von Muskulatur, Faszie, Peritoneum und Uterus sowie vereinfachter Verschluss durch jeweils einreihige fortlaufende Uterus- und Fasziennaht (ohne Verschluss des viszeralen und parietalen Peritoneums und Adaptation der Rektusmuskulatur) (Pschyrembel 2014).
Primäre oder elektive Sectio: (Indikationsstellung zur Sectio) Vor Beginn der Geburt, d. h. vor Einsetzen von zervixwirksamen Wehen und bei intakter Fruchtblase (Seifert 2015).
Sekundäre Sectio: Sectio nach Geburtsbeginn (Wehen oder nach Blasensprung; Seifert 2015).
Absolute Sectioindikation: Wird gestellt, wenn der Verzicht auf Kaiserschnitt von erheblicher Gefahr für das Leben und die Gesundheit des Kindes oder der Mutter angenommen werden muss. Klassische Indikationen sind Querlage, (drohende) Uterusruptur, vorzeitige Plazentalösung, fetale Azidose, AIS, Eklampsie und HELLP-Syndrom u. a. (DGGG 2010).
Relative, auch weiche Sectioindikation: Wird durch die Beteiligten, inklusive der Schwangeren, aus einem Entscheidungsspielraum heraus gestellt. Z. n. Sectio, pathologisches CTG (ohne MBU) und protrahierte Geburt, Gemini sowie Beckenendlage u. a. (Seifert 2015).
Vaginal Birth After Cesarean Section (VBAC): Vaginalpartus bei Zustand nach Sectio caesarea.

Wunschsectio: Auch Gefälligkeitssectio. Sectio ohne medizinische Indikation (Seifert 2015). Eine Untergruppe der elektiven Sectio (Schneider 2008).
Notsectio: Durchführung einer Sectio in einer E-E-Zeit (Entschluss-Entbindungs-Zeit) von unter zehn Minuten. Meist sekundär, aber auch primär möglich. (Seifert 2015)

> **Ziel:** Ein regeneratives Wochenbett und VBAC

Inhalt:

Prävalenz:
Im Jahr 2017 waren ca. 30,5 % aller Krankenhausgeburten eine Sectio caesarea. Gegenüber dem Vorjahr ist die Sectioquote unverändert geblieben. Der rasante Anstieg der Quote von 2000 bis 2010 um 10 % (Kolip et al. 2012) ist bundesweit unterbrochen. 2017 variiert die Prozentzahl zwischen Sachsen mit 24,0 % und dem Saarland mit 37,1 %. Sechs Bundesländer weisen immer noch einen Anstieg der Sectioquote in 2017 gegenüber dem Vorjahr auf. (Statistisches Bundesamt (Destatis) 2019c). Nach Kolip et al. (2012) liegt keine Korrelation von Sectioanstieg und mütterlichen Risiken vor. 2017 wurden 5,9 % der Frauen durch Vacuumextraktion und 0,3 % durch Forceps entbunden. Demnach haben 63,3 % spontan entbunden (Statistisches Bundesamt (Destatis) 2019c). Zur Abwendung von Gefahr für Mutter und Kind sind die 10 % absolut indizierten Sectiones unumstritten.

Der Ermessensspielraum, welcher den Entschluss der relativ indizierten Sectio (90 % aller Sectiones) nach gewissenhafter Abwägung der Risiken für Mutter und Kind zulässt, ermöglicht nicht selten eine einvernehmliche und würdevolle Schwangerschafts- oder Geburtsbeendigung aus Sicht der Frau und der Eltern.

Das hohe Sicherheitsbedürfnis der Gesellschaft, haftungsrechtliche Entwicklungen sowie abnehmende Erfahrungen der Geburtshelfenden bei der Betreuung komplizierter Geburten tragen diese Entwicklung. Auf Klinikebene bietet eine Sectio mehr Planbarkeit und effektive Ressourcennutzung. Der monetäre Anreiz steht weniger im Vordergrund. Der Umgang der Geburtshelfenden mit der Situation entscheidet maßgeblich über den Entschluss zur Sectio und erklärt die bundesweite Varianz (Kolip et al. 2012).

Folgen einer Sectio für Kind und Mutter:
Untersuchungen zeigen, dass per Sectio geborene Kinder Nachteile gegenüber vaginal geborenen haben. Die Mortalität von Neugeborenen nach primärer Sectio am Termin im Niedrigrisikokollektiv ist signifikant höher als nach geplanter vaginaler Geburt (MacDorman et al. 2008). Per Sectio geborene Kinder haben ein erhöhtes Risiko für respiratorische Erkrankungen im Sinne von Anpassungsstörungen (Patel & Jain 2010). Sie sind in höherem Maße von Diabetes Typ I, Asthma und Übergewicht betroffen (Cho & Norman 2013). Per Sectio geborene Frühgeborene haben ein höheres Risiko für einen vergleichsweise niedrigen Apgar-Wert und ein höheres Risiko für ein Atemnot-Syndrom (Werner et al. 2013).

Die auf eine durch Sectio beendete folgende Schwangerschaft hat ein höheres Risiko für Früh- und Totgeburt sowie reduziertes fetales Wachstum (Clark & Silver 2011). Die mütterliche Mortalität steigt – auf insgesamt sehr niedrigen Stand – an, gekoppelt an Störungen der Plazentation und Blutungen in der folgenden Schwangerschaft oder Geburt (Fitzpatrick et al. 2012; Blanchette 2011). Das mütterliche reproduktive Leben ist nachteilig betroffen (Porter et al. 2003). Dabei wird der chirurgischen Technik des Verschlusses der Uterotomie eine hohe Bedeutung für den Erhalt der weiblichen Fertilität sowie für die Senkung der Rupturrate bei einer folgenden Schwangerschaft beigemessen (Ramsauer 2015).

Wochenbett nach Sectio:
Der Einfluss einer Sectio ist besonders auf die ersten ein bis drei Tage des frühen

Wochenbettes hoch und vielschichtig. Die Wöchnerin ist in ihrer Mobilität eingeschränkt. Ihr Pflegebedarf ist ebenso erhöht wie ihr Kalorien-, Regenerations- und Analgesiebedarf. Sie ist insbesondere hinsichtlich der Pflege und Ernährung ihres Neugeborenen abhängig von der Hilfe und Nähe fremder Menschen. Der Mutter-Kind-Kontakt sowie der Stillbeginn unterscheiden sich nachteilig von Frauen nach vaginaler Geburt (Hellmers 2005). Per Sectio entbundene Frauen leiden unter stärkeren Schmerzen und benötigen mehr Unterstützung bei der Mobilisation und Anleitung zum Stillen. Frauen mit einer primären Sectio entscheiden sich häufiger gegen das Stillen als Frauen nach vaginaler Geburt. Frauen nach sekundärer Sectio sind dagegen noch motivierter zu stillen als nach vaginaler Geburt. Das sekundäre Abstillen erfolgt bei allen Geburtsmodi gleichermaßen häufig. (Kraus & Abou-Dakn 2018)

Im häuslichen Wochenbett kann es noch einige Zeit dauern, bis sich sowohl Unterstützungsbedarf als auch Rückkehr in einen selbstorganisierten Alltag dem einer spontan entbundenen jungen Mutter angleichen.

VBAC:
Roos (2013) sieht als Voraussetzung für eine vaginale Geburt bei Zustand nach Sectio ein Kreißsaalsetting, welches einerseits die maximale Überwachung von Mutter und Kind im Kreißsaal als auch sofortige Intervention durch Notsectio mit allen interdisziplinär notwendigen Teams, einschließlich Labor, gewährleisten kann. Bedeutsam erscheint ihm ebenso die Bereitschaft der Frau, die vaginale Geburt anzustreben. Bei Frauen mit Zustand nach Uterusruptur, Uterusoperationen oder nach Sectio mit Abweichung von der klassischen Schnittführung (vertikale Laparotomie etc.) sowie Zustand nach zwei oder mehr Kaiserschnitten ist aufgrund der anzunehmenden höheren Gefahr einer Uterusruptur eine erneute, primäre Sectio anzuraten (Roos 2013).

OptiBIRTH:
Die von 2012 bis 2017 laufende, internationale Studie OptiBIRTH (unter Leitung von Prof. Dr. M. Gross) suchte auch in Deutschland nach effektiven Wegen, um die Rate von VBAC bei Frauen nach Sectio anzuheben. Ein facettenreiches Beratungsangebot richtet sich an Frauen mit Zustand nach Sectio, die eine vaginale Geburt unter geburtshilflicher Sicht anstreben könnten. Die individuellen Gesprächsangebote und allgemeinen Informationsmöglichkeiten richten sich ebenso an die Partner und an weitere an der Entscheidung beteiligte Personen. Auf diesem Wege soll die werdende Mutter und sollen die Eltern in ihrem Wunsch und Ziel nach einer VBAC individuell bestärkt werden (Clarke et al. 2015).

3.4.2 Geburtsverletzung Sectionaht

Bianca Morland

Definition Wunde, Wundheilung per primam: ▶ Kap. 3.3.1 Damm

Ziel: Eine Wundheilung der Sectionaht per primam

Inhalt:

Eine Sectionaht soll primär heilen. Die Weichenstellung dafür ist in der Regel sub partu gestellt. Eine zeitnah zur OP durchgeführte Rasur des Genitalbereiches sowie die intrapartale i. v.-Gabe von Antibiotikum ist Standard zur Vermeidung einer Infektion dieser Geburtsverletzung. (Tharpe 2008)

Bei der Übergabe aus dem Kreißsaal werden neben Beobachtungen und Messungen der basalen vitalen Parameter (Bewusstsein, Orientierung, Vitalparameter, Schmerzen, Ausscheidungen, Bonding mit Kind etc.) auch Angaben zu Besonderheiten (z. B. bei

Narkose- oder OP-Verlauf, auffällige Befunde beim Schmerzerleben, uterine Nachblutung, Hb-Werte, zu hoher Fundusstand etc.) an die nachfolgend betreuende Pflegekraft weitergegeben (Bryan 2015, S. 35). Der jungen Wöchnerin sollte eine bauchdeckenentspannte Positionierung durch Einstellung des Bettes oder Kissenunterfütterung der Knie (Stufenbettlage) ermöglicht werden (Käding 2020b). Sie wird auf ihr aktuelles (Ruhe-)Schmerzempfinden hin befragt, ihre Vitalwerte werden gemessen und Dauerkatheter, Wundverband, ggf. Redons sowie die vaginale Blutung bzw. Vorlage auf physiologischen Zustand werden geprüft. Die postoperativen Verordnungen (z. B. Infusionsprogramm, Schmerzmittel, Kontrollen) werden durchgeführt. Sollte der Wundverband in der kurzen Zeit von OP bis zur Aufnahme auf Station durchgeblutet sein, kann zur Kompression und Blutstillung ein Beschwernis (z. B. Sandsack) aufgelegt werden. Komprimiert die junge Mutter beim Husten oder bei Bewegung mit ihrer Hand die Wunde, so schützt das die Adaption der Wunde und reduziert den Wundschmerz beim reflektorischen Anspannen der Bauchdecke. (Herber-Löffler & Stiefel 2020; Skibbe & Löseke 2021)

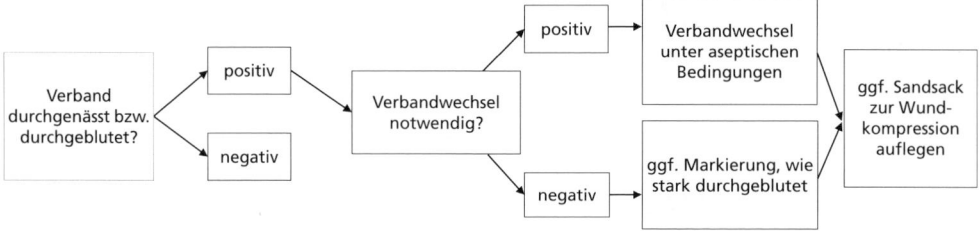

Abb. 3.11: Verbandkontrolle (eigene Darstellung)

Der Fundusstand, die Lochien bzw. Vorlagen und der Wundverband sollten in den ersten sechs postoperativen Stunden alle 30–60 Minuten kontrolliert werden (Bryan 2015). Wie bereits im Kreißsaal sollte der Frau ein Getränk oder die Möglichkeit angeboten werden, den Mund auszuspülen. In bequemer Position mit Lagerungshilfen soll ihr das Bonding mit Haut-zu-Haut-Kontakt zum Kind und das frühe Anlegen zum Stillen ermöglicht werden. Je nach Allgemeinzustand der Mutter kann der Blasenverweilkatheter bis zum folgenden Morgen belassen werden. Gleiches gilt für die Mobilisationsbemühungen. Sie sollen einerseits so früh wie möglich unternommen werden, sollen sich andererseits an dem Allgemeinzustand der Mutter orientieren dürfen. Spätestens am nächsten Morgen sollen sie durchgeführt werden. Es sollte zu einem bauchdeckenschonenden Aufstehen über die Seite angeleitet werden. (Skibbe & Löseke 2021) Eine pharmakologische Thromboseprophylaxe ist angesichts der physiologischen puerperalen Thrombozytose indiziert. (Herber-Löffler & Stiefel 2020; Bryan 2015)

Der Frau kann Hilfe bei der Körperpflege oder beim Wäschewechsel angeboten werden (Bryan 2015). Am ersten postoperativen Tag ist nach Entfernung des Urinkatheters auf schmerzfreien Spontanurin zu achten und der Frau eine Anleitung zur (Ab-)Spülung des Intimbereichs nach jedem Toilettengang zu erläutern (Bryan 2015). Das Verbandspflaster wird entfernt. Falls die Wundnaht in der Bauchfalte liegt, sollte eine Intertrigoprophylaxe, z. B. mit Mullkompressen, erfolgen. Diese Kompressen müssen bei jedem Toilettengang gewechselt werden. Am zweiten postoperativen Tag werden die Steristrips entfernt. Duschen ist möglich. (Bryan 2015)

3.4 Abdominale Geburt: Sectio caesarea

Wundkontrolle:
Eine Sectionaht ist wie eine primäre aseptische Wunde zu pflegen (▶ Abb. 3.12). Ab dem zweiten postoperativen Tag können der Verband bzw. die Steristrips entfernt werden und die Naht bleibt unbedeckt. Die aseptische Reinigung, unterstützt durch eine Intertrigoprophylaxe, leistet einer primären Wundheilung Vorschub. Bleibt die Wundheilung unauffällig, können ab dem 10. postoperativen Tag die Fäden bzw. Klammern entfernt werden. Weitere Inspektionen der Wunde ermöglichen eine frühe pflegerische Intervention im Falle einer sich sekundär etablierenden Infektion. (Herber-Löffler & Bauer 2020)

In der Epithelisierungsphase sollte auf mechanischen Schutz des Wundrandes und die Wundruhe geachtet werden. Das Wundmilieu sollte weiterhin feucht, die Umgebung trocken gehalten werden. Ist die Wunde komplett verschlossen ist, ist keine professionelle Wundkontrolle mehr notwendig. Die Frau wird über die geringere Gewebefestigkeit der Narbe hingewiesen.

Bei einer sekundären Wundheilung (Infektionszeichen, vermehrtes Exsudat, Dehiszenz etc.) wird die Wunde von außen nach innen mit z. B. Kompresse und Desinfektionsmittel gereinigt und mit einem Sekundärverband bedeckt. Die Frau sollte über die längere Wundheilungszeit und Bildung von Sekundärgewebe informiert werden. Je nach Art der Wundheilungsstörung sind ein spezifischer Sekundärverband, Wundrandschutz und ggf. Medikamente angezeigt (▶ Tab. 3.9). Es gelten die Prinzipien eines modernen Wundverbandes: Feuchthalten des Wundmilieus, Bindung von überschüssigem Exsudat, Gewährleistung eines Gasaustausches bei Undurchlässigkeit für Mikroorganismen, Schutz von Auskühlung sowie die Möglichkeit der atraumatischen Entfernung des Verbands. (Protz et al. 2020; Voggenreiter et al. 2009)

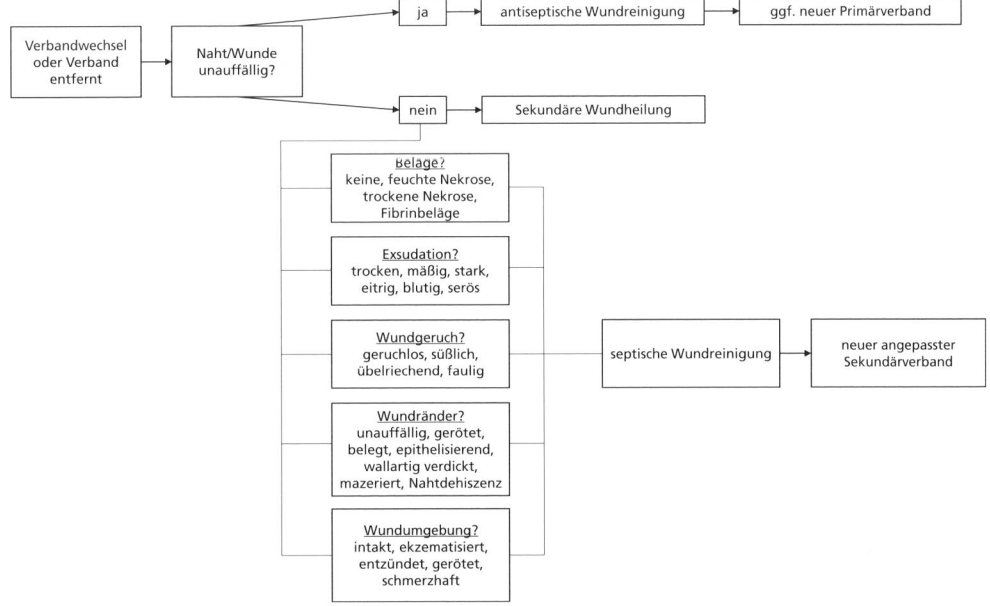

Abb. 3.12: Schematische Wundkontrolle (eigene Darstellung)

Die Missempfindung, z. B. ein kribbelndes Gefühl, resultiert aus dem Durchtrennen von Nervenbahnen im Rahmen der Sectio und kann noch einige Monate nach der Geburt anhalten. Im Hinblick auf die Senkung der ohnehin geringen Wahrscheinlichkeit einer Uterusruptur sollte mindestens zwölf Monate mit der nächsten Schwangerschaft gewartet werden und die Geburt nach Möglichkeit nicht eingeleitet werden. Handelt es sich um die erste Sectio, besteht rein ausgehend von diesem Entbindungsmodus kein Einwand gegen eine anzustrebende physiologische Geburt. Bestehen weitere vorangegangene Sectiones, ist eine Geburtsplanung angezeigt. (Fitzpatrick et al. 2012)

Tab. 3.9: Merkmale von Wundheilungsstörung (Gräni 2014; Protz et al. 2009)

Merkmal	Bemerkungen	Vorgehen
Schmerzen	Anhaltender, scharfer oder ansteigender Schmerz kann ein Zeichen für eine Wundheilungsstörung sein.	Überweisung an Gynäkolog/-in
Hämatom	Eine Ausdehnung und stetig rötlich bis blau-violette Färbung können Hinweise auf eine mangelnde Blutstillung im Wundgebiet sein.	
Dehiszenz	Eine Dehiszenz kann ein Hinweis auf eine manifeste Infektion oder Nahtgutunverträglichkeit sein oder bei zu viel Zug auf die frische Naht entstehen.	
Exsudation	Bei stark nässenden Wunden Polyurethanschaum zur Aufnahme der Feuchtigkeit verwenden	
Zu trockene Wunde	Falls der vorherige Wundverband zu austrocknend ist, einen Hydrogelverband verwenden	

Beratung:

- Wundheilung braucht Ruhe, Zeit, Luft und Wärme über 28 °C.
- Druck- und Zugentlastung, persönliche Hygiene und Wundantiseptik
- Diabetes mellitus, ein BMI über 25, Rauchen und eine Anämie beeinträchtigen die Wundheilung (RKI 2018).
- Präzise Wundbeobachtung und Dokumentation, entsprechende Anleitung und Beratung der Frau sowie zeitgerechte Intervention ist angezeigt (Protz et al. 2020).
- persönliche Hygiene, Händedesinfektion
- Bei chronischen Heilungsverläufen ist eine Ernährungsberatung relevant und angezeigt (Sitzmann & Ulrich 2017).

Maßnahmen und Anleitung:

Säuberung des Wundgebietes:

- Bis zur vollständigen Adaption der Haut erfolgt eine Wischdesinfektion der Wunde vom Zentrum (Naht) zur Peripherie.
- Ab vollständiger Adaption der Haut erfolgt eine Reinigung mit lauwarmem Wasser mit anschließendem Trockentupfen.

Bei Hämatom:

- Enzympräparate auf Basis von Chymotrypsin und Trypsin (Schön & Bayer 2013)

Bei Schmerzen:

- Anleitung zu vorsichtigen Bewegungen, insbesondere bei Seitdrehung, nicht überstrecken, bauchdeckenentspannende Positionierungen
- abendlicher Wundschmerz spiegelt zu hohe, körperliche Belastung während des Tages wider, zunehmender Wundschmerz schützt vor überhöhter Belastung
- Information zu Parästhesie geben (Missempfindung Taubheitsgefühl im Unterbauchbereich tritt häufig auf und kann langanhaltend sein)

Bei Wundheilungsstörung:

- Octenidin (Octenisept®) auftragen und abwischen (gute antimikrobielle Wirkung, wegen ausgeprägter Gewebetoxidität maximal sieben Tage anwenden) (Schewior-Popp et al. 2012)
- In Wasser gelöstes Tannolact®-Pulver (eine Messerspitze auf einen halben Liter lauwarmes Wasser) wirkt aseptisch bei infizierten Nähten.

Vorgehen bei Verbandswechsel:
Informierung und bequeme, schmerzfreie Lagerung der Frau. Einen Unterlagenschutz unterlegen und ggf. zeitgerechte Analgesie initiieren. Das Verbandsmaterial patientennah unsteril und patientenfern steril vorbereiten, ggf. schon öffnen. Während der Durchführung ist auf lückenlose Asepsis zu achten. Es folgt Händedesinfektion und die unsterilen Handschuhe werden angezogen. Während des Verbandwechsels sollte die Frau ständig über die einzelnen Handlungsschritte aufgeklärt werden. Es beginnt die atraumatische Entfernung des alten Deckverbands mit unsterilen Handschuhen. Exsudat, Geruch und Beimengungen der Wunde werden dokumentiert. Es erfolgt ein Handschuhwechsel und nochmals werden unsterile Handschuhe angezogen. Ggf. wird eine tupfende Reinigung mit feuchten, sterilen Kompressen oder Wundspülung durchgeführt. Eine Wunddokumentation oder Abstrich schließt sich bei Bedarf an. Die Handschuhe werden ausgezogen, die Hände desinfiziert und das sterile Material steril geöffnet. Die Kompressen werden mit Desinfektionslösung getränkt. Nun werden entweder sterile Handschuhe angezogen oder die sterile Pinzette genutzt. Mittels Non-Touch-Technik wird mit getränkter Kompresse die Wunde desinfiziert, dabei wird für jeden Wisch eine neue Kompresse benutzt und die Einwirkzeit der Lösung beachtet. Je nach Wundexsudat und Heilungsstadium wird ein spezifischer Wundverband aufgelegt. Bei nicht adhäsiven Verbänden eine zusätzliche Fixierung anbringen. Zur Nachbereitung werden alle beteiligten Materialien verworfen oder zur Aufbereitung bereitgelegt. (Protz et al. 2020; Voggenreiter et al. 2009; Protz, et al. 2009)

Vorgehen bei Regelwidrigkeiten: (▶ Tab. 3.9)

Beginn und Dauer: Nach Entfernung von Klammern, Steri-Stripes bzw. Fäden beginnen

Gute Erfahrung mit:

- Das Bündchen des Slips sollte nach Möglichkeit nicht direkt auf Höhe der Wunde enden.
- Benässung des Wundverbands mit NaCl-Lösung zur atraumatischen Entfernung

Kooperierende: Kollegin (Rückbildungsgymnastik), Physiotherapeut/-in, Gynäkolog/-in

3.4.3 Sectio und Psychosomatik

Kirstin Büthe

Ziel: Mentale Gesundheit der Mutter nach Sectio caesarea, intakte Mutter-Kind-Bindung, Erhalt der Partnerschaft

Inhalt:

Das Wochenbett ist eine hochvulnerable Zeit für die körperliche und mentale Gesundheit der jungen Mutter. Einflussnehmende Faktoren darauf sind körperlicher Zustand (Genesung), die Reaktion der Wöchnerin auf den Verlauf von Schwangerschaft, Geburt und das Elternsein sowie ihre Gemütsverfassung und personale Faktoren wie Alter, Parität, Schlafmuster, sozioökonomischer Status etc. (Bick et al. 2004). Bemessen werden kann die mentale Gesundheit nach Anwesenheit von fraglicher Depression nach der *Edinburgh Postnatal Depression Scale* sowie der *Fatigue Severity Scale*, einem Schema, das sensitiv ist für das Erschöpfungssyndrom. Die Bedeutung des Geburtsmodus auf die mentale Gesundheit der Wöchnerin wird kontrovers diskutiert.

Studien unterschiedlichen Alters können für den Zeitpunkt von drei Monaten nach der Geburt keinen signifikanten Unterschied in Bezug auf die mentale Verfassung junger Mütter mit Zustand nach geplanter Sectio caesarea und nach geplanter Spontangeburt identifizieren (Hutton et al. 2015; Hannah et al. 2002). Acht Wochen nach Geburt zeigt sich ein positiver Effekt auf die mentale Gesundheit der jungen Mutter ausgehend von einer vaginalen Entbindung gegenüber einer Sectio caesarea (Saddat et al. 2013).

Zutiefst erschütternde Fallberichte von Frauen nach sekundärer Sectio über eine langanhaltende psychische Verletzung, ein verhindertes positives Geburtserleben, massive Schuld- und Versagensgefühle, Partnerschaftsprobleme, Bindungs- und Stillprobleme sowie dem Bruch des Selbstvertrauens (Ebrecht-Fuß 2015) deuten auf einen massiven Einfluss eines als traumatisiert erlebten Geburtsmodus oder des Rahmens zu dessen Entscheidung hin. Ein verheerender Effekt auf die seelische Gesundheit ist im Einzelfall nicht auszuschließen. Wimmer-Puchinger et al. (2013) beschreiben, dass Frauen nach sekundärer Sectio auch langfristig häufiger über Verunsicherung und negative Gefühle in Bezug auf das Geburtserleben klagen. Die Autor/-innen halten eine interdisziplinäre Betreuung von Frauen in psychosozialen Krisen nach Geburt für eine angemessene Maßnahme.

Eine geplante Sectio wird besser verarbeitet als eine ungeplante (Rawlings & Redshaw 2012). Die subjektive Zufriedenheit der erlebten Geburt ist bei Frauen mit primärer Sectio hoch und reicht nahezu an die von spontan entbundenen Frauen heran. Die Zufriedenheit von Frauen nach sekundärer Sectio ist subjektiv am niedrigsten von allen Geburtsmodi. Dabei korreliert die Informiertheit und Einbeziehung in Entscheidungsprozesse maßgeblich mit einem positiven Geburtserleben. Die Schmerzintensität spielt anfangs eine untergeordnete Rolle. Der Einsatz einer PDA verschlechtert das Geburtserleben trotz geringerer Schmerzintensität. Als derart bedeutungsvolle Variable für Geburtszufriedenheit ist die Selbstbestimmtheit der Frau während des Geburtsgeschehens zu gewährleisten und zu bewahren (Schrittenloher 2015; Hellmers 2005).

Frauen mit dem Wunsch nach Sectio caesarea sind nach einer schwedischen Studie (Sydsjö et al. 2016) häufiger von ernsthaften psychiatrischen Erkrankungen betroffen. Nach Wimmer-Puchinger et al. (2013) tragen entsprechend anamnestische Risiken sowie das Erleben von Todesangst um das eigene Leben oder das des Kindes zur Entwicklung eines negativen Geburtserlebens bei. Besonders bei dem Wunsch nach elektiver Sectio wegen Angst vor Geburt, Schmerz etc. der Schwangeren wird auf den Nutzen einer zugeschnittenen, psychologischen Beratung sowie guter Geburtsvorbereitung hingewiesen.

Beratung:

- Teilnahme an Geburtsvorbereitung empfehlen bzw. anraten
- ante partum den Geburtsmodus als nicht vorab bestimmbar, kontrollierbar verdeutlichen

- postpartum die Gefühlsreaktion auf den Geburtsmodus als Wunsch nach Unterstützung bei der Heilung der seelischen Verletzung verdeutlichen
- vgl. Kontrazeption und Familienplanung (▶ Kap. 3.7.2)

Maßnahmen und Anleitung:

- bei entsprechend psychischen Symptomen postpartum professionelle Unterstützung vermitteln

- Selbstwertgefühl der Frau stärken, Ressourcen der Frau verdeutlichen

Beginn und Dauer:

- Unterstützung schnellstmöglich ab Beginn von Symptomen einer Depression oder Posttraumatischen Belastungsstörung

Kooperierende: Gynäkolog/-in, Psycholog/-in, Selbsthilfegruppe

3.5 Haut

Kirstin Büthe

3.5.1 Chloasma uterinum

Inhalt:

Chloasma uterinum, Chloasma gravidarum oder Melasma, dessen Ausbildung von der Schwangerschaft in das Wochenbett und darüber hinaus reicht, bezeichnet eine Hyperpigmentierung mit einer Dunkelfärbung der Haut. Besonders centrofascial, malar (Wangen) und mandibular tritt Melasma auf. Triggernde Faktoren sind Sonneneinstrahlung und Schwangerschaftshormone. (Gupta & Gupta 2019) Die Hyperpigmentierung ist umso ausgeprägter, je dunkler die ursprüngliche Hautfarbe ist. (Holzgreve et al. 2007; Tunzi & Grey 2007).

Im Wochenbett bildet sich diese Hyperpigmentierung unkompliziert zurück (Holzgreve et al. 2007). Je nach Hauttyp vollzieht sich die Rückbildung unterschiedlich schnell. Besonders unter hormoneller Kontrazeption können erneut dunkle, hyperpigmentierte Hautpartien auftreten. (Vetter & Goeckenjahn 2006)

Das Melasma kann durch ein unterschiedlich tiefes, chemisches Peeling oder durch Laserbehandlung gemildert werden. Eine weitestgehende UV-Abstinenz begleitet die Behandlung. (Gupka & Gupka 2019)

Beratung:

- Tagespflege- und ggf. Sonnenschutzcreme mit hohem Lichtschutzfaktor gegen UVA- und UVB-Strahlung (Grospietsch & Möricke 2018; Tunzi & Grey 2007)
- starke Sonneneinstrahlung, Sonnenbad und Solarium meiden

3.5.2 Striae distensae

Inhalt:

Striae distensae oder Striae gravidarum sind Dehnungsstreifen, die sich unter steigender Konzentration von mütterlichem Kortisol in der Schwangerschaft besonders an der Bauchhaut durch Risse im bindegeweblichen Netz der Subkutis bilden. (Bikas et al. 2006; Vetter & Goeckenjan 2006). Betroffen ist davon neben der Brust, Hüfte und Oberschenkel insbesondere der untere Anteil des Bauches. Striae bleiben auch im Wochenbett bestehen und verfärben sich silbrig-grau. (Holzgreve et al. 2007)

Striae rubae bezeichnet die akute Form der Striae mit Rotfärbung der längsgerichteten Risse. Striae albae heißt die chronifizierte Form der Striae, wie sie im Wochenbett zu sehen sind. Die Risse sind von verblasster, gräulich-silbriger Struktur. (Ud-Din et al. 2016) Junges Alter, familiäre Disposition, hohes Gewicht vor der Schwangerschaft und vor der Geburt sind die wesentlichen, ursächlichen Faktoren (Lurie et al. 2011).

Die wenig effektiven Vermeidungsstrategien und Behandlungsmöglichkeiten im Wochenbett und darüber hinaus stellen teilweise eine Belastung für betroffene Frauen dar (Farahnik et al. 2011). Die Evidenzlage für die Wirksamkeit frei verfügbarer Mittel ist nicht hoch (Du-Din et al. 2016). Fraktionales Lasern bietet bei Striae alba eine Behandlungsmöglichkeit (Ahmed et al. 2018).

> **Beratung:**
>
> - Nicht ablative Laser-Therapie regt die Neokollagenese an und wirkt regenerativ (Ahmed et al. 2018; Farahnik et al. 2011).

3.5.3 Pruritus

In der Schwangerschaft beklagt knapp die Hälfte der Frauen einen Pruritus. Je nach Beginn, Lokalisation und Begleitbeschwerden werden verschiedene, ursächliche Krankheitsbilder unterschieden, deren Ausklang im Wochenbett und darüber hinaus variiert (▶ Tab. 3.10).

Piercing und Tattoo:
Genitalpiercings sind häufig Attribute von persönlichem und sexuellem Ausdruck einer Frau. Nach Möglichkeit sollten sie bereits in der Schwangerschaft zum Schutz vor Infektionen abgenommen werden. Alternativ sollten die Pflegemaßnahmen um den Schmuck herum intensiviert werden. Es gilt Harnwegsinfekte und Kolpitiden zu vermeiden. (Bung 2012; Young et al. 2010)

Tattoos sind für Menschen mit chronischen Hauterkrankungen, Immunsupprimierung, kongenitalen Herzerkrankungen, Antikoagulantieneinnahme sowie für stillende Frauen kontraindiziert (Serup et al. 2015). Ein MRT ist auch mit Tattoo durchführbar. Die eisenhaltigen Pigmente können ein Zuggefühl und eine prickelnde Wärmeentwicklung auf der Haut verursachen, die sich spätestens nach 24 Stunden zurückbildet. Eine Verbrennung als Ausnahmefall kann nicht ausgeschlossen werden. (Callaghan et al. 2019)

Tab. 3.10: Involution der schwangerschaftsbedingten Hautveränderungen und Erkrankungen

Hauterkrankung	Symptome im Wochenbett	Zeitpunkt des Abklingens
Chloasma uterinum (Schöller 2018; Holzgreve et al. 2007)	nachlassende Pigmentierung im Bereich Stirn, Schläfe, Wange, Brustwarzen, Genitale, Narben, effektiver Sonnenschutz ist sinnvoll	verblassen unterschiedlich schnell, kann unter hormonellen Kontrazeptiva wieder nachdunkeln
Striae distensae (Holzgreve et al. 2007)	silbrig-graue Streifen an Brust, Hüfte, Oberschenkelinnenseite	ist irreversibel

Tab. 3.10: Involution der schwangerschaftsbedingten Hautveränderungen und Erkrankungen – Fortsetzung

Hauterkrankung	Symptome im Wochenbett	Zeitpunkt des Abklingens
Schwangerschaftsprurigo (Szczech et al. 2017)	Juckreiz an Bauch und Brust, auch generalisiert, auch knötchenförmige Hautveränderungen	klingt nach Monaten nach Geburt ab
Pruriginöse urtikarielle Schwangerschaftspapeln und -plaques (Grospietsch & Möricke 2018; Szczech et al. 2017; Kühl 2013)	Juckreiz und Hautveränderungen am Abdomen innerhalb der Striae, an Oberschenkel, Oberarm und Gesäß ohne Bläschenbildung	erste bis siebte Woche nach Geburt bei ca. einem Drittel der Betroffenen
Intrahepatische Schwangerschaftscholestase (Grospietsch & Möricke 2018; Szczech et al. 2017; Kühl 2013)	schwerer Juckreiz und Hautverletzungen durch Zerkratzen von Hand- und Fußsohlen, gefolgt von Körperstamm	zeitnah nach Geburt klingen Beschwerden ab

3.6 Frauen mit besonderer Ausgangssituation

Kirstin Büthe

3.6.1 Frauen nach Gestationsdiabetes

Ein Diabetes mellitus ist eine Glukosestoffwechselstörung mit absolutem oder relativem Insulinmangel. Es ist die häufigste endokrine Erkrankung.

Definitionen:

Gestationsdiabetes (GDM): Ein Gestationsdiabetes oder Schwangerschaftsdiabetes ist eine diabetische Erkrankung, die erstmals in der Schwangerschaft als Glukosetoleranzstörung auftritt. In der Regel manifestiert sich die Stoffwechselstörung ab der 20. SSW. Sie kann mit oder ohne Insulinpflicht bestehen. Der Krankheitsmechanismus ähnelt dem des Diabetes mellitus Typ II sehr. (AWMF 2017)

Abnorme Nüchternglukose: Auch impaired fasting glucose (IFG). Die Nüchtern-Plasmaglukosewerte liegen zwischen 100–125 mg/dl (5,6–6,9 mmol/l). (DGG 2011)
Gestörte Glukosetoleranz: Auch impaired glucose tolerance (IGT). Die 2-Std.-Plasmaglukosewerte des oGTT liegen im Bereich 140–199 mg/dl (7,8–11,0 mmol/l) und die Nüchtern-Plasmaglukosewerte liegen unter 126 mg/dl (<7,0 mmol/l). (DGG 2011)
Insulin: Proteohormon, das in den B-Zellen der Langerhans-Inseln des Pankreas gebildet wird. Es wirkt blutzuckersenkend, indem es Glukose in die Zellen schleust. (Pschyrembel 2018)
HbA1C: HbA1C ist ein mit Glukose glykiertes HämoglobinA1 (HbA1). Der Prozess der Glykolisierung ist nach einigen Stunden nicht mehr reversibel. Im Rahmen des fortwährenden Erythrozytenabbaus verändert sich der Anteil von HbA1C-Hämoglobin gegenüber

HbA1 bei einer diabetogenen Stoffwechsellage im Sinne eines Anstiegs. Der Anteil von HbA1C am Gesamthämoglobin ist bei einem Diabetes mellitus auf über 7,5 % erhöht. (Fischer et al. 2017; Pschyrembel 2014)

Ziel: Nach einem Gestationsdiabetes gilt es, die Manifestation eines Diabetes Typ II zu verhindern.

Inhalt:

Ca. 12 % der Bevölkerung in der BRD sind von einer diabetischen Stoffwechselstörung betroffen, der Anteil ist steigend. Das periphere Muskel- und Fettgewebe hat eine krankheitsbedingte, verminderte Glukoseaufnahme. Die Diagnose erfolgt über einen oralen Glukose-Toleranz-Test, die Kontrolle der Blutzuckereinstellung über Blutzuckerkontrollen (mg/dl oder mmol/l) und HbA1C. (Bobbert & Mai 2018)

Symptome und Formen:
Leitsymptom des Diabetes mellitus ist eine chronische Hyperglykämie (Fischer et al. 2017). Diese Überzuckerung wird in zwei Formen unterschieden: Das ketoazidotische Koma kann bei Diabetes Typ I, das hyperosmolare Koma kann bei Diabetes Typ II auftreten. Glukosurie und Herzrhythmusstörungen sowie Müdigkeit, Schläfrigkeit, verwaschene Sprache und mangelnde Reflexauslösbarkeit weisen auf ein hyperosmolares Koma hin. (Pschyrembel 2014)

Der Blutzucker kann durch eine venöse Blutentnahme oder durch die unkomplizierte Kapillarblutentnahme im Rahmen einer Eigenmessung mittels Blutzuckermessgerät erfolgen (Hien & Böhm 2007). Liegt eine Nüchtern-Plasmaglukose von ≥ 126 mg/dl ($\geq 7,0$ mmol/l) oder ein 75-g-oGTT-2-Std.-Wert im venösen Plasma von ≥ 200 mg/dl ($\geq 11,1$ mmol/dl) vor, kann von einem manifesten Diabetes ausgegangen werden (DGG 2011).

Diabetes mellitus Typ I ist ein zunehmender, absoluter Insulinmangel. Er resultiert aus einer Zerstörung der B-Zellen des Pankreas und führt zur Glukosestoffwechselstörung. Ein immunologischer Einfluss bei der Genese besteht ebenso wie eine absolute Insulinabhängigkeit. Die Manifestation erfolgt spätestens im frühen Erwachsenenalter. (Bobbert & Mai 2018)

Diabetes mellitus Typ II ist eine Glukosestoffwechselstörung, die infolge von Insulinresistenz und Insulinsekretionsstörung mit Erhöhung der Blutglukose über eine definierte Grenze auftritt. Ein Übergang zu absolutem Insulinmangel ist möglich. Die Manifestation erfolgt meist im höheren Lebensalter. Adipositas (BMI ≥ 30 kg/m^2) sowie Bewegungsmangel leisten der Erkrankung erheblichen Vorschub. (Bobbert & Mai 2018)

Gestationsdiabetes:
2010 litten 3,7 % aller Schwangeren an einem Gestationsdiabetes. Der Anstieg von Betroffenen korreliert mit der Zunahme von Adipositas in der Bevölkerung. Essentielle Risikofaktoren für die Manifestation einer diabetogenen Erkrankung in der Schwangerschaft sind Übergewicht gekoppelt mit einem Bewegungsmangel. Die an sich physiologische Insulinresistenz in der zweiten Hälfte der Schwangerschaft führt bei unzureichender Steigerung des Insulinbedarfs zu Hyperglykämien. Die Diagnose erfolgt durch zwei Tests. Liegt ein entsprechendes Risiko bei der Schwangeren vor, erfolgt vor der 24. SSW der erste Test: die Messung eines Gelegenheits- oder Nüchternglukosewerts. Zwischen der 24. und 28. SSW sollen alle Schwangeren den zweiten Test, einen 75-g-oraler-Glukosetoleranztest (75g-oGTT), machen. (AWMF 2017)

Laut Mutterschutzrichtlinien soll jeder nichtdiabetischen Schwangeren ein zweistufiges Screening auf Gestationsdiabetes angeboten werden. Nach dem Glukose-Challenge-Test in 24+0 bis 27+6 SSW soll Frauen mit nicht physiologischen Werten ein zeitnaher 75-g-oGTT angeraten werden. (G-BA 2016)

Der 75-g-oGTT wird mit Proben von venösem Blut durchgeführt. Über einen Zeitraum von zwei Stunden wird dreimalig (nüchtern, eine und zwei Stunden postprandial nach oraler Aufnahme von 75 g Glukose) der Blutzucker gemessen (Schindler 2018). Die Nüchterngrenzwerte sind ≥ 92 mg/dl ($\geq 5,1$ mmol/l), eine Stunde postprandial ≥ 180 mg/dl ($\geq 10,0$ mmol/l), zwei Stunden postprandial ≥ 155 mg/dl ($\geq 8,5$ mmol/l). Je nach Ergebnis erfolgt bei Gestationsdiabetes eine diätetische oder insulinäre Einstellung des Blutzuckers. (Kleinwechter et al. 2011)

Die diätetische Einstellung empfiehlt eine gewichts- und aktivitätsbasierte Menge an Kohlenhydraten bzw. Kohlenhydrat-Einheiten (KE) täglich. Eine Kohlenhydrat-Einheit entspricht 10 g Kohlenhydrate eines Lebensmittels. Die Angabe von KE einer Mahlzeit kann als Berechnungsgrundlage für die zum Verzehr zur Verfügung stehenden Nahrungsmittel sowie für das erforderliche Insulin verwendet werden. Der alte Begriff »Broteinheit« dient dem gleichen Zweck und entspricht 12 g Kohlenhydraten. (DGG 2011)

Postpartum nach Gestationsdiabetes:
In den ersten Stunden postpartum sinkt der mütterliche Insulinbedarf. Drei Tage postpartum liegt der Insulinbedarf ca. 20 % unter dem präkonzeptionellen Wert. Um das steigende Risiko für Hypoglykämien zu erfassen, sollte in diesem Zeitraum der Blutzucker alle vier bis sechs Stunden gemessen werden.

Hypoglykämie (Unterzuckerung) beginnt bei Blutzuckerwerten unter 50 mg/dl (entspricht 2,8 mmol/l) mit Symptomen wie Zittern, Schwitzen, Blässe, Unruhe, Herzklopfen, Heißhunger, Schwäche, Pelzigkeit um den Mund, Seh- und Sprachstörungen, Gleichgewichtsstörungen, Schwindel, Aggressivität, weinerliches Verhalten, Bewusstseinsverlust oder Krampfanfall. Hypoglykämien treten auch bei ehrgeiziger Einstellung des Blutzuckers auf. (Pschyrembel 2014)

Ausblick:
Stillen kann den Insulinbedarf zusätzlich mindern. Obwohl die in der Schwangerschaft erworbene Glukosetoleranzstörung postpartum als reversibel gilt, besteht ein prognostisch höheres Diabetes-Risiko. (Pschyrembel 2014)

Mehr als die Hälfte der insulinpflichtigen Gestationsdiabetikerinnen entwickeln binnen drei Jahren postpartum einen Diabetes Typ II. Ca. die Hälfte aller Frauen mit Gestationsdiabetes erkranken daran prognostisch binnen zehn Jahren. (Huppert et al. 2012)

Die Umstellung der Ernährungsweise zusammen mit körperlicher Bewegung verringert das Risiko, einen Gestationsdiabetes zu entwickeln (Griffith et al. 2020).

Ausschluss einer Manifestation von Diabetes mellitus Typ II:
Bei postpartal normalen Blutzuckerwerten empfiehlt sich sechs bis zwölf Wochen nach Geburt ein 75-g-oGTT (Kleinwechter et al. 2011). Ist der Nüchtern-Blutzucker dabei ≥ 126 mg/dl ($\geq 7,0$ mmol/l) oder/und der zwei Stunden postprandiale Wert ≥ 200 mg/dl ($\geq 11,1$ mmol/l), liegt ein manifester Diabetes mellitus vor. Die Bestimmung des HbA1C ist angezeigt. (G-BA 2016)

Die Interpretationsfähigkeit eines oGTT wird gemindert durch vorherige, akute Erkrankungen, durch Verzehr von Kaffee und Nahrung, durch Sport oder Nikotin innerhalb von zwölf Stunden vor Test, durch Verzehr von kohlenhydrathaltiger Kost in den Tagen davor sowie durch Einnahme von u. a. Hormonen (Kontrazeptiva) (Fischer et al. 2017).

Diese Untersuchung ist unabhängig von einer Stillbeziehung. Bleibt die diabetogene Stoffwechsellage bestehen, profitieren die Betroffenen von einer Aufklärung über den Benefit einer Risikoreduktion. Eine Lebensstiländerung im Sinne einer Gewichtsreduktion, Ernährungsumstellung und Bewegungssteigerung kann ein Schutz vor Manifestation eines Diabetes sein. Eine Messung des HbA1C ist direkt postpartal nicht interpretationsfähig. (Kleinwechter et al. 2011)

Eine vorangegangene Fastenperiode oder die Beteiligung von hohem Stress im Sinne von Traumata oder Postaggressionsstoffwechsel leistet auffälligen Ergebnissen eines oGTT bei Frauen nach Gestationsdiabetes Vorschub (Hien & Böhm 2007).

In den Folgejahren sind im Rahmen einer kontinuierlichen Nachsorge Kontrollen des Glukosestoffwechsels notwendig. Bei gestörter Glukosetoleranz sollte eine jährliche Diabetes-Diagnostik erfolgen, bei unauffälligen Ergebnissen alle zwei bis drei Jahre. Frauen mit schwangerschaftsbedingter Glukosetoleranzstörung haben ein höheres Risiko für kardiovaskuläre und depressive Erkrankungen, für Letzteres zunehmend, je geringer ihr sozioökonomischer Status ist. (Kleinwechter et al. 2011)

Sekundärprävention eines Diabetes mellitus Typ II:
Durch eine Kombination von Maßnahmen (Patientinnenedukation, Ernährungstherapie und Steigerung der körperlichen Aktivität) kann nach einem Jahr mit einer Normalisierung der Blutzuckerwerte gerechnet werden. Untersuchungsergebnisse zeigen, dass eine Gewichtsreduktion über eine drastische Reduktion der täglichen Kalorienzufuhr auf unter 1.000 kcal mit hoher Wahrscheinlichkeit zur Entfettung von Leber und Pankreas führt, welche als ursächlich vermutet wird. Der kurative Erfolg korreliert mit der Höhe der Gewichtsabnahme. Eine Regulation der Blutdruckwerte ist ebenso zu verzeichnen. (Leslie et al. 2016)

Nahrungsmittel mit niedrigem Glykämischen Index (GI) verhindern raschen und intensiven Heißhunger und stabilisieren das Essverhalten. Der glykämische Index gibt die blutzuckersteigernde Wirkung der Kohlenhydrate aus Lebensmitteln an. Referenzwert mit 100 ist die Blutglukosewirksamkeit von 50 g Glukose. Je niedriger der GI eines kohlenhydrathaltigen Lebensmittels ist, umso geringer sind seine blutzuckersteigernde Wirkung im Vergleich zu Glukose und die resultierende Insulinausschüttung. Die Art der Kohlenhydrate, die Portionsgröße sowie Zubereitung des Trägernahrungsmittels beeinflussen und bestimmen den GI (▶ Tab. 3.11). Als ungünstig werden Nahrungsmittel mit einem GI von über 70 und als günstig Nahrungsmittel von unter 50 bewertet. (Diabetes Austria 2006)

Es ist die Hoffnung an eine entsprechende, diätetische Ernährungsform geknüpft, dass bei dominantem Verzehr von niedrig-glykämischen Nahrungsmitteln durch Langzeitsättigung eine Kalorien- und Gewichtsreduktion möglich ist.

Die glykämische Last (GL) ist ein Maß für die glykämische Antwort einer Lebensmittelportion im Sinne des induzierten Insulinbedarfes. Die Zusammensetzung der Stärke, der Grad der Verarbeitung (mahlen, kochen etc.) sowie die technologische Bearbeitung, Enzyminhibitoren sowie Gehalt an weiteren, energieliefernden Nährstoffen in der Nahrung bestimmen die GL. (Strohm 2013)

Tab. 3.11: Glykämischer Index und glykämische Last (vgl. Atkinson et al. 2008)

Nahrungsmittel	Glykämischer Index (GI)			Glykämische Last (GL)
	< 50	50 bis 70	> 70	
Feingemahlenes Weizenvollkornmehl (30 g)		74 +/− 2	74 +/− 2	9
Jasmin-Reis (150 g)			109 +/− 10	46
Banane (120 g)	47 +/− 5			11
Apfel Golden Delicious (120 g)	39 +/− 3			6

Tab. 3.11: Glykämischer Index und glykämische Last (vgl. Atkinson et al. 2008) – Fortsetzung

Nahrungsmittel	Glykämischer Index (GI)			Glykämische Last (GL)
	< 50	50 bis 70	> 70	
Gekochte Kartoffel (150 g)			82 +/– 7	9–25
Naturjoghurt (200 g)	19 +/– 6			3
Haushaltszucker (10 g)		65 +/– 4		7

Beratung:

- Nüchtern-Blutzuckerwerte aus venöser oder kapillarer Blutprobe unterscheiden sich nicht, postprandial liegt das venöse Messergebnis ca. 15 % niedriger als der kapillar ermittelte Wert (Hien & Böhm 2007).
- Frauen nach Gestationsdiabetes und deren Kinder profitieren von einer Stillbeziehung für vier bis sechs Monate im Sinne einer Senkung des Risikos für eine spätere, diabetogene Erkrankung sowie für Adipositas (Kleinwechter et al. 2011).
- Eine Änderung des Lebensstils kann einen Diabetes Typ II, insofern dieser weniger als zehn Jahre besteht, ausheilen und das Risiko für eine entsprechend spätere Manifestation senken (Huppert et al. 2012).
- Dafür sollte u. a. an fünf Tagen in der Woche über 30 Minuten Ausdauertraining mit 60 bis 70 % der Maximalkraft ausgeübt werden, eine begleitende Rauchentwöhnung ist angezeigt (Ekelund et al. 2009).
- Synchron zu Gewichtsreduktion und Bewegungssteigerung sinken Blutdruck, Blutfettwerte und das Wohlbefinden steigt (Leslie et al. 2016).
- Die Erhöhung des Anteils von Nahrungsmitteln mit niedrigem glykämischen Index (Vollkorngetreide, Kartoffeln, heimisches, fruchtzuckerärmeres Obst und Gemüse) hat vermutlich eine Risikosenkung für die Entwicklung eines Diabetes Typ II bei Nichtraucherinnen zur Folge (Strohm 2013).

Maßnahmen und Anleitung:

Blutzuckermessung von Kapillarblut:
Material: Händedesinfektionsmittel, unsterile Handschuhe, Hautdesinfektionsmittel, sterile Tupfer, Einmallanzette oder tiefenverstellbare Stechhilfe, Mess-Stix, Blutzuckermessgerät, Pflaster.
Durchführung: Geeignete Punktionsstellen beim Erwachsenen sind das wenig schmerzhafte Ohrläppchen oder die Seite einer Fingerbeere. Beim Neugeborenen bietet sich die Ferse zur Blutgewinnung an. Nach Händedesinfektion werden Schutzhandschuhe angezogen. Nach Desinfektion der Haut soll diese vor der Imprägnation abgetrocknet werden. Mit der Lanzette ausreichend tief und senkrecht zur Haut schnell einstechen und den ersten, meist serumverwässerten Blutstropfen abwischen. Durch maximal leichtes Zusammendrücken des Gewebes kann der Blutaustritt unterstützt werden. Das Blut wird auf das vorgesehene Feld des Mess-Stix getropft und der Stix in das Messgerät geschoben. Die Imprägnationsstelle mit Pflaster bedecken. Den Arbeitsplatz säubern, den Messwert ablesen und dokumentieren. (Fischer et al. 2017)

Sechs bis zwölf Wochen nach Geburt sollte bei einer Frau nach Gestationsdiabetes der

EPDS als Screeninginstrument für eine depressive Verstimmung angeboten werden (Kleinwechter et al. 2011).

Vorgehen bei Regelwidrigkeiten:

- Bei Hypoglykämie muss der Betroffenen umgehend Glukose (Fruchtsaft, Cola, Glukosegel o. ä.) zugeführt werden, bei Bewusstlosigkeit bringt man die Frau in die stabile Seitenlage und alarmiert den Notdienst (Fischer et al. 2017).
- Bei Hyperglykämien sind eine stationäre Aufnahme und Überwachung der Stoffwechselentgleisung angezeigt (Fischer et al. 2017).

Beginn und Dauer:

- Ernährungsgewohnheiten direkt nach Geburt entsprechend modifizieren
- Blutzuckermessung vier bis sechs Stunden nach Geburt beginnen
- Bewegungssteigerung wenige Tage nach Geburt

Gute Erfahrung mit: Die zur Prävention eines Diabetes mellitus Typ II dringend angeratene Bewegungsförderung und Kalorienrestriktion führt spürbar zu einer Verbesserung der Haut, des Befindens, der Schlafqualität, der Verdauung etc.

Kooperierende: Gynäkolog/-in, Diabetolog/-in, Ökotropholog/-in, Ernährungsberater/-in, Physiotherapie-Praxis, Fitnessstudio, lokaler Sportverein

3.6.2 Frauen mit Übergewicht und Adipositas

> Präadipositas (Übergewicht) liegt laut WHO bei einem BMI von ≥ 25 bis $< 30\,kg/m^2$ bei einem Erwachsenen vor. Eine Adipositas ab einem BMI von $\geq 30\,kg/m^2$!

Ziel: Das Körpergewicht in einem BMI zwischen 18,5 und 25 kg/m² halten

Inhalt:

Kostformen:
Ernährung ist ein Grundbedürfnis des Menschen. Es ist die Aufnahme von Nährstoffen, die für den Aufbau, den Erhalt und die Fortpflanzung von Lebewesen notwendig ist. Ernährung bedeutet, den Körper zur Erhaltung der Lebensfunktion mit der ausreichenden Menge an Energie, Nährstoffen, Vitaminen und Mineralien zu versorgen. Alter, Geschlecht und Bewegung bestimmen maßgeblich die erforderliche Menge an Stoffen. (Lebensmittellexikon 2018a)

Die Ernährung kann in ihrer bevorzugten Form einerseits traditionellen Einflüssen, andererseits gesundheitlichen Aspekten oder dem Zeitgeist unterliegen. Bei einer Vollwertkost (auch Vollkost) können grundsätzlich alle Lebensmittel Verwendung finden. Es wird darauf geachtet, dass nur eine angemessene Menge Fett, Zucker oder Salz in der Ernährung vorhanden ist. Entscheidend ist die vollständige Versorgung mit allen wichtigen Nahrungsbestandteilen.

In der vegetarischen Ernährung wird auf tierische Produkte wie Fleisch, Wurstwaren, Fisch und Fischprodukte verzichtet. Bei der ovo-lakto-vegetabilen Ernährung handelt es sich um eine Form der vegetarischen Ernährung. Hier werden überwiegend pflanzliche Lebensmittel, aber auch Milch, Milchprodukte und Eier verzehrt. Bei der lakto-vegetabilen Ernährung wird dagegen zusätzlich auch auf Ei verzichtet. Die vegane Ernährung darf im Gegensatz zum Vegetarismus keinerlei tierische Bestandteile enthalten. So verzichten Veganer nicht nur auf Fleisch, sondern auch auf Milch, Milchprodukte, Eier, Honig, Fisch und Hefe. (Lebensmittellexikon 2018b)

Hunger und Sättigung:
Das essentielle Bestreben nach Energiehomöostase führt zu einer Reihe von ineinan-

dergreifenden, endokrinologischen, immunologischen und zentralnervösen Mechanismen des Stoffwechsels. Das Zusammenspiel von zentralem und peripherem Nervensystem unter Beteiligung einer Vielzahl von Hormonen führt dabei zu einem erfolgreichen kurzfristigen Sättigungs- und langfristigen Sattheitsgefühl. (Drobjak & Ehlert 2011)

Sättigung erfolgt durch eine komplexe Abfolge von Hormonausschüttung, unterstützt durch Magenwanddehnung, Blutglukosekonzentration und Anstieg der Körperkerntemperatur. Das peripher durch Fettgewebe gebildete, sättigende Leptin und das vom Magen produzierte, die Nahrungsaufnahme stimulierende Ghrelin sowie das vom Pankreas gebildete Insulin und Glukagon werden zentral im Hypothalamus verarbeitet und regulieren damit die Nahrungsaufnahme und das Körpergewicht. Magendehnung und Blutzucker unterstützen die Sättigung. Metabolische Aktivität, Menge und Leptinproduktion von Fettgewebe steuern die Sattheit bis zur nächsten Mahlzeit. (Drobjak & Ehlert 2011)

Östrogen unterstützt die sättigungssteigernde Wirkung von Hormonen Leptin und Serotonin und stimuliert Ghrelin. Ein Mangel an Östrogen, wie er für eine erfolgreiche Stillbeziehung postuliert wird (Lohmann & Mändle 2015), leistet einer gesteigerten Nahrungsaufnahme Vorschub (Drobjak & Ehlert 2011).

Appetit ist die Lust oder das Verlangen nach Nahrung, ausgelöst durch Sinnesreize wie Geruch, Geschmack oder Aussehen von Nahrung. Hunger beschreibt ein physiologisches Verlangen nach Nahrung, ausgelöst durch eine Abnahme der Blutglukosekonzentration, ferner auch durch Körpertemperatur und Wärmeenergieverluste. Akorie (Heißhunger) ist ein plötzlicher und extremer Drang nach sofortiger Nahrungsaufnahme mit teilweise körperlichen Symptomen (z. B. Zittern). (Hoehl et al. 2017b)

Gestörtes Hunger- und Sättigungsgefühl:
Ein Ungleichgewicht zwischen dem Sättigungs- und dem Hungergefühl (zugunsten des Letzteren) kann zu einer Gewichtszunahme und Adipositas führen. Sättigung und Hunger werden durch die Neuropeptide AgRP bzw. POMC gesteuert und sind im gesunden Zustand im Gleichgewicht. Der krankheitsbedingten Dominanz von AgRP-Neuronen liegt eine Stoffwechselstörung des Transkriptionsfaktors Tbx3 zugrunde. (Fisette et al. 2019)

Ein als dauerhaft stressig empfundener Lebensentwurf führt bei ca. zwei Drittel der Menschen ebenso zu einer gesteigerten Nahrungsaufnahme. Eine frühe und positive Konditionierung von Nahrungsaufnahme und Wohlbefinden kann unabgewendet eine stetige, emotional intendierte Stimulation der Nahrungsaufnahme verursachen. Diese Faktoren führen häufig zu einer Gewichtszunahme bzw. Schwierigkeit bei der Gewichtsstagnation oder -abnahme. (Drobjak & Ehlert 2011)

Binge-Eating (Anfallsessen) ist eine Essstörung, bei der es durch völligen Verlust des körperlichen Sättigungsgefühls zu wiederkehrenden Essanfällen über mindestens sechs Monate und im Schnitt zweimal pro Woche kommt. Häufig ist Binge-Eating vergesellschaftet mit Übergewicht, einem Gefühl von Kontrollverlust sowie Ekel- und Schamgefühlen nach der Essattacke. (ANAD e. V. 2012)

Das Night-Eating-Syndrom (NES) ist eine Sonderform dieser Essstörung, bei der es wiederholt zu nächtlichem Verzehr von bis zu der Hälfte der täglichen Gesamtkalorienzufuhr kommt, meist durch Verzehr von kohlenhydratreichen und proteinarmen Nahrungsmitteln. Betroffene können ohne diese Mahlzeit nicht weiterschlafen. (Sonnmoser 2009)

Hält eine positive Kalorienbilanz über eine längere Zeit an, kommt es zur Gewichtszunahme in Form von Fettgewebe.

Körpergewicht:
Das Körpergewicht eines Menschen, besonders in Bezug zu seiner Größe, hat einen Einfluss auf seine Gesundheit. Eine einfache

Beurteilung des Körpergewichts im Hinblick auf die Beeinflussung der Gesundheit ist der Body-Maß-Index (BMI). Er ist ein Maß zur Einteilung des Körpergewichtes in die Klassen Normal-, Über- oder Untergewicht (Anzelini 2019b; Warmbrunn 2018). Ermittelt wird der BMI aus Körpergewicht geteilt durch die Körperlänge im Quadrat (kg KG/m^2). Die Einteilung ist alters- und geschlechtsabhängig. (Warmbrunn 2018)

Für Sportlerinnen, die regelmäßiges Krafttraining betreiben, verliert der BMI an Aussagekraft (Leddy et al. 2008). Das Normalgewicht ist aus gesundheitlicher Sicht das anzustrebende Körpergewicht eines Menschen (Schöller 2018). Determinanten von Grund- und Leistungsumsatz legen den individuellen, täglichen Bedarf an Kalorien fest. Eine stetige Abweichung der Kalorienzufuhr führt zu Über- oder Untergewicht. Grundumsatz (GU) ist der Energiebedarf (-verbrauch) zur Erhaltung minimal erforderlicher Organfunktionen (z. B. Ruhestoffwechsel der Gewebe) (Schmiedel 2020). Er ist abhängig von Geschlecht, Alter, Gewicht und Körpergröße (Hoehl et al. 2017b). Frauen haben einen niedrigeren Grundumsatz als Männer, ältere einen niedrigeren als jüngere Menschen (Schmiedel 2020).

Der Leistungsumsatz (LU), oder auch Arbeits- oder Aktivitätsumsatz, ist die tägliche, über den Grundumsatz hinausgehende Energiemenge, die für körperliche Aktivität und Temperaturregulation benötigt wird (Anzelini 2019a). Er ist ein Vielfaches des Grundumsatzes und wird durch den »Physical Activity Level« (PAL) einer Person charakterisiert (DGE 2015; ▸ Tab. 3.12).

Tab. 3.12: PAL-Einheiten pro Tag für Jugendliche und Erwachsene (vgl. DGE 2015)

PAL-Einheit pro Tag	Tätigkeit
1,2–1,3	Ausschließlich sitzende oder liegende Lebensweise.
1,4–1,5	Ausschließlich sitzende Tätigkeit mit wenig oder keiner anstrengenden Freizeitaktivität.
1,6–1,7	Sitzende Tätigkeit, zeitweise auch zusätzlicher Energieaufwand für gehende und stehende Tätigkeit, wenig oder keine anstrengende Freizeitaktivität.
1,8–1,9	Überwiegend gehende und stehende Tätigkeit.
2,0–2,4	Körperlich anstrengende berufliche Arbeit oder sehr aktive Freizeittätigkeit.
Zusätzlich 0,3	Bei anstrengender Freizeittätigkeit (30–60 Minuten, 4- bis 5-mal je Woche).

Übergewicht & Adipositas:
Weltweit ist eine Zunahme an Übergewicht und Adipositas sowie an billigen und gleichzeitig hochkalorischen Nahrungsmitteln zu verzeichnen. Demgegenüber nimmt die körperliche Bewegung ab. (Leddy et al. 2008)

Übergewicht oder auch Präadipositas liegt laut WHO bei einem Körpergewicht mit BMI ≥ 25 bis $< 30\,\text{kg/m}^2$ (Erwachsene) vor. Ein Übergang zu Adipositas und Entwicklung von Begleiterkrankungen (Hypercholesterinämie, arterielle Hypertonie, Diabetes mellitus Typ II) bei entsprechender Disposition ist wahrscheinlich. Das Signal der Sättigung an den Hypothalamus kann krankheitsbedingt verzögert sein (Hoehl et al. 2017b). Ein BMI von Frauen von über $25\,\text{kg/m}^2$ bzw. ein Hüftumfang von 80 cm und höher geht mit gesundheitlichen Risiken einher (Bechthold 2014a).

Adipositas mit einem BMI ≥ 30 kg/m² wird in drei Grade eingeteilt (Pschyrembel 2017):

- Grad I: BMI von ≥ 30 bis < 35
- Grad II: BMI von 35 bis < 40
- Grad III: BMI ≥ 40

Adipositas gilt als Risikofaktor für metabolische und kardiovaskuläre Komplikationen, insbesondere bei abdominaler Adipositas. (Pschyrembel 2017). Es geht mit einem höheren Risiko für körperliche Behinderungen (Alley & Chang 2007) und vorzeitigen Tod durch kardiovaskuläre Erkrankungen, Atemwegs- sowie Krebserkrankungen einher, je höher der BMI umso risikoreicher (Jensen et al. 2014).

In der Bundesrepublik Deutschlang galten 2014 ca. ein Viertel der Bevölkerung als adipös (Bechtold 2014b). Nachteilige Aspekte des modernen Lebensstils wie Bewegungsmangel auch durch passive Freizeitgestaltung, Fehlernährung, hoher Verzehr energiedichter Lebensmittel, zuckerhaltige Softdrinks sowie alkoholische Getränke und Stress leisten der Zunahme an Gewicht Vorschub. Übergewicht und besonders Adipositas ist von einer facettenreichen Komorbidität begleitet (Korczak & Kister 2014). So steigert ein BMI von über 30 die Rate der primären und sekundären Sections bei Primipara erheblich (Pettersen-Dahl et al. 2018).

Das Körpergewicht von Frauen nach zwei oder mehr Geburten ist auch nach Jahrzehnten noch erhöht, ebenso wie ihr Risiko für eine kardiovaskuläre Erkrankung und niedriges Serum HDL (Zoet et al. 2019).

Fettzellen und Fettgewebe:
Adipozyten sind Zellen des Fettgewebes, welche in speziellen Depots angelegt sind. Fettgewebe ist ein essentielles Gewebe mit einer Reihe von Aufgaben wie Stütz- und Isolationsgewebe sowie Energiespeicher. Nahrungsmittel- und Körperfett ist so lange gesundheitsförderlich, wie es in Maßen aufgenommen und angelegt ist. (Leddy et al. 2016)

Der erwachsene BMI manifestiert sich unter diesen Gesetzmäßigkeiten bis zu einem Alter von sechs Jahren (Korsten-Reck 2009). Die Anzahl der Adipozytenzellen kann bis zum 20. Lebensjahr noch steigen, danach bleibt die Anzahl ungefähr konstant. Je nach Gewicht steigt die Füllung der Adipozyten mit den Fettkügelchen und somit das Volumen der Zelle. Bei Gewichtsverlust wird dieser Speicher abgebaut. (Nonnenmacher 2016)

Bei Adipositas werden die von Fettgewebe produzierten Hormone in vermehrter Form gebildet. In diesem Sinne sind beispielsweise Östrogen, Insulin, Leptin, Adiponektin und Resistin erhöht. (Nonnenmacher 2016; Leddy et al. 2008)

In einem komplexen System von vermehrter Stimulation einerseits und Hemmung andererseits neigt der adipöse Organismus zu einer schlechteren Hungerdämpfbarkeit und einer gesteigerten Insulinresistenz. Diese pathologische Zunahme von Fettgewebe kann einer endokrinen Fehlfunktion im Sinne einer Hyperplasie gleichgesetzt werden. (Nonnenmacher 2016)

Gewichtsreduktion durch Diät:
Eine Gewichtsreduktion basiert auf einer nutritiven Kalorienrestriktion. Nach Biesalski et al. (2010) wird der tägliche Kalorienbedarf des Grundumsatzes auf 1 kcal/kg KG/Stunde oder 24 kcal/kg KG/Stunde geschätzt. Multipliziert mit dem PAL ergibt sich der Leistungsumsatz. Frauen verbrauchen etwas weniger als Männer, muskuläre Typen mehr als wenig muskuläre Typen, sodass 23 oder 22 kcal/kg/KG täglich realistischer erscheinen. Der PAL soll der überwiegenden Aktivität des Tages entsprechen. Er wird häufig höher eingeschätzt, als er tatsächlich ist. 50 bis 55 % der Kalorien sollen bei normaler Ernährung durch Kohlenhydrate, 15 % durch Eiweiße und 30 bis 35 % durch Fette gedeckt werden.

Bei einer gewichtsreduzierenden Diät soll der Energiebedarf nach dem Ziel- bzw. Normalgewicht (Größe minus 100 cm) zugrunde gelegt werden. Multipliziert mit 24 ergibt sich der tägliche Energiebedarf in Kilokalorien. Der Anteil von Nahrungsfett soll zugunsten von Eiweiß reduziert werden und die Gesamtenergiemenge um 500 kcal täglich oder mehr reduziert werden. (Froböse 2014) Eine Gewichtsreduktion ist aus gesundheitsförderlicher Sicht angezeigt (Bechthold 2014a). Sie schützt vor der Manifestation von Diabetes Typ II (Huppert et al. 2014).

Eine gewichtsreduzierende Diät soll nach eingespielter Stillbeziehung nach acht Wochen begonnen werden. Stillen hat einen positiven Effekt auf die Gewichtsentwicklung adipöser Mütter. (Nommsen-Rivers et al. 2010) Das Stillen adipöser Frauen ist früh zu fördern, da diese häufiger von Stillproblemen betroffen sind. Die Frau ist bereits im Wochenbett bei der Reduktion ihres Körpergewichtes zu unterstützen. (Baur & Berlasconi 2015)

Eine Gewichtsreduktion kann über eine kalorienrestriktive Diät und Bewegungssteigerung erzielt werden. Fettarme und wasser- sowie ballaststoffreiche Nahrungsmittel (Gemüse, Obst) sind von niedriger Energiedichte und für eine Gewichtsreduktion geeignet. Gute Ernährungskenntnisse und Kochfertigkeiten bei Frauen führen häufiger zum Verzehr von Nahrung mit geringerer Energiedichte. (Bechthold 2014b)

Die Auswahl von kohlenhydrathaltigen Nahrungsmitteln von niedriger glykämischer Last ist von Vorteil für eine langfristige Gewichtsreduktion und -stagnation (Strohm 2013). Eine moderate Fettreduktion in der Ernährung hat einen positiven Effekt auf die Gewichtskontrolle gegenüber einer stark fettreduzierten Ernährung (Azadbakht et al. 2007).

Zur Gewichtsreduktion ist ein tägliches Energiedefizit von ≥ 500 kcal anzustreben. Einzelne Mahlzeiten können durch Formulaprodukte ersetzt werden. Ehrgeizigere Maßnahmen wie Limitierung der täglichen Kalorienzufuhr auf 800 bis 1.200 kcal und Formuladiät sollten unter ärztlicher Begleitung erfolgen. (Bechthold 2014b)

Auch stillende Frauen mit Adipositas können ihre Kalorienzufuhr auf 1.800 kcal reduzieren, ohne dass das Gedeihen des Kindes nachteilig beeinflusst wird. Eine ausreichende Versorgung mit Vitaminen, Magnesium und Eisen sollte gewährleistet sein. (Gresens 2018)

Die Einnahme von Probiotika (z. B. Lactobacillus gasseri SBT 2055) hat bei Erwachsenen einen positiven Effekt auf die Gewichtskontrolle im Sinne eines Abbaus von Bauchfett und Körpergewicht (Miyoshi et al. 2014; Kadooka et al. 2010).

Der Erfolg der Gewichtsstabilisierung nach einer stark energiereduzierten Diät korreliert mit einer längeren Rückführungsphase (Gripeteg et al. 2010). Stark adipöse Frauen profitieren von einer medizinisch überwachten Kombination aus Verhaltenstherapie und Mahlzeitenersatz (Anderson et al. 2007).

Das Bestreben nach einer Gewichtsreduktion korreliert mit der Wahrnehmung des eigenen Gewichtes. Dieses wird umso mehr unterschätzt, je bildungsferner ein erwachsener Mensch ist. Dies steht damit gewichtsregulierenden Maßnahmen entgegen. Getragen wird diese Entwicklung durch eine visuelle Normalisierung von Übergewicht und Adipositas. Übergewicht stellt eine sozial bedingte Ungleichheit von Gesundheitschancen dar. Hilfe durch das Gesundheitssystem bei der Überwindung von Adipositas stellt lediglich der Appell an die Willenskraft dar. (Muttarak 2018)

Menschen mit niedrigerem sozioökonomischem Status haben aufgrund der niedrigeren Preise für Nahrungsmittel von hoher Energiedichte ein höheres Risiko für Adipositas. Nahrungsmittel von niedriger Energiedichte mit positiver Wirkung auf Sättigung und Gewichtsabnahme sind in der BRD teurer als solche von hoher Energiedichte. (Bechthold 2014b) In diesem Sinne ist eine Gewichtsnormalisierung für adipöse Menschen einerseits erschwert, andererseits eine Maßnahme zur Überwindung von gesellschaftlichen Hindernissen (Korczak & Kister 2014).

Gewichtsreduktion durch Bewegung:
Nach SGB V § 43 steht den Betroffenen im Rahmen der »ergänzenden Leistung zur Rehabilitation« unter bestimmten Voraussetzungen die Kostenübernahme für Ernährungsberatung sowie nach § 20 im Kontext von »Primäre[r] Prävention und Gesundheitsförderung« die Teilnahme an Präventionskursen zu.

Eine verhaltenstherapeutische Intervention zur Gewichtsreduktion dient der Modifikation von Essgewohnheiten, der Steigerung der körperlichen Aktivität der betroffenen Person sowie der Stärkung der Bewältigungskompetenz in persönlichen, kritischen Situationen (Korcak & Kister 2013). Kombinierte Programme mit Diät und körperlicher Aktivität haben eine größere Nachhaltigkeit der Gewichtsstabilisierung als eine ausschließliche Diät (Cochrum 2015; Wu et al. 2009).

Moderate körperliche Bewegung hat keinen Effekt auf die Qualität und Quantität von Muttermilch (Wright et al. 2002). Während des Stillens sollte keine drastische Diät durchgeführt werden (Cochrum 2015).

Das Anstrengungsempfinden kann durch die Angabe der Beanspruchungsintensität und der subjektiven Symptome eingeschätzt werden. Die BORG-Skala oder Ratings-of-Percieved-Exertion-Skala (RPE-Skala) ist ein Maß für die subjektive Anstrengung bzw. das Anstrengungsempfinden (▶ Tab. 3.13). Auf einer Skala von 6 bis 20 schätzt ein Mensch im Alter zwischen 30 und 40 Jahren seine gefühlte oder erlebte Anstrengung zwischen »überhaupt nicht anstrengend« und »maximal anstrengend« ein. Die Stufe der Anstrengung entspricht einer Ziffer der Skala, die seiner Herzfrequenz zwischen 60 und 200 entsprechen sollte. (Borg 2004)

Tab. 3.13: BORG-Skala (nach Borg 2004)

BORG-Skala	Herzfrequenz	Empfundene Anstrengung
6	60	überhaupt nicht anstrengend
7	70	extrem leicht
8	80	
9	90	sehr leicht
10	100	
11	110	leicht
12	120	
13	130	etwas anstrengend
14	140	
15	150	anstrengend schwer
16	160	
17	170	sehr anstrengend
18	180	
19	190	extrem anstrengend
20	200	maximale Anstrengung

Gewichtsreduktion durch Medikation:
Eine ergänzende medikamentöse Therapie der Adipositas ist mit dem Wirkstoff Orlistat®, Liraglutid® u. a. im Rahmen einer (haus-)ärztlichen Behandlung ab einem BMI von ≥ 28 kg/m² (bei zusätzlichen Risikofaktoren) bzw. ≥ 30 kg/m² möglich. Die chirurgische Therapie kann bei Risikofaktoren bzw. extremer Adipositas bei Therapieresistenz der vorangegangenen Therapien in Erwägung gezogen werden. (AWMF 2019a)

> **Beratung**
>
> - Eine Gewichtsreduktion kann am ehesten über eine bedarfsgerechte Ernährung, regelmäßige Bewegung (Korcak & Kister 2013) und Gewichtskontrollen (Bechthold 2014a) erzielt werden.
> - Eine kalorienarme/-reduzierte Diät ermöglicht eine dauerhafte Gewichtsreduktion bei übergewichtigen und adipösen Frauen (Champagne 2011; White 2010; Abete et al. 2008).
> - Eine fettreduzierte (White 2010; Azadbakht et al. 2007; LeCheminant et al. 2007) und proteinreiche Diät ermöglicht eine Gewichtsreduktion (Delbridge et al. 2009; Layman et al. 2009).
> - Energiefreie und ungesüßte Getränke sollten bevorzugt werden (Bechtold 2014a).
> - Exzessiver Hunger oder Durst sollte vermieden werden (Cochrum 2014).
> - Eine gesundheitsförderliche und gelenkschonende Bewegungssteigerung lehnt sich idealerweise an alltagsübliche Bewegungen wie Gehen, Stehen, Knien und Liegen (Body-Weight-Gymnastik, Bauch-Beine-Po, Pilates etc.) an.
> - Immer mehr Hersteller bieten Fahrräder für ein Körpergewicht von über 80 kg an (Velocity Braunschweig 2018).
> - Lastenfahrräder, auch Cargobike, sind je nach Hersteller für ein zulässiges Gesamtgewicht von über 150 kg zugelassen und eignen sich gleichermaßen für den Transport von Kindern (Velocity Braunschweig 2018).
> - Die BORG-Skala eignet sich zur Vorgabe eines Anstrengungsziels in der Trainingsanleitung besonders in heterogenen Gruppen.
> - Die Unterstützung einer Lebensstiländerung in Hinblick auf eine Gewichtsreduktion kann durch rezeptierungsfähige digitale Adipositastherapien (z. B. zanadio.de für BMI 30 bis 40) sinnvoll sein.

Maßnahmen und Anleitung:

Bewegungssteigerung, s. o. Gewichtsreduktion durch Bewegung: Bewegungsübungen können bereits wenige Tage nach Geburt begonnen werden und sollten bei Schmerzen unterbrochen werden. Die Dauer und Intensität der Übungen sollten gesteigert werden. Die Bewegungsformen umfassen regelmäßigen, mindestens 30-minütigen Ausdauersport (rasches Gehen oder Walken mit mindestens 4,8 km/Std., Fahrrad fahren mit mindestens 16 km/Std. sowie Schwimmen etc.). Dies eignet sich zum Einstieg in die Bewegungssteigerung. Alternativ zu 30 Minuten täglich können mehrmals täglich zehnminütige Einheiten oder wöchentlich mindestens 150 Minuten Sport getrieben werden. Anfänglich sollte eine Übung bzw. Bewegung acht- bis zwölfmal wiederholt werden, infolge sollten sie auf 15 bis 20 Wiederholungen gesteigert werden. Insgesamt sollten die anfänglichen zwei auf vier Sätze gesteigert werden. (Cochrum 2014)

Das »Leveln« bei der Anleitung von Bewegungsübungen ermöglicht Teilnehmerinnen, ihre individuelle und maximale Anstrengung für die Durchführung der Trainingsabfolge zu wählen. Fettverbrennung ist gekoppelt an die Dauer von sportlicher Aktivität im moderaten Belastungsbereich, ab 20 bis 30 Minuten ist die Fettverbrennung optimiert. Eine Leistungssteigerung wird durch überschwellig starke Reize des Trainings, z. B. Intervalltraining, erzielt. Das bedeutet, dass ca. ein Fünftel der Bewegung als erheblich anstrengender als die verbleibenden vier Fünftel erlebt wird. (Froböse 2016)

Beginn und Dauer: Beginn der körperlichen Bewegung nach stabiler Laktation und abgeschlossener Wundheilung

Gute Erfahrung mit:

- Eine Ernährungsberatung klärt über den individuellen Kalorienbedarf, qualitativ hochwertige Nahrungsmittel, Zubereitungsarten, Mahlzeitenverteilung sowie niedrigkalorische Zwischenmahlzeiten auf.
- eine stufenweise Reduktion von Nahrungsmitteln mit hoher Energiedichte zugunsten solcher mit niedriger Energiedichte
- Die Wöchnerin hat Kenntnis über ihre individuellen Tageszeiten mit besonderem Hunger und kann dies im Diätplan berücksichtigen.
- Die Mitnahme einer »Pausenmahlzeit« bei auswärtigen Aktivitäten (Einkauf, Spaziergang etc.) erhöht die Kooperation bezüglich der Kalorienrestriktion.
- Professionelle Fitnessstudios bieten individuelle Trainingsbegleitung mit Gesundheitscheck, individuellem Trainingsplan und Ernährungsberatung an.

Kooperierende: Ökotropholog/-in, Ernährungsberater/-in, Physiotherapie-Praxis, Fitnessstudio

3.6.3 Frauen mit Untergewicht

Definitionen:

Untergewicht: Untergewicht liegt vor, wenn ein Erwachsener einen BMI < 18,5 kg/m² hat.

Es besteht das Risiko von Muskelatrophie, Wundheilungsstörung, Infektanfälligkeit, Anämie, Hypoproteinämie, Amenorrhö, Infertilität und Osteoporose. (Anzelini 2019c; Hübl 2004)

Schweres Untergewicht: Schweres Untergewicht liegt bei einem BMI von unter 17,5 kg/m² vor. Schweres Untergewicht ist ein Leitsymptom der Anorexia nervosa. (Grüters-Kieslich 2017)

Ziel: Die Entwicklung eines physiologischen Hunger- und Sättigungsgefühls, einer bedarfsgerechten Nährstoffversorgung sowie das Erreichen und Erhalten von Normalgewicht

Inhalt:

Idealgewicht:
Die Einschätzung und Bewertung des eigenen Wunsch- und Idealgewichtes unterliegt zahlreichen, unausweichbaren externen Vorbildern und Bewertungen (Peer-Group, Medien etc.). Ein gesundes und realistisches Körperbild sowie seine eigenen, gesunden und effektvollen Strategien zur Gewichtskontrolle zu entwickeln und entgegen dem »Schlankheitskult« durchzuführen, sind erschwert. Das Wunschgewicht weicht teilweise erheblich vom tatsächlichen oder erreichbaren Körpergewicht ab.

Ein Großteil der erwachsenen Frauen sieht ihr Wunschgewicht unter dem derzeitigen, ist mit ihrem Gewicht unzufrieden, wird dadurch in ihrem Selbstwertgefühl negativ beeinflusst und fürchtet sich trotz Untergewicht vor einer Gewichtszunahme (Langer & Wimmer-Puchinger 2009).

Zahlreiche medial beworbene Maßnahmen suggerieren eine rasche Beeinflussbarkeit von Gewicht und Figur. Mit zunehmendem Alter ist eine Gewichtsregulation nur über Kalorienrestriktion erschwert, da der Grundumsatz sinkt (Schmiedel 2020).

Eine Kombination aus regelmäßiger sportlicher Bewegung, dem maßvollen Verzehr von gesunden, kalorienarmen Nahrungsmitteln sowie der Verzicht auf Alkohol ermöglicht eine anhaltende Gewichtsreduktion oder Gewichtsstagnation im Sinne einer Gewichtskontrolle. Die erfolgreiche Implementierung dieser gewichtskontrollierenden Maßnahmen in einen Alltag mit Kind und ggf. Berufstätigkeit ist ein seltenes persönliches Privileg.

Krankheitsbedingtes Untergewicht:
Die Entwicklung eines gestörten Essverhaltens betrifft ca. 5 bis 7% der Frauen im gebärfähigen Alter. Die Ursachen sind multifaktoriell (soziokulturell, familiär sowie individuell und personell) bedingt. Ein anhaltendes unrealistisches Schlankheits- und Schönheitsideal, gekoppelt mit niedrigem Selbstwertgefühl und hohem Leistungsanspruch, leistet der Entwicklung einer Essstörung Vorschub. Misshandlung und sexueller Missbrauch in der Biographie sind ebenso in Betracht zu ziehen. (Langer & Wimmer-Puchinger 2009)

Anhaltende Inappetenz (auch Anorexie oder Appetitlosigkeit) ist ein subtiles Merkmal einer krankheitsbedingten Essstörung. Sie kennzeichnet den Verlust von Freude und Lust am Essen. Der Wunsch nach außergewöhnlichen Essenswüschen mit begleitendem, mangelhaftem Verzehr dessen sind charakteristisch. Die Ursachen sind in der Regel krankheitsbedingt. Eine Nahrungsverweigerung ist die aktive Form der Appetitlosigkeit. Es kann ein unausgesprochenes Protestsignal oder auch eine Todessehnsucht beteiligt sein. (Hoehl et al. 2017b)

Das Essverhalten von Menschen mit Bulimie ist charakterisiert durch ein unkontrolliertes Verlangen nach Essen mit anschließendem Erbrechen oder abführenden Maßnahmen o. ä. Über einen Zeitraum von mindestens drei Monaten und im Schnitt zweimal pro Woche kommt es zu wiederholten Essattacken im Sinne von Heißhunger und kompensatorischen Verhaltensweisen. Extreme Fastenkuren kommen ebenso zum Einsatz wie übertriebener Sport (Sport-Bulimie). Es herrscht eine krankhafte Furcht zuzunehmen. Figur und Körpergewicht beeinflussen übermäßig die Selbstbewertung. Gewichtsschwankungen, Essattacken und Erbrechen sind ebenso kennzeichnend wie Gefühle der Isolation, Langeweile, inneren Leere, Scham, Schuld und permanenten Niederlage. Das Selbstwertgefühl ist niedrig. Eine depressive Verstimmung oder Substanzmittelmissbrauch begleiten häufig das Krankheitsbild. (ANAD e. V. 2012)

Die von Magersucht Betroffenen leiden unter einer verzerrten Körperwahrnehmung, einem sogenannten »verzerrten Spiegelbild«, unter Leistungsorientierung und enormer Willenskraft. Eigene Körpersignale werden nicht wahrgenommen oder umgedeutet. Es besteht eine gedankliche Fixierung auf das Kalorienzählen. Die Verweigerung von gemeinsamem Essen führt zu sozialer Isolierung. (ANAD e. V. 2012)

Körperliche Merkmale einer anhaltenden Hungertoleranz sind Ketonurie und intensiver Haarflaum auf Unterarm und Unterschenkel. Eine über 48 Stunden oder länger andauernde Hungerphase eines Menschen geht mit einer Lipolyse einher. Diese ist im Urin durch vermehrte Ketonausscheidung nachweisbar. (Hübl 2004) Hungerphasen stimulieren das Wachstum der Haarfolikel und führen zu vermehrter Behaarung am Körperstamm (Forni et al. 2017).

Menschen mit Orthorexia nervosa leiden unter einem krankhaften Zwang, sich gesund zu ernähren. Die Qualität des Essens ist bedeutsamer als Quantität und Genuss. Die subjektiv als ungesund eingestufte Nahrung wird strikt gemieden unter Inkaufnahme einer begrenzten Nahrungsauswahl und ggf. sozialer Isolation. Es besteht die Gefahr von Untergewicht und Mangelerscheinungen (Eiweißmangel, Anämie, Vitamin B_6-, B_{12}-, Vitamin-D-Mangel). (ANAD e. V. 2012) Die Zufuhr von Nährstoffen, Vitaminen und Mineralstoffen liegt dabei unterhalb des vom

Körper benötigten Bedarfs (Hoehl et al. 2017b).

Die nicht organische Pica bei Erwachsenen ist eine seltene, krankhaft übermäßige Aufnahme einzelner Nahrungsmittel, die nicht genießbar sind, z. B. rohe Kartoffeln, ungekochter Reis oder natürlich vorkommende Substanzen, z. B. Erde, Lehm, Kohle, Gras sowie Industrieprodukte, z. B. Wattebäusche, Zeitungen, Mörtel etc. In seltenen Fällen ist die Ursache dieses Essverhaltens eine schwere Anämie. Dieses Essverhalten tritt meist begleitend zu psychischen Erkrankungen wie geistige Behinderung, tiefgreifende Entwicklungsstörungen, Schizophrenie u. a. auf. Therapeutisches Anliegen ist es, die Ernährungsdefizite zu beheben, Patientinnen zu schulen und eine psychiatrisch-psychotherapeutische Behandlung anzubieten. (Stein & Jauch 2013)

Die mit Untergewicht vergesellschafteten Essstörungen führen zu weiteren, teilweise irreversiblen Erkrankungen und teilweise zum Tod. Ihre Behandlung ist essentiell notwendig und kann nur durch professionelle Fachkräfte erfolgen (Langer & Wimmer-Puchinger 2009).

Beratung:

- Eine Gewichtszunahme auf Normgewicht ist für die persönliche Gesundheit und eine erfolgreiche Stillbeziehung von Vorteil.
- Ca. die Hälfte aller Frauen mit Essstörungen sind von postpartalen Depressionen betroffen, sie haben mehr Probleme beim Stillen, stillen früher ab und haben häufiger Kinder mit Fütterungsstörungen (Langer & Wimmer-Puchinger 2009).
- Essstörungen korrelieren mit Herzrhythmusstörungen, Erkrankungen des Magen-Darm-Traktes (Zahnschäden, Speiseröhrenirritation und -risse) u. a. (Langer & Wimmer-Puchinger 2009).

Maßnahmen und Anleitung:

- Ein langanhaltender Kalorienmangel bzw. ein aktives Fatburning sind ein Hinweis für eine Essstörung und über eine Ketonurie nachweisbar.

Vorgehen bei Regelwidrigkeiten:

- Ein ausgeprägter Haarflaum auf Oberarm und Bein deutet auf ein langanhaltendes Kaloriendefizit hin.
- Ketonurie deutet auf ein bereits zwei Tage anhaltendes Fatburning hin
- Wird bei vordergründig hoher Kooperationsbereitschaft kein Beratungsangebot angenommen, umgesetzt oder persönlich für nicht umsetzbar erklärt, ist eine Essstörung in Betracht zu ziehen.
- Bei Hinweisen auf eine Essstörung ist der Betroffenen die Inanspruchnahme von professioneller, therapeutischer Hilfe nahezulegen (Langer & Wimmer-Puchinger 2009).
- Die Weiterleitung an eine/-n Hausarzt/-ärztin, Gynäkolog/-in oder Neurolog/-in ist angezeigt.

Beginn und Dauer: Nach Geburt bzw. Übernahme der Betreuung bis zur fachärztlichen Behandlung

Gute Erfahrung mit:

- Frauen mit niedrigem BMI sollten engmaschige, kohlenhydrathaltige Mahlzeiten zu sich nehmen, spät abends und frühmorgens.
- gesunde Zwischenmahlzeiten von hoher Kaloriendichte wählen (süßes Obst mit Sahne, Rahm- oder Nussjoghurt, Avocado etc.)
- Speisen mit einer Kombination aus hochwertigen Kohlenhydraten und Fetten oder Obst und Milchprodukten leisten einer Gewichtszunahme Vorschub.

- energieverbrauchende, sportliche Anstrengung zugunsten von Beweglichkeitsförderung (Yoga etc.) oder langsamen Spaziergängen vermeiden
- Von Essstörungen betroffene Menschen profitieren von professioneller Hilfe und Therapie außerhalb der Zuständigkeit einer Hebamme.

Kooperierende: Hausarzt/-ärztin, Gynäkolog/-in, Neurolog/-in, psychiatrische Klinik

3.7 Kontrazeption und Familienplanung

Kirstin Büthe

Kontrazeptiva (»Verhütungsmittel«) dienen der Schwangerschaftsverhütung bzw. -planung. Das individuell geeignete Kontrazeptivum richtet sich nach Sicherheit, Qualität der Handhabung und Verträglichkeit des Mittels sowie Form und Kommunikationsfähigkeit des Paares.

Definitionen:

Natürliche Familienplanung (NFP): Auch »Natürliche Empfängnisverhütung«. Durch die sichere und kontinuierliche Beobachtung der physiologischen Körpervorgänge wie Basaltemperatur, Zervixschleim, -lage, -konsistenz oder -öffnung kann die eigene Fruchtbarkeit sicher bestimmt werden, ohne hormonell, mechanisch oder pharmazeutisch in körperliche Abläufe einzugreifen. Der Pearl-Index (PI) korreliert mit der Konsequenz der Einhaltung. (Arendt & Richter 2013)
Chemische Kontrazeptiva: Entsprechende Präparate werden intravaginal verwendet. Die hohe Viskosität des Präparates verursacht einen mechanischen Verschluss des äußeren Muttermundes. Die zusätzliche Spermizidität erzielt eine kontrazeptive Wirkung. Zusammen mit einer weiteren Barrieremethode wird der PI gesenkt. (Arendt & Richter 2013)
Barrieremethode: Mechanische Verhinderung der Aszension von Spermien durch Kondom, Scheidendiaphragma, Portiokappe sowie Intrauterinpessar mit oder ohne Wirkstoff (Arendt & Richter 2013).

Inhalt:

Die Wiederaufnahme der sexuellen Aktivität nach der Geburt ist die Regel, auch in Langzeitbeziehungen. Empfinden im Kontext der Sexualität zur Konzeption, unterschiedlich intensive, sexuelle Bedürfnisse in der Schwangerschaft sowie überfordernde Eindrücke aus der Geburt können die Wiederaufnahme der Intimität beeinträchtigen. Ein nachgeburtliches Gespräch hilft dem Paar, sich seiner gemeinsamen Bedürfnisse zu besinnen. Hilfsmittel, z. B. zur Milderung der Scheidentrockenheit bzw. Dyspareunie, finden eine Eignung im Liebesspiel besonders bei einer östrogenmindernden Stillbeziehung. Paare profitieren davon, sich gemeinsam Raum für ihre Bedürfnisse zu nehmen. (Mutti 2021)

Die Wirkweise von Kontrazeptiva richtet sich an die Verhinderung der Ovulation, der Konzeption und/oder der Nidation. Der Pearl-Index (PI) (Gebrauchssicherheit oder »Versagerquote«) beschreibt das Verhältnis von ungewollt eingetretenen Schwangerschaften bezogen auf 100 Frauen, die ein Jahr bzw. insgesamt 1.200 Anwendermonate unter Verwendung eines bestimmten Kontrazeptivums im Vergleich zur gleichen Anwenderzahl ohne Kontrazeption. Ein niedriger PI entspricht einer hohen Verhütungssicherheit. Die Methodensicherheit gibt die Quote an eingetretenen Schwangerschaften im Umgang mit einem gewählten Kontrazeptivum einer gut geschulten Gruppe an. Sie wird zur Bewertung der praktischen Anwendbarkeit der Verhütungsmethode herangezogen. (Arendt & Richter 2013)

Mit einer Ovulation ist frühestens 25 Tage postpartum zu rechnen. Nach Abstillen ist binnen zwei bis vier Wochen mit einer Ovulation zu rechnen. Sechs Wochen postpartum ovulieren bereits die Hälfte aller nichtstillenden Frauen. Der Wunsch nach Kontrazeption besteht bei einem signifikanten Teil der Frauen bereits zum Ausklang des Wochenbettes. (Mueck et al. 2013)

Bei laktierenden Frauen besteht ein relativer Konzeptionsschutz basierend auf einer fehlenden Follikelreifung und Amenorrhoe bei intensivem Stillen (Mueck et al. 2013).

Laktations-Amenorrhoe-Methode:
Die Laktations-Amenorrhoe-Methode (LAM) (Lactational-Amenorrhoea-Method) ist eine kontrazeptive Methode, die auf der östrogensupprimierenden Wirkung von Prolaktin basiert. Stillt eine junge Mutter ausschließlich oder nahezu ausschließlich, hat sie dabei mindestens eine nächtliche Stillmahlzeit und noch keine Menstruationsblutung nach Geburt gehabt (anhaltende Amenorrhoe) und ist ihr gestilltes Kind jünger als sechs Monate, so kann von einer kontrazeptiven Wirkung des Prolaktinpegels der Mutter ausgegangen werden. (Berens et al. 2015)

Der Pearl-Index liegt bei 1 bis 2 (Kennedy & Trussel 2007). Ein 100%-iger Schutz vor ungewollter Schwangerschaft besteht nur bei voll stillenden Müttern in den ersten zehn Wochen (Kainer 2006). Entfällt eines der voraussetzenden Kriterien, steigt die Wahrscheinlichkeit einer Schwangerschaft (Hinnenberg 2015).

Hormonelle Kontrazeptiva:
Hormonelle Kontrazeptiva wie synthetische Östrogene und Gestagene können über verschiedenen Applikationsformen (p. o., i. m., s. c., transdermal, vaginal, intrauterin) zur Ovulationshemmung (Kombinations- und Gestagenmonopräparate) und/oder Nidationshemmung (Notfallkontrazeption) eingenommen oder angewendet werden. (Arendt & Richter 2013)

Mit einem PI von 0,03 (Kombinationspräparate) stellen hormonelle Kontrazeptiva den verlässlichsten Schutz vor ungewollten Schwangerschaften dar (Schmidt-Matthiesen & Wallwiener 2005). Gestagenpräparate sind ovulationshemmende Kontrazeptiva, die als niedrig dosiertes Monopräparat (»Mini-Pille«) oder Kombinationspräparat vorliegen (Arendt & Richter 2013).

Aufgrund der unsicheren Datenlage über den Einfluss von hormonellen Kontrazeptiva auf Muttermilchzusammensetzung und Menge ist ihr Einsatz abzuwägen. Es gibt keine aktuellen und klaren Belege für den nachteiligen Effekt hormoneller Kontrazeptiva auf die Laktation und das Gedeihen des Kindes (Lopez et al. 2015). Hinweise auf eine Reduktion der Milchmenge durch Kontrazeption mittels eines hormonellen Kombinationspräparates bestehen insbesondere bei (vor-)bestehender Hypogalaktie (Embryotox 2018a). Im Rahmen des implizierten Östrogenmangels kann es zu Dyspareunie kommen (Kainer 2006). Das Thromboserisiko begründet eine absolute Kontraindikation für kombinierte hormonelle Kontrazeptiva für sechs Wochen postpartum (Lopez et al. 2015).

Die Einnahme der Mini-Pille ist nach sechs (Wigratz 2014) bis acht (Embryotox 2018a) Wochen postpartum möglich (Wigratz 2014). Ein reines Gestagenpräparat (Mini-Pille) hat keinen Einfluss auf Qualität oder Quantität von Muttermilch (Embryotox 2018a). Gestagenpräparate entfalten insbesondere bei unter 25-jährigen Frauen im ersten Jahr der Einnahme teilweise depressive Erkrankungen und sollten aus diesem Grund vermieden werden (Müller 2017).

Barrieremethoden:
Barrieremethoden in Kombination mit chemischen Kontrazeptiva haben keinen Einfluss auf die Laktation und stellen eine Alternative dar. Ein Diaphragma kann unbedenklich nach vollständigem Versiegen der Lochien verwendet werden. (Wigratz 2014)

IUP:
Besonders intrauterine Einlagen wie Spirale, Kette oder Ball mit Kupferlegierung sind eine sichere und hormonfreie Alternative ohne Anforderungen an die Handhabung. (Tramuntana 2016)

Ein *Kupfer-Intrauterinpessar (Kupferspirale)* ist ein mit Kupferdraht umwickelter T-förmiger Plastikträger beladen mit weiteren Kupferplättchen an Stamm und den Ästen. Kupferionen wirken spermizid und beeinflussen die Spermienmigration sowie -vitalität. Sie reduzieren die Spermienmotilität und deren Überleben. In diesem Zuge ist die Akrosomreaktion und Fertilisation gemindert. Intrauterin führt das kupferne Material der Spirale zu einer lokalen Fremdkörperreaktion mit biochemischen Veränderungen des Endometriums und Unterbindung der Implantation. Weder der endogene Hormonhaushalt noch das Stoffwechselsystem werden beeinflusst. Die Liegedauer beträgt fünf Jahre. Der Pearl-Index beträgt 0,9 bis 3,0. Die Wirksicherheit liegt bei steigender Liegedauer und Alter unter 25 Jahren im oberen Bereich. Die Wirkweise kann auch durch Kupferketten- oder Kupferperlen-Ball-Einlage erreicht werden. (Tramontana 2016)

Eine *Kupferkette* ist ein mit vier Kupferzylindern beladener Faden aus Polypropylen mit einer Oberfläche an Kupfer von $330\,mm^2$. Der sich an einem Ende des Fadens befindliche Knoten wird im fundalen Myometrium fixiert. Es besteht eine gute Verträglichkeit und ein geringes Risiko für Nebenwirkungen. Der Pearl-Index beträgt 0,1 bis 0,5. (Tramontana 2016)

Beim *Kupferperlen-Ball* handelt es sich um einen elastischen, rund geformten Draht mit einer Nickel-Titan-Legierung (Nitinol) mit aufgefädelten Kupferperlen. Er liegt intrauterin frei. Seine Liegedauer beträgt fünf Jahre. Der Pearl-Index beträgt 0,5 bis 0,7.

»Pille danach«:
Die Einnahme der »Pille danach« ist in der Stillzeit möglich. Der Übertritt von Levorgestrel (PiDaNa 1,5 mg®) in die Muttermilch erfolgt wenige Stunden nach Einnahme. Die Muttermilch sollte über acht Stunden danach verworfen werden, dann kann bedenkenlos weiter gestillt werden. Der Übertritt von Ulipristalacetat (ellaOne®) erfordert eine Stillpause von mindestens 36 Stunden. (DGGEF e. V. & BVF e. V. 2011)

Kontrazeption im muslimischen Kulturkreis:
Eine Kontrazeption ist im muslimischen Kultur- und Glaubenskreis weitestgehend erlaubt, wenn sie von beiden Ehepartnern gewünscht wird, kein befruchtetes Ei zerstört wird (»Pille danach«), es keine irreversible Maßnahme (Sterilisation) ist und es nicht zu gesundheitlichen Schäden dadurch kommt. Kontrazeption ist erlaubt, wenn sie aus persönlichen, gesundheitlichen oder ökonomischen Problemen unumgänglich ist. Sie umfasst auch die Anwendung von Kondomen und hormonellen Kontrazeptiva. Alleinig aus dem Grund, die Kinderzahl zu begrenzen, wird die Kontrazeption kontrovers diskutiert. (Franke 2016)

> **Beratung:**
> - Bei Geschlechtsverkehr vor Versiegen der Lochien, im Sinne einer noch nicht abgeschlossenen Wundheilung, ist ein Kondom praktikabel (Ahrendt 2020).
> - In der Stillzeit ist »Natürliche Familienplanung« für darin bereits geübte Frauen und unter Nutzung aller Beobachtungskriterien geeignet (Arendt & Richter 2013).
> - Ein Scheidendiaphragma muss vier bis sechs Monate postpartum neu angepasst werden.

- Es sollte in Kombination mit spermizider Creme verwendet werden.
- Die Liegedauer nach Geschlechtsverkehr soll zwischen vier und zwölf Stunden liegen.
- Nach der ersten Menstruation ist es erneut hinsichtlich der Größe anzupassen (Arendt & Richter 2013).
- Eine Portiokappe ist vier bis sechs Wochen postpartum neu anzupassen (Arendt & Richter 2013);
- ein Scheidenkondom kann auch ohne Spermizid unkompliziert genutzt werden (ebd.).
- Ein Intrauterinpessar kann nach vollständiger Involution frühestens fünf bis sechs Wochen, häufig erst nach zwölf Wochen postpartum gelegt werden (Arendt & Richter 2013, Hinnenberg 2015).
- Ein Kupfer-Pessar ist eine sichere Alternative zu hormoneller Kontrazeption (Tramuntana 2016).
- Die Einnahme von hormonellen Kombinationspräparaten hat keine relevanten Folgen für das Kind (Embryotox 2018a).
- Sowohl verschreibungspflichtige hormonelle Kontrazeptiva als auch die »Pille danach« sind bis zu einem Alter von 22 Jahren mit Einschränkung kostenfrei rezeptierungsfähig.
- Tritt unter einer LAM eine Blutung auf, steigt das Risiko für eine Schwangerschaft (Kainer 2006).
- Mangelnde Nachtruhe, wie es für das Leben mit einem Säugling üblich ist, mindert die Interpretationsfähigkeit der Basaltemperaturkurve (Kainer 2006).
- Ein Scheidendiaphragma ist bei ausgeprägtem Deszensus uteri, retroversio uteri sowie Entzündungen kontraindiziert (Kainer 2006).
- Eine Portiokappe ist bei Zervixrissen oder Portioerosionen kontraindiziert (Kainer 2006).
- Eine »Mini-Pille« ist bei einer nichtstillenden Frau bei mangelnder Nachtruhe kein sicheres Kontrazeptivum.

Beginn und Dauer: Beginn einer Kontrazeption bei Wunsch danach und dem Bedürfnis nach Sex

Gute Erfahrung mit: Die Verwendung eines Kontrazeptivums, das sowohl den Sicherheitsbedürfnissen entspricht als auch eine praktikable Handhabbarkeit bietet

Kooperierende: Gynäkolog/-in, Apotheker/-in

Fazit:
Das mütterliche Wochenbett ist eine Phase intensiver Involutions- und Heilungsprozesse. Gleichzeitig gestaltet und vertieft die junge Mutter ihre Bindung zu Kind und Partner/-in neu. Hebammen unterstützen die junge Mutter bzw. Eltern, diese Zeit für die Regeneration und Neufindung ihrer Rollen zu nutzen. Sie leiten die Wöchnerin zu gesundheitsförderlicher Pflege und Lebensstil an und schützen sie vor unnötiger Intervention.

Vorgehen bei Regelwidrigkeiten:

- Ist bereits postpartum eine Menstruation aufgetreten, bietet die LAM keinen sicheren Schutz mehr (Hinnenberg 2015).

Tab. 3.14: Checkliste: Körperliche Gesundheit der Mutter im Wochenbett (eigene Zusammenstellung)

☐ Körperliche Involution	☐ Involution der Varizen
☐ Intimhygiene	☐ Schlaghygiene
☐ Körper-/Brustpflege	☐ Umgang mit Stress

Tab. 3.14: Checkliste: Körperliche Gesundheit der Mutter im Wochenbett (eigene Zusammenstellung) – Fortsetzung

☐ Beckenbodenschonung	☐ Rauchentwöhnung
☐ Beckenbodentraining	☐ Rückbildungsgymnastik
☐ Blasentraining	☐ Mutter-Kind-Kurse
☐ Obstipationsprophylaxe	☐ Wiedereinsetzen der Menstruation
☐ Gesunde Ernährung	☐ Kontrazeption und Familienplanung
☐ Eisenmangelanämieprophylaxe	☐ Libido und Sexualität
☐ Bewegung und Sport	☐ Hilfe bei Dyspareunie
☐ Gewichtskontrolle	☐ Gyn. Nachuntersuchung

3.8 Brust und Stillen

Kirstin Büthe

> Frühes und häufiges Anlegen sowie die Vermeidung von Brustwarzenverletzungen durch korrektes Anlegen sind die besten Voraussetzungen für erfolgreiches Stillen!

In diesem Kapitel werden die grundlegenden Definitionen und Prozesse von Stillbeginn, Stillerhalt bis hin zu Beendigung des Stillens sowie die Bedeutung von mütterlichen und kindlichen Stillreflexen erläutert. Der Benefit von Muttermilch für Mutter und Kind wird ebenso beleuchtet wie Erkrankungen der laktierenden Brust.

3.8.1 Stillreflexe

> Mütterliche und kindliche Stillreflexe bedingen einander (Lohmann & Mändle 2015) und brauchen einander zum Konditionieren!

Definition Reflex: Unwillkürlich und regelhaft ablaufender Vorgang als physiologische Reaktion eines Erfolgsorgans auf einen adäquaten Reiz (Pschyrembel 2014).

Ziel: Aktivierung der mütterlichen und kindlichen Stillreflexe zur Unterstützung des Anlegens und der Laktation

Inhalt:

Kindliche Stillreflexe umfassen den Such-, Saug- und Schluckreflex. Sie werden in der Fetalzeit ab der 26. bis 28. SSW gebildet, dementsprechend sind sie auch bei Frühgeborenen ab diesem Gestationsalter auslösbar. (Illing 2018)

Wird das Neugeborene zart an Wange oder Mundwinkel berührt, dreht es im Zuge des Suchreflexes den Kopf in die Richtung der Berührung meist zeitgleich mit Öffnen des Mundes. Wird das Neugeborene zart an den Lippen berührt oder gekitzelt, sperrt es den Mund auf (Aufsperr-Reflex). (Lohmann & Mändle 2015)

Der Saugreflex wird durch einen Berührungsreiz an Zunge, Mundschleimhaut und dem Übergang zwischen weichem und hartem Gaumen ausgelöst. Das Kind beginnt rhythmisch zu saugen. Früher Höhepunkt der Auslösbarkeit dieses Reflexes ist 30 bis 60 Minuten postpartal, gefolgt von ca. 40 Stunden reduzierter Erregbarkeit. (Stiefel et al. 2013)

Der Schluckreflex bzw. der Schluckvorgang wird ausgelöst, sobald Flüssigkeit wie Milch oder Speichel im hinteren Gaumen ist. Ein Würgereflex, der bei Berührung des weichen Gaumens oder der Rachenhinterwand ausgelöst wird, dient dem Schutz der Atemwege durch ein Hervorwürgen von Nahrung oder Aspirat. (DHV 2012b)

Reflektorischer Husten wird durch Reizung von Sensoren in der tracheobronchialen Schleimhaut ausgelöst. Es handelt sich um einen kontrollierten Schutzreflex zur Reinigung der Atemwege von eingedrungener Flüssigkeit, Schmutzpartikeln oder Fremdkörpern. (Pschyrembel 2014)

Bereits in utero übt der Fetus saugen und schlucken. Mit zunehmendem Gestationsalter reifen die Reflexe aus, sie sind leichter auslösbar und ihr Zusammenspiel wird harmonischer bzw. zunehmend koordinierter. Beim gesunden reifen Neugeborenen ist der Such-, Saug- und Schluckreflex bereits 20 bis 30 Minuten postpartum auf dem ersten Höhepunkt. (Illing 2018)

Maternale Stillreflexe umfassen den Brustwarzenerektions-, Milchbildungs- und Milchspendereflex. Der Brustwarzenerektionsreflex wird durch eine sanfte Berührung oder Saugen an der Mamille ausgelöst. Das Muskelfasernetz der Mamille unter der Ausschüttung von Oyxtozin kontrahiert (Stiefel et al. 2013). Der Milchbildungsreflex (auch Prolaktinreflex) erfolgt durch kindliches Lecken und/oder Saugen an der mütterlichen Brust. Dieser Akt löst einen neurohormonalen Reflexbogen aus, dessen Impulse von Mamille- und Areolanerven zum Hypothalamus geleitet werden. Dies führt zur kurzzeitigen Unterdrückung des Prolaktin-Inhibitionsfaktors. Es folgt ein ca. 60-minütiger Anstieg von Prolaktin. (Lohmann & Mändle 2015)

Es schließt sich hormonell der Milchspende- oder Oxytozin-, Milchfluss oder Milk-letdown-Reflex an. Das anfänglich hochfrequente Saugen des Kindes an der erigierten Brustwarze löst einen neurohormonalen Reflexbogen mit Impulsweiterleitung an den Hypothalamus aus. Es folgt die Induzierung der Freisetzung des im Hypophysenhinterlappen gespeicherten Oxytozins. Nun werden die Myoepithelzellen der Alveolen zur Kontraktion angeregt (Laktokinese). (Lohmann & Mändle 2015)

Unterstützt wird der Suchreflex durch Förderung des (Haut-)Kontakts zwischen Mutter und Kind sowie Schaffung bzw. Erhalt einer Atmosphäre von Ruhe und Entspannung im Kreißsaal, auf der Wochenstation und zu Hause. Beim Saugen des Neugeborenen an der Brust seiner Mutter nimmt das Kind neben der Mamille einen großen Teil der Areola in seinen Mund. Die untere Zahnleiste und die Zunge drücken dabei das Brustgewebe an den Gaumen. Die Brustwarze wird an den Übergang zwischen hartem und weichem Gaumen gesogen, die Mamille auf das Dreifache gedehnt. Die Form passt sich dabei der kindlichen Mundhöhle an. (Lohmann & Mändle 2015) Erfolgreiches Schlucken ist an rhythmischen Bewegungen der Ohren erkennbar (Kroth 1998).

Mütterliche und kindliche Reflexe bedingen und unterstützen einander. Der kindliche Suchreflex ist an der Auslösung des mütterlichen Brustwarzenerektionsreflexes beteiligt. Im Gegenzug verstärkt der mütterliche Brustwarzenerektionsreflex den kindlichen Such- und Saugreflex. Der kindliche Saugreflex löst primär den mütterlichen Milchspendereflex aus und in der Folge den Milchbildungsreflex. Umgekehrt löst der mütterliche Milchspendereflex den kindlichen Schluckreflex aus. Das harmonische Zusammenspiel der Stillreflexe ist eine wesentliche Voraussetzung für erfolgreiches Stillen. Die Reflexe unterliegen mechanischen, hormonellen und sensomotorischen (Zusammenspiel von Hirn- und Nervenaktivität/Wahrnehmung) Einflüssen. (Geist & Bovermann 2020; Kroth 1998)

> **Beratung Brustwarzenerektionsreflex:**
>
> - ausgeprägtes Bonding, Sehen, Riechen, Fühlen und Hören des Kindes
> - Thermische Reize unterstützen diesen Reflex durch Förderung der Ausschüttung von Oxytozin aus dem Hypothalamus bzw. Hypophysenhinterlappen.

Maßnahmen und Anleitung:

- das Kind im Haut-zu-Haut-Kontakt liebkosen
- Reverse-Pressure-Softening-Methode (▶ Kap. 3.8.5)
- häufiges Anlegen des intensiv saugenden Neugeborenen innerhalb der ersten 48 Stunden nach Geburt (Nommsen-Rivers et al. 2010)
- Das Tragen von Brustwarzenformern kann ggf. eine Hilfe sein.
- Abpumpen im Sinne von Anpumpen vor der Stillmahlzeit

> **Beratung Milchbildungsreflex:**
>
> - Alle Bonding-Maßnahmen beeinflussen die Milchbildung positiv.
> - Anlegen beider Brüste für 10 bis 15 Minuten und dies im Wechsel (Intervallsaugen oder -pumpen)
> - Als erste Brust wird die bezeichnet, die beim vorangegangenen Stillvorgang zuletzt geleert wurde (Schneider et al. 2010).
> - Das Anlegen nur einer Brust und dies weniger als zehn Minuten sowie das Wechseln der Brust bei jedem Stillvorgang reduziert die Milchmenge (Schneider et al. 2010), dazu kann Salbei- oder Pfefferminztee getrunken werden.
> - Sich schmerzhaft anfühlende Brustwarzen ohne Verletzungen sind Zeichen für ein physiologisch intensiv saugendes Neugeborenes. Sie sind prognostisch günstig für eine initiale Brustdrüsenschwellung (Nommsen-Rivers et al. 2010).

Gute Erfahrung mit:

- Beratung und Sensibilisierung der stillenden Mutter bezüglich der vorherrschenden Unterstützung: »Gibt es Stillgegner in der Familie?«
- Milchbildungs- und Stilltee (▶ Tab. 3.15)
- Bockshornkleesamen und deren Präparate in Tablettenform
- Moxibustion der milchbildungsaktiven Punkte »Ma 18« und »Ma 16« nach Traditioneller Chinesischer Medizin

Tab. 3.15: Klassische Milchbildungs- oder Stillteemischung (Wiesenauer 2018; Schmiedel & Augustin 2017)

Phytotherapeutikum	Menge [g]	Bemerkungen
Anissamen (Fructus anisi)	10	Einen Teelöffel mit 250 ml kochendem Wasser überbrühen und 10 bis 15 Minuten ziehen lassen. Zwei Tassen über den Tag verteilt trinken. Inhaltsstoffe können variiert werden. Kräutermischung ist als Kapselform erhältlich.
Kümmelsamen (Fructus carvi)	10	
Fenchelsamen (Fructus foeniculi vulgari)	10	
Majoran (Origanum majorana)	10	
Brennnesselblätter (Urtica dioica)	20	
Dillsamen (Anethi semen)	10	

> **Beratung Milchspendereflex:**
>
> - Förderlich auf den Milchspendereflex wirken Ruhe und alle Formen von Bonding-Maßnahmen sowie kindliches Betatschen der Brust mit den Händen.

Maßnahmen und Anleitung:

- Abpumpen im Sinne von Nachpumpen nach jeder Stillmahlzeit zur Förderung der Milchbildung

Gute Erfahrung mit:

- Neugeborene und Säuglinge bei den ersten Hungerzeichen anlegen
- Nadelung der sedierenden Punkte »Gb 21« und »DuMai 20«
- Moxibustion der oxytozin-aktiven Punkte »MP 6« und »Di 4« nach Traditioneller Chinesischer Medizin

Beginn und Dauer:

- ab der Geburt, sonst mit Beginn von Stillproblemen aufgrund verlangsamter, mütterlicher oder kindlicher Reflexe bis zu deren verlässlicher Konditionierung
- grundlegende Beratung zum Stillmanagement bereits während der Schwangerschaft

> **Beratung Suchreflex:**
>
> - Der Geruch von Fruchtwasser an der Brust der Mutter stimuliert das Neugeborene, an der Brust zu saugen, dazu leckt es seine mit Fruchtwasser benetzten Hände ab (Arabin & Metz 2020).
> - Hilfe bei der Auslösung des Reflexes bietet eine sanfte Berührung in der perioralen Zone mit der Fingerspitze – dabei wird in der Reihenfolge Mundwinkel, Ober- und Unterlippe berührt.
> - Die Reizsetzung sollte sehr sanft erfolgen, da sonst der Reflex gedämpft werden kann.
> - Zeigt das Kind bis zu einer Stunde postpartum keinen Suchreflex, so kann man diesen durch sanfte Reize stimulieren.

> **Beratung Saugreflex:**
>
> - Anwendung aller Bonding-Maßnahmen (z. B. frühes erstes Anlegen oder Förderung des Hautkontaktes zwischen Mutter und Kind)
> - Stimulation des Saugreflexes durch Berührung des Gaumens
> - ggf. Saugtraining mit Finger-Feeder

Kooperierende: Still- und Laktationsberater/-in, Gynäkolog/-in, La-Leche-Liga

3.8.2 Stillbeginn

Definitionen:

Stillen: Die Ernährung des Kindes durch Trinken von Muttermilch an der weiblichen Brust. Bei dem Stillen ad libidum (nach Bedarf) wird der Zeitpunkt des Anlegens und die Dauer des Stillvorganges von dem kindlichen und mütterlichen Bedarf bestimmt.
Frauenmilch-Ernährung: Ausschließliche Gabe von menschlicher Muttermilch. Zusätzliche Gabe von Medikamenten, Vitaminen sowie Mineralstoffen ist möglich.
Zwiemilch-Ernährung: Gabe von Muttermilch und dazu Muttermilchersatz.
Ernährung mit Muttermilchersatz: Gabe von industriell oder selbst hergestellter Säuglings(milch-)nahrung.
Flaschenernährung: Jegliche Nahrungsaufnahme mittels Saugflasche, auch Muttermilch.
Beikost-Ernährung: Diätetische Lebensmittel, die speziell für Säuglinge und Kleinkinder

hergestellt sind. Sie sollen frühestens ab dem 5. und spätestens ab dem 7. Lebensmonat die Ernährung mit Muttermilch bzw. Muttermilchersatzprodukten schrittweise ergänzen. (BfR 2019)

> **Ziel:** Förderung einer ausgewogenen Stillbeziehung, Gedeihen des Neugeborenen und Säuglings

Inhalt:

Weltweit ist die Rate stillender Frauen heterogen. Nicht industrialisierte Länder wie Buthan, Madagaskar und Peru haben nach UNICEF mit 99 % die höchste Stillquote weltweit (Goebel 2018). Trotz der nachweislichen Vorteile liegt die Stillrate der Bundesrepublik Deutschland demgegenüber erheblich niedriger. Nach verschiedenen Untersuchungsergebnissen von 1985 bis 2005 beginnen mehr als drei Viertel der jungen Wöchnerinnen mit dem Stillen, nach vier Monaten stillen weniger als 60 % und nach über sechs Monaten nur noch ca. ein Viertel der Mütter ausschließlich (Rubin 2013).

Muttermilch ist präzise auf die Wachstumsphasen des Kindes abgestimmt (Kampmann 2021). Ausschließliches Stillen für mindestens sechs Monate ist aus gesundheitlicher Sicht für Mutter und Kind anzustreben. Darüber hinaus ist nur bei anämischen Müttern eine Eisensubstitution für den Säugling nötig (Kramer et al. 2012). Die Zusammensetzung der Muttermilch verändert sich dann nachteilig für das Gedeihen des Kindes, wenn die Mutter anhaltend eine restriktive Ernährungsform praktiziert oder stark untergewichtig ist (Kampmann 2021). Die Förderung einer normalen Geburt unterstützt den Stillbeginn (Guoth-Gumberger 2021).

Stillhormone:
Bereits früh in der Schwangerschaft nimmt das Volumen an Brustdrüsengewebe zu, das Gewebe differenziert sich zu milchsezernierenden Laktozyten, die die Alveolen auskleiden. Östrogen und Progesteron aus dem Corpus luteum und später aus der Plazenta induzieren die Wachstums- und Differenzierungsprozesse. Humanes Plazentalaktogen, welches ebenfalls von der Plazenta gebildet wird, fördert maßgeblich die Differenzierung des Alveolarepithels. (Stiefel et al. 2013)

Gemeinsam mit Humanem Plazentalaktogen hemmen sie präpartal – mit Ausnahme vom Kolostrum – die Milchbildung (Kruid 2013). Die Brustwarzen werden empfindlicher und der Warzenhof ist stärker pigmentiert. Das Venengeflecht unter der Haut wird dichter und scheint durch. Nach der Geburt der Plazenta kommt es zum Wegfall von Östrogen und Progesteron – dies ermöglicht die Produktion und Wirksamkeit der Hormone Oxytozin und insbesondere Prolaktin (Kruid 2013, Rouw 2010). Letzteres ist für die zwischen dem zweiten und dritten Tag postpartum einsetzende Laktation verantwortlich (Laktogenese II) (Nommsen-Rivers et al. 2010).

Neben Parität und Geburtsmodus bestimmen der Zeitpunkt des ersten Anlegens, die Häufigkeit der Stillmahlzeiten sowie ein ungestörter Hautkontakt ein langes und problemloses Stillen (Kruid 2013). Das aus dem Fettgewebe in das Blut freigesetzte Progesteron ermöglicht eine zeitgerechte initiale Brustdrüsenschwellung (Nommsen-Rivers et al. 2010). Dieser Prozess wird maßgeblich durch häufiges Anlegen und eine mindestens zehn- bis fünfzehnminütige Stilldauer unterstützt und erhalten (Laktogenese III) (Schneider et al. 2010). In diesem Zuge werden die alveolären Brustdrüsenzellen in milchsezernierende Drüsenzellen umgewandelt. Auch ein frühes Entleeren der Brust durch Abpumpen (auch mittels Handpumpe), Erwärmen und manuelles Ausstreichen, zusammen mit Entspannung der Mutter, gewährt den Erhalt der Laktation (Becker et al. 2016).

Dieser Prozess kann mit einer initialen Brustdrüsenschwellung bis ca. 50 Stunden postpartum (lange als *Milcheinschuss* bezeichnet) einhergehen, welcher durch Anschwellen von Venen und Lymphbahnen verursacht wird. Bei hoher Stillfrequenz ist die Schwellung meist nicht sehr ausgeprägt und der Übergang zur anschließenden Stillbeziehung wenig hürdenreich. Die durch erfolgreiches Bonding unterhaltene Sekretion von Oxytozin aus dem Hypothalamus ermöglicht den Milchspendereflex, auch Laktokinese genannt, also die aktive Abgabe der Milch aus den Alveolen an das Kind (Kruid 2013; Stiefel et al. 2013).

Häufiges Anlegen in den ersten zwei Tagen nach Geburt und Sicherstellung eines kräftig saugenden Neugeborenen sind essenzielle Voraussetzungen einer zeitgerechten initialen Brustdrüsenschwellung. Diese Brustdrüsenschwellung später als 72 Stunden nach Geburt kann als verspätet angesehen werden. Sie korreliert mit einer kurzen Stilldauer und hohem Gewichtsverlust beim Kind und ist daher im Rahmen der Möglichkeiten zu vermeiden (Nommsen-Rivers et al. 2010).

Ein zehn- bis zwölfmaliges Anlegen und Entleeren der Brust steigert die initiale Menge an Kolostrum von ca. 2 bis 7 ml auf 20 ml pro Stillmahlzeit. Der Übergang vom endokrinen zum autokrinen Milchbildungsprozess wird eingeleitet. (Kampmann 2021)

Unter der Beteiligung des Proteins Feedback Inhibitor of Lactation (FIL) kommt es bei kurzfristiger Senkung von Häufigkeit des Stillens bzw. Vollständigkeit des Entleerens der Brust zu einer Downregulation von Prolaktinrezeptoren (Peaker & Wilde 1996). Die milchsezernierenden Zellen unterliegen dabei einer Apoptose und das Brustdrüsengewebe erfährt eine Involution in den nichtschwangeren Zustand bei mangelhafter Entleerung der laktierenden Brust (Lyons et al. 2020).

Das kindliche Trinken an der mütterlichen Brust unterliegt einer fein aufeinander abgestimmten Abfolge von kindlichen und mütterlichen Reflexen, die durch eine Reihe von ineinandergreifenden Hormonen bedingt werden (Schneider et al. 2010). Das Kind umfasst die Brustwarze bzw. den Vorhof von selbst. Die Dauer des Saugens kann auch kurz sein. Hautkontakt soll den Stillbeginn begleiten. (Guoth-Gumberger 2021)

Das gesunde Neugeborene kann in einer Abfolge von Schritten die Brust nach der Geburt selbstständig finden. Nach ca. einer Stunde nach seiner Geburt beginnt das Kind an der Brust zu saugen (Nindl 2016). Kommt es nicht zum Saugen des Kindes an der mütterlichen Brust, sollte stündlich Kolostrum ausgestrichen, aufgefangen und dem Kind gegeben werden (Guoth-Gumberger 2021). Chronobiotisch wirksame Stoffe wie Melatonin und Tryptophan unterstützen die Entwicklung des zirkadianen Rhythmus des Neugeborenen und Säuglings (Arslanoglu et al. 2011; Sanchez et al. 2009; Cubero et al. 2005).

Die Inhaltsstoffe der Muttermilch variieren nach Phase der Stillmahlzeit, Tageszeit, Dauer der Stillbeziehung sowie nach Gestationsalter, Gesundheitszustand und Geschlecht (Powe et al. 2010) des Kindes. Laktose und ferner humane Milcholigosaccharide bilden die Kohlenhydratquelle der Muttermilch und stellen ca. 40 % der verfügbaren Nahrungsenergie. Der Fettanteil beträgt ca. 50 % der verfügbaren Energie und ist die variabelste Komponente. Molke- und die immunologisch kompetenten Kaseinproteine bilden maßgeblich den Proteinanteil. (Kampmann 2021)

Wird eine Kolostrumgabe an ein nicht angelegtes Neugeborenes angestrebt, ist die manuelle Gewinnung bereits ab den ersten Stunden nach Geburt sinnvoll. Es sollte in den ersten Tagen nach Geburt acht- bis zehnmal täglich wiederholt werden. Zur additiven Stimulation der Brust bezüglich der Laktation folgt ein direkt anschließendes Abpumpen für 15 bis 20 Minuten. (Bier 2021) Die Reifung der Muttermilch dauert vier bis sechs Wochen (Kampmann 2021).

Die Aufnahme und der Erhalt einer Stillbeziehung sind sowohl vor dem Hintergrund der unter »Beratung« aufgeführten Erkenntnisse von hoher gesundheitlicher Bedeutung für das Kind und die Mutter als auch in gesamtgesellschaftlicher Hinsicht (Bartick et al. 2013).

Beratung:

- Das erste Anlegen sollte spätestens 60 Minuten nach der Geburt erfolgen (Nindl 2016);
- in den ersten zwei Tagen häufig stillen und korrekt anlegen (Nommsen-Rivers et al. 2010);
- der nachweislich besonders hohe Gehalt an spezifischen und unspezifischen Abwehrstoffen (Makrophagen, Leuko- und Lymphozyten sowie spezifischen Immunglobulinen) der Muttermilch schützt das Neugeborenen, insbesondere Frühgeborene, gegen das Erregerspektrum aus dem mütterlichen Umfeld – besonders in den ersten Tagen seines Lebens (Schneider et al. 2010);
- die Spezität der Immunantwort erfolgt über Bakterienaufnahme durch die mütterliche Brustoberfläche von der kindlichen Haut (Fernandez et al. 2013);
- Stillen fördert durch Oxytozinausschüttung die Bindung zum Kind, die Uterusrückbildung sowie die damit verbundene Blutverlustmenge (Walker 2016);
- es wirkt protektiv bezüglich Infektionen, insbesondere bei gastrointestinalen Infekten (Rebhan et al. 2009) und Atopien, wenn begleitend zur Einführung von Beikost mindestens zwei Monate weiter gestillt wird (Verhasselt et al. 2008);
- es mindert die Inzidenz von Diabetes mellitus Typ II (Gunderson et al. 2017; Cardwell et al. 2012);
- die kindliche Appetitkontrolle wird gefördert und damit die Wahrscheinlichkeit von Adipositas in späteren Jahren gemindert (Ley et al. 2012; Stettler et al. 2005) sowie die ovarielle Tätigkeit gehemmt;
- langkettige, mehrfach ungesättigte Fettsäuren in der Muttermilch fördern die Entwicklung von Gehirnzellen und damit die Intelligenz (Nehlsen 2019).

Kooperierende: Still- und Laktationsberater/-in

3.8.3 Stillanleitung

Eine professionelle Stillanleitung ermöglicht der Frau einen Kompetenzerwerb, von dem sie und ihr Kind ein Leben lang profitieren!

Ziel: Stillanleitung dient der Befähigung der Mutter, sie hinsichtlich ihrer Anlegetechnik zu schulen und eine dem Bedürfnis des Kindes entsprechende Milchmenge bilden zu können.

Inhalt:

Stillanleitung dient der Unterstützung von Mutter und Kind bei der Stillmahlzeit, bis beide einander kenngelernt haben und die gemeinsame Mahlzeit gelingt. Besonderes Augenmerk liegt zu Beginn der Stillbeziehung auf der Vermeidung einer falschen Anlegetechnik. Diese kann mit schmerzhaften und wunden Brustwarzen einhergehen. Diese häufig zum Abstillen führende Beschwerde kann früh erkannt und abgewendet werden (Abou-Dakn & Wöckel 2011). Zur Stärkung der mütterlichen (Still-)Kompetenz sollte die Frau angeleitet werden, ihr Kind selbstständig und korrekt anzulegen sowie ihre Anlegetechnik auf Richtigkeit zu beurteilen und ggf. zu korrigieren. Ein Neugeborenes oder Säugling soll bei ersten Hungerzeichen angelegt werden: Entsprechend wach und aktiv zeigt es mit raschen Augenbewegungen bereits, dass es Milch sucht. Schmatzende Bewegungen an seinen Fingern und das Öffnen seines Mundes unterstreichen dies. Das Schreien des Kindes ist sein letztes Hungerzeichen. Ist das Baby gesättigt, lässt es die Brust von allein los. Alternativ kann ein Finger in den Mundwinkel des Kindes geschoben werden, um das Vakuum zu lösen (vgl. Förderung der Eltern-Kind-Beziehung und Bonding: ▶ Kap. 3.7.1). (Herrmann 2011) Die dafür essentiellen Handgriffe zur Unterstützung des Stillens werden im Folgenden vorgestellt:

> **Beratung Anlegen:** Die Mutter wählt eine Stillposition, die für sie nach erfolgreichem Anlegen bequem bleibt. Ihr Rücken sollte angelehnt sein und ihre Füße sollten Bodenkontakt haben. Eine große Brust kann mit Hilfe einer Mullwindel abgestützt werden. (BfR 2007)
>
> Bauch an Bauch liegt der Kopf des Kindes auf Höhe der angebotenen Brust, sein Mund auf Höhe der angebotenen Brustwarze (Herrmann 2011). Ohr, Schulter und Hüfte des Kindes bilden eine Linie (BFR 2007). Mit einer Hand oder einem Arm wird das Kind in der Position gehalten oder korrigiert, mit der anderen Hand kann die Brust im C-Griff zum Mund geführt werden. Wenn der Säugling seinen Mund weit öffnet, kann er die Brust auf Höhe der Areola nehmen und ansaugen. Zeigt das Kind durch hochfrequentes Saugen und zeitgleiche Bewegungen der Ohren, dass das Anlegen und Trinken erfolgreich ist, kann sich die Mutter auf ihre bequeme Position besinnen, ggf. die Hand von der Brust nehmen (Herrmann 2011).
>
> **Beratung Stillposition:** Bei allen Stillpositionen sollte darauf geachtet werden, dass sich die Mutter bequem positioniert, den Schultergürtel entspannt und den Rücken entlastet. In *Seitenlage* wird das Kind längs und Bauch-zu-Bauch mit dem Mund auf Höhe der mütterlichen Mamille gelagert. Die Mutter liegt auf der Seite und kann über leichte Veränderung ihrer Position nach vorne oder nach hinten ihre Mamille auf die ideale Höhe bringen. Durch sanftes Heranziehen des Kindes mit der oberen Hand wird das Kind an die Brust geführt. Trinkt das Kind sicher an, wird der kindliche Körper noch einmal dicht an den mütterlichen gezogen. Ein am Rücken des Kindes positioniertes Kissen kann das Kind vor dem Wegrollen schützen. (Herrmann 2011)
>
> Im *Rückengriff* sitzt die Mutter mehr oder weniger aufrecht. Ein festes Kissen ermöglicht eine entsprechend hohe Lagerung des Kindes auf Höhe der Brust. Bauch-zu-Bauch der Mutter wird das Kind mit dem Arm der zu stillenden Brustseite gehalten, während mit der anderen Hand die Brust im C-Griff angeboten wird. (Herrmann 2011)
>
> Im *Wiegegriff* sitzt die Mutter bequem und hält das Kind Bauch-zu-Bauch im Arm. Der Kopf des Kindes ruht in der Armbeuge, der Mund soll auf Höhe der gleichseitigen Areola sein. Mit der anderen Hand wird die Brust im C-Griff angeboten. Die Höhe des Kindes kann über Heranziehen der mütterlichen Beine variiert werden (Herrmann 2011).
>
> **Beratung Stilldauer:** 90 % der Milch wird in den ersten vier bis sieben Minuten des Stillens getrunken. Vorgelagert ist eine eineinhalb- bis dreiminütige Phase der Anregung des Milchspendereflexes, daher sollte insgesamt eine Stilldauer von 10 bis 15 Minuten angestrebt werden (Schneider 2010). Die damit verbundene Sezernierung von Prolaktin führt zu einer bedarfsgerechten Menge an Muttermilch. Eine entsprechend laktierende Brust fühlt sich vor dem Stillen prall und gespannt bzw. nach dem Stillen leicht und weich an.

Vorgehen bei Regelwidrigkeiten:

- Ein Brustwarzenpiercing soll während der Stillmahlzeit wegen einer Aspirationsgefahr entnommen werden (Wiesinger et al. 2016).
- Während der Stillzeit soll kein Piercing in die Mamille gestochen werden (Wiesinger et al. 2016).
- Ein Brusttattoo ist kein Stillhindernis, sollte jedoch in der Stillzeit nicht gestochen werden (Wiesinger et al. 2016).

Beginn und Dauer: Mit dem ersten Anlegen sowie bei individuellem Bedarf beginnen
Gute Erfahrung mit: Übungen zum Handling des Neugeborenen sowie zu Anlegepositionen und -technik bereits in der Schwangerschaft anbieten und durchführen
Kooperierende: Still- und Laktationsberater/-in

3.8.4 Inspektion und Palpation der Brust

> Eine Brustmassage vermittelt ein gutes Körpergefühl und übt Achtsamkeit im Umgang mit dem eigenen Körper!

Ziel: Selbstständige Kontrolle und Entleerung der laktierenden Brust

Inhalt:

Nach Waschen der Hände bzw. Händedesinfektion beim Wochenbettbesuch wird die Brust mit der linken Hand im C-Griff gehalten, die Areola dabei ausgespart. Mit den Fingern der rechten Hand wird die Brust rund herum auf Konsistenz, Entfaltung des Drüsengewebes, lokal begrenzte Verhärtungen sowie Wärmeentwicklung abgetastet. Auch die Achselhöhlen sollten mit abgetastet werden. Akzessorische Milchdrüsen sind sehr selten und werden meist erst mit einer initialen Brustdrüsenschwellung sicht- und tastbar. Gleichzeitig lenkt die Untersucherin ihre Aufmerksamkeit auf Hautfarbe, etwaige Rötungen und Hautbeschaffenheit sowie auf Gefäßzeichnung. Ebenso wird die Mamille auf Form- oder Formabweichungen sowie Verletzungen inspiziert. Das Empfinden der Frau hinsichtlich schmerzhafter Veränderungen und ggf. dem Zeitpunkt des Auftretens während des Stillvorgangs wird erfragt.

Ein seltenes Vorkommnis ist ein gelbes Milchbläschen auf der Mamille, welches ein dünnes Häutchen vor den Ausgang eines Milchgangs darstellt. Es kommt zunehmend bei den Stillmahlzeiten zum Vorschein. Dahinter gestaute Milch kann nicht abgegeben werden. Nach Perforation des Häutchens mit einer sterilen Kanüle sollte die gestaute Milch ablaufen oder nach Erwärmen der Brust ausgestrichen werden. Ebenfalls ein seltenes Ereignis ist ein eiweißgelblicher Milchlipidpfropf, der einen Milchgang nach außen verlegen kann. Zur Lösung wird ein mit Öl getränktes Läppchen für 20 Minuten auf die Mamille gelegt und ggf. im Anschluss die Brust für ebenfalls 20 Minuten feucht gewärmt. Unter massierender Bewegung kann das Lipidgebilde ausgestrichen werden.

Eine einmalige Reinigung der Brust mit klarem Wasser ist ausreichend. Das Tragen von Stilleinlagen schützt die Kleidung vor Spuren von Muttermilch und aufgetragenen Cremes. Die Eignung zeichnet sich durch wenig adhäsives Material aus.

3.8.5 Brustmassage

> Der Vorteil der Brustmassage liegt für die Frau in der Förderung und Entwicklung eines achtsamen Körpergefühls sowie in der Stimulation der Oxytozinausschüttung (EISL 2012; Walker 2016).

Ziel: Das Ziel der Brustmassage ist die Erleichterung der Abgabe von Milch. Damit kann sie ebenso vor dem Anlegen wie vor der Entleerung der Brust per Hand oder Abpumpen durchgeführt werden.

Beschwerden wie verstärkter Milcheinschuss, Milchstau oder Stauungsmastitis können durch die Brustmassage und Entleerung der Brust verhindert werden. Die mit der Massage verbundene Ausschüttung von Oxytocin fördert die Milchspende. Feuchtwarme Wickel über zehn Minuten erhöhen die Wirkung der Massage. Diese sollte kräftig, aber ohne Schmerzen zu verursachen, durchgeführt werden (EISL 2012; Walker 2016).

Brustmassage nach Chele Marmet (▶ Abb. 3.13a–c):
Die Massage des Brustdrüsengewebes nach Marmet beginnt am äußeren Rand der Brust mit der flachen Hand. Unter festem Druck der flach aufgelegten Finger wird das Brustdrüsengewebe massiert, indem es behutsam gegen den Brustkorb gedrückt wird. Mit kreisrunden Bewegungen der Finger wird das Brustdrüsengewebe angeregt, dabei wird die Brust mit den Fingern sanft umrundet. Der Druck der Finger wird auf das Brustdrüsengewebe übertragen, die Finger gleiten dabei nicht über die Haut. Zunächst in großen Kreisen brustkorbwärts, dann Richtung Areola.

Mit Annäherung an die Areola werden die Kreise kleiner. Je nach Größe der Brust sind zwei bis drei Umrundungen nötig. Bei großen Brüsten sollte unterstützend mit der anderen Hand die Brust unterfasst werden.

Die Streichung der Brust erfolgt mit der flachen Hand vom Brustansatz zur Areola. Nach und nach wird dabei die ganze Brust umfahren. Areola und Brustwarze müssen dabei nicht ausgespart werden. Bei großen Brüsten sollte auch hier wieder mit der anderen Hand unterfasst werden.

Nun beugt die Frau den Oberkörper leicht nach vorn. Im seitlichen Griff der Hände fasst sie die beiden Brüste und schüttelt und schwenkt sie sanft. Im Anschluss kann sie ihr Kind anlegen, abpumpen oder die Brust per

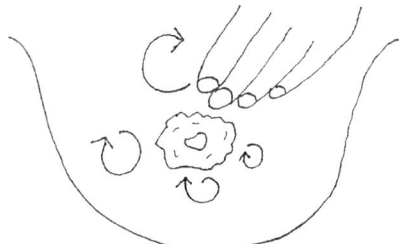

a: Massage in kreisenden Bewegungen

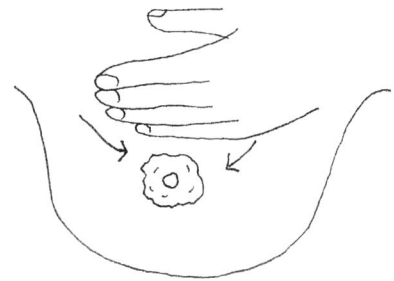

b: Ausstreichen zur Mamille

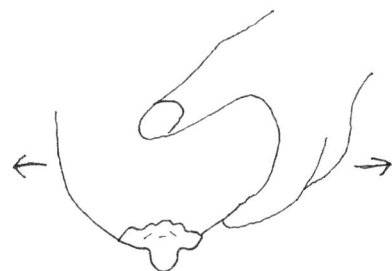

c: Brust nach vorne gebeugt sanft schütteln

Abb. 3.13a–c: Brustmassage nach Chele Marmet (eigene Darstellung)

Hand von der Milch entleeren. (Seiringer 2014)

Brustmassage nach Plata Rueda (▶ Abb. 3.14a–b):
Die Brustmassage nach Plata Rueda kann in den ersten Tagen nach der Geburt das Antrinken oder Entleeren der Brust erleichtern. Der Milchspendereflex wird angeregt. Die flach aufgelegten Hände massieren das Brustdrüsengewebe durch sanftes Hin- und Herbewegen. Die Haut wird dabei nicht verschoben. (Seiringer 2014)

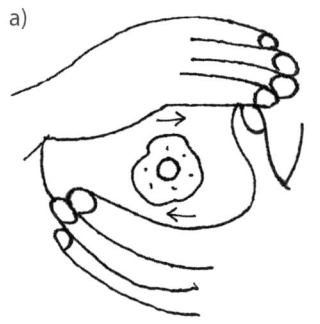 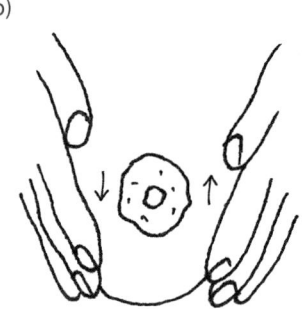

Abb. 3.14a–b: Brustmassage nach Plata Rueda (eigene Darstellung)
a: gegenläufiges Massieren der Brust, b: horizontales und vertikales Massieren

Beide Handinnenflächen werden seitlich an die Brust gelegt. Beide Hände rollen die Brust gegenläufig in den Handinnenflächen. Es folgt ein Ausstreichen der Milch. (Nindl et al. 2014)

Reverse-Pressure-Softening-Methode:
Die Methode der Brusterweichung durch Gegendruck (Reverse-Pressure-Softening-Methode) kann bei einer verstärkten Schwellung der Brust unter der Areola zum Abtransport von überschüssiger Bindegewebsflüssigkeit angewendet werden (▶ Abb. 3.15a–d). Sie unterstützt den Milchspendereflex und erleichtert durch die Formgebung der Mamille das Ansaugen des Neugeborenen. Unmittelbar vor dem Anlegen wird durch stetigen, sanften Druck auf den Grenzbereich zwischen Areola und Mamille in Richtung Brustkorb die Bindegewebsflüssigkeit vorübergehend nach innen verdrängt. Es sollen sechs bis acht kleine Dellen an der Mamillenbasis entstehen. Die Druckkompression dauert insgesamt ca. drei Minuten. Alle ca. 60 Sekunden wird der Griff geändert. Mit jeweils drei Fingern wird die Areola am Saum zur Mamille bündig umfasst und eingedrückt (▶ Abb. 3.15a). Dann greifen beide Zeigefinger von oben auf die seitlichen Anteile der Areola zum Unterrand (▶ Abb. 3.15b). Alternativ dazu kann dieser Bereich von einer unterstützenden Person mit den Daumen komprimiert werden (▶ Abb. 3.15c). Ebenfalls mit beiden Daumen wird der obere und untere Anteil der Areola horizontal eingedrückt (▶ Abb. 3.15d). (Cotterman 2004)

3.8.6 Entleeren der Brust von Hand nach Marmet-Technik

Daumen und Zeigefinger werden im Abstand von 2–3 cm ober- und unterhalb der Brustwarze gelegt. Dabei wird die Brust im C-Griff umfasst (▶ Abb. 3.16a–d).
Die Brust wird auf diese Weise sicher gehalten. Zeige-, Mittel-, Ring- und kleiner

Finger bilden dabei aneinander gelegt eine Schale, die die Brust von unten stützt. Der Daumen greift von oben auf die Brust.

Dieser Griff ermöglicht eine Bewegung der Brust, ohne Mamille oder Areola zu berühren.

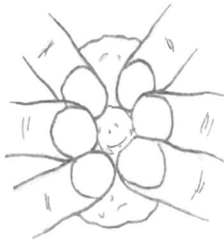

a: Komprimieren der Areola

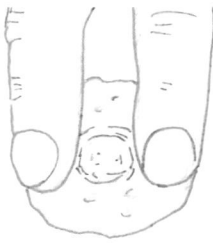

b: Komprimieren der Areolaaußenseiten von oben

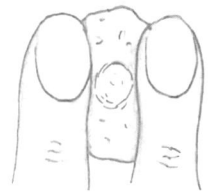

c: Komprimieren der Areolaaußenseiten durch Dritte mit Daumen von unten

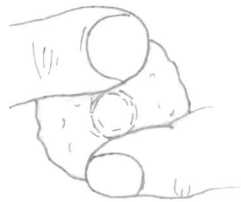

d: Komprimieren der Areolaober- und unterseite mit Daumen

Abb. 3.15a–d: Reverse-Pressure-Softening-Methode (nach Cotterman 2004)

Die Brust wird durch Daumen und Finger leicht komprimiert, das Drüsengewebe ist unter den Fingern spürbar. Ohne sie weiter zusammenzudrücken, wird die Brust an den Brustkorb gezogen. Der vordere Teil der Brust nimmt so eine konische Form an. Die Finger rollen dann unter stetigem Druck in Richtung Brustwarze – als wolle man Fingerabdrücke nehmen. Bei einer laktierenden Brust zeigt die Abgabe von Milch, dass genug Druck aufgebaut wurde. Nun den Druck der Hand lösen und die Brust Richtung Brustkorb drücken.

Erneut mit den Fingern die Brust komprimieren und den Vorgang wiederholen. Mit Handgriff um die Brust wandern (▶ Abb. 3.16a–d). (Nindl et al. 2014)

Beginn und Zeitpunkt: Mit Beginn und solange gestillt oder Muttermilch gefüttert wird

Gute Erfahrung mit:

- Anleitung zur Brustmassage bereits in der Schwangerschaft
- die Milchgewinnung direkt in ein Gefäß erfolgt über Massage und Entleerung einer Brust mit der dominanten Hand und dem Halten des Gefäßes mit der nichtdominanten Hand

- Die Anwesenheit des Kindes und eine leicht vorgebeugte Position erleichtern die Milchgewinnung.

Kooperierende: Still- und Laktationsberater/-in, Gynäkolog/-in, La-Leche-Liga

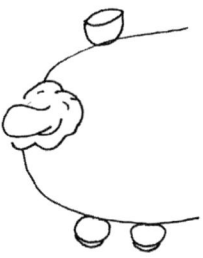

a: Brust im C-Griff

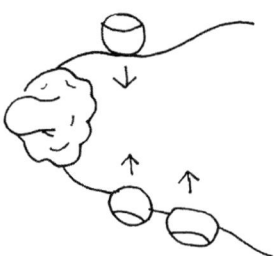

b: Brust im C-Griff etwas zusammen drücken

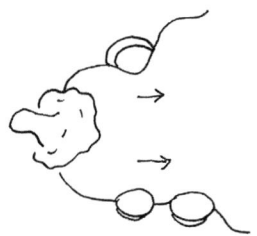

c: Brust im komprimierten C-Griff an Brustkorb ziehen

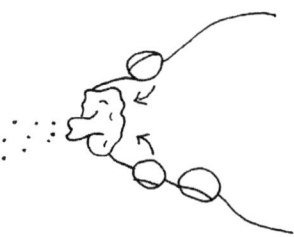

d: Mit melkenden Bewegungen Milch aus Brust streichen

Abb. 3.16a–d: Entleeren der Brust von Hand nach der Marmet-Technik (© K. Büthe, in Anlehnung an Nindl et al. 2014)

3.8.7 Zeitgerechte und verspätete initiale Brustdrüsenschwellung sowie Hypogalaktie

Eine Hypogalaktie kann durch zu seltenes Stillen in den ersten 48 Stunden sowie durch Hypothyerose, Adipositas oder eine diabetische Stoffwechsellage verursacht sein!

Definitionen:

Hypogalaktie: Quantitativ ungenügende Milchsekretion der Wöchnerin (Pschyrembel 2014). Nach Antwerpes (2016) handelt es sich um eine Funktionsstörung der mütterlichen Brust, bei der zu wenig Milch produziert wird, um den Säugling angemessen zu ernähren.

Galaktogen: Mittel zur Milchmengensteigerung. Evidentes Mittel aus der Phytomedizin ist Bockshornkleesamen (Phenum Grecum). Domperidon und Metoclopramid wirken als Pharmazeutikum. (von der Ohe 2015)

Ziel: Produktion einer für das kindliche Gedeihen angemessenen Milchmenge

Inhalt:

Initiale Brustdrüsenschwellung:
Die initiale Brustdrüsenschwellung leitet mit teilweise schmerzhafter Schwellung und Vergrößerung der Brüste den Beginn der Laktationsperiode ein. Abgrenzend zum Milchstau liegt hier ein Lymphödem vor. (Jakobs et al. 2013)

Die initiale Brustdrüsenschwellung kann sich auf die Areola oder die Peripherie beschränken oder beide Bereiche betreffen. Sie entwickelt sich zwischen dem dritten und fünften Tag postpartum (Jakobs et al. 2013) bzw. nach 50 Stunden postpartum (Kruid 2013). Charakteristische Merkmale sind generalisierte Schwellung, Schmerzen, diffuse Ödeme, Rötung, glänzende Hautoberfläche sowie gestörter Milchfluss. Eine initiale Brustdrüsenschwellung ist meist bilateral und geht mit leicht erhöhter Temperatur (über 38,4 °C) einher. Es existiert kein Beleg für Nutzen (oder Schaden) von Kühlung des betroffenen Areals mit Kohlblättern, Kühlkissen, Quark oder Retterspitz (Jakobs et al. 2013).

Unter Einhaltung der Maßnahmen, die für ein erfolgreiches Stillen und eine ausreichende Milchmenge Voraussetzung sind – frühes und häufiges (mindestens zehn- bis vierzehnmaliges) Anlegen mit Saugen des Kindes über mindestens 10 bis 15 Minuten –, ist mit einem zeitgerechten Milcheinschuss am zweiten (bis dritten) Tag und einer ausreichenden bis genügenden Menge an Muttermilch zu rechnen. Dieses Stillmanagement entlastet den lymphatischen Abfluss. Das Kind gedeiht mit einer zeitgerechten Gewichtszunahme; täglich sind seine Windeln sechsmal und mehr nass. Nach dem Anlegen ist der Säugling anhaltend gesättigt, die Brust merklich geleert. Der Milchbildungs- und Milchspendereflex wird regelrecht ausgelöst (vgl. Stillreflexe: ▶ Kap. 3.8.1).

Verspätete initiale Brustdrüsenschwellung:
Eine verspätete initiale Brustdrüsenschwellung nach 72 Stunden postpartum betrifft u. a. Primipara, Frauen über 30, Frauen mit langer Geburtsdauer oder mit Sectio und hohem BMI häufiger. Einflussnehmend ist das zu seltene Anlegen und Stillen in den ersten 48 Stunden dieser Gruppe. Charakteristisches Merkmal einer verspäteten Brustdrüsenschwellung ist das Fehlen von schmerzhaften Brustwarzen im Sinne von zu seltenem oder zu kurzem Saugen des Neugeborenen an der Brust. Die mangelnde Qualität des Saugens hat dabei einen stärker nachteiligeren Effekt als die mangelnde Häufigkeit des Stillens. (Nommsen-Rivers et al. 2010)

Es sollte der Hautkontakt intensiviert werden und das Kind bei den ersten Hungerzeichen angelegt werden. Neben Wiederholung der Stillinformationen und Brustmassage vor dem Anlegen kann das Kind in Hinblick auf seine Zungenbeweglichkeit beobachtet werden. (Guoth-Gumberger 2021)

Günstig zur Steigerung der Laktation ist ein Wechsel aus Power- und Cluster-Pumping. Beim Power-Pumping wird die Brust nach einer oxytocinstimulierenden Massage mittels Doppelpumpe beidseitig für fünf Minuten gepumpt. Nach einer kurzen Unterbrechung wird dieser Vorgang bis zu dreimal wiederholt. Das Cluster-Pumping kann ein- bis zweimal täglich das Abpumpen ergänzen. Hierbei wird nach einer Brustmassage die Brust für zehn bis zwölf Minuten abgepumpt, bis keine Milch mehr fließt. Nach einer Pause von ca. zehn bis zwölf Minuten sollte die Maßnahme noch dreimal wiederholt werden. (Bier 2021)

Hypogalaktie:
Eine Hypogalaktie kann in falscher Anlegetechnik oder falschem Zufüttern, anatomischen Abnormitäten der weiblichen Brust (tubuläre Brust u. a.) sowie in schwacher kindlicher Nachfrage begründet sein.

Eine Reihe mütterlicher Erkrankungen geht mit einer unzureichenden Milchbildung bzw. Prolaktinbildung einher. Bei diabetischen Müttern wird ein erhöhtes Risiko für eine nicht ausreichende Milchbildung beobachtet. Nach Neubauer et al. (1993) tritt bei Diabetikerinnen des Typ I ebenso wie bei Gestationsdiabetikerinnen (Lemay et al. 2013) die reichliche Milchbildung etwas verspätet ein, da bei gestörtem Blutzucker- und Insulinstoffwechsel die Aktivierung der Milchdrüsenzellen gehemmt sein kann.

Die Sezernierung von Östrogen durch weibliches Bauchfett, wie es bei adipösen Frauen vorliegt, hemmt die Ausschüttung von Prolaktin (Rasmussen & Kjolhede 2003). Die Freigabe von ebenso gespeichertem Progesteron hemmt eine zeitgerechte initiale Brustdrüsenschwellung (Nommsen-Rivers et al. 2010).

Stillen bei bekannter Hypothyreose mit Thyroxin-Substitution ist uneingeschränkt zu empfehlen (Bergmann 2016). Eine angemessene Substitution von Schilddrüsenhormonen, auch im Wochenbett, ist Voraussetzung für eine ausreichende Milchmenge. Steigt die Milchmenge nach der Kolostrumbildung nicht an, ist von einer hypothyreotischen Stoffwechsellage auszugehen (Bergmann 2016). Rauchen beeinflusst die Milchmenge ebenso negativ.

Auch ein anhaltend hoher Stresspegel der Mutter (Antwerpes 2016), entsprechend schlechte Ernährung sowie eine neu eingetretene Schwangerschaft können eine Hypogalaktie zur Folge haben. Subjektive Hinweise auf eine Hypogalaktie sind ein von der Mutter geäußerter, entsprechender Verdacht sowie mangelndes Gedeihen eines ausschließlich gestillten Kindes.

Die Muttermilch einer Frau nach bariatrischer Operation kann durch die reduzierte mütterliche Absorption von Eisen, Kalzium sowie Vitamin B_{12}, B_1, Folsäure und Vitamin D eine Lücke dieser Nahrungsbestandteile aufweisen. Die Kontrolle mütterlicher Serumkonzentrationen ermöglicht eine rechtzeitige Supplementierung von Mutter und ggf. Kind. (Gresens 2018)

Ein kurzes Zungenbändchen oder Frenulum wird bei ca. 0,02 bis 4 % aller Säuglinge diagnostiziert. Bei diesen Kindern ist das Frenulum zu straff am Mundboden fixiert. Es kann ein Stillhindernis darstellen. In diesem Falle besteht die Möglichkeit zur Frenotomie, einem Durchtrennen des Zungenbändchens. (Hentschel 2018)

Die Einnahme von Domperidon kann zur kurzfristigen Steigerung der Milchmenge eingesetzt werden. Metoclopramid gilt als das Mittel der zweiten Wahl. (Grzeskowiak et al. 2019)

Bei der Verwendung von Flaschen sollen diese mit warmem Wasser, einem milden Spülmittel sowie einer weichen Bürste von Milchresten gereinigt werden. Es sollen keine rauen Bürsten oder Schwämme genutzt werden. Dann werden die Flaschen und Sauger in einem großen Topf kalt aufgesetzt und für fünf Minuten gekocht. Flaschen und Sauger sollen einander und den Topfrand nicht berühren. Die Flaschen sollen wegen möglicher Verformbarkeit nicht im heißen Zustand Druck ausgesetzt werden. Die Teile sollen auf einem sauberen und trockenen Handtuch getrocknet werden.

Beratung bei initialer Brustdrüsenschwellung:

- Das häufige und regelmäßige Entleeren der Brust entlastet den lymphatischen Abfluss.
- Beim Entleeren der betroffenen Brust ist auf korrektes Anlegen zu achten.
- Eine Brustwarzenverletzung sollte jetzt unbedingt vermieden werden; die Anregung des Brustwarzenerektionsreflexes erleichtert das korrekte Anlegen des Kindes (Jakobs et al. 2013).
- die beeinflussbaren Voraussetzungen für ausreichende Milchmenge sicherstellen
- bei Hypogalaktie nach Stillbeginn, aktuellem Stress oder Stillgegnern fragen

- erfragen: Schlaf von Mutter und Kind, Ernährungs- und Trinkverhalten der Mutter, Einnahme von Medikamenten (Dopaminantagonisten, hormonelle Kontrazeptiva), erneute Schwangerschaft
- Besonders adipöse und ehemals gestationsdiabetische Frauen profitieren von intensivem Bonding in Hinblick auf erfolgreiches Stillen.

Maßnahmen und Anleitung bei initialer Brustdrüsenschwellung:

- häufiges (Intervall-)Anlegen
- Brustmassage erläutern und durchführen (lassen)
- Reverse-Pressure-Softening-Methode erläutern und anwenden (lassen)
- Stillvorgang auf Korrektheit beobachten
- Die orale Gabe von Ibuprofen kann überbrückend zur Analgesie bei intensiver initialer Brustdrüsenschwellung eingesetzt werden (Jakobs et al. 2013).
- Stillprotokoll führen lassen
- korrektes Abpumpen zeigen, Intervallpumpen zwischen den Mahlzeiten, Abpumpen nach der Stillmahlzeit
- Gewichtskontrolle des Kindes einmal täglich

Vorgehen bei Regelwidrigkeiten:

- Bei therapieresistenter Hypogalaktie und hohem Stillwunsch bzw. Muttermilchfütterung kann das Medikament Domperidon (Motilium®) oder Metoclopramid (Paspertin®) ärztlich verordnet werden (Grzeskowiak et al 2019; von der Ohe 2015).
- Beide Medikamente sind im Off-Label-Use; sie sind verschreibungspflichtig und -fähig. Sie sind jedoch keine Leistung der GKV (Grzeskowiak et al 2019; von der Ohe 2015).

Beginn und Dauer: Bei Abnahme des Kindsgewichts unter 7 % seines Geburtsgewichtes (Lohmann 2014)

Gute Erfahrung mit:

- Ruhe für und Entlastung der Mutter, Bonding, Stillkugeln
- Milchbildungstee, Bockshornkleesamen oder in entsprechender Kapselform
- Fertigarzneimittel: Kapseln mit Anis, Bockshornkleesamen, Kümmel, Anis, Dill

Kooperierende: Still- und Laktationsberater/-in, La-Leche-Liga, Gynäkolog/-in, Hausarzt/-ärztin

3.8.8 Schlupf- und Hohlmamillen

Bei Stillwunsch profitieren Hohl- und vor allem Schlupfwarzen von formenden Maßnahmen in der Schwangerschaft (Scheele 2001).

Definitionen:

Schlupfwarze: Angelegte, aber in Ruhezustand invertierte Brustwarze. Beim Ansaugen oder Stimulieren treten sie heraus. (Lohmann & Mändle 2015) Bei milder Ausprägung auch Flachwarze benannt (Scheele 2001).

Hohlmamille: Auch Hohlwarze genannt. Es fehlt die Anlage der eigentlichen Brustwarze. Meist geht eine Hohlwarze mit einer geringeren Anzahl von Milchgängen einher (Pschyrembel 2014).

Ziel: Unterstützung der physiologischen und schmerzfreien Laktation ad libidum

Inhalt:

Ausgehend von der Mamillenmuskulatur und Ausbildung der ausführenden Milchgänge können Brustwarzen eine unterschiedliche Gestalt haben. Nach der Erhabenheit in Bezug zur Oberfläche der Brust unterscheidet man die physiologische Mamille von der Schlupfwarze und Hohlmamille. Beide Formen können ein- oder beidseitig auftreten. Die Mamille der Schlupfwarze ist angelegt, jedoch durch verkürzte Milchgänge dicht an der Oberfläche der Brust fixiert.

Komprimiert man beim Kneiftest die Brust mit der Hand 2,5 bis 3 cm hinter dem Mamillenansatz und die Mamille tritt hervor, handelt es sich um eine Schlupfwarze. Der Einsatz von Brustwarzenformern in der Schwangerschaft kann einen positiven Effekt auf die Bildung einer erhabenen Brustwarze haben (Lohmann & Mändle 2015; Scheele 2001).

Nach Pschyrembel (2014) besteht bei der Hohlwarze ein Missverhältnis zwischen papillärer und alveolärer Muskulatur. Die Areola hat eine zentrale Vertiefung mit einem Randwall. Tritt die Mamille bei Kompression der Brust hinter dem Mamillenansatz nicht hervor, sondern zieht sich weiter zurück, liegt eine echte Hohlwarze vor.

Die mangelnde Ausbildung der Brustwarze führt zu einer Dämpfung des Saugreflexes. Die physiologische Saugstimulation des Kindes durch die Berührung der Brustwarze am kindlichen Gaumen entfällt. Das Stillen – vor allen der Stillbeginn – kann erschwerter sein, gilt aber dennoch als möglich. Entscheidend ist die Motivation der jungen Mutter sowie eine fachkundige Beratung und Begleitung der Stillbeziehung. Ein ausreichendes Gedeihen des gestillten Neugeborenen ist sicherzustellen. Brustwarzenformende Maßnahmen in der Schwangerschaft sind bei dem Vorliegen aller Mamillenvarianten anzubieten (Lohmann & Mändle 2015; Scheele 2001).

Beratung:

- Das Kind trinkt an der Brust, nicht an der Brustwarze, sodass ein Fehlen der Brustwarze nicht unbedingt bedeutsam für die Stillbiographie sein muss.
- Das Kind kennt nur diese eine Brust und hat keinen Vergleich zu günstiger geformten.
- Beruhigungssauger können eine Saugverwirrung beim Kind induzieren.
- Nach geduldiger Unterstützung beim Anlegen und der Anlegetechnik sowie der Ausschöpfung aller Hilfsmittel können auch Stillhütchen zum Einsatz kommen.

Maßnahmen und Anleitung bei Schlupfwarzen:

- Werden Brustwarzenformer bereits in der Schwangerschaft getragen, können sie eine Erhabenheit der Mamille (je nach Ausgangsbefund mit Einschränkung) herstellen.
- Dies führt, über konstanten Druck auf den Gewebesaum um die Mamille herum, zu einer passiven Dehnung des mamillären Gewebes, hier besonders der verkürzten Milchgänge.
- Das Anlegen eines sogbetriebenen Aufsatzes auf die Mamille (bspw. Niplette) nutzt ebenso die schwangerschaftsbedingte Dehnbarkeit von Gewebe, um eine Erhabenheit der Mamille zu erzielen.
- Nach der Geburt kann die Anwendung einer Milchpumpe einen Vorteil bringen. Das vorsichtige Anpumpen dehnt den die Mamille fixierenden Bandapparat (Both et al. 2011).

Beginn und Dauer: Mitte bis Ende der Schwangerschaft und so lange in der Stillzeit, bis das Kind ohne Probleme angelegt werden kann

Kooperierende: Still- und Laktationsberater/-in, La-Leche-Liga, Gynäkolog/-in

3.8.9 Wunde Brustwarzen und Soor

Frühe Anlegefehler führen zu wunden Brustwarzen und ebnen den Weg für Mastitiden sowie vorzeitiges Abstillen! (Abou-Dakn & Wöckel 2011)

Ziel: Physiologische und schmerzfreie Laktation ad libidum sowie gesunde Mamillen und Brustdrüsengewebe

Inhalt:

Wunde Brustwarzen:
Schmerzhafte Erkrankungen der Brust zählen zu den häufigsten Gründen für das Abstillen. Häufig baut sich ein Leidensdruck über wunde Brustwarzen, Milchstau, entzündlicher Milchstau und Mastitis puerperale auf.

Das korrekte Saugen ist einer der entscheidenden Faktoren für die Vermeidung bzw. Verringerung von Problemen in der Stillzeit. Oftmals entstehen Stillprobleme wie Rhagaden an der Brustwarze oder ein Milchstau durch falsche Anlegetechnik und damit verbunden eine falsche Saugtechnik. Nicht selten führen die so verursachten Verletzungen und Schmerzen zum Abstillen. (Abou-Dakn & Wöckel 2011)

Wunde Brustwarzen sind Hauterosionen (Fissuren), Rhagaden oder Entzündungszeichen an der Mamille bzw. teilweise an der Areola. Nicht selten folgen ihnen Infektionen (Jacobs et al. 2013). Hautrötung, Hautabschilferung und Schorfbildung sind kennzeichnend. Eine Rhagade (Schrunde) ist ein schmaler, spaltförmiger Einriss der Haut, der durch alle Epidermisschichten reicht.

Wunde Brustwarzen entstehen rasch auf Grundlage von mütterlichen Anlegefehlern beim Stillvorgang, ferner durch anatomische Abweichungen des kindlichen Mundes sowie durch falsches Saugverhalten (Amir et al. 2012; Abou-Dakn & Wöckel 2011). Wenig bis gar nicht erigierte Brustwarzen oder anatomische Besonderheiten wie Hohl- und Schlupfwarzen leisten Anlegeschwierigkeiten Vorschub. Der Einsatz von Brustwarzenformern durch Brustwarzencups bereits in der Schwangerschaft hat einen positiven Effekt auf die Länge der Brustwarzen (Chanprapaph 2013) und in Folge auf den Stillvorgang. Die hohe Schmerzhaftigkeit wunder Brustwarzen trägt signifikant zum frühen Abstillen bei. (Abou-Dakn & Wöckel 2011)

Rhagaden entstehen durch eine Überdehnung der Haut bei verminderter Elastizität (vorzugsweise an mechanisch beanspruchten Hautregionen), z. B. in Folge von physikalischer Beanspruchung (Austrocknung, Kälte, Saugen; Antwerpes 2017). Bei Rhagaden an der laktierenden Brust ist von einer Besiedlung mit Staphylococcus aureus auszugehen (Amir et al. 2012). Eine Heilsalbe auf Basis von Hamamelis kann eine lindernde und wundheilungsfördernde Wirkung entfalten (Wiesenauer 2018).

Soor:
Soor beschreibt eine (Haut-)Infektion mit Hefepilzen, meist Candida albicans. Mamille und Areola sind rosa-pinkfarben, glänzen perlmuttartig und schuppen. Die Brustwarzen schmerzen ausgeprägt. Bei Beteiligung der Milchgänge an der Infektion ist der Schmerz messerstichartig in die Brust. Ein Nachweis der Erreger über Muttermilch ist schwer möglich. (Francis-Morill et al. 2004)

Der betroffene Bereich juckt und zeigt eine unverhältnismäßig hohe Schmerzempfindlichkeit bei Berührung, Anlegen oder Behandlung mit Heilmitteln auf. Zeichen einer Soorinfektion zeigen sich typischerweise auch im Mund-, Rachen- sowie im Windelbereich des Kindes.

Bei einer Soorinfektion erfolgt die Behandlung von Mutter und Kind lokal mit Antimykotikum (Myconazol, Clotrimazol oder Nystatin (Kollow et al. 2012). Treten begleitende Symptome der Beteiligung von Milchgängen in Form eines messerstichartigen Schmerzes auf, erfordert dieses Erkrankungsstadium eine systemische Behandlung mit Fluconazol zwei Wochen über das Abklingen der Beschwerden hinaus.

Raynauld-Syndrom:
Ein Raynauld-Syndrom ruft beim Stillen ähnliche Symptome an der Mamille wie eine Soorinfektion hervor. (Mutschlechner et al. 2016; Franzis-Morill 2004). Bei einem Raynaud-Syndrom handelt es sich um einen ausgeprägten Vasospasmus durch eine arterielle Vasokonstriktion. Teilweise wird eine Ischämie im Gewebe erreicht. Auslösende Faktoren sind Kälte, emotionaler Stress o. a. Das betroffene Gewebe sieht zyanotisch aus und reagiert mit einer schmerzhaften reaktiven Hyperämie. Es besteht die Gefahr von Nekrosen und Gangrän. Behandelt wird mit physikalischer Therapie und Vasodilatatoren. (Füeßl 2018)

Beratung:

- mechanische Reize, Druck und Reibung ausschließen
- gute Belüftung des betroffenen Bereiches durch Stilleinlagen aus Seide oder Wolle sowie gering adhäsives Pflegematerial
- häufig Licht und Luft an die Brustwarze kommen lassen
- den kindlichen Such- und mütterlichen Brustwarzenerektionsreflex immer vor dem Anlegen auslösen
- Kind bei ersten Anzeichen von Hunger anlegen
- wechselnde Stillpositionen im Tagesablauf
- kürzere Stillphasen (10 bis max. 20 Minuten pro Brust) und ggf. öfter anlegen
- Säugling zuerst an die besser laktierende Brust anlegen (Kind saugt zu Beginn der Stillzeit intensiver und hochfrequenter)
- zur Vermeidung des Anlegeschmerzes (feste) Stillhütchen einsetzen

- kindlichen Speichel antrocknen lassen
- Brust auf mögliche Infektionen inspizieren

Maßnahmen und Anleitung bei wunden Brustwarzen und Rhagaden:

- Heilung fördern durch das Auftragen von Muttermilch oder reinem Lanolin
- Bei der Anwendung von Heilmitteln auf Phytotherapiebasis ist zu beachten, dass Rückstände nicht in den Mund des Kindes gelangen sollen.
- Systemische antibiotische Behandlung ist nach mikrobiologischer Untersuchung angezeigt (Jakobs et al. 2013).

Maßnahmen und Anleitung bei Soor:

- Die während der Soorinfektion gewonnene Milch soll entweder zeitnah verfüttert, pasteurisiert oder verworfen werden (Mutschlechner et al. 2016; Franzis-Morill 2004).
- Es sollten Einmalstilleinlagen getragen und verworfen werden, Kleidung und Handtücher mit Hautkontakt sollen ausgekocht werden (Mutschlechner et al. 2016; Franzis-Morill 2004).

Beginn und Dauer: Mit Beginn der Beschwerde bis zum vollständigen Ausheilen
Gute Erfahrung bei schmerzhaften Brustwarzen mit: Außerhalb der Stillmahlzeit kann bei schmerzhaften, entzündeten Brustwarzen das Tragen von Zinnhütchen mit einer Legierung aus Zinn, Antimon und Kupfer einer raschen Abheilung Vorschub leisten, Ähnliches kann durch silberne Stillhütchen erzielt werden.
Wiener Brust-Donut:

- Ein aus Verbandmaterial hergestellter, donutförmiger Ring wird auf die Brust gelegt und lässt dabei die Brustwarze frei.

- Ohne jegliche Gewebe- und Gefäßkompression sind ideale Heilungsbedingungen geschaffen (von der Ohe 2008).

Kooperierende: Still- und Laktationsberater/-in, Gynäkolog/-in

3.8.10 Milchstau und Mastitis

Die Behandlung verläuft ungeachtet der Unterscheidung nach Entstehen der Brustentzündung vergleichsweise ähnlich ab.

Definitionen:

Milchstau: Auch Stauungsmastitis. Durch gestaute oder verlegte Milchgänge ist die Abgabe von Milch über die Milchgänge behindert (Lohmann & Mändle 2015).
Mastitis puerperale: Infektiös-entzündliche oder nichtinfektiös-entzündliche Erkrankung der weiblichen Brust im Wochenbett. Stauungsmastitis ist meist nichtinfektiös (Lohmann & Mändle 2015).

Ziel: Förderung einer physiologischen und schmerzfreien Laktation ad libitum sowie gesunder Mamillen und Brustdrüsengewebe

Inhalt:

Ein Milchstau tritt meist einseitig auf, gehäuft in der dritten bis vierten Woche postpartum. Ursachen sind ein fehlender Milchspendereflex, mechanische Behinderung oder ein Hindernis im Milchgang sowie Anlegefehler. Seltener liegt eine übermäßige Milchproduktion bei mangelnder Entleerung oder vorabendlichem Alkoholkonsum vor. Symptome sind schmerzhafte Schwellung und Rötung der Brust, einseitig axillar erhöhte Temperatur, leichter Schüttelfrost, Kopf- und Gliederschmerzen sowie ein reduziertes Allgemeinbefinden.

In der Regel entwickelt sich eine Mastitis auf dem Boden eines nicht ausgeheilten Milchstaus aus. Durch den Stau kommt es zu einer massiven Erweiterung der Milchgänge, es folgen vereinzelte Gangrupturen.

Milch oder Milchvorstufen treten durch Zelllücken in das umliegende Gewebe sowie Mineralien aus dem Serum in die Milch. Eine Fremdkörper-Entzündungsreaktion wird ausgelöst. Leukozyten wandern in die Geweberegion ein, eine Gefäßerweiterung und Gewebezerstörung wird eingeleitet. Dieser Entzündungsprozess ist weitgehend identisch mit dem Geschehen infolge bakterieller Einwanderung. Das Anschwellen des Brustdrüsengewebes kann zum Verschluss der Ausführungsgänge führen. Dies erschwert in erheblichem Maße die Lösung des zugrundeliegenden Milchstaus. Die Folge ist eine bakterielle Besiedlung. Ein entsprechendes Keimreservoir stellen der kindliche Mund-Nasen-Rachenraum sowie die Hände des Pflegepersonals dar.

Die Unterscheidung zwischen nichtinfektiöser und infektiöser Mastitis erfolgt ausschließlich anhand der Leukozyten- und Bakterienzahl in der Muttermilch und hat für die Behandlung einer Mastitis puerperale wenig Relevanz. Typische Erreger sind Staphylococcus aureus (über 90 %), Staphylococcus epidermidis, ß-hämolysierende Streptokokken der Gruppe B u. a.

Sind weniger Bakterien als 10^3 pro Milliliter in der Muttermilch, handelt es sich bei gleichzeitig weniger als 10^6 Leukozyten um einen Milchstau, bei mehr als 10^6 Leukozyten um eine nichtinfektiöse Mastitis puerperale. Bei einer Bakterienzahl von mehr als 10^3 pro Milliliter spricht man von einer infektiösen Mastitis puerperale. (Lohmann & Mändle 2015)

Nach betroffenem Gewebe werden eine interstitielle (auch lymphogene) und eine parenchymatöse (auch kanikuläre) Mastitis puerperale unterschieden. Die interstitielle Mastitis hat sich über den Eintritt von Krankheitserregern über wunde Brustwarzen und Fissuren entwickelt. Eine parenchymatöse Mastitis puerperale bildet sich aus einer Keimbesiedlung über die offenen Milchgänge. Häufig gehen die Formen nach einiger Zeit ineinander über. Behandelt werden beide Formen nach dem gleichen Schema. Die Symptome entsprechen weitgehend denen des Milchstaus: teilweise hohes Fieber über 39 °C, begleitet von ausgeprägtem Schüttelfrost und schlechtem Allgemeinzustand. Das betroffene Areal der Brust verfärbt sich rötlich-livide und ist durch härtere Konsistenz tastbar (Lohmann & Mändle 2015).

Es gibt keinen Beleg für einen positiven Effekt von Kühlung durch alternative Heilmethoden, z.B. Quarkauflage, Auflage mit Retterspitz etc. (Jakobs et al. 2013).

> **Beratung bei Milchstau:**
>
> - Schonung der Mutter, Bettruhe!
> - Häufiges Anlegen in günstigen Positionen
> - Wärmen, Entleeren und Kühlen der Brust
> - vor dem Stillen eine Massage, die den Milchspendereflex aktiviert (vgl. Inspektion und Palpation der Brust: ▸ Kap. 3.8.4)
> - Der dem Unterkiefer des Kindes zugewandte Brustquadrant wird beim Stillen intensiver geleert.

Maßnahmen und Anleitung bei Milchstau:

- vor dem Stillen Brust wärmen (z. B. feuchtwarme Wickel)
- Brustwarzenstimulation zum Erleichtern des Anlegens, ggf. dazu anpumpen
- während des Stillens vorsichtig weiter massieren
- möglichst vollständiges Entleeren der Brust, ggf. ausstreichen oder nachpumpen
- abschließendes Kühlen des betroffenen Areals (Jakobs et al. 2013)

Maßnahmen und Anleitung bei Mastitis puerperale:

- siehe Milchstau (wärmen, entleeren und kühlen)
- nichtsteroidale Antiphlogistika per os (Ibuprofen)

Beginn und Dauer: Mit Beginn der Beschwerde bis zum vollständigen Ausheilen

Gute Erfahrung mit:

- warmfeuchte Brustwickel getränkt mit Tinktur von Mercurialis perennis, Brust entleeren, dann kalte Auflagen auf die entzündeten Partien mit homöopathischer Salbe von Mercurialis perennis
- Bei einer monolateralen Mastitis puerperale kann aus Sicht des Kindes unbedenklich weiter gestillt werden, zeitgleich bekommt das Kind spezifische Antikörper über die Muttermilch.

Vorgehen bei Regelwidrigkeiten:

- Spricht das Krankheitsbild nicht binnen 24 Stunden merklich auf die Therapie an und zeichnet sich auch schon vorher die Bildung eines Abszesses ab, ist die Frau umgehend in gynäkologische Behandlung weiterzuleiten.
- Es folgen antibiotische Abdeckung nach mikrobiologischem Abstrich auf Erreger gekoppelt ggf. mit pharmazeutisch laktationshemmenden Maßnahmen.
- Bei starken Anlegeschmerzen kann auf das Stillen vorübergehend verzichtet werden (Jakobs et al. 2013).
- Bei bilateraler Mastitis puerperale soll die Muttermilch in jedem Fall verworfen und das Kind zugefüttert werden (Jakobs et al. 2013).

Kooperierende: Still- und Laktationsberater/-in, Gynäkolog/-in

3.8.11 Ablaktation

Definitionen:

Primäres Abstillen: Abstillen vor Einsetzen des Milchflusses
Sekundäres Abstillen: Abstillen nach Einsetzen des Milchflusses

> **Ziel:** Komplikationsfreies und vollständiges Beenden der Milchsekretion

Inhalt:

Ablaktation (Abstillen) bezeichnet den Prozess des Unterbindens und Beendens der Milchsekretion durch konservative wie medikamentöse Maßnahmen (Elacta 2017; Scheele 2001). Die laktierende Brust reagiert auf eine verminderte Nachfrage mit einer Senkung der Milchproduktion (Elacta 2017). Primäres Abstillen kann von Seiten der Frau zu jedem Zeitpunkt gewünscht sein. Aber auch bei infektiösen Erkrankungen der Mutter (z. B. Hepatitis B bei ungeimpftem Kind), zytostatikapflichtigen Erkrankungen, Drogenabusus u. a. kann es angezeigt sein. Bei einer HIV-Erkrankung der Mutter sollte eine Viruslast über 50 Kopien/ml das Abstillen mit sich bringen. (Geist & Bovermann 2020).

Die Entscheidung zum sekundären Abstillen beendet die Stillzeit idealerweise zwei Monate nach Einführung von Beikost. Vorzeitiges sekundäres Abstillen ist häufig die Antwort auf ungenügend behandelte Stillprobleme. (Ernährungskommission DGKJ 2014) So kann ein Stillstreik, d. h. eine spontane Ablehnung der Brust durch den Säugling über wenige Stunden bis Tage, die meist unnötige Entscheidung zum Abstillen bringen. Die Verweigerung der Brust beginnt ebenso unersichtlich wie sie meist endet. (Elacta 2017)

Für ein langsames Abstillen kann pro Woche die Stillmahlzeit entfallen, bei der am wenigsten Milch vorhanden ist. Anstelle der Stillmahlzeit bzw. Pumpsequenz wird eine Flaschen- oder Breimahlzeit gereicht. Begleitend zum Abstillen können auch die Stillmahlzeiten verkürzt werden. (mvb 2020)

Für ein rasches Abstillen variieren die Empfehlungen zum Ersetzen der Stillmahlzeiten. So kann alle zwei bis drei Tage eine (mvb 2020) bis drei Stillmahlzeiten (Elacta 2017) durch alternative Nahrung ersetzt werden. Die Frau soll nach ihrem Durstgefühl trinken. Ein inniger Kontakt zum Kind kann den Säugling über den Verlust der Stillbeziehung hinwegtrösten (Elacta 2017). Noch bis zu drei Monate kann die Brust geringste Mengen am Milch sezernieren (mvb 2020). Auch nach dem erfolgreichen Abstillen kann es noch über Wochen bis zu drei Monaten zur Abgabe von milchiger Flüssigkeit aus der Brust kommen (mvb 2020; Scheele 2001).

Beim abrupten Abstillen wird das verbleibende Milcheiweiß der Muttermilch vom mütterlichen Körper in einem Zeitraum von drei bis vier Tagen rückresorbiert. Dieser auch als Milchfieber benannte Zustand ist nicht mit einer schweren Infektion zu verwechseln. Ebenso begleitend zum raschen Abstillen kann eine vorübergehende depressive Verstimmung auftreten. Dies ist in dem plötzlichen Entzug des stimmungsaufhellenden Prolaktin begründet. Besonders ausgeprägt kann der Effekt bei psychiatrisch erkrankten Patientinnen sein (Scheele 2001).

Nach einem Spätabort oder Abruptio ab der 16. Schwangerschaftswoche ist mit postpartaler Milchbildung zu rechnen (Vogt Röthlisberger & Schmidt). Maßnahmen zum Abstillen sollten der Patientin angeboten werden und eine Brustinspektion ist im Rahmen eines Wochenbettbesuches durchzuführen.

> **Beratung bei Abstillen aufgrund von Infektionen:**
>
> - Bei einer TBC-Infektion kann bis auf ein enges Zeitfenster der primären Infektion auch unter klassischer Medikation (weiter) gestillt werden (RKI 2013b).

- Im Falle einer Hepatitis-C-Infektion ist die Gefahr der Infektion des Kindes extrem gering, aber nicht auszuschließen.
- Bei einer Herpes-Infektion ist jeglicher Kontakt des Kindes mit dem Bläscheninhalt durch Abkleben der Bläschen zu vermeiden (Scheele 2001).
- Bei regelmäßigem Konsum von Drogen (Alkohol, Cannabis, Haschisch, Marihuana oder Kokain, Crack, Heroin, Halluzinogene oder Amphetamine) ist Stillen nicht angezeigt.
- Die Langzeiteinnahme von milchgängigen Medikamenten wie Zytostatika oder Antiepileptika sind ebenso eine Kontraindikation für das Stillen (Blöchinger 2014; Balzer 2004).

Beratung bei konservativem, sekundärem Abstillen:

- Für ein langsames Abstillen kann eine Stillmahlzeit alle zwei bis vier Wochen durch eine Beikostmahlzeit ersetzt werden (Bovermann 2020).
- Die Abstände zwischen den Stillmahlzeiten oder dem Pumpen sollten größer gehalten werden und die Dauer des Still-/Abpumpvorganges selbst verkürzt werden.
- Erst wenn die Brüste spannen und sich Verhärtungen zeigen, sollte die Brust nur so weit geleert werden, bis die Frau Erleichterung verspürt.
- Für ein rasches Abstillen kann alle zwei bis drei Tage eine bis drei Stillmahlzeiten ersetzt werden (mvb 2020; Elacta 2017).
- Feuchte Wärme und Brustmassage vor dem Entleeren kann dem Abstillen ebenso dienlich sein wie Kühlen und Tragen eines festsitzenden BHs nach dem Entleeren der Brust (mvb 2020).
- Nach dem Entleeren der Brust sollte diese gekühlt werden (mvb 2020).
- Begleitend können zwei bis drei Tassen Pfefferminz- oder Salbeitee getrunken werden (mvb 2020).
- Eine Limitierung der Trinkmenge der Stillenden ist nicht zu empfehlen (Elacta 2017; Blöchinger 2014).
- Salbei-, Pfefferminztee oder Teemischungen zur Reduktion der Milchmenge können getrunken werden (▶ Tab. 3.16; Röthlisberger & Schmid 2018).

Tab. 3.16: Teemischung zur Reduktion der Milchmenge (Schmiedel & Augustin 2017; Beer & Adler 2012)

Phytomedizin	Menge	Bemerkung
Salbei (Folia Salvia officinalis L.)	Teemischung zu gleichen Teilen. Zwei Teelöffel auf 250 ml kochendes Wasser, zehn Minuten ziehen lassen. Täglich bis zu drei Tassen trinken.	auch als Einzeldroge möglich
Walnussblätter (Folia Junglans regia)		
Hopfenfruchtzapfen (Humulus lupulus L. – Strobuli lupuli)		
Mönchspfefferfrüchte (Agni casti fructus)	30–40 mg	Hemmung der Prolaktinsekretion (Wiesenauer 2018)

> **Beratung bei abruptem Abstillen:**
>
> - Wird das Abstillen abrupt vollzogen, kann es zur Stauungsinvolution kommen.
> - Auch kann ein passageres Stimmungstief das Abstillen begleiten.

Maßnahmen und Anleitung:

- Medikamentöses sekundäres Abstillen erfolgt nach ärztlicher Verordnung.
- Zurzeit ist der Prolaktinhemmer der Wahl Cabergolin (Dostinex®).
- In seiner Wirksamkeit ist er dem konservativen Abstillen überlegen.
- Nebenwirkungen sind Depression, Hypotonie, Schwindel, Kopfschmerzen, Bauchschmerzen, Übelkeit sowie Müdigkeit.
- die Dosierung beträgt bei primärem Abstillen 1x1 mg Cabergolin, ggf. wiederholen
- bei sekundärem Abstillen eine halbe Tablette zu 0,5 mg alle zwölf Stunden über zwei Tage

Vorgehen bei Regelwidrigkeiten:

- Bei Verdacht auf unvollständiges Abstillen mit Milchstaubildung sind entsprechend milchstaulösende Maßnahmen einzuleiten.
- Die Brust ist auf frühe Anzeichen einer möglichen Abszessbildung zu inspizieren und zu palpieren.
- Im Falle von Hinweisen auf einen Abszess ist die Frau umgehend an den/die Gynäkolog/-in oder die Entbindungsklinik weiterzuleiten.

Beginn und Dauer: Wegen der blutdrucksenkenden Wirkung von Prolaktinhemmern sollte die Ersteinnahme wenn möglich nicht zur Nachtruhe erfolgen.

Gute Erfahrung mit:

- Sowohl Gynäkolog/-in als auch Pharmazeut/-in (Apotheker/-in) verfügen über die entsprechende Fachqualifikation über relative und absolute Kontraindikationen fürs Stillen sowie Zugang zu den aktuellen Datenbanken.
  - Erste Informationen kann das Internetportal www.embryotox.de (Stand: 30.01.2023) geben.
  - Öffentliche Stellen bieten die Untersuchung der Muttermilch auf Inhaltsstoffe an.
  - Je nach Bundesland ist dieses Angebot bei unterschiedlichen Behörden angegliedert. Hinweise zu Kosten und Vorgehensweise gibt das örtliche Gesundheitsamt oder der Online-Auftritt der entsprechenden Behörde.
- Zur Unterstützung des Abstillens kann ein frühes, kohlenhydratarmes Abendessen den Tag ausklingen und ein spätes Frühstuck den Tag beginnen lassen.

Kooperierende: Still- und Laktationsberater/-in, Pharmazeut/-in, Apotheker/-in, Gynäkolog/-in, Entbindungsstation

3.8.12 Relaktation

Eine erfolgreiche Relaktation kann für die Mutter wie eine Wiedergutmachung erlebt werden!

Definitionen:

Relaktation: Wiederherstellung einer zwischenzeitig unterbrochenen Laktation (Hormann 2018).

Induzierte Relaktation: Laktation ohne eine vorangegangene Schwangerschaft, beispielsweise im Falle einer Adoption (Hormann 2018). Auch Laktation, ohne je laktiert bzw. gestillt zu haben (Herrmann 2012).

Ziel: Teil- oder vollständige Wiederaufnahme der Laktation

Inhalt:

Dem Wunsch und Bedürfnis nach einer Wiederherstellung der Laktation können verschiedene Ursachen zugrunde liegen. Nach einer nicht stillverträglichen Medikation der Mutter, einer Trennung von Mutter und Kind, einem wenig stillfreundlichen Fütterungsmanagement des Neugeborenen oder Saugschwierigkeiten des Kindes zu Beginn der Stillbeziehung kann eine Phase von unzureichender oder versiegter Milchproduktion folgen. Dem Wunsch der Frau nach Wiederaufnahme der Muttermilchproduktion bzw. des Stillens kann eine Hebamme realisierend und unterstützend zur Seite stehen, ohne die Grenzen der Relaktation zu verschweigen. (Hormann 2018)

Eine Relaktation ist umso aussichtsreicher, je höher das Stillniveau vor der Ablaktion war. Mindestens achtmal täglich, einschließlich einmal nachts, sollte mit einer Doppelpumpe gepumpt werden. Die Nachtpause sollte fünf Stunden nicht überschreiten. Intervallpumpen, Cluster-Pumping etc. können den Effekt des Pumpens noch steigern. (Glaß 2021)

Begleitend sollten häufig Bonding-Maßnahmen erfolgen. Die Fütterung des Neugeborenen oder Säuglings sollte zum Vermeiden von Saugverwirrung mittels Becher, Löffel oder Finger-Feeder erfolgen. Idealerweise wird das Kind im stillentsprechenden Haut-zu-Haut-Kontakt gefüttert. Bei bestehender Laktation kann die Menge an Formulanahrung langsam reduziert werden. Das Gedeihen des Kindes wird dabei durch regelmäßiges Wiegen kontrolliert (▶ Kap. 4.1; Hormann 2018)

Der Prozess der Relaktation braucht Einsatz, Zeit und Geduld. Je jünger der Säugling ist, umso kooperativer ist er bei Anlegeversuchen. (Hormann 2018; Hemmelmayr 2015) Je kürzer die abgestillte Zeit und je höher die vorangegangene Milchmenge ist, desto aussichtsreicher ist der Prozess in Bezug auf ausschließliches Stillen. Im Bedarfsfall kann auf ärztliche Anordnung ein pharmazeutisches Galaktogen (das nebenwirkungsreiche Metoclopramid) im Off-Label-Use zur Steigerung der Laktation verwendet werden. (Hormann 2018; Herrmann 2012)

Adoptivmütter können im Sinne des Bindungsaspektes von der Rolle der biologischen Mutterschaft profitieren. Die Innigkeit der Still- bzw. assistierten Stillbeziehung kann ein Trost für den hürdenreichen Weg zur Mutterschaft sein. (Hormann 2018)

Auch wenn keine ausreichende Menge an Muttermilch zu erreichen ist, so ist die Laktation bei den meisten Frauen induzierbar (Hemmelmayr 2015). Brusternährungssets können ein Brückenglied zwischen der Intimität des Stillaktes und der Gabe von Formulanahrung sein. (Hormann 2018)

Beratung:

- Brustmassage nach Plata Rueda und Marmet-Technik zum Anregen des Brustdrüsengewebes (▶ Kap. 3.8.4; Herrmann 2012)
- Intervallpumpen zur Vorbereitung auf die Laktation (Herrmann 2012)
- Präparat von Bockshornkleesamen (Herrmann 2012)

Maßnahmen und Anleitung:

- Anleitung zu Brustmassagetechniken
- Unterstützung zum Umgang mit der Milchpumpe

Kooperierende: Still- und Laktationsberaterin, Gynäkolog/-in

3.9 Stillen und Ernährung in besonderen Situationen

Kirstin Büthe

Stillen und Muttermilchfütterung ist für frühgeborene Kinder, Mehrlingskinder oder solche, die mit einer Wachstumsretardierung geboren wurden, von besonders gesundheitsförderlicher Bedeutung. Der Stillbeginn einer jungen Mutter braucht intensive Unterstützung und Anleitung, um die Laktogenese für ein oder mehr zukünftig eutrophe Neugeborene zu gewährleisten.

3.9.1 Stillen und Ernähren von Frühgeborenen

Die Milchbildung für ein Frühgeborenes anregen wie für ein Reifgeborenes! (Nehlsen 2019)

Definitionen:

Späte Frühgeburt: Auch terminnahe, marginale, moderate, minimale oder milde Frühgeburt. Ein Neugeborenes, das zwischen 34.+0. bis 36.+6. SSW geboren wird. (Helmer 2007)
Frühe Frühgeburt: Ein zwischen 28.+0. bis 33.+6. SSW geborenes Neugeborenes. (Helmer 2007)
Sehr frühe Frühgeburt: Ein Neugeborenes, das zwischen 24.+0. bis 27.+6. SSW geboren wird (Helmer 2007).
Extrem frühe Frühgeburt: Ein Neugeborenes, das vor 24.+0. SSW geboren wird (Helmer 2007).
Posttraumatische Fütterstörung: Eine kindliche Angst, teilweise vergesellschaftet mit einer massiven Abwehr auf Fütterungssituationen. Das Kind zeigt Reaktionen wie schreien, Abwehr oder würgen beim Hochnehmen zum Stillen, Anblick von Essbesteck o. ä. (Brindt et al. 2008)

Gedeihstörung: Ein Gewichtsverlust oder -stillstand über zwei bis drei Monate, meist vergesellschaftet mit einer Fütterstörung (Brindt et al. 2008).

Ziel: Förderung des Gedeihens des Frühgeborenen, Entwicklung eines physiologischen Hungerempfindens und Essverhaltens

Inhalt:

Eine Frühgeburt ist ein Neugeborenes, das von Beginn der letzten Menstruationsblutung an weniger als 260 Tage bzw. 37 Schwangerschaftswochen alt ist. Nach WHO gelten Neugeborene mit einem Geburtsgewicht unter 2.500 g als Frühgeburt. (Helmer 2007) Häufig wird Frühgeburtlichkeit durch unabwendbar aufsteigende vaginale Infektionen verursacht. Bei drohender Frühgeburt wird antiinfektiös (antibiotisch) und tokolytisch behandelt. (Goerke 2022)

Die hohe Wachstumsdynamik von Frühgeborenen gegenüber Reifgeborenen führt zu höheren Erfordernissen an die Nahrung und Ernährung. Frühgeborene müssen nach ihrem Gestationsalter ausreichend, engmaschig und altersgerecht mit Nährstoffen und Flüssigkeit versorgt werden. (Brindt et al. 2008) Ein Frühgeborenes braucht ca. zwölf Mahlzeiten täglich. Die tägliche Gesamtmenge an (Mutter-)Milch beträgt zwischen 180 und 200 ml/kg/KG. (Hoehl & Kullick 2012)

Eine kontinuierliche Gewichtszunahme bezeugt die erfolgreiche Aufnahme der enteralen Verdauung. Die tägliche Gewichtszunahme liegt zwischen der 23. und 36. SSW zwischen 10 und 24 g/kg/KG mit einem Gipfel in der 34. SSW mit 35 g/kg/KG. Analog dazu liegt der Kohlenhydratanteil zugunsten der Proteine bei 40 %, Fette stellen 50 % der Energie. (Brindt et al. 2008)

Die Gabe von Muttermilch bietet Frühgeborenen wertvolle Immunfaktoren und Ernährungsvorteile. Muttermilch ist gut verdaulich und verträglich, stimuliert die Entwicklung des kindlichen Darms und der Darmflora. Von besonderer Bedeutung für einen frühen Infektionsschutz ist das Kolostrum. (Nehlsen 2019). Besonders Kinder diabetischer Mütter sollten zur Prävention einer postnatalen Hypoglykämie binnen 30 Minuten eine Kolostrumfrühfütterung bekommen. Kinder mit einem Gestationsalter von 34–38 SSW profitieren aufgrund ihrer Stillschwäche der ersten Tage von einer Kolostrumgabe. (Bier 2021)

Die Höhe der erreichbaren Muttermilchproduktion wird über die Nachfrage oder das Pumpen in den ersten Tagen nach Geburt maßgeblich geprägt. Eine spätere Steigerung ist nur mit Einschränkung möglich. (Nommsen-Rivers et al. 2010)

Muttermilch bietet einen hohen Infektions- und gewissen Atopieschutz. Sie ist förderlich für die kognitive Entwicklung des Kindes (Reynolds et al. 2016; Brindt et al. 2008). Der mütterliche Organismus bildet nach Geburt eines Frühgeborenen vor der 32. SSW für ca. vier Wochen eine Preterm-Milch, die sich besonders an die Erfordernisse des unreifen Neugeborenen richtet. Preterm-Milch hat einen signifikant höheren Anteil an Immunfaktoren (z. B. Antikörper, Lysozym), Eiweißen, Fettsäuren, Eisen, Natrium, Chlorid u. a. (Trend et al. 2016; Brindt et al. 2008)

Je nach ihrer Wachstumsgeschwindigkeit und des erheblich gesteigerten Energiebedarfs profitieren ehemalige Frühgeborene bis zum dritten Lebensmonat von der zusätzlichen Gabe von speziell entwickelten Frauenmilchsupplementen (z. B. hypoallergenes Eiweiß, Kohlenhydrate, Mineralstoffe, Eisen und Vitamine), um körpereigene Speicherdepots aufzubauen (Brindt et al. 2008). Frauenmilchsupplement (FMS) ist eine Nahrungsergänzung als Beigabe zur Muttermilch, die in Abhängigkeit der Gewichtsentwicklung des Kindes empfohlen werden kann.

Das Catch-up-Wachstum von Frühgeborenen wird besonders im stationären Zeitraum festgestellt. Der Einfluss von Muttermilch trägt in diesem Zeitfenster weniger zu der Gewichtsentwicklung bei als bei Gabe von Formulanahrung. Muttermilch entfaltet seinen Benefit bezüglich des Gedeihens vor allem langfristig bis zum sechsten Lebensjahr. (Toftlund et al. 2018)

Der Zeitpunkt zur Einführung von Beikost richtet sich nach dem errechneten Termin. In Anlehnung an die individuelle Beikostreife kann von dieser Berechnungsgrundlage abgewichen werden. Die Einführung von Beikost kann bei einem ehemaligen Frühgeborenen Zeit und Geduld erfordern: Die primären, auf einer Intensivstation erlebten, oralen Erfahrungen können ein Kind derart irritieren, dass es zur klaren kindlichen Hungersignalabgabe viel elterliche Zeit, Zuspruch und Geduld braucht. Essensbereitschaft nur unter bestimmten Rahmenbedingungen oder verschiedenste Merkmale von Essensverweigerung begleiten die Fütterung insbesondere von Frühgeborenen und sind meist von vorübergehender Natur. Unter einer Fütterstörung fasst man kindliches Essverhalten zusammen, das durch Ablenkung, Verweigerung von altersangemessener oder gänzlicher Nahrung, Kau-, Saug- und Schluckproblemen sowie Würgen oder Erbrechen über einen Zeitraum von vier Wochen und länger begleitet wird. Diese Problematik kann als Teil einer Regulationsstörung der frühen Kindheit gesehen werden. (Brindt et al. 2008) Mit Fütterungsproblemen sind häufig eine Desorganisation gemeinsamer Mahlzeiten assoziiert sowie mütterliche Kontrolle und Disharmonie im Umgang mit dem Kind (Langer & Wimmer-Puchinger 2009).

> **Beratung:**
> - Muttermilch, besonders Preterm-Milch und Kolostrum, stellen für das Frühgeborene einen Benefit dar, der nur durch

- die Mutter ermöglicht werden kann (Nehlsen 2019).
- Muttermilchgabe entfaltet ihren positiven Effekt bezüglich des Gedeihens langfristig (Toftlund et al. 2018).
- (Hände-)Hygiene ist im Umgang mit dem frühgeborenen Kind und der Gewinnung und Fütterung von Muttermilch essentiell (Brindt et al. 2008).
- Der Hautkontakt von mütterlicher Brust und dem Neugeborenen ermöglicht dem Kind, die Mutter über den vertrauten Geruch wiederzuerkennen (Nehlsen 2019).
- Gleichermaßen wird es der Mutter ermöglicht, über Aufnahme von kindlicher Bakterienflora der Haut wirksame Antikörper zu bilden, die über die Muttermilch zum Kind gelangen und dort protektiv wirken (Nehlsen 2019).
- In den ersten zwei Tagen kann die Brust regelmäßig und mindestens zehnmal mit Hand entleert und das Kolostrum in einer sterilen Spritze aufgefangen werden (Nehlsen 2019).
- Um die Milchproduktion in ausreichender Höhe einzuleiten, kann eine Frau in den ersten acht bis zehn Tagen nach Geburt mindestens zehnmal täglich abpumpen, dabei mindestens ein- bis zweimal auch nachts, um die Milchproduktion auf eine angemessene Menge zu bringen (Nehlsen 2019).
- Die Verwendung einer elektrischen Doppelmilchpumpe in entspannter Atmosphäre begünstigt einen höheren Prolaktin-Pegel und somit langfristig höhere Mengen an Muttermilch (Nehlsen 2019).
- Die Brust kann vor dem Abpumpen mit fließendem Wasser abgespült werden (Nehlsen 2019).
- Es sollten nur sterile oder desinfizierte Pumpmaterialien oder Flaschen verwendet werden (Nehlsen 2019).

- Ziel ist es, am Ende der ersten Wochen eine Milchmenge von 700 bis 750 ml Muttermilch pro Tag und Kind zu gewinnen.
  - bzw. eine Milchmenge, die ein am Termin Geborenes in dieser Zeit trinken würde
  - bzw. 30 bis 35 ml pro Stunde für einen Einling (Nehlsen 2019)
- Die mütterliche Ernährung sollte zu dieser Zeit gesund, ausgewogen, reich an hochwertigen Fetten und entsprechend kalorisch sein (Nehlsen 2019).

Maßnahmen und Anleitung:

- Eine Kolostrumgabe an das Neugeborene binnen zwei Stunden nach Geburt durch zeitnahes Ausstreichen der Brust ist zu unterstützen (Nehlsen 2019).
- Nicht sofort verfütterte Muttermilch kann bis zu vier Stunden bei Raumtemperatur, bis zu 72 Stunden bei 6 °C im Kühlschrank und bis zu 96 Stunden bei 4 °C im Kühlschrank gelagert werden.
- Zum Einfrieren sollte Muttermilch spätestens nach zwei Stunden im Kühlschrank eingefroren werden (Nehlsen 2019).
- Das Aufbewahren von eingefrorener Muttermilch sollte drei Monate nicht überschreiten.
- Aufgetaute Milch muss binnen 24 Stunden verfüttert werden (Nehlsen 2019).
- *Känguruhen:* Ein auch therapeutischer Hautkontakt von mütterlicher Brust und Baby(-haut) für mindestens eine Stunde. Känguruhen unterstützt das Bonding, baut kindlichen Stress ab, stabilisiert den Allgemeinzustand, das Gedeihen, den Immunstatus des Kindes und unterstützt die mütterliche Milchbildung (Nehlsen 2019; Brindt et al. 2008).
- *Fingerfütterung:* Auch Saugtraining durch Fingerfütterung, Finger-Feeder oder Finger Feeding. Das Saugtraining richtet sich an Neugeborene oder Säuglinge, die u. a.

reifebedingt nicht oder nicht ausreichend saugen. Auf eine initiative oder ausgelöste suffiziente Saugbewegung des Kindes erfolgt eine Milchabgabe aus einer entsprechenden Spritze. Dazu wird eine 10- oder 20-ml-Spritze mit Muttermilch gefüllt und der Finger-Feeder-Aufsatz aufgesteckt. Vorsichtig wird ein desinfizierter oder mit Fingerling bedeckter Finger in den Mund des Kindes geschoben. Nachfolgend gleitet der Finger-Feeder entlang des Fingers in den Mund des Kindes. Saugt das Kind kräftig bzw. lässt sich ein Saugreflex stimulieren, gibt man über die Spritze etwas Muttermilch. Erlahmt das Saugen, wird erneut der Saugreflex stimuliert und wieder Milch gegeben. (Medela 2018)

Stillreifezeichen:

- Ab einem Gestationsalter von ca. 30 SSW zeigt das Neugeborene Zeichen von Such- und Saugreflex (Nehlsen 2019).
- Stillreifezeichen zeigt das Frühgeborene durch Hand-Mund-Aktivität, Speichel schlucken, suchen, saugen und Beruhigung durch Saugbefriedigung, tolerieren von Bolus-Mahlzeiten sowie eine gewisse Wärmeregulation auch außerhalb des Inkubators (Nehlsen 2019).
- Oben Genanntes gilt auch für ggf. durch CPAP in der Atmung unterstützte Frühgeborene (Nehlsen 2019).
- Stillversuche – Das Erlernen von Stillen erfordert viele, wiederholte, kurze und ergebnisoffene Versuche eines Frühgeborenen und seiner Mutter bei gleichzeitiger Aufrechterhaltung der bisherigen Ernährung (Nehlsen 2019).
- Anlegeversuche – Das Frühgeborene kann bei den ersten Hungerzeichen angelegt werden. Wenn das Kind innerhalb von fünf Minuten nicht an die Brust geht, sollte der Stillversuch zu einem späteren Zeitpunkt wiederholt werden (Nehlsen 2019).

Stillpositionen für Frühgeburten:

- In sog. *Frühchenhaltung* legt die Mutter das Kind (ähnlich wie im Wiegegriff) bäuchlings zu sich an die Brust.
- Die Hand der stillenden Brust hält diese und entleert ggf. die Milch unterstützend, die andere Hand hält das Kind rückwärtig am Nacken und stützt ggf. den Kopf.
- Die Extremitäten des Kindes sind in Beugeposition an und vor seinem Körper (Nehlsen 2019).
- Zur *Rückenhaltung* sitzt die Mutter bequem mit aufgestellten Beinen.
- Das Kind liegt ähnlich wie bei der Footballer-Haltung mit dem Bauch zur Mutter und den Füßen seitlich der Mutter.
- Die Mutter hält mit der einen Hand den kindlichen Nacken und stützt den Kopf dabei, der Unterarm hält das Kind rückwärtig an ihrem Körper, mit der anderen Hand wird die Brust im C-Griff gehalten und dirigiert (Nehlsen 2019).
- Im *Hoppe-Reiter-Sitz* hält die Mutter das »sitzende« oder hockende Kind längs vor ihrem Bauch mit seinem Mund auf Höhe ihrer Brust; die Beine des Kindes sind gespreizt wie zum »Hoppe-Reiter-Sitz«; seine aufrechte Position schützt es ggf. vor Verschlucken von Muttermilch. (Nehlsen 2019)
- *DanCer-Hold*: Ein von Danner und Cerutti entwickelter, u-förmiger Griff, der durch mütterlichen Daumen und Zeigefinger ausgeführt wird. Die Frau hebt zum Anlegen mit Mittel-, Ring- und kleinem Finger die Brust und fasst mit Daumen und Zeigefinger der gleichen Hand in U-Form den kindlichen Kopf um das kindliche Kinn herum. Auf diese Weise hält sie den kindlichen Kopf dicht an ihrer Brust und unterstützt so die Stillbemühungen des Kindes.
- Muttermilchgabe kann additiv mittels Brusternährungsset gegeben werden.
- Über einen *Fütterungsbecher* können späte Frühgeburten Muttermilch oder Formula-

nahrung erhalten. Der Becher wird mit 10 bis 15 ml Milch gefüllt und dem aufrecht gehaltenen Kind sanft an die Unterlippe gehalten, sodass es mit einer schleckenden Bewegung seiner Zunge die Milch aus dem Becher »schlecken« kann. Die Arme des Kindes werden zum Schutz vor Berührung des Bechers und Verschütten fest mit einem Tuch bedeckt.
- Becherfütterung fördert das ausschließliche Stillen von späten Frühgeborenen und hat keinen nachteiligen Einfluss auf die Dauer des Klinikaufenthaltes (Yilmaz et al. 2014).
- Still- und Füttersituationen sind Beziehungssituationen, die gemeinsam und mit Wärme, Geduld und Zeit gestaltet werden können; die Mutter kann währenddessen auch etwas essen oder trinken (Brindt et al. 2008).
- Feste Essregeln (Zeit, Ort, wenig oder keine Ablenkung etc.) für die Beikost-Fütterung – auch im Sinne einer Trennung von essen und spielen – von Beginn an können sinnvoll sein (Brindt et al. 2008).
- Es kann helfen, das kindliche Verhaltensmuster zu unterbrechen, indem man die Fütterungsverweigerung des Kindes wiedererwarten aushält (Brindt et al. 2008).

Vorgehen bei Regelwidrigkeiten: Bei Verdacht auf eine Fütterungsstörung kann professionelle Hilfe (Pädiater/-in, Logopäd/-in, Ergotherapeut/-in, Physiotherapeut/-in mit Schwerpunkt Kau-, Saug- und Schluckstörung) in Anspruch genommen werden (Brindt et al. 2008).

Beginn und Dauer:

- Die erste Kolostrumgewinnung beginnt in den letzten Wochen der Schwangerschaft (Brindt et al. 2008) oder direkt nach Geburt (Nehlsen 2019).
- Stillversuche können ab zwei oder mehr Stillreifezeichen durchgeführt werden (Nehlsen 2019).
- Die Einführung von Beikost kann nach errechnetem Termin oder nach Zeichen individueller Beikostreife beginnen.
- Die Inanspruchnahme von professioneller Hilfe bei allen/individuellen Zeichen von Überforderung ist berechtigt.

Gute Erfahrung mit:

- Unterstützung (Haushalt, kochen, putzen, Kinderbetreuung etc.) von Familie oder sozialem Umfeld annehmen oder erbitten
- früh Kontakt zu Neonatalbegleiterin (www.neonatalbegleitung.de, Stand: 22.06.2022) herstellen
- früh einen Kontakt zu einer wohnortnahen Selbsthilfegruppe (www.fruehgeborene.de, Stand: 22.06.2022) für Eltern von Frühgeborenen herstellen

Kooperierende: Pädiater/-in, Physiotherapeut/-in, Ergotherapeut/-in, Still- und Laktationsberater/-in, Neonatalbegleiter/-in

3.9.2 Stillen und Ernähren von SGA-Neugeborenen

Nach spätestens zwei Jahren hat das Catch-up-Wachstum seinen Benefit verloren! (Saenger et al. 2007)

Definition Small for Gestational Age (SGA): Das Geburtsgewicht, der Kopfumfang und die Körperlänge zum Zeitpunkt der Geburt eines Neugeborenen liegen unter der 10. Perzentile und sind für sein Gestationsalter und Geschlecht zu niedrig. Nach WHO sind Small-for-Gestational-Age-Neugeborene solche mit einem Geburtsgewicht < 2.500 g. Weltweit betrifft dies zwischen 8–26 % der Neugeborenen. (Saenger et al. 2007)

Ziel: Aufholwachstum gewährleisten und nachfolgend Übergewicht vermeiden

Inhalt:

Aufholwachstum (Catch-up growth) bezeichnet eine Wachstumsgeschwindigkeit in cm/Jahr, die höher ist als der Medianwert für chronologisches Alter und Geschlecht. Das Aufholwachstum charakterisiert die frühe postnatale Phase von SGA-Kindern bis zu einem Alter von zwei Jahren. SGA-Kinder kommen mit einem ihrem Gestationsalter nicht entsprechenden, niedrigeren Gewicht auf die Welt. Der erhebliche Anteil der aufholenden Gewichtszunahme erfolgt in den ersten sechs Monaten nach Geburt bzw. im Zeitraum der stationären Behandlung. (Toftlund et al. 2018; Saenger et al. 2007)

Ein Augenmerk darf auf dem angemessenen Eiweißanteil in der (frühen) Nahrung in Hinblick auf die Prävention von Adipositas beim Catch-up-Wachstum der ersten Lebensjahre liegen (Doll 2021).

Kinder, die mit einem Gestationsalter von unter 34 SSW geboren wurden, haben einen gesundheitlichen Benefit durch die Einführung von Beikost in einem Alter von sechs Monaten. Das Alter sollte nach dem errechneten Geburtstermin korrigiert sein. (Gupta et al. 2017)

Hohe Gewichts- und Körperfettzunahme im frühen Leben nach einer Geburt als SGA-Neugeborenes korrelieren mit einem Risiko für späteres Übergewicht und kardiovaskuläre Erkrankungen (Toftlund et al. 2018; Jain & Singhal 2012; Claris et al. 2010). Eine vergleichbare Wirkung entfaltet die Fütterung des Säuglings mit Formulanahrung und Tabakexposition (Claris et al. 2010).

Im Vergleich zu eutrophen Neugeborenen nehmen SGA-Kinder zwischen dem zweiten und sechsten Lebensjahr mehr an (Bauch-)Fett zu. In dieser Zeit schütten sie ebenfalls mehr Insulin aus. Zwischen dem vierten und sechsten Lebensjahr steigt die Rate an ehemaligen SGA-Kindern mit Adipositas an. Im Alter von sechs Jahren ist der Bauchfettanteil von ehemaligen SGA-Kindern bereits doppelt so hoch wie bei den eutroph geborenen Kindern mit sechs Jahren (Ibanez et al. 2008).

Der frühe gesundheitliche Benefit von Aufholwachstum für ehemalige SGA-Kinder kehrt sich mit hoher Wahrscheinlichkeit in ein gesundheitliches Risiko für Adipositas, Diabetes Typ II und für ein metabolisches Syndrom um, insofern kein erfolgreiches Monitoring von Gewicht, BMI und Adipositas erfolgt. (Ong 2007)

Beratung:

- Das Aufholwachstum ermöglicht dem Kind, sein Längenwachstumspotential auszuschöpfen.
- Nach sechs Monaten schwächt sich seine Wachstumsdynamik ab, nach zwei Jahren gilt sie als weitgehend ausgeschöpft (Saenger et al. 2007).
- Das Stillen oder die Ernährung von SGA-Neugeborenen mit Muttermilch ist sowohl hinsichtlich des Aufholwachstums als auch eines späteren physiologischen Hunger- und Sättigungsgefühls des Kindes von Vorteil (Ley et al. 2012; Stettler et al. 2005).
- Eine häufigere Nachfrage und kürzere Stillabstände sind bei einem SGA-Kind im Vergleich zu einem eutrophen Neugeborenen/Säugling zu erwarten.
- Die Zunahme von Körperfett und Entwicklung von Adipositas im Kleinkindalter ist durch altersgerechte, gesunde Ernährung zu vermeiden.

Maßnahmen und Anleitung:

- Stillen ad libidum
- spätestens im Kleinkindalter mit Gewichts- und BMI-Monitoring beginnen

Vorgehen bei Regelwidrigkeiten:

- Bewegungsförderung nach Wunsch und Neigung des Kindes

- passive Beschäftigungs- und Betreuungsangebote unbedingt vermeiden
- energiedichte Nahrungsmittel und Getränke vermeiden

Beginn und Dauer: Monitoring spätestens mit Beginn des dritten Lebensjahres, ggf. bereits auch früher starten
Gute Erfahrung mit:

- Alle in die Betreuung eingebundenen Personen sollten über die Anforderungen an Ernährung und Bewegung informiert und angeleitet werden.
- Süßigkeiten, gesüßte Getränke etc. so lange wie möglich restriktiv vom Kind fernhalten

Kooperierende: Pädiater/-in, Ernährungsberater/-in, Leiter/-in der Kinder-Turn-Gruppe

3.9.3 Stillen und Ernähren von Zwillingen

Stillen, wickeln, essen, schlafen!

Definitionen:

Hellin-Regel: Eine 1895 entwickelte Regel für die Häufigkeit von spontan gezeugten Mehrlingen im Vergleich zum Einling in Höhe von 1:85 (Dudenhausen & Maier 2010).
Monozygote Gemini: Auch eineiige Zwillinge. Eineiige Zwillinge kommen weltweit in einer Häufigkeit von 4–5/1.000 Schwangerschaften vor und stellen knapp ein Drittel aller Gemini. Sie entstehen durch die Befruchtung einer Eizelle mit einem Spermium und der Bildung einer initialen Blastozyste, die sich nach wenigen Tagen in zwei Blastozysten teilt. Monozygote Zwillinge sind grundsätzlich gleichgeschlechtlich und genetisch gleich. Verbunden mit dieser Zwillingsform ist eine höhere Rate an Abort, Frühgeburtlichkeit, Wachstumsretardierung sowie plazentaren Gefäßverbindungen mit Blutaustausch. (Ochsenbein-Löbele & Krähenmann 2006)

Je nach Zeitpunkt der Blastozystenteilung entstehen dichoriale-diamniale Gemini bis zum dritten Tag nach Befruchtung (30%); monochoriale-diamniale Gemini bei Teilung am ca. siebten Tag (65%), monochoriale-monamniale Gemini bei Teilung am zehnten Tag (5%) sowie keine oder unvollständige Teilung der Eizelle bis zum/am ca. 13. Tag (siamesische Zwillinge). (Ochsenbein-Löbele & Krähenmann 2006)
Dizygote Gemini: Auch zweieiige Zwillinge. Sie stellen gut zwei Drittel aller Gemini, entstehen gehäuft mit steigendem mütterlichem Alter, bei entsprechender genetischer Disposition, bei höherer Parität oder groß gewachsener Körperstatur. Sie entstehen durch die Befruchtung von zwei Eizellen mit verschiedenen Spermien. Die Feten können gleich- oder verschiedengeschlechtlich sein. Sie sind grundsätzlich dichorial und diamnial. (Dudenhausen & Maier 2010)
Superfecundatio: Die Befruchtung einer zweiten Eizelle im gleichen Menstruationszyklus durch erneuten Koitus. Eine Superfecundatio führt zu zweieiigen Zwillingen. Es besteht die Möglichkeit von zwei genetisch unterschiedlichen Vätern. (Goerke 2020b)

Ziel: Förderung des Gedeihens der Kinder unter Stillbeziehung und Vermeiden mütterlicher Erschöpfung

Inhalt:

Die Rate an stillenden Zwillingsmüttern steigt seit Jahrzehnten. Zwillingsmütter haben ein hohes Potential für eine erfolgreiche Stillbeziehung. Am Termin geborene Zwillingskinder werden häufiger gestillt als Frühgeborene. Mehr als drei Viertel der am Termin geborenen (84%) und frühgeborenen Kinder (79%) werden nach einer schwedischen Studie (Östlund et al. 2010) im zweiten Lebensmonat noch gestillt. Eine Rate von 70 bis 90 % scheint bei hochmotivierten Frauen eine erreichbare Stillquote bei Zwillingskindern zu sein (Flidel-Rimon & Shinwell 2006). Nach sechs Monaten wird noch knapp die Hälfte der Kinder (45 % der am Termin geborenen und 39 % der frühgeborenen Kinder) gestillt. Der Stillerfolg profitiert von zusätzlicher, sozialer Unterstützung. Eine geringere Stillrate korreliert mit niedrigerer Bildung und Rauchen, Müttern unter 23 Jahren oder alten Müttern. (Östlund et al. 2010)

Stillende oder muttermilchfütternde Zwillingsmütter produzieren doppelt so viel Milch wie Einlingsmütter. Im ersten Monat kann es zu einer Milchproduktion von 1,2 Liter pro Tag und im zweiten Monat nach Geburt von 2 Litern pro Tag kommen. Begleitend steigt der Energiemehrbedarf im zweiten Monat auf 1.200 bis 1.500 kcal täglich. Eine »Stilldiät« sollte hinsichtlich der Energiezufuhr zu 20 % aus Proteinen sowie je zu 40 % aus Kohlenhydraten und Fetten aufgebaut sein. (Flidel-Rimon & Shinwell 2006)

Angesichts des Benefits von Muttermilch für die kindliche Gesundheit sind die krankheitsbedingten Gründe von Mutter und Kindern für ein Abstillen zu prüfen. Eine frühe, intensive sowie professionelle Stillberatung und Anleitung kann die Entwicklung einer genügenden Milchmenge gewährleisten. Die Organisation von sozialer Unterstützung im Sinne einer Vorbereitung auf die Mutter- und Elternschaft von Mehrlingen bereits in der Schwangerschaft kann das Zeitfenster für den Aufbau einer Stillbeziehung zu beiden Kindern ermöglichen und vergrößern. (Flidel-Rimon & Shinwell 2006)

> **Beratung:**
>
> - Zwillingsmütter und -paare profitieren von einer realistischen Einschätzung hinsichtlich des Ausmaßes und der Dauer der Anstrengung durch den Alltag und eine Stillbeziehung (Elacta 2015)
> - Sie profitieren von der Kenntnis der Notwendigkeit auf kleine und große Exitstrategien (regelmäßige Pausen ohne Zuständigkeit für die Kinder, Auszeiten etc.).
> - Bevor die Kinder geboren sind, sollten Mütter bzw. Paare mit allen Möglichkeiten und Wegen zu dem Thema kindliche Ernährung, Stillen und Muttermilch vertraut sein, um später eine informierte Wahl treffen zu können (Fehrenbach 2011).
> - In den ersten Tagen nach Geburt sollte eine Vertrauensperson fortwährend anwesend und verfügbar sein (Fehrenbach 2011; Elacta 2015).
> - Regelmäßige, angemessene Ruhe- und Pausenzeiten für die stillende Mutter sowie ein nächtliches, für alle Beteiligten zufriedenstellendes Schlafarrangement sind von hoher Bedeutung (Flidel-Rimon & Shinwell 2006).
> - Die Mutter sollte nahrhafte Mahlzeiten, im Sinne einer zusätzlichen kcal-Zufuhr von 500–600 kcal für jedes gestillte Kind, zu sich nehmen (Flidel-Rimon & Shinwell 2006).
> - Hochwertige Fettquellen sind Öle von Nüssen und Samen (Leinsaat, Walnuss etc.) und Fischfett.
> - Eine stillende Mutter sollte (generell) nicht rauchen (Flidel-Rimon & Shinwell 2006).
> - Ein früher Stillbeginn ist förderlich, ebenso ein frühes Ausstreichen der Brust mit Gewinnung von Kolostrum (Elacta 2015; Fehrenbach 2011).
> - Das Augenmerk auf eine korrekte Anlegetechnik schützt vor wunden Brustwarzen (AFS 2019).
> - Alternativ sollte eine Frau zum Abpumpen im drei-Stunden-Abstand zur Gewinnung von mindestens 100 ml über 24 Stunden in den ersten drei Tagen animiert werden (AFS 2019).
> - Bei frühen Hinweisen auf Hypogalaktie sollte alle zwei Stunden mit maximal

einer Nachtpause von sechs Stunden abgepumpt werden (AFS 2019).
- Die abgepumpte/gewonnene Milch sollte mittels Brusternährungsset oder Sonde an der Brust zugefüttert werden (AFS 2019).
- Ein häufiges Anlegen begünstigt den Erhalt der Stillbeziehung, bei Bedarf können Bockshornkleesamen/-präparate eingenommen werden (Flidel-Rimon & Shinwell 2006).
- Zu Beginn der Stillbeziehung kann es förderlich sein, ein Kind nach dem anderen anzulegen (Elacta 2015; Reich-Schottky et al. 2011).
- Zur gleichmäßigen Anregung der Milchmenge kann es förderlich sein, die Kinder im Wechsel an die eine und andere Brust anzulegen, um eine beidseitig gleichmäßige Milchproduktion zu erreichen (AFS 2019; Reich-Schottky et al. 2011).
- Der kräftigere Zwilling kann zuerst angelegt werden, da sein stärkerer Saugreflex den Milchspendereflex optimal auslöst und dem zweiten Zwilling das Antrinken erleichtert (Reich-Schottky et al. 2011).
- Wenn sich eine gewisse Routine in der Anlegetechnik und dem Stillen entwickelt hat, können die Stillpositionen regelmäßig gewechselt werden (Reich-Schottky et al. 2011).
- Die Kinder können nacheinander ad libidum oder nach zeitlicher Vorgabe, synchron ad libidum oder auch synchron nach zeitlicher Vorgabe angelegt werden (Flidel-Rimon & Shinwell 2006).

Maßnahmen und Anleitung:

Stillpositionen mit Zwillingen:

- *Doppelter Fußballer-Handgriff*: Auch Double-Football-Position. Beide Kinder werden im Footballer-Handgriff auf einem (Still-)Kissen mit den Mündern auf Höhe der Brustwarze an die mütterliche Brust angelegt, dabei unterstützt jede Hand einen kindlichen Kopf. Die Bäuche der Kinder sind der Mutter zugewandt, ihre Füße liegen an der Seite der Mutter (AFS 2019; Reich-Schottky et al. 2011).
- *Doppel-Wiegegriff-Haltung*: Auch Double Cradle Position. Beide Kinder werden im Wiegegriff angelegt, ihre Beine kreuzen sich vor dem Bauch der Mutter (AFS 2019; Reich-Schottky et al. 2011).
- *Parallel-Haltung*: Auch Combination of Cradle and Football. Ein Kind wird im Wiegegriff und ein Kind im Football-Handgriff angelegt (AFS 2019; Reich-Schottky et al. 2011).
- *Seitliches Stillen im Liegen*: Ein Kind wird auf der Unterlage längs zur Mutter mit Mund auf Höhe der Brustwarze an die untere Brust angelegt und mit Kissen o. ä. im Rücken vor dem Wegrollen gesichert. Das andere Kind wird bäuchlings auf die obere Körperseite der Mutter mit den Beinen zum Rücken der Mutter und seinem Mund vor der oberen Brustwarze angelegt (AFS 2019; Reich-Schottky et al. 2011).
- *Rückenlage*: Beide kleine oder frühgeborene Kinder liegen auf der liegenden oder halbsitzenden Mutter und können mit dem Kopf die Brust gut erreichen. Die Mutter schützt beide Köpfe stützend vor Versinken in der ggf. größeren Brust (Fehrenbach 2011).
- regelmäßiges, aber nicht tägliches Wiegen prüft den Stillerfolg (Reich-Schottky et al. 2011)
- Das anhaltende Stillen von Zwillingen bringt eine ansteigende Belastung für die Mutter und Eltern mit sich (Damato et al. 2005).
- Unterstützende Maßnahmen sollten die Mehrbelastung abpuffern (z. B. Haushaltshilfe).

Vorgehen bei Regelwidrigkeiten:

- Auch wenn zuvor nicht in Betracht gezogen, kann soziale Unterstützung (putzen, kochen, Kinder betreuen etc.) durch Familie oder Freund/-innen eine Entlastung sein.
- Chronische Müdigkeit ist ein verbreitetes Phänomen bei Zwillingsmüttern und Eltern von Mehrlingen und leistet Konflikten Vorschub.
- Es sollten keine folgeschweren und unumkehrbaren Entscheidungen getroffen werden, solange nicht beide Eltern ausgeschlafen und ausgeruht sind (z. B. Kündigung, Umzug, Trennung etc.).

Beginn und Dauer: Vorbereitende Information bereits in der Schwangerschaft geben, konkrete Anleitung und Hilfestellung schnellstmöglich nach Geburt

Gute Erfahrung mit:

- Mütterliche Stillzeiten können zu mütterlichen Ruhe-, Trink- und Esszeiten werden (Reich-Schottky et al. 2011).
- Die Mutter stillt, der Partner/die Partnerin übernimmt (einige) pflegerische Aufgaben (Elacta 2015; Reich-Schottky et al. 2011).

- Für anfängliche Spaziergänge können Zwillinge gemeinsam in einem großräumigen Kinderwagen geschoben werden.
- Ein Besuch kann die Mutter und Eltern mit Essen im Sinne von warmen Mahlzeiten beschenken.
- Der Haushalt kann so unkompliziert wie es geht geführt werden.
- Mutter und Paare sollten ruhen und schlafen, wann immer es geht, und sich dabei ggf. abwechseln.
- Hebammen-Checkliste: Stillen und Säuglingsernährung (▶ Tab. 3.17) dient der Sicherstellung, alle wesentlichen Inhalte besprochen zu haben.

Kooperierende: Still- und Laktationsberater/-in

Fazit: Stillförderung und -ermöglichung durch Hebammen stellt einen essentiellen Beitrag zur langfristigen Gesundheit von Mutter und Kind sowie zur kindlichen Entwicklung dar. Hebammenhilfe ermöglicht eine frühe Weichenstellung zum erfolgreichen Stillen. Sie schützt vor einem hürdenreichen Beginn und einem vorzeitigen Abstillen.

Tab. 3.17: Hebammen-Checkliste: Stillen und Säuglingsernährung (eigene Zusammenstellung)

☐ Häufiges Anlegen des saugenden Kindes in 48 St. pp.	☐ Hypergalaktie
☐ Hungerzeichen des Neugeborenen	☐ Ablaktion
☐ Anlegetechnik	☐ Relaktation
☐ Anlegehäufigkeit	☐ Umgang mit Milchpumpe
☐ Stillpositionen	☐ Lagerung von Milch
☐ Brustmassage	☐ Säuberung von Flaschen
☐ Entleeren der Brust von Hand	☐ Saugtraining
☐ Wunde Brustwarzen	☐ Formulanahrung
☐ Milchstau und Mastitis puerperale	☐ Beikost
☐ Hypogalaktie	☐ Kontraindikation für Stillen/Muttermilch

4   Das Neugeborene

Begriffe und Definitionen:

Ein Neugeborenes ist ein lebendgeborenes Kind in der Zeit von Geburt bis zum 28. Tag postpartum (Pschyrembel 2014). Der Geburtszeitpunkt ist dabei der Zeitpunkt des Scheidens aus dem Mutterleib (BGB-Kommentar Palandt). Damit beginnt die Rechtsfähigkeit des Menschen. Als Säugling bezeichnet man ein Kind ab Beginn des 29. Lebenstages bis zum vollendeten 12. Lebensmonat (Kassenärztliche Bundesvereinigung 2018).

Das Kind gilt als eine Lebendgeburt, wenn zum Zeitpunkt seiner Geburt mindestens eines der drei Lebenszeichen Herzschlag, natürliche Lungenatmung und Nabelschnurpulsation vorhanden sind (§ 31 Abs. 1 PStV in Bundesministerium für Justiz und Verbraucherschutz 2018). Gestationszeit, Geburtsgewicht und Nabelschnurdurchtrennung bleiben bei der Definition nicht berücksichtigt (Pschyrembel & Dudenhausen 1994). Ein totgeborenes Kind wiegt 500 g oder mehr und hat zum Zeitpunkt der Geburt keinen Herzschlag, keine natürliche Lungenatmung und keine Nabelschnurpulsation. Für dieses Kind besteht eine standesamtliche Meldepflicht. (§ 31 Abs. 2 PStV, Pschyrembel & Dudenhausen 1994)

Ein Abort (Fehlgeburt) wiegt demgegenüber zum Zeitpunkt seiner Geburt weniger als 500 g und zeigt kein Lebenszeichen. Es besteht keine standesamtliche Meldepflicht für eine Fehlgeburt. Ist das Kind Teil einer Mehrlingsgeburt, bei der mindestens ein Kind nach Absatz 1 oder 2 zu beurkunden ist, ist auch dieses Kind als Totgeburt zu melden. (§ 31 Abs. 3–4 PStV, Pschyrembel & Dudenhausen 1994)

Die Perinatalperiode umfasst die 28. SSW der Schwangeren bzw. eines Frühgeborenen bis Ende des 7. Lebenstags des Neugeborenen. Die Neonatalperiode beschreibt den 1. bis 28. Lebenstag des Neugeborenen. Die »Frühe« Neonatalperiode den Zeitraum vom 1. bis 7. Lebenstag des Neugeborenen, die »Späte« Neonatalperiode den sich anschließenden Zeitraum vom 8. bis 28. Lebenstag des Neugeborenen. (Pschyrembel & Dudenhausen 1994)

Das Gestationsalter definiert die Schwangerschaftsdauer bis zum Geburtstermin. Besonders bei Frühgeburten ist die Angabe des Gestationsalters postnatal bedeutsam, da diese Altersangabe die Reife des Neugeborenen und Säuglings beschreibt.

Ein Frühgeborenes bezeichnet ein Neugeborenes, das mit einem Gestationsalter von < 37 abgeschlossenen Wochen (< 259 Tagen) post menstruationem vor dem Geburtstermin geboren wurde. Ein übertragenes Neugeborenes ist ein Neugeborenes, das nach einer Schwangerschaftsdauer ≥ 42 abgeschlossenen Wochen (entspricht ≥ 294 Tagen) post menstruationem geboren wurde. Das eutrophe Neugeborene (*Appropriate for Gestational Age*, AGA) ist ein normgewichtiges Neugeborenes mit einem Geburtsgewicht ≥ 10. Perzentil und ≤ 90. der Standardgewichtskurve. (Goerke 2020a)

Die Zugehörigkeit zu einer Ethnie beeinflusst das fetale Schätzgewicht. Das durchschnittliche Gewicht (50. Perzentile) beträgt bei nicht hispanoamerikanischen, weißen Feten in der 39. SSW ca. 3.505 g, bei hispanoamerikanischen Feten ca. 3.336 g, bei asiatischen Feten ca. 3.270 g und bei schwarzafrikanischen Feten ca. 3.260 g. (Louis et al. 2015)

Ein hypotrophes Neugeborenes (auch *Small for Gestational Age*, SGA) bezeichnet ein Neugeborenes mit Geburtsgewicht < 10. Perzentile der Standardgewichtskurve. Ein hypertrophes Neugeborenes (auch *Large for Gestational Age*, LGA) dagegen definiert ein Kind, das mit einem Geburtsgewicht > 90. Perzentile der Standardgewichtskurve geboren wurde.

4.1 Reifezeichen

Kirstin Büthe

Reifezeichen lügen nicht!

Inhalt:

Die Bestimmung des Gestationsalters spielt sowohl in der Schwangerschaft als auch im Wochenbett eine bedeutende Rolle im Hinblick auf die Einschätzung eines neonatalen Gefährdungspotentials. Reifezeichen geben das echte Gestationsalter des Kindes zum Zeitpunkt seiner Geburt wieder. Ihre Bestimmung kann bei bestehender Terminunsicherheit zur Bestimmung des Gestationsalters eingesetzt werden. Die Bestimmung der Reifezeichen ermöglicht die Identifikation einer (unerwarteten) Frühgeburt. In diesem Falle bedarf die Adaption des Kindes an das extrauterine Leben ggf. noch Unterstützung (Unterstützung der Wärmeregulation, des Blutzuckerhaushaltes etc.). Die Pflege und das Stillen bzw. die Fütterung kann auf die Stoffwechselleistung des betroffenen Kindes abgestimmt werden. Die Erwartungen hinsichtlich seines Gedeihens (Gewichtszunahme) können korrigiert werden. Neonatale Merkmale wie Hypotrophie erhalten ihre Aussagekraft nur aus der Korrelation zum Gestationsalter. Ohne diese Angabe kann ein mageres Neugeborenes sowohl ein Frühgeborenes, ein hypotrophes Reifgeborenes als auch ein dystrophes, übertragenes Neugeborenes sein.

Die Abgrenzung eines übertragenen Neugeborenen von einem Kind mit Dysmaturitätszeichen ermöglicht die Identifikation von Risikofaktoren, die ggf. noch postnatal anhalten (z. B. mangelndes braunes Fettgewebe, Blutzuckerschwankungen). Die Validierung oder Korrektur des Gestationsalters hilft, realistische Erwartungen an die motorische und sensorische Entwicklung eines Säuglings im Hinblick auf das Erreichen von Meilensteinen und Grenzsteinen seiner Entwicklung zu haben (▶ Kap. 4.10).

Reifezeichen beim Neugeborenen umfassen somatische Merkmale wie Brustwarzengröße etc. und neuromuskuläre Eigenschaften, wie z. B. die Abwinkelbarkeit von Gelenken. Diese Merkmale verändern ihre Eigenschaften (Größe, Gewebefestigkeit etc.) im Laufe der prä- und postnatalen Entwicklung des Kindes. Konkrete Stadien der Entwicklung eines Merkmals korrelieren dabei mit einem Gestationsalter. In einem Score (Petrussa-, Farr- oder Ballard-Reife-Score) werden ausgewählte Merkmale in ihrer, für ihr Gestationsalter charakteristischen Ausprägung zusammengefasst. Eine Punktevergabe für das zutreffende und Summation ergeben das hochwahrscheinliche Gestationsalter als synonym für die Reife des Kindes.

Reife-Score nach Petrussa:
Der Petrussa-Score ist ein einfaches, in Anlehnung an den Apgar-Score der postnatalen Vitalität aufgebautes, dreistufiges Schema der neonatalen Reife. Es kann ab der

30. SSW Anwendung finden. Haut, Ohrkrempelung, Brustwarzendurchmesser, Genitale und Fußsohlenfältelung werden bewertet (▶ Tab. 4.1).

Tab. 4.1: Reife-Score nach Petrussa (vgl. dazu auch Illing 2018)

Merkmal	2	1	0
Ohrmuschel	volle Form, fest	Helix nur oben umgeschlagen	formlos, weich
Brust	Areola über 5 mm ⊖	Areola 5 mm	roter Punkt
Testis	im Skrotum	hoch im Skrotum	inguinal
Labia maiora	> Labia minora	entspricht Labia minora	< labia minora
Sohlenfalten	über die ganze Sohle	distale Hälfte	nur 1–2 distal
Haut	mehlig-rosig im Thoraxbereich	rot oder Ödem	dünn, rot und Ödem

Gestationsalter = 30 + Punktezahl

Reife-Score nach Farr:
Der Reife-Score nach Farr basiert auf der Inspektion differenzierter, somatischer Merkmale wie Haut, Ödemen, Lanugobehaarung, Ohrform sowie Genitale und plantare Hautfältelung (Illing & Claßen 2017; Poets & Poets 2010) (▶ Tab. 4.2a). Er eignet sich zur Bestimmung des Gestationsalters ab der 28. SSW (▶ Tab. 4.2b).
Haut: Die Hautbeschaffenheit wird durch Anheben einer Hautfalte des Abdomens zwischen Daumen und Zeigefinger geprüft. Die Hautfarbe wird bei einem ruhigen, nicht schreienden Kind inspiziert. Die Durchsichtigkeit der Haut wird am Stamm beurteilt. Zur Prüfung von Ödemen wird ein fünf Sekunden andauernder Druck mit dem Finger über der Tibia, auch an Händen und Füßen ausgeübt. Die Lanugobehaarung am Rücken kann leicht identifiziert werden, wenn das Kind dafür gegen eine Lichtquelle gehalten wird. Die Begutachtung der persistierenden Falten der Ferse erfolgt günstigerweise bei Streckung der Zehen.
Ohr: Die Ohrfältelung wird an dem oberen Anteil der Ohrmuschel geprüft. Die Festigkeit des Gewebes wird durch Palpation und Faltung des oberen Anteils zwischen Daumen und Zeigefinger getastet.

Brust: Die Bestimmung der Größe des Brustdrüsengewebes geschieht durch vorsichtige Palpation der Brust zwischen Zeigefinger und Daumen. Die Form der Mamille wird durch Inaugenscheinnahme bestimmt.
Genitale: Die Genitale werden bei halber Abduktion der Beine auf Reifezeichen inspiziert. Besonders frühgeborene Jungen sind häufiger von einem Hodenhochstand betroffen. Die Absenkung der Hoden (Testis) in das Skrotum erfolgt i.d.R. spontan bis zum ersten Lebensjahr. (Illing & Claßen 2017; Poets & Poets 2010)

Ballard-Score:
Der Ballard-Score dient der Bestimmung des Gestationsalters von extrem unreifen Frühgeborenen ab der 20. SSW. Anhand von neuromuskulären Reflexen im Sinne einer Abwinkelbarkeit von Gelenken (Hand, Ellenbogen, Knie, Schulter, Ferse sowie Stellung des Beins) sowie somatischer Reifezeichen von Auge, Ohr und Genitalen wird das Gestationsalter bestimmt. Der Ballard-Score hat eine Genauigkeit von 97 %, insofern er binnen 14 Tagen nach Geburt durchgeführt wird. Er wird im anglophilen Bereich verbreitet angewendet. (Ballard et al. 1991)

Tab. 4.2a: Reife-Score nach Farr (vgl. dazu auch Illing & Claßen 2017; Poets & Poets 2010)

Merkmal		Reifeschemata nach Farr
Haut	Beschaffenheit	(0) Sehr dünn, Gelantinegefühl (1) Dünn und weich (2) Weich, mäßig dick, evtl. Rötung oder oberflächliche Schuppung (3) Hautsteifigkeit, oberflächliche Hautrisse, lamelläre Schuppung an Händen und Füßen (4) Dick, pergamentartig mit oberflächlichen oder tiefen Rissen
	Farbe	(0) Dunkelrote Hautfarbe (1) Gleichmäßig rosa Hautfarbe (2) Blassrosa, unterschiedliche Hautfarbe, z. T. mit sehr blassen Partien (3) Blass, nirgends richtig rosa außer an Ohren, Lippen, Handflächen und Fußsohlen
	Durchsichtigkeit	(0) Zahlreiche Venen mit Verzweigungen und Venolen deutlich sichtbar, besonders über Abdomen (1) Venen und Verzweigungen sichtbar, keine Venolen (2) Wenige große Gefäße deutlich sichtbar über dem Abdomen (3) Keine Gefäße sichtbar
	Ödeme	(0) Offensichtliches Ödem von Händen und Füßen, mäßige Dellenbildung über der Tibia (1) Kein offensichtliches Ödem, aber deutlich tastbare Dellenbildung über der Tibia (2) Keine Ödeme vorhanden
	Lanugobehaarung	(0) Keine Lanugo oder sehr spärliche Haare (1) Reichlich Lanugo, lang und dicht über dem ganzen Rücken (2) Dünnere Lanugo besonders an der unteren Rückenhälfte (3) Geringere Lanugo mit haarlosen Bezirken (4) Mindestens die Hälfte des Rückens ohne Lanugohaare
Ohr	Form	(0) Ohrmuschel fast flach und formlos, Rand nicht oder kaum einwärts gebogen (1) Beginnende Einwärtskrümmung des Ohrmuschelrandes (2) Teilweise Einwärtskrümmung des Randes der ganzen Ohrmuschelhälfte (3) Gut ausgebildete Einwärtskrümmung des Randes der ganzen oberen Ohrmuschelhälfte
	Festigkeit Ohrmuschel	(0) Weiche Ohrmuschel leicht in bizarre Stellungen zu falten ohne spontanen Ausgleich (1) Ohrmuschel am Rand weich, leicht zu falten mit langsamem, spontanem Ausgleich (2) Knorpel bis zum Rand der Muschel tastbar, jedoch z. T. dünn, sofortiger spontaner Ausgleich (3) Feste Muschel mit eindeutigem Knorpel bis zur Peripherie, sofortiger spontaner Ausgleich
Brust	Drüsengewebe	(0) Kein Drüsengewebe tastbar (1) Drüsengewebe < 0,5 cm, ein- oder beidseitig tastbar (2) Drüsengewebe beidseits tastbar, ein- oder beidseits 0,5–1 cm Durchmesser (3) Drüsengewebe beidseits tastbar, ein- oder beidseits > 1 cm

Tab. 4.2a: Reife-Score nach Farr (vgl. dazu auch Illing & Claßen 2017; Poets & Poets 2010) – Fortsetzung

Merkmal		Reifeschemata nach Farr
	Mamille	(0) Brustwarze kaum sichtbar, keine Areola (1) Brustwarze gut ausgebildet, Areola vorhanden, aber nicht prominent (2) Brustwarze gut ausgebildet, der Rand der Areola liegt über dem Hautniveau
Genitale	Labien	(0) Große Labien klaffen weit, relativ große Labia minora (1) Große Labien bedecken die kleinen fast vollständig (2) Große Labien bedecken die kleinen vollständig
	Skrotum	(0) Kein Hoden im Skrotum tastbar (0,5) Mindestens ein Hoden mobil im Leistenkanal (1) Mindestens ein Hoden hoch im Skrotum, bis in die tiefste Position zu ziehen (2) Mindestens ein Hoden deszendiert
Fußsohle	Plantare Hautfältelung	(0) Keine Hautfalten vorhanden (1) Die Hautfalten sind schwache rote Linien über die vordere Hälfte der Sohle (2) Eindeutig rote Linien über mehr als der vorderen Sohlenhälfte, Einkerbungen über nicht mehr als dem vorderen Drittel (3) Wie (2), aber Einkerbungen reichen über das vordere Drittel der Sohle hinaus (4) Deutliche Einkerbungen der Falten über das vordere Sohlendrittel hinausreichend

Tab. 4.2b: Beurteilung der Ergebnisse (Schätzung des Gestationsalters, vgl. dazu auch Illing & Claßen 2017)

Punkte	Wochen	Punkte	Wochen	Punkte	Wochen
5	28,1	15	35,9	25	40,3
6	29	16	36,5	26	40,6
7	29,9	17	37,1	27	40,8
8	30,8	18	37,6	28	41
9	31,6	19	38,1	29	41,1
10	32,4	20	38,5	30	41,2
11	33,2	21	39	31	41,3
12	34	22	39,4	32	41,4
13	34,6	23	39,7	33	41,4
14	35,3	24	40	34	41,4

> **Beratung:**
>
> - Genauere Bestimmung des Gestationsalters und die daraus folgenden, gezielten Maßnahmen zur Pflege und Therapie des Kindes sowie die Beratung der Eltern
> - Gestationsalter und Reifezeichen legen damit Meilen- und Grenzsteine der kindlichen Entwicklung fest.

Maßnahmen und Anleitung: Durchführung eines Reife-Scores nach mutmaßlichem Gestationsalter

- Reife-Score nach Petrussa ab 30. SSW.
- Reife-Score nach Farr ab 28. SSW.
- Ballard-Score ab 20. SSW (www.perinatology.com, Stand: 22.06.2021)

Gute Erfahrung mit:

- Ermittlung der Reifezeichen bzw. des Gestationsalters bei Übernahme jeder Wochenbettbetreuung
- gute Lichtverhältnisse und ein ruhiges Kind

Beginn und Dauer: Mit Übernahme der häuslichen Betreuung und innerhalb von 14 Tagen nach der Geburt zu bestimmen
Kooperierende: Pädiater/-in

4.2 Gedeihen des Kindes

Kirstin Büthe

> Nur das durch eine Digitalwaage ermittelte Gewicht ist ein sicheres Zeichen für Gedeihen im Neugeborenenalter!

Definition Gedeihen: Unter Gedeihen versteht man in der Pädiatrie Merkmale wie Wachstum (Körperlänge und Kopfumfang), Gewichtszunahme und Ernährungsverhalten des Kindes.

Ziel: Gedeihen des Neugeborenen und Säuglings

Inhalt:

Beim reifen Neugeborenen dauern die Anpassungsvorgänge seines Stoffwechsels nach Abnabelung vier bis sieben Tage, die von Gewichtsabnahme und Verbrauch der Energiereserven (braunes Fettgewebe) gekennzeichnet sind (Brindt et al. 2008). Im Neugeborenenalter kann daher nur die Gewichtszunahme einen verlässlichen Anhalt für das Gedeihen geben. Voraussetzung für eine ungestörte Entwicklung ist die Bedürfnisbefriedigung von Hunger. Besonders in der frühen Neonatalperiode stellt die Gewichtsentwicklung die Weichen für das spätere Gedeihen. Eine geförderte Stillbeziehung von Geburt an nach einer unkomplizierten Geburt ist eine ideale Voraussetzung für ein mit Muttermilch gedeihendes Kind. (Guoth-Gumberger 2021)

Physiologisch ist eine Gewichtsabnahme des Kindes in den ersten vier bis fünf Tagen postpartum um bis zu 10 % (Hoehl 2019a), gefolgt von dem Erreichen des Geburtsgewichts am 10., spätestens am 14. Tag postpartum (Guoth-Gumberger 2021; Hoehl 2019a; BfR 2017; Lohmann 2014).

Der durchschnittliche Gewichtsverlust eines Neugeborenen liegt bei ca. 6,7 % seines Geburtsgewichtes. Eine Geburt durch Sectio, hochsommerliche Umgebungstemperaturen,

Fütterung von Formulanahrung sowie ein nicht Phototherapie-pflichtiger Ikterus geht mit einem Gewichtsverlust von $\geq 8\,\%$ einher. Eine Gewichtsabnahme über 12 % ist selten (0,3 %). Ein niedriges Gestationsalter korreliert mit einer verhältnismäßig geringeren Gewichtsabnahme. (Davanzo et al. 2012)

Eine maternale Infusionstherapie unter der Geburt scheint neonatal mit einem höheren Gewichtsverlust von bis zu 5 % des Geburtsgewichtes in den ersten 24 Stunden einherzugehen (Teubig & Zysset Maluenda Abastoflor 2016; Chantry et al. 2011).

Bisher bleibt bei der Empfehlung für Zufüttern nach entsprechender Gewichtsabnahme bezogen auf das Geburtsgewicht des Kindes seine passagere Flüssigkeitseinlagerung bzw. sein Gewichtsplus durch maternale Infusionstherapie unberücksichtigt.

Voraussetzung für das Gedeihen eines ausschließlich mit Muttermilch gestillten bzw. ernährten Kindes sind mindestens acht bis zwölf Mahlzeiten pro Tag (Goath-Gumberger 2021; Nommsen-Rivers et al. 2010). Eine für das spätere Gedeihen des Kindes ausreichende Muttermilchmenge wird durch regelmäßiges Entleeren der Brust in den ersten 14 Tagen etabliert (Bier 2021).

Ab einer Abnahme unter 7 % des Geburtsgewichtes sind milchsteigernde Maßnahmen einzuleiten. Sinkt das Gewicht unter 10 % des Geburtswertes, soll nach dem Anlegen (abgepumpte) Muttermilch und/oder Formulanahrung zugefüttert werden. (Hoehl 2012b)

Nach zwei bis drei Tagen ist unter den oben genannten Maßnahmen eine Gewichtszunahme zu erwarten. Im Durchschnitt entspricht eine tägliche Zunahme von 20 g bzw. eine wöchentliche Zunahme von 100 bis 200 g im ersten Lebenshalbjahr der Norm. (Hoehl 2019a) Die große Spanne der wöchentlichen Zunahme kann gewichtsadapiert ausgelegt werden. Im zweiten Lebenshalbjahr beträgt die erwartungsgemäße, wöchentliche Gewichtszunahme noch mindestens 100 g. (Hoehl 2019a)

Eine durchschnittliche Zunahme von 113 bis 227 g/Woche in den ersten vier Monaten und 85 bis 147 g/Woche vom vierten bis zum sechsten Monat ist ausreichend (Lohmann 2014). Nach vier bis fünf Monaten hat das Kind sein Geburtsgewicht verdoppelt, nach elf bis zwölf Monaten verdreifacht. Zu diesem Zeitpunkt hat es seine Geburtslänge um 50 % überschritten. (Hoehl 2019a) Der kontinuierliche Eintrag in einen entsprechenden Vordruck erleichtert die Kontrolle des kindlichen Gedeihens (▶ Abb. 4.1: Gewichtsentwicklung des Neugeborenen).

Zur Überbrückung von Situationen, in denen das Kind nicht selbstständig oder in vollem Maße trinken kann, empfiehlt es sich, auszustreichen oder abzupumpen und nachzufüttern. Dafür ist eine tägliche Mindesttrinkmenge zu ermitteln. Im Folgenden werden die zugrundeliegenden Formeln erläutert (Lohmann 2014).

4.2.1 Tägliche Mindesttrinkmenge

Inhalt:

Die *Finkelstein-Regel* kann als Maß für die ersten zehn Tage angewendet werden (Trinkmenge in Milliliter = [Lebenstag – 1] x 50–80 ml). Im ersten bis dritten Lebensmonat eines reifgeborenen Kindes beträgt der Flüssigkeitsbedarf mindestens 150–170 ml/kg/KG/Tag. (Steinberger 2019)

Nach dem 10. Lebenstag bis zum dritten Lebensmonat kann ein Fünftel bis ein Sechstel des Kindsgewichtes zugrunde gelegt werden. Im vierten bis sechsten Lebensmonat kann ein Siebtel des Körpergewichtes zugrunde gelegt werden oder mindestens 140–160 ml/kg/KG täglich. Im siebten bis neunten Monat ein Achtel oder 110–160 ml/kg/KG täglich. Im zehnten bis zwölften Lebensmonat kann ein Zehntel des Körpergewichtes als täglicher Flüssigkeitsbedarf oder 100–120 ml/kg/KG angesetzt werden. (Steinberger 2019) Die Gewichtszunahme des jungen Neugeborenen wird mittels Digitalwaage täglich und bestmöglich zur gleichen Tageszeit ermittelt (Lohmann 2014).

Saugen ist ein ursprünglicher Reflex, welcher das Bedürfnis nach Nahrung, aber auch Beruhigung und Zuwendung anzeigt. Neugeborene und Säuglinge sind erfahrungsgemäß von unterschiedlichem Temperament. Leicht zu beruhigende und zu tröstende Babys brauchen zuweilen mehr Aufmerksamkeit hinsichtlich frühzeitiger Hungerzeichen sowie mehr Aufforderung bezüglich ihrer Nahrungsaufnahme.

Risikokinder für mangelndes Gedeihen sind subpartu sedierte Feten, Kinder von Raucherinnen sowie Kinder, die direkt postpartum nicht angelegt wurden (Lohmann 2014).

Beratung:

- Ein ausreichendes Angebot an (Mutter-)Milch entspricht hinsichtlich der Ausscheidung mindestens sechs nassen Windeln pro Tag.
- Wenn das Neugeborene die erforderliche Menge an Milch nicht einfordert, besteht die Gefahr der Gewichtsabnahme.
- In diesem Falle sollte die Mutter spätestens zwölf Tage postpartum manuell abpumpen.
- Nach 14 Tagen muss das Neugeborene durch diese Maßnahmen messbar mehr Muttermilch erhalten (Lohmann 2014).
- Im Falle von Zwiemilchernährung in den ersten sechs Lebensmonaten soll nur Säuglingsanfangsnahrung verwendet werden (SPP/SGP 2017).
- Säuglingsanfangsnahrungen können auch nach Beginn der Beikosteinführung weiter gefüttert werden (SPP/SGP 2017).

Maßnahmen und Anleitung:

- (▶ Kap. 3.8.1 Stillreflexe)
- (▶ Kap. 3.8.7 Zeitgerechte und verspätete initiale Brustdrüsenschwellung und Hypogalaktie)
- Die tabellarische Dokumentation (▶ Abb. 4.1) ab Beginn der Betreuungsübernahme ermöglicht die graphische Darstellung der Gewichtsentwicklung sowie deren Beurteilung auf einen Blick.
- Der Vermerk einer Sieben-/Zehn-Prozent-Linie bzw. der bereits eingeleiteten Maßnahmen komplettiert die graphische Dokumentation.

Kooperierende: Still- und Laktationsberater/-in, Pädiater/-in

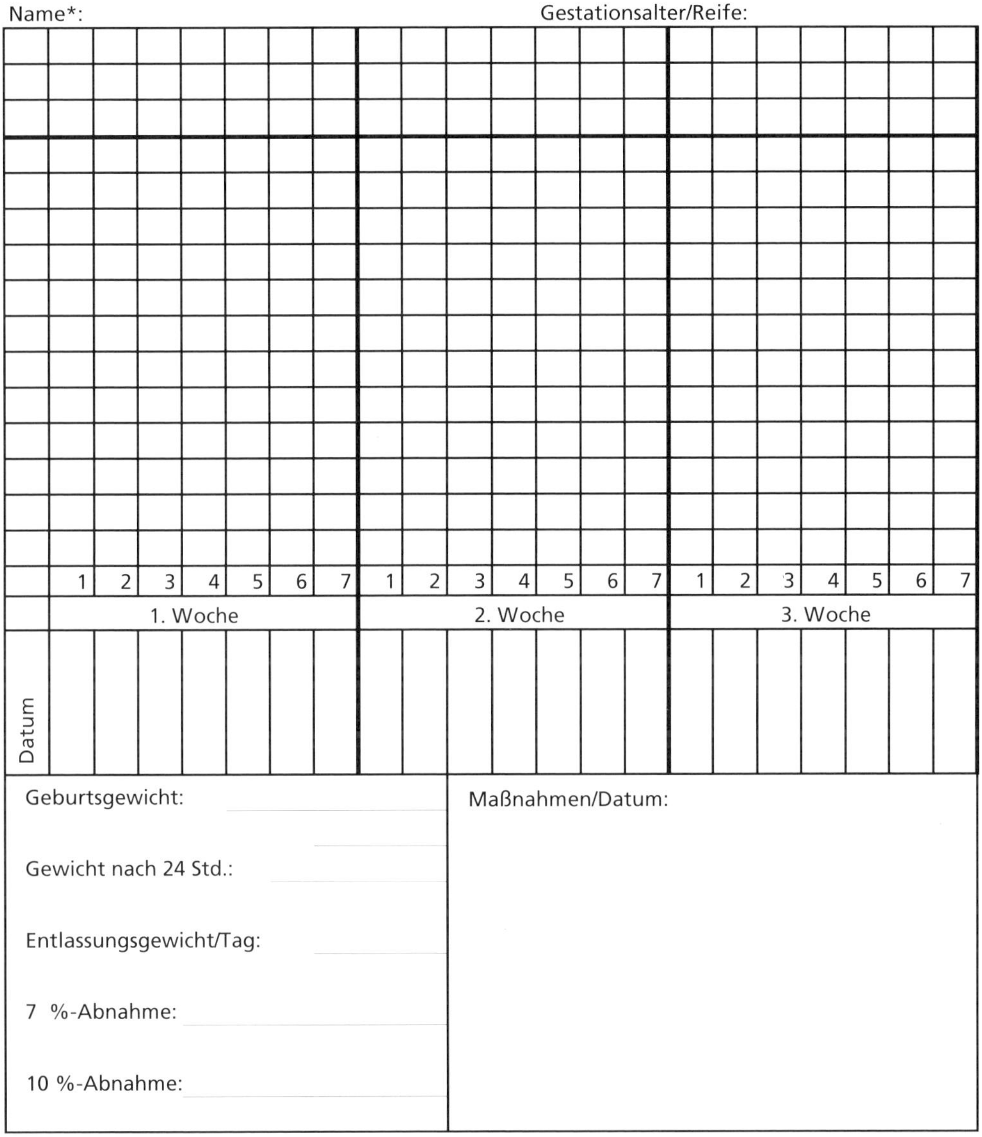

Abb. 4.1: Gewichtsentwicklung des Neugeborenen (eigene Darstellung)

4.3 Pflege des Neugeborenen

Kirstin Büthe

> Eine intakte Haut schützt vor Allergien! (Fischer von Weikersthal 2016)

4.3.1 Hautpflege

> Erst im Alter von vier Jahren nähert sich die kindliche Haut, hinsichtlich der Eigenschaften der Hautbarriere, der erwachsenen Haut an! (Kanti 2015)

Definitionen:

Seborrhoisches Säuglingsekzem Typ 1: Auch Kopfgneis oder Milchschorf genannt. Rundliche, gelbbraune, fettige, festhaftende Hautschuppung des Neugeborenen (Hoehl & Kullick 2012). Manifestation in den ersten drei Lebenswochen. Ursache ist ein Zusammenspiel von Seborrhoe, Lipidmechanismus und mikrobielle Einflüsse von bspw. Hefen oder Staphylokokken. Die Behandlung erfolgt topisch und symptomatisch. Spontanausheilung nach dem ersten Lebensjahr. Kein Hinweis auf ein Risiko für ein späteres atopisches Ekzem oder Psoriasis (Pschyrembel 2014).

Sicherheitsgriff für Rechtshänder: Die linke Hand unterfasst das liegende Kind auf Brust-/Nackenhöhe, die Hand umfasst den abgewandten Arm des Kindes. Der rechte Arm unterfasst die Beine, die rechte Hand umfasst das abgewandte Bein.

Ziel: Ungestörter Aufbau einer physiologischen Hautbarrierefunktion

Inhalt:

Unter Hautbarriere versteht man den dachziegelartigen Aufbau der äußeren Hautschicht aus Hornzellen (Stratum corneum). Lipide und Horneiweißschichten verbinden die einzelnen Zellen zu einer funktionellen Barriere. Die Hautbarriere schützt den menschlichen Organismus vor Feuchtigkeitsverlust und verhindert, dass Krankheitserreger oder allergene Substanzen in den Körper eindringen können. (Till 2011)

Der pH-Wert der Haut liegt postnatal im alkalischen Bereich (bzw. 6,6 bis 7,5) und sinkt in den ersten Lebenswochen in den sauren Bereich. Vernix caseosa ist ein natürlicher Hautschutz und ein milder Schutz vor Unterkühlung des Neugeborenen. Er besteht aus körpereigenen Fetten, fettähnlichen Substanzen und Aminosäuren. (Abeck 2016) Die Absenkung entspricht der erfolgreichen Entwicklung des Säureschutzmantels der Haut. Sie benötigt Monate bis zum Erreichen der adulten pH-Werte von fünf bis sechs (Kanti 2015).

Die neonatale Haut erfüllt damit noch nicht im vollen Umfang die Aufgaben wie die von Erwachsenenhaut. Ihre Hornschicht ist nur ein Zehntel so dick wie die eines Erwachsenen. Im Alter von vier Jahren entspricht sowohl die Dicke der Haut, ihre Hautschutzfunktion als auch ihre Talkproduktion der von Erwachsenen. Neugeborenen- und Säuglingshaut trocknet demgemäß schneller aus und ist erheblich anfälliger für Störungen. (Kanti 2015)

Während das regelmäßige Eincremen von Säuglingen zur Stärkung der Hautbarriere bzw. zur Vermeidung eines atopischen Ekzems nicht zielführend ist, sondern die Zahl von pflegeimmanenten Hautinfektionen anhebt (Kelleher et al. 2021; Mutschler 2020), kann die entsprechende Hautpflege bei Kindern mit bereits bestehendem Ekzem sinnvoll sein (Kelleher et al. 2021). Für diese betroffenen Kinder wären geeignete Pflegecremes solche, die von der Deutschen Haut- und Allergiehilfe e. V. mit einem DHA-Siegel als »ausdrücklich empfohlen« gekennzeichnet sind (Fischer von Weikersthal 2016). Die tägliche Badepraxis korreliert mit einer Zunahme von kindlichen Hautekzemen (Kelleher et al. 2021).

Wesentlicher Aspekt der Neugeborenen- und Säuglingspflege ist die vollständige Vorbereitung der Wickeleinheit, bevor das Kind ausgezogen wird. Dazu gehört eine angemessene Umgebungstemperatur von mindestens 20 °C beim Wickeln (Mändle 2015), von 20 bis 22 °C (Wagner 2019b) bzw. 26 bis 28 °C beim Waschen und Baden (Mändle 2015), das Bereitlegen aller notwendigen Pflegematerialien und Wäsche sowie ausreichend Licht und keine Zugluft. Eine Händereinigung ist vor und nach jeder Hautpflege des Neugeborenen und Säuglings durchzuführen. Der Einsatz von Pflanzenöl am Beispiel von Sonnenblumenöl bringt bezüglich der Hautpflege keinen Benefit (Kanti 2015). Ein zwei- bis dreimalig wöchentliches Baden ist an sensiblen Körperpartien dem Waschen mit klarem Wasser und Lappen vorzuziehen. Das Kind soll nach dem Baden trocken getupft werden. (Abeck 2016; Blume-Peytavi & Garcia Bartels 2010).

Panaritium paraunguale ist eine meist eitrige Nagelbettentzündung mit Beteiligung von Nagelfalz, Nagelbett und ggf. umliegendem Gewebe. Das Nagelbett und umliegendes Gewebe ist stark gerötet, überwärmt und strahlt Schmerzen aus. Wegen der Gefahr der Sepsis ist das Kind dem Kinderarzt vorzustellen. Nach Eröffnung des Eiterherdes erfolgt die Desinfektion mit antiseptischer Salbe, bei fortgeschrittenem Befund ggf. mit antibiotischer Salbe. Hat sich der Eiterherd organisiert, kann eine Ausräumung der Wunde (Debridement) unter lokaler Betäubung notwendig sein. Nachfolgend wird der Finger ruhiggestellt. (Grumpert 2016)

Eine Vulvasynechie ist eine nicht anatomische, symptomatische Adhäsion der Labiae minorae bzw. der Vulva (Steinmacher et al. 2021; Weissenrieder & Lochmüller 2013).

Entzündungen oder Hautirritationen im weiblichen Genitalbereich, meist im Bereich der großen Labien, können zu Verklebung aneinander führen. Diese Synechie erscheint wie eine hauchdünne, durchscheinende Membran, die die Vulva verschließt. Bei unzureichender Hygiene entwickelt sich ein mit Fäkalkeimen angereichertes Smegma, welches lokalen Infektionen der Haut Vorschub leistet. Der zu häufige und nicht kindgerecht ausgewählte und dosierte Einsatz von Pflege- und Reinigungsmitteln für den Haut- und Schleimhautbereich kann zu Hautreizungen führen, die wiederum zu Synechien führen können. Auch atopische Hauterkrankungen können ein vergleichbares Krankheitsbild hervorrufen. (Weissenrieder & Lochmüller 2013) Konservativ wird die Synechiolyse durch topische Anwendung einer Estriolcreme über einige Wochen angestrebt (Steinmacher et al. 2021; Weissenrieder & Lochmüller 2013).

Beratung:

Hautpflege

- Beim täglichen Waschen sind Gesicht, dann Körper, Hautfalten und Windelbereich mit lauwarmem Wasser und weichem Waschlappen zu reinigen.
- Das Gesicht wird mit gesondertem, sauberem Lappen ohne Reinigungszusatz vorsichtig gewaschen.
- Die Augen werden mit einem frischen, nassen Waschlappen vorsichtig gereinigt, für jedes Auge wird eine andere Seite des Waschlappens genutzt.
- Verklebungen an den Augen sind mit sterilisierten oder sterilen Tupfern und physiologischer Kochsalzlösung von außen nach innen zu reinigen.
- Ohrmuschel, der äußere Gehörgang und hinter dem Ohr wird bei sichtbarer Verschmutzung mit einem dünnen Waschlappen gereinigt.

- Der innere Gehörgang wird vorsichtig und nur bei sichtbaren Verschmutzungen gesäubert, indem eine mit Wasser benetzte und verdrillte Taschentuchspitze ca. fünf Millimeter in den Gehörgang geschoben und unter drehender Bewegung herausgezogen wird.
- Verunreinigungen in der Nase können ebenso mit einem mit Wasser benetzten, verdrillten Taschentuchzipfel gereinigt werden, die Spitze ca. 1 cm tief in die Nase einführen und unter drehender Bewegung herausziehen, bei Bedarf wiederholen
- Besondere Sorgfalt gilt beim Waschen den kindlichen Hautfalten: Nach schonender, aber gründlicher Reinigung sollten diese abgetrocknet werden.
- Der Windelbereich soll nicht trockengeföhnt werden.
- Die Zehenzwischenräume können bei Ablagerung von Hautschüppchen oder sichtbaren Verschmutzungen mit einem Watteträger oder Tuch gereinigt werden (Wagner 2019b; Stiefel et al. 2013).
- Eingerissene Finger- oder Fußnägel können in Wasser eingeweicht leicht gelöst werden.
- Kopfgneis (Seborrhoisches Ekzem) kann durch Einweichen der kindlichen Kopfhaut mit Babyöl nach wenigen Stunden oder nach der Nachtruhe ausgekämmt oder ausgebürstet werden (Hoehl & Kullick 2012).

Popflege

- Hände waschen vor und nach Haut- und Popflege jeder Art, pflegende Hände auf Infektionen inspizieren
- Windelwechsel kann bei Neugeborenen schonender in Seitlage durchgeführt werden
- Die Windeln sind regelmäßig zu wechseln, bei hautempfindlichen oder lange schlafenden Kindern auch nachts.
- Hautreinigung und ggf. Pflege im Genitalbereich ist gekoppelt an jeden Windelwechsel und sollte auf der Wickeleinheit von vornherein berücksichtigt werden (frisches, lauwarmes Wasser, Tücher zur Reinigung, Müllabwurf etc.).
- Bei einem Mädchen sollte zwischen den großen Labien gereinigt werden, die Wischrichtung ist aus hygienischen Gründen immer von Scheide zum Gesäß.
- Zur Vermeidung von Vulvasynechie ist dies täglich und unter Vermeidung von Hautirritationen durchzuführen (Weissenrieder & Lochmüller 2013).
- Beim Jungen ist die Kontrolle unter dem Hodensack wichtig und die Vorhaut wird wegen der natürlichen Phimose nicht zurückgezogen.
- Bei hartnäckigen oder angetrockneten Stuhlresten ist es schonender, den Bereich unter fließendem Wasser oder im Wannenbad aufzuweichen und im Anschluss zu reinigen.
- Gereinigt werden sollte mit lauwarmem Wasser ohne Reinigungszusätze und mit sauberen (Stoff-)Tüchern.
- Der Einsatz von Pflegetüchern kann auf den Ausnahmefall beschränkt werden.
- Erst nach vollständigem Abtrocknen soll die frische Windel angelegt werden.
- Zu seinem Vorteil kann das Kind regelmäßig im Windelbereich warm und nackt gelagert werden.
- Der Windelbereich des Neugeborenen und Säuglings sollte nicht prophylaktisch eingecremt werden, da die Windel durch den Kontakt mit der fetthaltigen Creme weniger Feuchtigkeit aufnimmt (Lauber & Schmalstieg 2012; Cerkus-Roßmeißl & van Leeuven 2009).

Maßnahmen und Anleitung:

- Baden mindestens zwei- bis dreimal pro Woche (Abeck 2016) im Sicherheitsgriff
- Raumtemperatur zwischen 20 und 26 °C nach Alter bzw. Gewicht des Kindes, die Wassertemperatur mittels Badethermometer gemessen von 37 bis 37,5 °C (Abeck 2016)
- Badedauer maximal fünf bis zehn Minuten (Abeck 2016)
- Der Säugling sollte nach dem Baden schnell, aber sanft abgetrocknet und gekleidet werden, um ein Auskühlen zu vermeiden.
- Die Verwendung eines milden Babybadezusatzes beim Baden ist möglich, insofern das Kind gesäubert wird.

Beginn und Dauer: Waschen ab dem ersten Tag nach Geburt, Baden nach Abheilen des Nabels

Gute Erfahrung mit:

- Ausgeprägt trockene Hautpartien des Kindes können mit einer Wasser-in-Öl-Emulsion mit hohem Fettgehalt eingecremt werden.
- Der Säugling kann täglich und bei schweren Verschmutzungen gewaschen werden.
- Insofern die Wassertemperatur der für Neugeborene und Säuglinge entspricht und das Badewasser keine oder nur für Babys geeignete Badezusätze enthält, kann der Säugling auch für einen kurzen Moment mit in die eigene Wanne genommen werden. Dazu sollte das Kind von jemandem hineingereicht und auch wieder abgenommen werden.
- Die meisten Babyschwimmkursangebote richten sich an Kinder ab vier Monaten, für die eine Wassertemperatur zwischen 32 bis 33 °C ideal ist.

Kooperierende: Pädiater/-in

4.3.2 Windeldermatitis

Eine Windeldermatitis kann die Eintrittspforte für Allergene darstellen!

Ziel: Intakte Haut im Windelbereich

Inhalt:

Eine Windeldermatitis (Dermatitis ammoniacalis), auch Windelausschlag, ist eine chronische Irritation der Haut im Anogenitalbereich sowie an konvexen Oberflächen mit Windelkontakt. Symptome sind Rötung, Nässen und Hautabschilferungen (Erythem), meist gefolgt von sekundärer Keimbesiedlung. Eine Ausbreitung über den Bauch und Rücken ist möglich. Das Schreien des Kindes bei der Hautpflege zeigt die Schmerzhaftigkeit der Dermatitis an. (Högemann 2016)

Die Belastbarkeit von Neugeborenen- oder Säuglingshaut ist erheblich geringer als die von Erwachsenenhaut. Dabei unterscheiden sich die Hauteigenschaften im Windelbereich nicht von denen der übrigen Neugeborenen- und Säuglingshaut.

Ein durchgängig saurer pH-Wert der Stratus corneum ist ein essentieller Aspekt einer effektiven Abwehr pathogener Keime. Auch bei einem gesunden Menschen kann dieser Hautschutz zerstört werden. Die Anhebung des pH-Wertes der Haut durch eine Mykose leistet einer weiteren Infektion der Haut Vorschub. (Rippke et al. 2019)

Gewöhnlich sind Neugeborene und Säuglinge ganztägig in Windeln gelagert. Infolge dieses Umgebungsmilieus weicht die Hornschicht der Haut auf und wird durchlässig. Die Qualität von Windeln unterscheidet sich diesbezüglich nur in der Dauer nach Einnässen oder Einkoten, bis dieser Effekt eintritt.

Es gibt eine Vielzahl von alternativen Windelsystemen (All-in-3- bis All-in-one-Windelsysteme etc.), deren Gemeinsamkeit eine Windel- oder Saugeinlage ist, die Urin und

Stuhl aufnimmt. Diese Einlage hat direkten Kontakt zur Haut und kann zur Wiederverwendung aus Baumwolle, Bambusviskose, Hanf, Mikrofaser, Minky (Polyester) oder Fleece (zum Weiterleiten von Urin) hergestellt sein. Aus Vlies-Zellulose oder Zellstoff sind entsprechende Einlagen zum Wegwerfen. Teilweise sind die Produkte *flushable* (in der Toilette hinunterspülbar).

Problematische Inhaltsstoffe der Windel- und Saugeinlagen sind bei den Mehrwegartikeln aufgrund der häufigen Wäsche nicht signifikant zu erwarten. Die Saug- und Absorptionseigenschaft dieser Einlagen variieren und entscheiden darüber, ob und wie oft ein Kind gewickelt werden muss, damit möglichst wenig Hautirritationen auftreten.

Der okklusive Effekt durch hohe Umgebungstemperatur, höhere Luftfeuchtigkeit in der abgeschlossenen Luftkammer und ggf. direkten Kontakt mit Urin und Stuhl führt zu einer dauerhaften und erheblichen Irritation der Haut (Ersoy-Evans et al. 2016). Die Hautirritation durch den bei der Zersetzung von Urin entstehenden Ammoniak erhöht die mazerierende Wirkung von Stuhl (Pschyrembel 2014). Gestillte Kinder erkranken seltener an Windeldermatitis als nicht gestillte Kinder. Der pH-Wert des Muttermilchstuhls ist niedriger und seine Protease- sowie Lipaseaktivität ist geringer. Eine sekundäre Besiedlung mit Candida albicans wird häufig beobachtet, unabhängig von der Ernährung des Säuglings. Die Verwendung von Feuchttüchern scheint eine Infektion mit Candida-Pilzen zu begünstigen. Eine Ausheilung bei adäquater Behandlung kann bereits nach zehn Tagen erzielt werden. (Ersoy-Evans et al. 2016)

Im Rahmen einer Stillbeziehung können, müssen nicht zwingend, bestimmte Nahrungsmittel einen negativen Effekt auf die Intaktheit der kindlichen Hautbarriere haben. Die unzureichend intakte Hautbarriere erhöht über das Eindringen von Allergenen die Atopie-Gefahr.

Beratung:

- Mehr als die Hälfte aller Kinder im Windelalter sind in dieser Zeit einmal von einer Windeldermatitis betroffen.
- Die Entstehung ist meist multifaktoriell (Högemann 2016).
- Eine therapeutische Intervention sollte erst und nur bei Anzeichen von Wundsein (Rötung, Nässen oder Hautabschilferungen) erfolgen.
- Wenn bis einem Tag nach der Behandlung keine positive Wirkung eintritt, sollte das Kind der Kinderärztin vorgestellt werden.

Maßnahmen und Anleitung:

- Lokalisation der wunden Haut:
  - perianal: höchstwahrscheinlich über eine Reizung mit Stuhl-Urin-Gemisch entstanden
  - beidseits seitlich des Anus: Hautreizung ist durch Inhaltsstoffe mit Windel entstanden oder verstärkt
- Behandlung:
  - Reinigung der Genitalregion, Trocknen der Haut, Paste mit Wundschutzeigenschaft (Zink, Vitamin E, Calendula officinalis, Hamamelisrinde)
  - Eine Besserung sollte spätestens nach zweimal wickeln sichtbar sein.

Beginn und Dauer: Mit Beginn von Rötung und Hautabschilferung bis zum vollständigen Abheilen

Gute Erfahrungen mit:

- Häufig Luft an den Po kommen lassen
- Po mit Muttermilch oder schwarzem Tee (-beutel) betupfen
- Mirfulan®-Paste als Wundschutzcreme
- Heilwolle in tennisballgroßen Portionen auf die eingecremte Stelle legen und Windel verschließen: So entsteht ein heilungsförderliches Luftkissen.

Vorgehen bei Komplikationen: Pusteln auf der wunden Haut deuten auf zusätzliche Besiedlung mit Candida albicans oder Staphylococcus aureus hin und sind kinderärztlich abzuklären.
Kooperierende: Pädiater/-in

4.3.3 Nabelpflege

Bei Anzeichen einer Omphalitis ist das Neugeborene an den/die Pädiater/-in weiterzuleiten! (SHV 2015)

Ziel: Unkompliziertes Abtrocknen des Nabelstumpfes und Abfallen des Nabels

Inhalt:

Nach dem Abnabeln verweilt der Rest der Nabelschnur am Rumpf des Kindes zwischen fünf und zehn Tagen, ggf. auch länger (Mändle 2015). Durch Strampelbewegungen des Kindes, die sich über die Windel auf den Nabelschnurrest übertragen, kommt es zu kleinen Einrissen, ggf. Austritt von seröser Flüssigkeit oder Blut und anschließendem Abtrocknen. Kurz vor dem endgültigen Abfallen des Nabelstumpfes kommt es meist zur lytischen Phase. Mit dem Aufweichen des Gewebes sammelt sich feuchtes und klebriges Schleimhautmaterial am Nabelrand, begleitet von einem strengen Geruch. Kurze Zeit später löst sich der Nabelschnurrest und gibt den Nabelgrund frei. Bis zum vollständigen Abheilen des Nabelgrundes besteht Infektionsgefahr (SHV 2014).

Der Bauchnabel ist in der Regel zu diesem Zeitpunkt noch nicht zu seiner endgültigen Form verschlossen. In den folgenden Tagen vollzieht sich sukzessiv die verschließende Gewebeeinschnürung. Nur in Momenten von sehr gewölbtem Abdomen, so beispielsweise nach dem Stillen oder Füttern, bei Blähungen oder exzessivem Schreien, kann es wieder zur Öffnung kommen. Der Austritt von Blut und/oder seröser Flüssigkeit ist physiologisch, entsprechende Reste sollten vorsichtig mit sterilen oder sterilisierten Kompressen und Desinfektionslösung entfernt werden. Der Nabelhof und das umliegende Gewebe zeigen sich nach unkompliziertem Abtrocknen und Abfallen des Nabelschnurrestes reizlos.

Eine Omphalitis ist eine seltene, aber ernstzunehmende Infektion, die umgehend kinderärztlicher Behandlung bedarf (SHV 2014). Die Omphalitis neonatorum ist eine Entzündung des Bauchnabels und dessen Umgebung, u. U. mit Haut- und Schleimhautdefekt (Ulcus umbilici) und Nekrose benachbarter Bauchdeckenpartien. Erreger ist vor allem Staphylococcus aureus. Eine Omphalitis ist eine mögliche Ursache einer Neugeborenensepsis (Pschyrembel 2014).

Aus hygienischen Gründen sollte eine tägliche Inspektion des Nabels erfolgen. Der Nabel kann mit 0,9 % Kochsalzlösung gereinigt werden. Bei Zeichen von Nässen soll mit Octenidin desinfiziert werden. Die Windel kann unterhalb des Bauchnabels nach außen umgeschlagen werden. Baden hat keinen Nachteil auf die Nabelheilung. (Beyer 2019) Bei Frühgeborenen sind wegen der mangelnden Immunkompetenz bei der täglichen Reinigung des Nabels Antiseptika einzusetzen (Beyer 2019; Pschyrembel 2014).

Die trockene Nabelpflege ist in Ländern von geringer neonataler Infektion und Hebammenhilfe zu empfehlen. Die desinfizierende Wirkung von chlorhexidin-haltigen Antiseptika zur Nabelpflege kann stellenweise eine Berechtigung haben. (Leante Castellanos et al. 2019)

> **Beratung:**
>
> - Unter hygienisch unbedenklichen Bedingungen kann die »trockene« Nabelpflege ohne Antiseptika angewendet werden (Höger 2018).

- Eine komplikationsarme Form der Nabelpflege ist das natürliche Trocknen und die einmal tägliche Desinfektion des Nabels (SHV 2014; Kappelen et al. 2002), deren desinfizierende Wirkung und Eliminierung der physiologischen Bakterienflora zu einer Verlangsamung des Ablösens des Nabels führt (Höger 2018; Pezzatti et al. 2002).
- Kompressen sollten bei stark nässendem Nabelansatz nicht umgebunden werden, da sie fest antrocknen können oder im Rahmen der Eindrehung des Nabelhofs fixiert werden können.
- Das Lösen der Nabelklemme sollte nicht vor 48 bis 72 Stunden nach Geburt erfolgen (Hoehl & Kullick 2019).

Maßnahmen und Anleitung:

- Händedesinfektion vor jeder Nabelpflege
- Zur Nabelpflege sollten sterile oder sterilisierte Kompressen verwendet werden.
- Ein trockener, reizloser Nabel kann täglich mit 0,9 %-NaCl-Lösung gereinigt werden.
- geröteten Nabel und Nabelhof einmal täglich mit Octenidin (Octenisept®) reinigen
- Beide Varianten können nach Anleitung bei Bedarf von den Eltern selbst durchgeführt werden.

Beginn und Dauer: Ab dem ersten Wochenbettbesuch zu Hause täglich, bis der Nabelstumpf abgefallen und der Nabelgrund vollständig abgeheilt und überhäutet ist (Mändle 2015)

Gute Erfahrung mit:

- Das Lösen der Nabelklemme ist nach Abtrocknen des Nabelschnurrestes – abhängig von seiner Dicke 24 bis 48 Stunden nach Geburt – mit einer Nabelklemmenzange möglich.
- Desinfektion des Nabels mit Calendula-Essenz (Mändle 2015)

Vorgehen bei Komplikationen:

- Symptome einer lokalen Entzündung des Nabels sind periumbilikale, kleinflächige Hauteinblutungen, Austritt von eiterähnlicher Flüssigkeit aus dem Nabel, Fäulnisgeruch, knisterndes Reibegeräusch (Crepitus), Bläschen und Progression der Gewebsentzündung trotz antimikrobieller Therapie.
- Symptome einer systemischen Infektion gleichen denen einer Sepsis (Fieber oder Hypotonie, Tachykardie und -pnoe, petechiale Einblutungen, Trinkschwäche und Lethargie u. a.) (SHV 2014).

Kooperierende: Pädiater/-in, Kinderklinik

4.4 Nabelbruch und Nabelgranulom

Kirstin Büthe

4.4.1 Nabelbruch

Bei Schmerzen des Kindes oder wachsendem Nabelbruch den/die Pädiater/-in hinzuziehen

Ziel: Unkompliziertes Abheilen des Nabels und Bildung des späteren Bauchnabels

Inhalt:

Eine durch die Bruchpforte (Anulus umbilicalis) hindurchtretende, bis kopfgroße Hernie der Bauchwand im Bereich des Nabels kennzeichnet einen Nabelbruch. Beim Neugeborenen liegt meist ein kleiner Nabelbruch infolge der Persistenz der physiologischen Nabelhernie vor (Pschyrembel 2014).

Er zeigt sich durch leichtes, unter Schreien o. ä. stärkeres Vorwölben des Bauchnabels nach Abheilen des Nabels. Der bindegewebliche Nabelring ist nicht immer ausreichend stabil, um bei ausgeprägter Dehnung (Schreien o. ä.) den Bauch- und Darminhalt zurückzuhalten. Nabelbrüche neigen aufgrund des großen Bruchquerschnittes selten zu Kompression von Fremdgewebe. Sie haben große spontane Heilungstendenz. Bis zum siebten Lebensjahr verschließen sich Nabelbrüche bis zu einem Durchmesser von 1,5 cm meistens spontan (Kellnar & Singer 2019; Schlier 2010).

> **Beratung:**
> - Ein Nabelbruch heilt in der Regel von allein.
> - Er kann sich unter Dehnung der Bauchmuskeln vergrößern.

Vorgehen bei Komplikationen: Bei Verdacht auf Schmerzen des Kindes, großen Nabelbrüchen oder täglich wachsendem Gewebespalt ist das Kind der Kinderärztin vorzustellen.
Kooperierende: Pädiater/-in

4.4.2 Nabelgranulom

Nach erfolgreicher Behandlung des Nabelgranuloms sind Folgeinspektionen vonnöten, um sowohl ein Rezidiv als auch schwere Infektionen zu erkennen! (Schlier 2010)

Ziel: Unkompliziertes Abheilen des Nabels und Bildung des späteren Bauchnabels

Inhalt:

Ein Nabelgranulom ist eine pilz- oder knopfförmige, etwa erbsengroße Wucherung von Granulationsgewebe am Nabel des Neugeborenen nach Abstoßung des Nabels (Pschyrembel 2014). Ausgehend von einem noch nicht oder vollständig abgeheilten Nabelstumpf kann es zur Gewebewucherung kommen. Es bildet sich ein erbsengroßes, nässendes, rosarotes Knötchen heraus, das im Nabel ansetzt und aus ihm heraus zu wachsen beginnt.

> **Beratung:** Bei einem Nabelgranulom handelt es sich um eine harmlose Gewebewucherung.

Maßnahmen und Anleitung:

- das betroffene Gewebe mit Chlorhexidin oder Kortisonpräparaten eincremen (Höger 2018)
- Zuvor wird das umliegende Gewebe mit Wundschutzpaste abgedeckt.
- Wenn Granulom erfolgreich abgetragen ist, sollte der Befund nach wenigen Tagen noch einmal auf ein regelwidriges Rezidiv oder Flüssigkeitsaustritt kontrolliert werden (Schlier 2010).

Gute Erfahrung mit:

- Das tägliche Benetzen des Nabelgranuloms mit steriler 0,9%-Kochsalzlösung trocknet wucherndes Gewebe ab.
- Bei kleinen, nicht wachsenden Granulomen kann gewartet werden, ggf. erfolgt eine spontane Abheilung.

Vorgehen bei Komplikationen: Falls keine Besserung eintritt und bei anderen Auffälligkeiten zur Kinderärztin überweisen
Kooperierende: Pädiater/-in

4.5 Neugeborenenikterus

Kirstin Büthe

> Besonders gestillte Kinder und solche mit dunkler Hautfarbe bedürfen in den ersten Lebenstagen hoher Aufmerksamkeit! (AWMF 2015b)

Ziel: Physiologische Serum-Bilirubinwerte des Neugeborenen

Inhalt:

Nach der Geburt eines Kindes stellt sich sein Blutsystem hinsichtlich des Wandels von fetalen zu adulten Erythrozyten um. Dieser ein paar Tage bis Wochen andauernde Prozess setzt fortwährend Bilirubin aus dem Abbau des Häm-Moleküls im Serum frei, das in Folge über den Gallensaft und Darm ausgeschieden wird (AWMF 2015b).

Bei dem Abbau von fetalem Hämoglobin entsteht wasserunlösliches, indirektes Bilirubin. Es wird für den Transport zur Galle im Serum an Albumin gebunden. Zur letztendlichen Ausscheidung des Bilirubins mit der Gallenflüssigkeit muss das Bilirubin in der Leber durch Kopplung an Glucuronsäure in eine wasserlösliche Form, das direkte Bilirubin, gebracht werden. Die physiologische Unreife der Organe eines Neugeborenen, insbesondere der Leber, führt zu Verzögerungen dieses Stoffwechselprozesses mit einem Mangel an dem Bindungsprotein Albumin. Wasserunlösliches, »freies« Bilirubin steigt an, färbt Haut, Schleimhaut und Bindegewebe gelblich und vermag es, in dieser Bindungsform die Blut-Hirn-Schranke zu überwinden. Die Gefahr eines Kernikterus besteht. (Illing 2018)

Ein in den ersten fünf bis sieben Tagen stetiger Anstieg der Bilirubinwerte auf maximal 12 mg/dl (entspricht 205,2 µmol/l) ist ein häufiges, physiologisches Anpassungsproblem (AWMF 2015b; Illing 2018).

Nahezu jeder Säugling hat einen physiologischen Ikterus mit einem Bilirubinmaximum am vierten bis fünften Lebenstag, der sich bis zum zehnten Tag zurückbildet. Der physiologische indirekte Serumbilirubin-Grenzwert von 12 mg/dl wird dabei nicht überschritten. Die Ausbreitung der Gelbfärbung kann einen leichten Hinweis auf die Höhe der Bilirubinwerte geben. Das Serum-Bilirubin breitet sich vom Kopf (Stirn über 10 mg/dl – entspricht 171 µmol/l) über Stamm (Brust-Bauch-Genitalregion) (12 mg/dl – entspricht 205,2 µmol/l), Oberschenkel, Arme und Unterschenkel (14 mg/dl – entspricht 239,4 µmol/l) bis zu den Füßen aus. (Illing 2018)

Ohne weitere Risikofaktoren erfolgt die erste Messung im klinischen Setting ab 36 Stunden postpartum, einem klinischen Ikterus muss dann eine Serumbilirubin-Kontrolle folgen. Aufgrund des hohen Gefährdungspotentials einer Hyperbilirubinämie ist bei jedem früheren Verdacht eine quantitative Messung durch die Kinderärztin zu veranlassen. Der Icterus neonatorum (Muttermilchikterus) weist hohe Bilirubinwerte über 20 mg/dl (entspricht 342 µmol/l) und eine Normalisierung erst nach zwei bis zwölf Wochen auf. Der Mechanismus ist nicht vollständig geklärt. (Illing 2018)

Ein früher (Icterus praecox), exzessiver (Icterus gravis) oder verlängerter (Icterus prolongatis) Anstieg kann unabhängig von seiner Ätiologie zu einem gesundheitsbedrohlichen Zustand führen (Illing 2018; AWMF 2015b; Rossi et al. 1998).

Ein Icterus praecox kennzeichnet einen verfrühten Ikterus in den ersten 24 bis 48 Stunden postpartum. Ein Icterus gravis ist ein verstärkter Ikterus mit Werten von über 15 bis 17 mg/dl (entspricht 256,5 bis 290,7 µmol/l) oder einem schnellen Anstieg mit Werten von 0,5 mg/dl/Stunde. Er erwächst in der Regel aus einem Icterus praecox. Der Icterus prolongatus (verlängerter Ikterus) hält über acht Tage hinaus an. Bei Verfärbung der kindlichen Haut in den Grünbereich und einer Grau-Weißfärbung des Stuhls ist eine Behinderung des Gallenabflusses in Betracht zu ziehen. (Illing 2018)

Eine Abweichung des physiologischen Serum-Bilirubinanstieges beim Neugeborenen resultiert entweder aus einem Überangebot an Bilirubin (Polyglubolie, Hämolyse, Blutungen u. a.), einer verminderten Ausscheidung (Organunreife, Gallengangatresien u. a.) sowie in Begleitung zu schweren Erkrankungen wie Sepsis, Atemnotsyndrom und Asphyxie. Grundsätzlich kann ein Ikterus durch mangelhaftes Nahrungsangebot herbeigeführt und verstärkt werden. (Illing 2018)

Durch einen oder im Zusammenspiel mehrerer ungünstiger Faktoren (Kephalhämatom, Hämolyse, verstärkter Erythrozytenabbau, kindliche Unreife, Glucose-6-Phosphat-Dehydrogenase-Mangel o. ä.) kann in diesem Prozess der physiologische Grenzwert von Bilirubin im Serum erheblich in Richtung eines Kernikterus überschritten werden.

Eine Bilirubin-Enzephalopathie (Kernikterus) ist durch Bilirubin-Serumwerte von meist $\geq 25\text{--}30$ mg/dl (entspricht $\geq 427{,}5$ bis 513 µmol/l) charakterisiert. Dabei kann indirektes Bilirubin die Blut-Hirnschranke überwinden und dauerhaft in den Kernbereichen des Gehirns (Basalganglien) eingelagert werden. Neurologische Dysfunktionen als Folge werden bereits ab $15\text{--}20$ mg/dl (entspricht $256{,}5$ bis 342 µmol/l) beobachtet. (Illing 2018)

Frühe Symptome eines Kernikterus sind neben Gelbfärbung der Haut besonders Lethargie und Trinkschwäche. Bei weiterem Anstieg gesellt sich schriller, hochfrequenter Schrei dazu (Illing 2018).

Bei früher Verantwortungsübernahme der Eltern für ihr Neugeborenes, bei Hausgeburten oder ambulanten Entbindungen ist über die Frühsymptome aufzuklären. Im eintretenden Fall sollen sich die Eltern umgehend mit ihrer Hebamme in Verbindung setzen oder kinderärztliche Hilfen in Anspruch nehmen. Sonneneinstrahlung durch eine Glasscheibe hat keinen Effekt auf den Abbau von unkonjugiertem Bilirubin.

Eine entsprechende Gelbfärbung ist bei asiatischen und afrikanischen Neugeborenen nur mit hoher Erfahrung zu erkennen (Borchard 2017).

> **Beratung:** Um ein Kind sicher einschätzen zu können, muss eine Ganzkörperbeobachtung seiner Haut bei guten Lichtverhältnissen durchgeführt werden.

Gute Erfahrungen mit:

- regelmäßig und engmaschig stillen oder füttern
- Die stillende Mutter kann Maisbarttee trinken, ggf. dem Neugeborenen zwei Teelöffel des Tees geben.
- Kind warmhalten

Beginn und Dauer: Ab dem ersten Wochenbetttag bis zur Überwindung des Ikterus

Vorgehen bei Komplikationen:

- Die photometrische Transkutane Bilirubin-Messung (TcB) erfolgt mittels eines entsprechenden Geräts auf der Haut des Kindes.
- Gemessen wird an der Stirn, da hier der Ikterus besonders früh sichtbar wird.
- Messstelle, Gestationsalter und Gewicht haben Einfluss auf die Messwerte.
- Diese wenig invasive Messung hat Grenzen der Aussagekraft bei Kindern von dunkler Hautfarbe, Frühgeburten, asphyktischen oder sehr gestauten Kindern.
- Zur Konkretisierung eines entsprechenden Hinweises erfolgt eine pädiatrische Serum-Bilirubin-Kontrolle und ggf. die Veranlassung zur stationären Aufnahme und Phototherapie.

Kooperierende: Pädiater/-in, Entbindungsstation oder Kinderklinik

4.6 Neugeborenen-Konjunktivitis

Kirstin Büthe

> Neugeborenen-Konjunktivitis durch Gonokokken entwickelt sich ein bis drei Tage nach Spontangeburt, eine Konjunktivitis durch Chlamydien nach fünf bis vierzehn Tagen (Walter & Plange 2017).

Definitionen:

Ophthalmia neonatorum: Diese neonatale Konjunktivitis ist eine eitrige Augenabsonderung aufgrund einer Infektion oder chemischen Irritation (MSD-Manual 2016).
Herpetische Keratokonjunktivitis: Kann isoliert, mit einer disseminierten oder einer ZNS-Infektion vorkommen. Sie zeigt große Ähnlichkeit mit einer bakteriellen oder chemischen Konjunktivitis (MSD-Manual 2016).

Ziel: Frühzeitiges Erkennen und sensitive Behandlung einer Konjunktivitis

Inhalt:

Lokale Infektionen des Auges können harmlos wie harmvoll sein. Irritationen des Auges treten nach Gabe von Silbernitrat-Tropfen auf (Stiefel et al. 2013). Die Credé-Augenprophylaxe, auch Gonoblennorrhoeprophylaxe, ist eine nach dem Leipziger Gynäkologen Karl Siegmund Credé benannte Prophylaxe gegen durch Gonokokken hervorgerufene Konjunktivitis mittels bakterizider 1 %-iger Silbernitrat-(oder früher auch Silberacetet-)Lösung (Schneider et al. 2010). Diese Prophylaxe war bei Verdacht auf Gonokokken angezeigt. Sie ist nicht sensitiv bei Chlamydien-Infektionen (Walter & Plange 2017). Die chemische Konjunktivitis trat meist sechs bis acht Stunden nach der Silbernitrattropfen-Gabe auf und entspricht einer chemischen Verletzung. Die Spontanausheilung erfolgt innerhalb von 48 bis 96 Stunden nach Gabe (MSD-Manual 2016).

Die Gonokokken-Konjunktivitis (Neisseria gonorrhoeae) ist eine eitrige Form der Konjunktivitis. Sie tritt ein bis drei Tage nach Geburt auf und ist begleitet von massiver Schwellung der Augenlider. (Walter & Plange 2017) Unbehandelt führt diese Erkrankung zu Blindheit. Eine erfolgreiche Behandlung mit Antibiotikum (Gentamicin) ist möglich (Illing 2018). In diesem Fall bedarf das Auge einer täglichen Reinigung.

Die Inzidenz einer Gonokokken-Konjunktivitis beträgt in den Vereinigten Staaten 2–3/10.000 Lebendgeburten (MSD-Manual 2016). Ausgehend von der Meldepflicht der Erkrankung im Bundesland Sachsen zeigte sich zwischen 2003 und 2011 mehr als eine Verdopplung der Krankheitsfälle (RKI 2013a).

Eitrige Absonderungen der Bindehaut spiegeln eine Infektion mit pathogenen Keimen aus dem Geburtskanal wider und müssen fachärztlich behandelt werden (Stiefel et al. 2013). Bakterielle Infektionen sind bei infizierten Müttern meistens durch den Eintritt in den Geburtskanal verursacht.

Eine durch Chlamydia trachomatis verursachte Infektion verursacht 30 bis 40 % der Konjunktividen bei Neugeborenen. Die Chlamydien-Konjunktivitis ist die häufigste Form der neonatalen Konjunktivitis. Sie entwickelt sich meist 5 bis 14 Tage nach Spontangeburt. Es entwickelt sich eine milde Konjunktivitis mit einer minimal schleimig-eitrigen Absonderung. Schwere Lidödembildung mit reichlicher Sekretion und Pseudomembranbildung ist möglich. Die Behandlung erfolgt antibiotisch. (Walter & Plange 2017) Andere Bakterien, darunter Streptococcus pneumoniae und nicht typisierbarer Haemophilus influenzae, sind für weitere 15 % der Fälle verantwortlich.

Eine Tränenwegsstenose ist ein Verschluss oder eine Engstelle des Tränenkanals aufgrund von Verzögerung der Kanalisierung des Tränenkanals. Diese Stenose ähnelt symptomatisch einer schweren Konjunktivitis. Schleimig-gelbliches Sekret ein- oder beidseits kann zum Verkleben der Augenlider führen. Eine erhebliche Schwellung begleitet das Krankheitsbild. Die Bindehaut selber ist wenig oder gar nicht gerötet. (Busse 2013)

> **Beratung:**
> - Bei lediglich einer Sekretion ohne Beteiligung von konjunktivaler Reizung kann das Auge täglich ausgewaschen werden.
> - Bei einer konjunktivalen Reizung oder einem schwereren Krankheitsbild ist die Überweisung an die Kinderärztin zur Diagnostik und antibiotischen Therapie angezeigt (Illing 2018).

Maßnahmen und Anleitung:

- (▶ Kap. 4.6.1: Augenpflege des Neugeborenen)
- (▶ Kap. 4.6.2: Augentropfen- oder Augensalbengabe)

4.6.1 Augenpflege des Neugeborenen

Material: Händedesinfektionsmittel, sterile Tupfer, Einmalhandschuhe, sterile 0,9 %-ige Kochsalz- oder Ringerlösung, Abwurfbehälter.
Durchführung: Eltern über das Vorhaben informieren, die Hände desinfizieren und die Handschuhe anziehen. Das Kind liegt sicher auf einer Unterlage oder wird von einem Elternteil gehalten. Ein steriler Tupfer wird mit steriler Lösung benetzt. Das geschlossene Auge wird mit der unberührten Tupferseite von außen nach innen gereinigt, ohne Druck auszuüben. Eine Wiederholung des Reinigungsvorgangs bedarf eines neuen sterilen Tupfers. Bei stark verklebten Augen kann der feuchte Tupfer für eine kurze Zeit auf dem Auge verbleiben, um die Verklebungen aufzuweichen. Verbrauchsmaterial entsorgen, Handschuhe ausziehen, Hände desinfizieren. Kamille kann Haut- und Schleimhautreizungen hervorrufen. Zudem entspricht ein aufgebrühter und erkalteter Teebeutel nicht den Hygieneanforderungen für Augenpflege.

4.6.2 Augentropfen- oder Augensalbengabe

Material: Händedesinfektionsmittel, sterile Tupfer, Einmalhandschuhe, Augentropfen, Abwurfbehälter.
Durchführung: Das Kind auf einer festen Unterlage ablegen. Das Medikament öffnen, Hände desinfizieren, Handschuhe überziehen. Mit der einen Hand und einem Tupfer wird das Unterlid nahe dem Wimpernrand leicht nach unten gezogen. Mit der anderen Hand wird das Medikament in den unteren Bindehautsack geträufelt. Stützt man die Hand dabei an der Stirn des Kindes ab, schützt man es vor Verletzungen durch unkontrollierte Bewegungen seinerseits.

Zur Gabe von Augensalbe wird der Salbenstrang in einer vorgegeben Länge in gleicher Weise in den unteren Bindehautsack gegeben. Überschüssiges Medikament wird abgetupft. Verbrauchsmaterial entsorgen, Handschuhe ausziehen, Hände desinfizieren (Brehler et al. 2017).
Beginn und Dauer: Solange die Symptome anhalten bzw. solange es angeordnet ist
Gute Erfahrung mit:

- präventiv Zugluft vermeiden
- homöopathische Euphrasia-Augentropfen bei Reizkonjunktivitis für maximal drei Tage

Kooperierende: Pädiater/-in, Augenarzt/-ärztin

4.7 Prophylaxen

Kirstin Büthe

Prophylaxen im Gesundheitswesen dienen der Vermeidung der Entstehung (Primärprävention), der ungehinderten Ausbreitung (Sekundärprävention) sowie der Entstehung von Folgekrankheiten auf dem Boden der Primärerkrankung (Tertiärprävention) (Nies 2017).

Gesundheitsprävention oder Gesundheitsförderung bezeichnet alle Eingriffshandlungen, die der allgemeinen Stärkung von gesunderhaltenden Schutzfaktoren dienen (Lawrens 2020).

Krankheitsprävention (Prävention) bezeichnet alle Eingriffshandlungen, die dem Vermeiden des Eintretens oder des Ausbreitens einer Krankheit dienen. Die auslösenden Faktoren sollen determiniert werden. Das Ziel soll interdisziplinär erreicht werden. (Lawrens 2020)

> »Gemeinsames Ziel der beiden Interventionsformen Krankheitsprävention und Gesundheitsförderung ist, einen sowohl individuellen als auch kollektiven Gesundheitsgewinn zu erzielen – einmal durch das Zurückdrängen von Risiken für Krankheiten, zum anderen durch die Förderung von gesundheitlichen Ressourcen« (Hurrelmann et al. 2014, S. 14).

Die Primärprävention umfasst alle Maßnahmen, die im Vorfeld einer Krankheitsentstehung bzw. -entwicklung allen bekannten Risikofaktoren, Mangelzuständen oder Unfällen entgegentreten, um sowohl das Auftreten zu verhindern als auch die Verbreitung niedrig zu halten (Lawrens 2020; Nies 2017). Im Falle von Neugeborenen und Säuglingen zählen zur Primärprävention die prophylaktische Gabe von Vitaminen und Spurenelementen, Impfungen sowie Beratungen zu altersadaptierter Unfallgefahr und SIDS (Lawrens 2020; Ackermann et al. 2014).

Sekundärpräventive Maßnahmen dienen der Reduktion der Wahrscheinlichkeit, des Ausmaßes und der Dauer einer bereits eingetretenen Gesundheitsstörung oder Erkrankung (Nies 2017). Hierzu zählen das Neugeborenen-Screening und Neugeborenen-Hörscreening sowie Beratung zum atopie-gefährdeten Kind (Ackermann et al. 2014).

Die Kinder- und Jugenduntersuchungen (U1–U9 und UJ) stellen eine Kombination aus Primär- und Sekundärmaßnahmen dar. Zur Früherkennung von Erkrankungen werden nach Alter und Risiko hochsensitive und mäßig spezifische Screening-Untersuchungen angeboten. Erst die weiterführende Untersuchung unterscheidet zwischen Diagnose oder »Beifang«. (Lawrens 2020)

4.7.1 Vitamin-K-Mangelblutungs-Prophylaxe

> Bei grau-entfärbtem Stuhl oder dunklem Urin besteht Verdacht auf späte Vitamin-K-Mangel-Blutung verstärkende Cholestase, sofort an die Kinderärztin weiterleiten! (AWMF 2016c)

Konakion®: Handelsname des Medikamentes für den Wirkstoff Phytomenadion (Vitamin K1) der Firma Roche Deutschland Holding GmbH.

Ziel: Vermeidung von schweren Vitamin-K1-Mangel-(Hirn-)Blutungen aufgrund eines physiologischen Mangels an Gerinnungsfaktoren bei gesunden Neugeborenen und Säuglingen (AWMF 2016c)

Inhalt:

Vitamin K umfasst eine Gruppe fettlöslicher 2-Methyl-1,4-Naphthochinone mit antihämorrhagischer Wirkung. Während die Formen Menadion (K3) und Menadiol (K4) synthetisch hergestellt und ehemals zur Prophylaxe von Vitamin-K-Mangelblutungen eingesetzt wurden, wird Vitamin K1 (Phyllochinon) über die Nahrung aufgenommen. Vitamin K2 (Menachinone oder Menachinon) wird dazu in gewissem Umfang von körpereigenen Darmbakterien produziert (AWMF 2016c).

Vitamin K1 nimmt der menschliche Organismus zu 20 bis 80 % aus der pflanzlichen Nahrung (grünes Gemüse) auf (AWMF 2016c; Biesalski et al. 2010). Vitamin K2 wird aus nicht veganen Nahrungsmitteln wie gereiftem Käse, Ei, Hühner- und Rindfleisch aufgenommen. Körpereigene Darmbakterienstämme wie Escherichia coli oder Lactobacillus acidophilus synthetisieren Vitamin K2 im terminalen Ileum und Colon. Voraussetzung dafür ist eine adulte und intakte Darmflora.

Die Absorption von Vitamin K1 und K2 erfolgt im Rahmen der Fettverdauung unter Anwesenheit von Gallensäuren und Pankreaslipasen im Dünndarm. Die Absorptionsrate von Vitamin K1 eines Neugeborenen beträgt nur ca. 30 % (Biesalski et al. 2010; Institute of Medicine 2001). Die Biotransformation der Vitamin-K-Formen und ihre Speicherung erfolgt vorrangig in der Leber, ihre Speicherfähigkeit beträgt ein bis zwei Wochen (AWMF 2016c; Biesalski et al. 2010).

Vitamin K2 ist essentiell für die Synthese der Gerinnungsfaktoren Faktor II, VII, IX, X. Neonatale Vitamin-K-Mangel-Blutungen (VKMB) werden nach dem Zeitpunkt ihres Auftretens unterschieden. Die frühe Form der Vitamin-K-Mangel-Blutung in den ersten 24 Stunden nach Geburt ist in der Regel in einer vorgeburtlich niedrigen Vitamin-K-Konzentration der Mutter begründet, wie sie als Nebenwirkung von bestimmten, medikamentösen Therapien auftreten kann. Die klassische VKMB tritt zwischen dem zweiten und siebten Lebenstag auf. Eine späte VKMB zwischen der zweiten und zwölften Lebenswoche ist in der Regel mit einer transienten, cholestatischen Lebererkrankung assoziiert. (AWMF 2016c)

Eine Cholestase kennzeichnet eine Gallenstauung mit Retention von Bilirubin, Gallensäuren und anderen Gallenbestandteilen durch geringen oder fehlenden Abfluss der Galle in den Darm. Typische Begleiterscheinung ist dunkler Harn bei entfärbtem und grauem Stuhl (Pschyrembel 2014).

Die Blutungen betreffen vor allem Schädelknochen, Hirnhäute und Gehirn sowie den gastro-intestinal-Trakt u. a. Insgesamt sind gestillte Kinder häufiger betroffen als mit Säuglingsnahrung gefütterte Kinder (AWMF 2016c).

Die präventive Gabe von Vitamin K1 verhindert mangelbedingte Blutungen. Auf Empfehlung der Ernährungskommission der DGKJ (2014) soll zur Blutungsprophylaxe eine orale Vitamin-K-Gabe mit je 2 mg am ersten Lebenstag und bei den Vorsorgeuntersuchungen U2 und U3 durchgeführt werden. Die DGKJ (2013) empfiehlt eine parenterale Prophylaxe von 1 mg Vitamin K1 bei Reifgeborenen mit schlechtem Allgemeinzustand, bei Verdacht auf Resorptionsstörungen oder bei Zweifeln an der Durchführbarkeit der dreimaligen oralen Vitamin-K-Gabe. Kranke Neugeborene und Frühgeborene mit einem Gewicht größer/gleich 1.500 g sollen 1 mg s. c. am ersten Lebenstag bekommen. Frühgeborene mit einem Gewicht unter 1.500 g sollen 0,4 mg/kg i. v. am ersten und siebten Lebenstag erhalten. (Zemlin 2020)

Bei mütterlicher Medikation von z. B. enzyminduzierenden Antikonvulsiva oder einzelnen Tuberkulostatika in der Schwangerschaft sollte die Vitamin-K-Gabe direkt nach der Geburt intramuskulär erfolgen. Eine entsprechende Indikation ist nach einschlägiger Literatur von ärztlicher Seite zu stellen (AWMF 2016c).

Die Firma Roche Deutschland Holding GmbH empfiehlt bei Einnahmepflicht von Antikonvulsiva oder Tuberkulostatika der Schwangeren die Gabe von 10 bis 20 mg Vitamin K1 oral 48 Stunden bis einige Stunden vor ihrer Entbindung (Roche Deutschland Holding GmbH 2010).

> **Beratung:**
>
> - Die postpartale Gabe erfolgt durch die zuständige Hebamme, die weiteren zwei Gaben durch den betreuenden Kinderarzt.
> - Alternativ kann die jeweilige Gabe von 1 mg Vitamin K i. m. erfolgen (AWMF 2016c).
> - Der Verdacht der Begünstigung von Leukämien oder anderen Tumoren nach i. m.-Gabe von Vitamin K1 neonatal konnte nicht bestätigt werden (DGKJ 2013).

Maßnahmen und Anleitung:

- Vitamin-K1-Lösung mit steriler Spritze aufziehen
- das wache und ruhige Kind mit dem Oberkörper etwas erhöht halten und den (Mund-) Aufsperrreflex auslösen
- die Lösung in die untere Wangentasche des Neugeborenen bzw. Säuglings tropfen lassen
- Durch Saugen, Schnalzen und Schlucken zeigt das Kind die erfolgreiche Einnahme an.

Beginn und Dauer: Einmalige Gabe nach der Geburt (U1), einmalige Gabe zwischen 3. bis 10. Tag postpartum (U2) sowie einmalige Gabe 4. bis 6. Woche postpartum (U3)
Kooperierende: Pädiater/-in

4.7.2 Vitamin-D-Rachitisprophylaxe

> Kinder mit dunkler Hautfärbung sind besonders von Unterversorgung mit Vitamin D bedroht! In Übergangs- und Wintermonaten kann dies in unseren Breiten für alle Kinder postuliert werden! (DGE 2012)

Definitionen:

Vitamin D2: Auch Ergocalciferol. Vitamin D2 wird vornehmlich über pflanzliche Nahrungsmittel aufgenommen. (DGE 2012)

Ziel: Vermeidung einer frühkindlichen Vitamin-D-Mangel-Rachitis

Inhalt:

UVB-Strahlung aus dem Sonnenlicht ist die Hauptquelle für die Bildung von Vitamin D aus der Konvertierung von 7-Dehydroxycholecalciferol zu 25-Hydroxyvitamin-D in der Haut des Organismus. Nördlich des 40. Breitengrades (BRD: zwischen 47–55 N°) ist für die sechs sommerlichen Monate eine ausreichende Strahlung für eine körpereigene Vitamin-D-Produktion vorhanden. Einflussnehmende Faktoren sind Jahres- und Tageszeit, geographische Breite, Witterung, Grad der Hautbedeckung sowie Dicke und Pigmentierung der Haut (Tylavsky et al. 2006). Nutritive Quellen von Vitamin D sind fetthaltiger Fisch (Lachs, Makrele u. a.), Leber, (Vitamin-D-angereicherte) Margarine sowie Eigelb (Hower 2018; DGE 2012).

In der Haut gespeichertes Cholesterol wird unter Einwirkung von UVB-Strahlung über Vitamin-D-Zwischenstufen in Vitamin D3 (Cholecalciferol) umgewandelt und in Leber und Niere zu dem aktiven Vitamin-D-Hormon umgewandelt (DGE 2012). Diese biologisch aktive Form von Vitamin D galt früher als fettlösliches Vitamin. Heutzutage zählt es nun zu den Steroidhormonen. (DGKJ 2011)

Die renale Freisetzung von Calciferol ermöglicht die Bildung und Ausreifung von Knochenstammzellen. Die Steuerung der Kalziumaufnahme aus dem Darm in Verbindung mit Modulation des Phosphatstoffwechsels ermöglicht den Einbau beider Ionen in das an sich weiche Knochengerüst. Dies ist Voraussetzung für die Entwicklung und den Erhalt der stabilen Knochengrundsubstanz. 90 % der maximalen Knochenmasse wird bis zu einem Alter von 18 bis 20 Jahren aufgebaut.

Eine angemessene Versorgung mit Vitamin D liegt bei Säuglingen bei 10 µg/Tag, bei Kindern im Alter von einem bis 15 Jahren liegt sie bei 20 µg/Tag. Über Familienkost mit entsprechendem Angebot an Vitamin-D-haltigen Nahrungsmitteln nehmen Kinder 1 bis 2 µg Vitamin D auf. Der weitere Bedarf kann über häufige Sonnenexposition oder alternativ über die Einnahme von Vitamin-D-Supplementen gedeckt werden (DGE 2012).

Die Vitamin-D-Mangel-Rachitis ist eine u. a. im Kleinkindalter durch einen Mangel an Vitamin D bedingte Störung des Calcium- und Phosphatstoffwechsels mit typischer Skelettveränderung infolge ungenügender Verkalkung der Knochenmatrix (Pschyrembel 2014).

Frühe Symptome einer Vitamin-D-Mangel-Rachitis sind ab dem zweiten bis dritten Lebensmonat zu erkennen: Unruhe, Schreckhaftigkeit, Schwitzen – besonders am Kopf –, Hinterkopfglatze, schlaffe Bauchdecke, Obstipation sowie ggf. Zeichen von Tetanie, Krämpfen und schmerzhafte Skelettveränderungen (Pschyrembel 2014). Eine entsprechende Mangelversorgung im Säuglings- und Kindesalter führt zu einer Mineralisierungsstörung und Desorganisation an der Wachstumsfuge sowie Störungen von Spongiosa und Kompakta. Beinachsenfehlstellungen, Muskelhypotonie sowie eine erhöhte Infektanfälligkeit werden ebenso beobachtet. Eine optimale Knochenmineralisierung hingegen schützt vor späterer Osteoporose (Hower 2018; DGKJ 2011).

Die einfachste Darreichungsform ist die Gabe einer Schmelztablette. Nach dem ersten Zahndurchbruch und bei entsprechender Kompetenz des Kindes kann die in wenig Flüssigkeit aufgelöste Tablette in die Wangentasche des wachen Kindes gegeben werden, und das Baby lutscht sie dann. Die Gabe von Vitamin D in öliger Form ist sehr anspruchsvoll zu dosieren, ohne dass das Baby sich verschluckt oder zu viel verabreicht bekommt. Auf keinen Fall soll eine Pipette zur Verabreichung verwendet werden.

Sonneneinstrahlung ist für die Bildung von Vitamin D in westlichen Breiten ein wenig verlässlicher Faktor. Morgens oder abends sowie in Herbst, Winter- und Frühjahr ist der Winkel der Sonneneinstrahlung für eine angemessene UVB-Einstrahlung nicht ausreichend, ein bedeckter Himmel reduziert weiter die Strahlung. Auf der anderen Seite ist die kindliche Haut vor direkter Sonne und Sonnenbrand zu schützen.

> **Beratung:**
>
> - Die Substitution von Vitamin D durch die tägliche Gabe einer Vitamin-D-Schmelztablette wird nach Nahrungsaufbau bei gestillten und nicht gestillten Säuglingen unabhängig von endogener Vitamin-D-Synthese und -Zufuhr durch Muttermilch empfohlen.
> - Die Prophylaxe sollte im zweiten Lebensjahr in den Wintermonaten fortgeführt werden.
> - Sie wird täglich in Form einer Schmelztablette mit 500 Einheiten Vitamin D, überwiegend in Kombination mit 0,25 mg Fluorid, für den empfohlenen Zeitraum vorgenommen (DGKJ 2011).
> - Sollte die Gabe einer Tablette unterlassen worden sein, gibt man am Folgetag regulär eine Tablette weiter. Es besteht keine Notwendigkeit, die Dosis zu erhöhen.
> - Eine verlässliche Vitamin-D-Substitution wird durch Auflösung der Schmelztablette in der Formulanahrung nicht erzielt.

Maßnahme und Anleitung:

- eine Schmelztablette in einem Teelöffel mit abgekochtem Wasser oder Tee auflösen

- das wache und ruhige Kind mit dem Oberkörper etwas erhöht halten, den (Mund-) Aufsperrreflex (▶ Kap. 3.8.1: Stillreflexe) auslösen
- den Löffel an die Lippen setzen und die gelöste Tablette vorsichtig in die untere Wangentasche geben
- Durch Saugen, Schnalzen und Schlucken zeigt das Kind die erfolgreiche Aufnahme an.

Beginn und Dauer: Nach dem Nahrungsaufbau ab der ersten Lebenswoche bis mindestens zum Ende des ersten Lebensjahres, idealerweise über den zweiten Herbst und Winter hinaus geben (DGKJ 2011)
Kooperierende: Pädiater/-in

4.7.3 Kariesprophylaxe

Zahnpflege beginnt spielerisch mit dem ersten Zahndurchbruch! (DAZ 2015)

Definition Fluorose: Farb- und Strukturveränderung des Zahnschmelzes aufgrund von Überdosierung von Fluorid mit Einnahme von über 2 mg/Tag während der Mineralisation vor allem vom zweiten bis zum neunten Lebensjahr (DAZ 2015).

Ziel: Prävention von Zahnkaries vor, mit und nach dem ersten Zahndurchbruch

Inhalt:

Zahnkaries ist eine Erkrankung der Zahnhartsubstanz ausgehend von der Besiedlung des Mundes und der Zähne mit kariesfördernden Bakterien durch eine mangelnde Zahnpflege sowie ungünstige Ernährungsgewohnheiten (DAZ 2015). Karies entsteht infolge einer Störung des lokalen Gleichgewichtes zwischen entkalkenden, sauren und neutralisierenden sowie (re-)mineralisierenden Komponenten im Speichel (Pschyrembel 2014). Durch geeignete Prophylaxe-Maßnahmen kann Karies verhindert und darüber hinaus beginnende Kariesschäden zum Stillstand gebracht werden (DAZ 2015).

Fluorid weist eine präventive Wirkung gegenüber Karies auf (DAZ 2015), dies vorrangig für das Milchgebiss (AWMF 2013b). Es beugt der Demineralisation des Zahnschmelzes vor und fördert dessen Remineralisation. Systemisch schützt Fluorid durch seinen Einbau in Zahnschmelzkristalle und die Bildung von Fluorapatit während der Zahnschmelzbildung vor Karies. Mit dem Durchbruch der ersten Zähne mit ca. sechs Lebensmonaten verliert dieser Prozess an Wirkung und der lokale Schutz gewinnt an Bedeutung (DAZ 2015).

Während für Stoffwechselprozesse Fluorid über Trinkwasser und Nahrung (z. B. angereichertes Speisesalz) sowie Muttermilch oder Formulanahrung in ausreichender Menge aufgenommen wird, trifft dies für die Kariesprophylaxe nicht zu.

Der Bedarf an Fluorid liegt bei Kindern von null bis unter vier Monaten bei 0,25 mg/Tag. Ab vier Monaten bis zu einem Lebensjahr benötigen Kinder 0,5 mg/Tag (DAKJ 2007). Dies entspricht der Substitution von 400–500 IE Vitamin D pro Tag. Dies kann bis zum 12. Lebensmonat beibehalten werden. Alternativ kann zweimaliges Zähneputzen mit 0,125 g fluoridhaltiger (1.000 ppm) Zahnpasta (Reiskorngröße) eine Substitutionsform darstellen. Ab dem 12. Lebensmonat bis zum 24. Lebensmonat soll die Alternative zur ersten Wahl werden. Danach sollen die Zähne zweimalig am Tag mit 0,25 g fluoridhaltiger (1.000 ppm) Zahnpasta (Erbsengröße) geputzt werden. Auf eine korrekte Dosierung ist dabei zu achten. (Berg et al. 2021)

Die Einnahme von Fluoridsupplementen ermöglicht den positiven topischen und systemischen Effekt gegenüber der Karies, langfristig zugunsten der topischen Anwendung (AWMF 2013b).

Das Risiko einer Fluoridüberdosierung ist wegen der großen Wachstumsdynamik im ersten Lebenshalbjahr besonders gering. Eine

Fluorose der bleibenden Zähne durch Fluoridsupplemente in den ersten sechs Lebensmonaten ist wegen der erst späteren Mineralisation nicht zu erwarten und auch nicht beobachtet worden (DGE 2016a).

Eingeführt werden sollte die Zahnpflege mit einer geschmacksneutralen Zahnpasta. Der Säugling sollte mit dem ersten Zahndurchbruch behutsam und auf spielerische Weise zunächst mit einem Wattestäbchen und Wasser oder mit einer altersgerecht geformten und weichen Zahnbürste an eine tägliche Zahnreinigung gewöhnt werden. Die Einnahme von Fluoridtabletten in Schwangerschaft und Stillzeit hat keinen positiven Effekt auf die Vermeidung von Milchzahnkaries des Kindes. (Berg et al.2021)

Beratung:

- Zahngesundheit basiert auf den vier Säulen:
  - zahngesunde Ernährung aus abwechslungsreicher und bisshafter Kost (Anregung des Speichelflusses) sowie Vermeidung von zucker- und säurehaltiger Nahrung
  - gründliches und zweimaliges Zähneputzen sowie Verwendung von Zahnseide
  - Fluoridsubstitution erst systemisch, dann lokal
  - Wahrnehmung zahnärztlicher Kontrollen (DAZ 2015)
- Fluoridsubstitution im Kindes- und Jugendalter hat eine nachweisbare kariespräventive Wirkung.
- Trinken aus der Nuckelflasche soll nur dem Durstlöschen dienen, nicht dem Beruhigen
- Eltern sollen ihren Kindern keine zuckerhaltigen Getränke aus der Nuckelflasche geben.
- Mit einem Lebensjahr kann ein Kind lernen, Wasser aus einer Tasse zu trinken (Treuner & Splieth 2014).

Maßnahme und Anleitung: (▶ Kap. 4.7.2: Vitamin-D-Rachitisprophylaxc)
Beginn und Dauer: Gekoppelt an die Gabe von Vitamin D ab der ersten Lebenswoche bis zum Verzehr von mit fluoriertem Salz versehener Familienkost
Kooperierende: Pädiater/-in, Zahnarzt/-ärztin

4.7.4 SIDS-Prophylaxe

Unter SIDS versteht man *Sudden Infant Death Syndrom*, den plötzlichen Kindstod. Er ist definiert als der rasch eintretende Tod eines Säuglings, der nach der Anamnese nicht zu erwarten war. Die Auffindesituation und die äußere Besichtigung des Körpers geben keine Anhaltspunkte für einen nicht natürlichen Tod. Eine nach einem definierten wissenschaftlichen Protokoll durchgeführte postmortale Untersuchung ergibt keine Befunde, die aus klinischer und histologisch-pathologischer Sicht als todesursächlich gelten können (AWMF 2009a).

Ziel: Vollständige Vermeidung von SIDS durch konsequente Durchführung und Einhaltung der präventiven Maßnahmen

Inhalt:

Der plötzliche Kindstod ist ein Phänomen, das bei schlafenden Kindern auftreten kann. Durch Einführung der strikten Empfehlung zur Rückenlage beim Schlafen des Kindes im ersten Lebensjahr ist die Zahl der durch SIDS bedingten Todesfälle in Deutschland in dem Zeitraum von 1991 bis 2002 um 70 % gesunken. 2001 lag die Zahl der betroffenen Kinder bei 22 auf 100.000 Kindern (Heimbach 2014).

Eine Reihe von einflussnehmenden Faktoren konnten bereits identifiziert werden. Schlafen in Bauchlage leistet der Gefahr der Bedeckung von Mund und Nase Vorschub und es induziert eine höhere Weckschwelle. Es erhöht die Gefahr der Rückatmung und der höheren Temperatur des Nasen-Rachen-raumes und begünstigt lokal eine vermehrte Keimbesiedlung (Deeg 2010).

Infektionen und deren immunologische Abwehrreaktion scheinen einen begünstigenden Effekt zu haben (Blackwell et al. 2015). Dettmeyer (2015) weist ebenso darauf hin, dass in nicht wenigen Fällen von SIDS eine Infektion vorangegangen ist mit einem Temperaturanstieg von über 40 °C. Eine viral bedingte Myokarditis konnte in den untersuchten Fällen nachgewiesen werden.

Die oberen Atemwege neigen eher zum Zufallen. Durch den in Bauchlage stark zur Seite gedrehten Kopf ist der Verlauf der Schlagader (Vertebral-Arterie) im Hals-Kopf-Bereich ungünstig beeinflusst. Es kommt zur verminderten Blutversorgung des Hirnstamms (Deeg 2010).

Eine Dysregulation oder Regulationsversagen auf eine Sauerstoffmangelsituation mit Ausbleiben der Schutzmechanismen Arousalreaktion und Schnappatmung scheint dem SIDS vorauszugehen. Beobachtet wurde dies bei termingeborenen Kindern von in der Schwangerschaft rauchenden Frauen. (Kenner 2014)

Untersuchungsergebnisse von Herrington et al. (2022) weisen auf eine verringerte Aktivität des Regulatormoleküls Butyrylcholinesterase (BChE) im Aufweckmechanismus bei Hyperkapnie hin. Weitere Untersuchungen haben gezeigt, dass betroffene Säuglinge von in der Schwangerschaft rauchenden Müttern eine Reduktion der neuronalen Struktur der Substancia nigra des Mittelhirns aufweisen (Lavezzi et al. 2021).

Die Überwärmung eines Neugeborenen und vor allem eines Säuglings ist vermutlich an dem Eintreten des plötzlichen Kindstodes beteiligt (Heimbach 2014). Die Entwicklung einer Wärmestauung ist besonders bei Kindern in einem Alter von zwei bis drei Jahren wahrscheinlich, weil die Wärmeabgabe im Sinne einer Kühlung bei Kindern in diesem Alter eine untergeordnete Rolle spielt. (Kullick 2012)

Der Benefit eines passenden Säuglingsschlafsacks ist in Kombination mit einer festen Schlafmatratze, einer auf den Schlafsack abgestimmten Zimmertemperatur sowie keinerlei weiteren Nutzung von Decken belegt (Erck Lambert et al. 2019; Wiliams & Finlay 2019). Frühgeborene und nicht gestillte Kinder sind in höherem Maße vom plötzlichen Kindstod betroffen (Renz-Polster 2015).

Beratung:

- Bis das Baby sich sicher selbstständig drehen kann, soll es zum Schlafen in Rückenlage gelagert werden.
- Die Schlafumgebung soll rauchfrei sein.
- Das Bett soll eine babygerechte, feste und luftdurchlässige Matratze sein, kein Sofa, Wasser- oder Federbett, keine weiche Matratze (Renz-Polster 2015; Heimbach 2014).
- Eine Überwärmung des Kindes soll durch kühle Raumtemperatur zwischen 16 bis 18 °C sowie einen passenden Schlafsack, keine zusätzlichen Decken, Felle, Kissen oder Nestchen vermieden werden (Heimbach 2014).
- das Kind soll sechs Monate gestillt werden (Vennemann et al. 2009).
- Es soll ausdrücklich im eigenen Bettchen im Schlafzimmer der Eltern schlafen (American Academy of Pediatrics 2016; Heimbach 2014).
- Im Bett sollen keine Gegenstände liegen, die die Atemwege bedecken könnten (AWMF 2012b).
- In keinem Fall soll ein Kind mit einem fremden Menschen oder einem rauchenden, alkoholisierten oder andere Drogen konsumierenden Elternteil gemeinsam in einem Bett schlafen.
- Ebenso ist das gemeinsame Schlafen auf einem Sofa strikt zu vermeiden (Blair et al. 2014).
- Das Schlafen mit im elterlichen Bett erhöht das Risiko nicht, wenn die Mutter bei dem Kind schläft, das Co-Sleeping regelmäßig erfolgt, keine sedierenden Medikamente, Drogen oder

- Nikotin eingenommen bzw. konsumiert werden und sowohl Matratze als auch das Bett den Anforderungen entsprechen (s. o.) (Renz-Polster 2015).
- Pucken schützt nicht vor SIDS, kann ein auf den Bauch rollen begünstigen, mindert die Abgabe von Körperwärme und ist aus diesen Gründen nicht zu empfehlen (American Academy of Pediatrics 2016).

Maßnahmen und Anleitung: Nicht nur mit Risikofamilien (Z. n. SIDS) sollte gemeinsam besprochen werden, ob und welche Maßnahmen den Eltern Sicherheit vermitteln (z. B. Kenntnis der Notfallnummern, Erste-Hilfe-Training, kindliches Monitoring, Doppleruntersuchung der Vertebralarterien).
Beginn und Dauer: Mit der Schlafempfehlung ab dem ersten Lebenstag beginnen
Gute Erfahrung mit: Ein hinsichtlich SIDS risikobehafteter Umgang mit dem Kind von Seiten der Eltern oder Dritten sollte den Eltern unverzüglich mitgeteilt werden.

Vorgehen bei Komplikationen:

- Bei fieberhaften Erkrankungen sollte das Kind kinderärztlich untersucht und behandelt werden.
- Die Diagnose Tod des Neugeborenen bzw. Säuglings bzw. plötzlicher Kindstod ist (not-)ärztliche Zuständigkeit.
- Dabei handelt es sich formal um einen »nicht natürlichen oder ungeklärten Todesfall« mit einer Meldepflicht an die Polizei und deren sofortiger Untersuchung der Auffindesituation.
- Es besteht eine generelle Obduktionspflicht binnen 24 Stunden (AWMF 2009a).

Kooperierende: Rettungsdienst, Notarzt/-ärztin

4.7.5 Erweitertes Neugeborenen-Screening

Nach ärztlicher Aufklärung und Delegation können Hebammen das Neugeborenen-Screening abnehmen (AWMF 2012b)!

Tab. 4.3: Erkrankungen des erweiterten Neugeborenen-Screenings (AWMF 2020a; G-BA 2018; DGNS 2017; Hillienhof 2016; IQWiG 2017)

Erkrankung	Stoffwechselstörung	Folgen
Hypothyreose	Angeborene Unterfunktion der Schilddrüse mit unzureichender Produktion und Sekretion von Schilddrüsenhormonen	Es folgt eine schwere Störung der geistigen und körperlichen Entwicklung.
Adrenogenitales Syndrom	Hormonstörung durch Defekt der Nebennierenrinde, die primär die Glukokortikoidbiosynthese betrifft	Durch Salzverlustkrisen kann es zu einem tödlichen Verlauf kommen.
Biotinidase-Mangel	Defekt im Stoffwechsel des Vitamins Biotin mit ungenügender Biotinidase-Aktivität	Es folgen Hautveränderungen, Stoffwechselkrisen und geistige Behinderung. Ein tödlicher Verlauf ist möglich.
Galaktosämie	Störungen im Galaktosestoffwechsel	Es folgt Erblindung, körperliche und geistige Behinderung. Ein tödlicher Verlauf ist möglich.

Tab. 4.3: Erkrankungen des erweiterten Neugeborenen-Screenings (AWMF 2020a; G-BA 2018; DGNS 2017; Hillienhof 2016; IQWiG 2017) – Fortsetzung

Erkrankung	Stoffwechselstörung	Folgen
Phenylketonurie	Stoffwechselerkrankung, bei der die Hydroxylierung von Phenylalanin zu Tyrosin durch das Enzym Phenylalanin-4-Monooxygenase blockiert oder stark vermindert ist	Krampfanfälle, Spastik und geistige Behinderung begleiten die Erkrankung.
Hyperphenylalaninämie	Phenylalaninhydroxylase-Mangel. Eine Stoffwechselerkrankung, die im Zuge des Screenings zu Phenylketonurie gezählt wird	
Ahornsirup-Krankheit	Stoffwechselstörung im Abbau der drei verzweigtkettigen Aminosäuren Leucin, Isoleucin und Valin	Geistige Behinderung und Koma, ggf. tödlicher Verlauf
Medium-Chain-Acyl-CoA-Dehydrogenase-Mangel	MCAD-Mangel. Stoffwechselanomalie mit Störung der mitochondrialen Beta-oxidation mittelkettiger Fettsäuren	Typisch sind Stoffwechselkrisen und Koma. Ein tödlicher Verlauf ist möglich.
Long-Chain-3-OH-Acyl-CoA-Dehydrogenase-Mangel	Auch LCHAD-Mangel. Stoffwechselstörung der mitochondrialen Betaoxidation der langkettigen 3-Hydroxy-Fettsäuren	Charakteristisch sind Stoffwechselkrisen, Koma, Muskel- und Herzmuskelschwäche. Ein tödlicher Verlauf ist möglich.
Very-Long-Chain-Acyl-CoA-Dehydrogenase-Mangel	Auch VLAD-Mangel. Stoffwechselstörung der mitochondrialen Betaoxidation der sehr langkettigen Fettsäuren	Die Symptome ähneln dem LCHAD-Mangel.
Carnitin-Palmitoyl-Transferase-I-Mangel	Carnitin-Palmitoyltransferase-II-Mangel sowie Defekt im Stoffwechsel der Fettsäuren	Es treten Stoffwechselkrisen und Koma auf. Ein tödlicher Verlauf ist möglich.
Glutarazidurie Typ I	Erkrankung des Aminosäurestoffwechsels (Tryptophan-, Lysin- und Hydroxylysin) mit Ausscheidung von Glutarsäure im Harn	Bleibende Bewegungsstörungen und plötzliche Stoffwechselkrisen begleiten den Mangel.
Isovalerianazidämie	Defekt im Abbau von Aminosäuren mit einem Mangel an Isovaleryl-CoA-Dehydrogenase mit charakteristischem »Schweißfußgeruch«	Geistige Behinderung und Koma sind typisch. Falsch positiv, ggf. bei maternaler gravider Antibiotikagabe (Pivmecillam)
Mukoviszidose	Auch Cystische Fibrose. Stoffwechselstörung, die in generalisierter Dysfunktion exokriner Drüsen resultiert. Die Aufklärung vor der Testung auf Mukoviszidose muss zwingend von einem Arzt/Ärztin durchgeführt werden.	Störung des Salzaustausches in Drüsenzellen, Bildung von zähflüssigem Schleim in Atemwegen und anderen Organen mit dauerhafter Entzündung (Pschyrembel 2014; Charité 2016).
Tyrosinämie Typ I	Defekt im Stoffwechsel der Aminosäure Tyrosin mit einem Mangel des Enzyms Fumaryl-Acetoacetat-Hydrolase	Es sind schwere Organschäden möglich.

Tab. 4.3: Erkrankungen des erweiterten Neugeborenen-Screenings (AWMF 2020a; G-BA 2018; DGNS 2017; Hillienhof 2016; IQWiG 2017) – Fortsetzung

Erkrankung	Stoffwechselstörung	Folgen
Severe combined Immundeficiency (ICID)	Eine genetische Erkrankung mit einem frühen Ausfall der Immunabwehr. Es kommt zu einer Entwicklungshemmung von lebenswichtigen Immunzellen (T- und B-Lymphozyten sowie NK-Zellen).	Unbehandelt sterben die Kinder in einem Zeitraum von ca. zwei Lebensjahren nach einem Leben mit hoher Wachstumsstörung und hoher Infektanfälligkeit.

Ziel: Ziel ist die frühestmögliche Erkennung und entsprechende Behandlung von Kindern mit angeborenen Stoffwechselerkrankungen und Endokrinopathien.

Inhalt:

Der erweiterte Stoffwechseltest bei Neugeborenen ist eine Screening-Untersuchung auf Stoffwechselerkrankungen sowie Endokrinopathien. Die Umsetzung des Neugeborenen-Screenings ist in der Richtlinie über die Früherkennung von Krankheiten bei Kindern bis zur Vollendung des 6. Lebensjahres (»Kinder-Richtlinie«) geregelt. (G-BA 2017)

Im Jahr 2015 gab es in Deutschland 539 bestätigte Diagnosen. Dies entspricht einer Rate von 0,073 % der Neugeborenen des Jahrgangs 2015. Häufigste Diagnose war die Hypothyreose mit 235 Fällen gefolgt von Phenylalaninämie und Hyperphenylalaninämie mit 149 erkrankten Kindern. (DGNS 2017) (▶ Tab. 4.3)

Bei Beginn der Therapie zu einem sehr frühen Zeitpunkt nach Geburt des Kindes können schwere Stoffwechselentgleisungen mit irreversiblen Folgeschäden oder Tod verhindert werden. Die Erkrankungen kommen in einer Häufigkeit von 1/3.300 (Mukoviszidose) bis 1/135.000 (Tyrosinämie Typ I) auf. (G-BA 2018)

Für den Test werden Blutstropfen aus der kindlichen Ferse gewonnen und auf eine speziell dafür vorgesehene Filterkarte getropft. Weniger schmerzhaft als eine kapillare Entnahme ist eine gekonnte venöse Blutentnahme. Eine Schmerzminimierung, z. B. durch orale Saccharose-Gabe, ist bei der Blutentnahme empfohlen. Die Filterkarte ist für mindestens zwei Stunden in Raumtemperatur zu trocknen. Die Qualität der Blutproben ist entscheidend für ein exaktes Untersuchungsergebnis, daher ist auf gleichbleibende Saugfähigkeit des Filterpapiers zu achten. Die Karten müssen trocken gelagert und vor Verunreinigungen wie Schweiß, Alkohol, Wasser, Handlotionen, Puder o. ä. geschützt werden. Eine Verfälschbarkeit der Ergebnisse durch die kindliche Behandlung mit Antibiotika besteht nicht mehr. (AWMF 2020a) Der Test ist nach Aufklärung und Einwilligung der Eltern durchzuführen. Sowohl die Entnahme als auch der Versand an ein akkreditiertes Screening-Labor muss dokumentiert werden (AWMF 2020a).

Die Durchführung einschließlich der Aufklärung und Einwilligung der Screening-Untersuchung ist nach dem Gendiagnostik-Gesetz (§ 3, Absatz 2c) eine ärztlich vorbehaltende Tätigkeit. Die Verantwortung für die Durchführung des Screenings liegt bei dem Leistungserbringer, der die Geburt des Kindes verantwortlich geleitet hat (AWMF 2020a). Im Falle einer außerklinischen, hebammengeleiteten Geburt soll die Hebamme eine im gegenseitigen Einvernehmen verantwortliche Ärztin benennen, die sowohl die Aufklärung durchführt als auch die elterliche Einwilligung für die Durchführung des Tests im Vorfeld einholt. Die Befunde erhält die aufklärende Ärztin und mit Einverständnis der

Eltern auch die betreuende Hebamme. Ist vor oder kurz nach der Geburt ausnahmsweise keine einvernehmliche Benennung einer Ärztin möglich, hat die Hebamme das Screening in eigener Verantwortung durchzuführen. Dabei muss die Hebamme eine Rückfragemöglichkeit an eine Ärztin haben. Die Blutentnahme kann vom Arzt auf die Hebamme delegiert werden (AWMF 2020a).

Die Therapie besteht meistens aus Diät bzw. der Supplementierung fehlender Nahrungsbestandteile.

> **Beratung:**
> - Bei kontrollbedürftigen Befunden werden die Eltern zeitnah und direkt von der Laborarztpraxis informiert.
> - In diesem Falle erfolgt eine pädiatrische Kontrolle der Ersterergebnisse.
> - Die Behandlung richtet sich nach der Erkrankung (AWMF 2012b).

Maßnahmen und Anleitung:

Abnahme des Stoffwechseltestes:
Materialien: Testkarte, Haut- und Händedesinfektionsmittel, sterile Tupfer, Punktionslanzette, Einmalhandschuhe, Pflaster (Stiefel et al. 2013).
Vorbereitung: Das Neugeborene sollte gesättigt sein. Ein Elternteil sollte das Neugeborene sitzend im Arm halten. Eigene Händedesinfektion durchführen, Handschuhe anziehen und die Hautdesinfektion am Fuß des Neugeborenen auftragen und einwirken lassen (Stiefel et al. 2013).
Durchführung: Den Fuß umfassen und abwärtig halten. Die einmalige Punktion der Fersenhaut rechts oder links des Fersenbeins mittels Lanzette durchführen. Dabei darf Knochen oder Knochenhaut des Fersenbeins nicht verletzt werden. Die Lanzette wird zur Imprägnation rechtwinklig zur Punktionsfläche gehalten und bei einem reifen Neugeborenen maximal 2,4 mm tief eingeführt. Der erste Blutstropfen wird verworfen. Die nachfolgenden Tropfen werden zügig auf das Filterpapier aufgetragen. Jeder Kreis der Testkarte wird dabei vollständig von ein und derselben Seite ausgefüllt, sodass er von der anderen Kartenseite erkennbar ist. Das Ausstreichen der Vene im Verlauf des Unterschenkels in Richtung Ferse kann die Blutgewinnung erleichtern. Am Schluss wird die Punktionsstelle kurz komprimiert und mit dem Pflaster bedeckt. Das Kind kann durch Anlegen beruhigt werden (Stiefel et al. 2013).
Nachsorge des Materials: Präzise Dokumentation auf der Testkarte und in eigenen Unterlagen (Durchführung, Versand, Befundrücklauf) durchführen. Die getrocknete Testkarte direkt in das Labor senden. Bei positiven Befunden informiert das Labor den Einsender und Eltern unaufgefordert (Stiefel et al. 2013).
Ausfüllen der Screeningkarte: Angaben zu Mutter und Kind, Einsender sowie Ergebnis relevanter Besonderheiten wie Bluttransfusion, Antibiotikagaben, Ernährungsstörungen wie fehlende Milchzufuhr (Stiefel et al. 2013).
Beginn und Dauer: Die Untersuchung ist zeitgerecht zwischen 36 und 72 Stunden nach der Geburt durchzuführen. Bei Entlassung vor einem Alter von 36 Stunden ist ein Erstscreening notwendig, dem eine zweite Untersuchung zwischen 36 und 72 Stunden nach Geburt folgen muss. (AWMF 2012b)

Gute Erfahrung mit:

- die Füße des Kindes vor der Blutentnahme wärmen
- bei Probeentnahme das Kind warm und nackt von einem Elternteil auf direkter Haut gehalten
- nach der Blutentnahme das Kind zum Beruhigen stillen

Kooperierende: Pädiater/-in

4.7.6 Atopieprophylaxe

Neben der Dauer ist vor allem das zweimonatige, begleitende Stillen zur Einführung von Beikost Atopieprophylaxe! (BfR 2015)

Definitionen:

Probiotika: Definiert lebende Mikroorganismen, die in ausreichender Menge in aktiver Form in den Darm gelangen und hierbei positive gesundheitliche Wirkung erzielen. Die gesundheitliche Wirkung ist abhängig vom Bakterienstamm, seinen Voraussetzungen für ein Gedeihen sowie seiner Konzentration. Die Einnahme entsprechender pharmazeutischer Präparate ist als sicher anzusehen. (Kunes & Kvetina 2016; BfR 1999a).

Prebiotika: Im Dünndarm nicht verdauliche, kurzkettige Kohlenhydrate, die durch selektive Stimulation der Darmflora und Darmbakterien einen gesundheitsförderlichen Effekt erzielen (Braegger 2004).

> **Ziel:** Physiologischer Immunstatus eines atopie-gefährdeten Kindes

Inhalt:

Kinder im Alter von null bis sieben Jahren leiden zu 22,9 % unter atopischen Erkrankungen. Als Atopie bezeichnet man die erbliche Bereitschaft, auf zahlreiche Umweltantigene mit einer Produktion allergenspezifischer IgE-Antikörper infolge eines Mangels an T-Helferzellen zu reagieren. Die Tendenz ist steigend und resultiert aus Veränderung des Lebensstils und der Umweltfaktoren (Thiemig 2012).

Risikofaktoren für die Entwicklung einer allergisch-bedingten Erkrankung sind familiäre Disposition, Allergenexposition, Ernährung (v. a. Hühnerei, Kuhmilch), Sozialfaktoren (Krisen in Schwangerschaft und frühem Lebensalter), frühkindliche Infekte sowie Luftschadstoffexposition (Schimmelpilz, Stickoxide, Feinstäube, Gifte von Renovierungsmaterial). Im Kindesalter herrschen Nahrungsmittel- und andere Allergien vor (AWMF 2014a).

Die Allergieprävention richtet sich an Kinder ohne und mit genetischer Vorbelastung, Letztere gelten als sogenannte Risikokinder (AWMF 2014a). Eine Allergie bezeichnet die überschießende immunologische Reaktion auf körperfremde, an sich nicht pathogene Antigene (Thiemig 2012).

Es handelt sich um ein Risikokind, wenn ein Elternteil oder die Geschwister unter einer der drei atopischen Erkrankungen Sinusitis allergica (Heuschnupfen), Asthma bronchiale und atopisches Ekzem (Neurodermitis), leiden. Geht von beiden genetischen Elternteilen ein Atopierisiko aus, steigt die Wahrscheinlichkeit einer entsprechenden Krankheit beim Kind (AWMF 2014a).

Die kausalen Behandlungskonzepte sind beschränkt, daher kommt der Primärprävention eine hohe Bedeutung zu. Der mütterliche Rauchverzicht in der Schwangerschaft sowie der Verzehr von Fisch(-Öl) oder Omega-3-Fettsäuren (Lein-, Hanf- oder Walnussöl) in Schwangerschaft und Stillzeit haben einen positiven Einfluss auf die Prävention von Allergien beim Kind (Gunaratne et al. 2015; BfR 2015). Die Anwesenheit einer Katze im Haushalt senkt das Risiko für eine Erkrankung an Asthma durch positive Beeinflussung eines Gen-Effektes (Stokholm et al. 2018).

Ein erhöhter BMI ist assoziiert mit einem höheren Risiko für Asthma bronchiale und sollte aus diesem Grund vermieden werden. Umweltgifte wie Schimmel in Wohnräumen, Tabakrauch, Innenraumluftschadstoffe aus Renovierungsarbeiten, Stickoxide und Feinstaubbelastung sind zu meiden. Schwere Krisen sowohl in Schwangerschaft und Kindheit können zur Manifestation von atopischen Erkrankungen beitragen (AWMF 2014a).

Synbiotika bezeichnet eine Verbindung aus Pre- und Probiotika mit gesundheitsförderlicher Wirkung für den Organismus. Lebende Mikroorganismen und gesundheitsförderliche Substrate entfalten einen protektiven Effekt als Zusatz zur Formulanahrung. (Swanson et al. 2020) Analog zu den humanen Milcholigosacchariden stehen für Formulanahrung vergleichbare Prebiotika mit mikrobieller Wirkung zur Verfügung (Petschacher 2018).

Die Anwesenheit des Milchsäurebakteriums Lactobacillus GG im kindlichen Darm hat einen protektiven Effekt auf die Entstehung einer Allergie. Der entsprechenden Einnahme von Probiotika, hier Bifidusbakterien, sowohl in den letzten zwei bis vier Wochen vor der Entbindung als auch die Gabe an den gestillten Neugeborenen und Säugling, wird ein protektiver Effekt auf Allergien (Isolauri et al. 2012) und auf atopisches Ekzem zugestanden (AWMF 2014a). Die Belege für eine wirksame Allergievermeidung beim Kind durch die Einnahme von Probiotika sind noch gering (BfR 2020; Cuello-Garcia et al. 2017).

Postbiotika stellt eine Gruppe von Stoffen dar, die im Rahmen eines mikrobiellen Fermentierungsprozesses entstehen. Ihr Zusatz zu der Säuglingsnahrung scheint die Modulation der Immunantwort positiv zu beeinflussen. (Salminen et al. 2021)

Der Impfempfehlung für Kinder und Jugendliche sollte gefolgt werden. Ein früher Kontakt mit anderen Kindern hat einen protektiven Effekt (AWMF 2014a).

Des Weiteren kommt der kindlichen Ernährung, hier vor allem dem Stillen und der Beikostgabe, eine besondere Rolle zu (BfR 2015). Inhaltsstoffe der Muttermilch haben einen protektiven Effekt hinsichtlich der Sensibilisierung der kindlichen Immunabwehr, auch noch im Teenageralter hinsichtlich einer Reduktion von Neurodermitis.

Während ein Neugeborenes oder ein Säugling ohne erhöhtes familiäres Allergierisiko Formulanahrung mit einem intakten Eiweiß auf Kasein- oder Molkebasis gefüttert bekommen kann, sollte einem atopiegefährdeten Kind Formulanahrung mit partiell hydrolysiertem Kuhmilcheiweiß (HA) angeboten werden (Koletzko et al. 2016).

Die Studienergebnisse bezüglich des Effektes von Hydrolysat-Nahrung sind uneinheitlich. Einige Studien schränken den Benefit von Hydrolysat-Nahrung (HA) in den ersten Lebensjahren bezüglich der Manifestation einer Allergie ein (Boyle et al. 2016; Hasan Arshad 2013; Lowe et al. 2011). Bei atopiegefährdeten Kindern hat die frühe Gabe von Hydrolysat-Nahrung einen präventiven Effekt auf die Entwicklung von Asthma, allergischer Rhinitis (Heuschnupfen) und atopischem Ekzem bis zum Erwachsenenalter (von Berg et al. 2016). Für sojabasierte Säuglingsnahrung fehlt derzeit der Hinweis auf einen präventiven Effekt (Flohr et al. 2018; AWMF 2014a).

Die Einführung von Beikost ist hinsichtlich des Zeitpunktes individuell in Abhängigkeit von Gedeihen und der Essfähigkeit des Kindes in der Spanne von Beginn des fünften Monats bis Beginn des siebten Monats festzulegen, keinesfalls vorher oder später (BfR 2015; AWMF 2014a). Die Empfehlung von sechs Monaten ausschließlichem Stillen berücksichtigt die gesamte Entwicklung des Säuglings und stellt kein gesundheitliches Risiko dar (Reich-Schottky & Rouw 2010).

Eine Verzögerung der Beikost-Einführung sollte nicht aus Gründen der Allergieprophylaxe erfolgen. Es gibt keine Belege für den protektiven Effekt von diätischer Restriktion durch Meidung von potentiellen Nahrungsmittelallergenen im ersten Lebensjahr (AWMF 2014a).

Stillen wirkt protektiv bezüglich Zöliakie. Glutenhaltiges Getreide sollte mit der Beikost-Einführung zwischen dem fünften bis siebten Lebensmonat eingeführt werden. Die vom Zeitpunkt abweichende Einführung von Gluten korreliert mit einem erhöhten Risiko für Zöliakie. (SPP/SGP 2017)

Beratung:

- Rauchverzicht mit Eintritt der Schwangerschaft
- Stillen bzw. die ausschließliche Gabe von Muttermilch ist eine effektive Allergieprävention, insbesondere für den Zeitraum des ersten Lebensjahres.
- Idealerweise sollte bis zum Beginn des fünften bis sechsten Lebensmonats ausschließlich gestillt werden.
- Begleitend zur Einführung von Beikost sollte mindestens zwei Monate, besser solange wie Mutter und Kind dies mögen, weiter gestillt werden (BfR 2015).

- Die Einnahme von Probiotika (u. a. Lactobacillus), sowohl in den letzten zwei bis vier Wochen vor der Entbindung als auch die Gabe an den gestillten Neugeborenen und Säugling, hat einen (milden) positiven Effekt (Isolauri et al. 2012).
- Die Einnahme von Probiotika ist während der Stillzeit ebenso unbedenklich für das Neugeborene und den Säugling wie im III. Trimenon der Schwangerschaft für den Fetus (Elias et al. 2011).
- Fisch sollte mit Beikost eingeführt werden.

Kooperierende: Still- und Laktationsbeauftragte, Pädiater/-in, Ökotropholog/-in

4.8 Einführung von Beikost und Grundrezepte

Kirstin Büthe

Beikost prägt als Bindeglied zwischen Milch und Familienkost die spätere Geschmacksneigung, den Appetit und das Essverhalten!

Definition Baby-led-weaning: Dies bedeutet etwa geführtes Entwöhnen von der Muttermilch. Dabei werden dem Kind anstelle von Brei acht bis 10 Zentimeter lange, bissfest gekochte Stücke von gekochtem Gemüse, Obst, Fleisch, Brot und Käse angeboten. Der Säugling isst selbstständig. Muttermilch soll bis zu einem Jahr begleitend angeboten werden. (Knörle-Schiegg 2021).

Ziel: Kindgerechte Einführung von Beikost im Übergang zwischen Milch und Familienkost

Inhalt:

Die Ernährung des Neugeborenen und des Säuglings richtet sich nach dem aus seiner Entwicklung und seinem Wachstum resultierenden Bedarf. In den ersten vier bis sechs Monaten braucht ein Kind ausschließlich Muttermilch oder ersatzweise industriell hergestellte Säuglingsmilch. Beikost steht als Kostform zwischen Milch und nachfolgender fester Familienkost. Sie umfasst alle Nahrungsmittel in flüssiger, breiiger oder fester Form. Muttermilch und Milchersatznahrung werden nicht dazu gezählt. (BfR 1999b)

Begleitend zu der Einführung verschiedener Nahrungsmittel wird durch Form und Rahmen der Beikost-Einführung sowohl das spätere Essverhalten beeinflusst als auch eine lebenslange Geschmacksprägung erzielt.

Die Einführung von Beikost kann ab dem fünften bis siebten Monat beginnen. Mit vier bis fünf Monaten entwickelt der Säugling die Fähigkeit, Nahrungsbrei mit der Zunge zu transportieren. Nach fünf bis sechs Monaten zeigt er Interesse oder Desinteresse gegenüber Essen (Ernährungskommission DGKJ 2014).

Zeichen von individueller Beikost-Reife eines Säuglings sind sein Interesse an Lebensmitteln und seine Fähigkeit vom Löffel zu essen. Er zeigt durch Unruhe, Schmatzgeräusche sowie Zeigen mit der Hand auf Essen seinen Hunger an. Er öffnet den Mund, wenn ihm Nahrung angeboten wird. Gleichermaßen weisen Lippenschluss und Kopf wegdrehen sowie Desinteresse an Essen auf seine Sättigung hin (Hoehl & Kullick 2012). Häufiges Verschlucken oder Husten sind ein Zeichen dafür, dass die Mundmuskelkoordination noch nicht ausreicht, um den komplexen Akt des Essens zu gewährleisten. Schiebt das Kind das Essen aus dem Mund heraus, ist sein Zungenstreckreflex noch aktiv. (Elacta 2022)

Der Schluckvorgang besteht aus Formen der Nahrung zu einem Bolus mit der Zunge, den Bolus in Richtung Rachen schieben, dem willkürlichen Beginn des Schluckens sowie dem unwillkürlichen Abschluss des Schluckens.

Die Vorliebe von Süßem und Salzigem sowie die Abneigung gegenüber Saurem und Bitterem sind genetisch bedingt. Sie können durch behutsames Angebot an verschiedenen Geschmacksrichtungen abgemildert werden (Ernährungskommission DGKJ 2014).

Hunger und Appetit sind bei einem Säugling Anzeiger für einen Nahrungsbedarf. Erst wenn sein individueller Nährstoffspeicher nicht mehr ausreichend gefüllt ist, reagiert das Kind mit Interesse und der Suche nach weiterer Nahrung. Dieser Zeitpunkt korreliert nicht immer mit der geplanten Einführung von Beikost. (Elacta 2022)

Um die Energiedichte von Muttermilch mit ca. 70 kcal/100 ml zu ersetzen, sollte kalorienarmes Beikostgemüse mit hochwertigem Öl angereichert werden (Elacta 2022). Beikost sollte wegen der Deckung des Energie- und Nährstoffbedarfes nach einer gewissen Reihenfolge eingeführt werden. Die Eisenvorräte des Säuglings sind nach vier- bis sechsmonatigem ausschließlichem Stillen meist weitestgehend erschöpft (Ernährungskommission DGKJ 2014).

Tab. 4.4: Reihenfolge und Benefit von Beikost-Einführung (in Anlehnung an Kersting 2009)

Beikostmahlzeit	Benefit	Ziel
Gemüse-Kartoffel-Brei	deckt Bedarf an verfügbarem Eisen, Vitamin B_6, Folsäure sowie an essentiellen Fettsäuren aus Öl und Ballaststoffen	Mittagsmahlzeit
Gemüse-Kartoffel-Fleisch-Brei	deckt den Eisenbedarf	
Milch-Getreide-Brei	deckt den Bedarf an Kalzium, Magnesium, Zink und Eiweiß	leitet Abendmahlzeit mit Milch aus der Tasse ein
Getreide-Obst-Brei	ist reich an Magnesium, Eisen, Vitaminen und Ballaststoffen	leitet zu Zwischenmahlzeiten aus Brot oder Zwieback und Obst und später Rohkost über

Jeder Brei leitet zu einer Familienmahlzeit über und sollte daher wiederkehrend zu einer bestimmten Tageszeit angeboten werden. Ab dem zehnten Lebensmonat sollte ein Säugling an Familienkost aus drei Haupt- und zwei Zwischenmahlzeiten herangeführt werden (Ernährungskommission DGKJ 2014).

Breikost ist vergleichsweise unkompliziert selber herzustellen. Tabelle 4.5 (▶ Tab. 4.5) listet die Grundrezepte von Babybreis auf. Mit jeder Breimahlzeit soll ein Getränk angeboten werden. Als Muttermilchersatz eignen sich ausschließlich spezielle Säuglingsmilchnahrungen (DGE 2018).

Diese Klassifizierung in Pre-, 0er-, 2er- und 3er-Nahrung ist in der EU nicht gesetzlich geregelt und irreführend. Folgenahrungen sollen erst ab dem siebten Lebensmonat gefüttert werden, wenn der Säugling bereits Beikost bekommt, eine Notwendigkeit dazu besteht nicht (SPP/SGP 2017).

Kuhmilch und deren Produkte sollten im ersten Lebensjahr nur ab dem sechsten Lebensmonat, nur sehr zurückhaltend und in denaturierter (erhitzter) Form angeboten werden. Der Proteingehalt ist zu hoch. Dies stellt eine Stoffwechsellast für die Niere dar und leistet Adipositas im Kindesalter Vorschub. Der Gehalt an Vitaminen und Mineralstoffen in Kuhmilch ist zu gering (SPP/SGP 2017). Geringe Mengen können mit dem Vollmilch-Getreide-Brei angeboten werden (DGE 2018).

Zwischenmahlzeiten setzen sich idealerweise aus Obst und Getreide oder Getreideprodukten zusammen und können zum Ende des ersten Lebensjahres übergangsweise eingeführt werden. Beikostprodukte als Zwischenmahlzeit auf Milchbasis (Quark, Milchpudding, Joghurt oder Frischkäse) sind in der Ernährung eines Kindes unter einem Lebensjahr nicht geeignet. Die Absorption von essentiellem Eisen ist durch die Anwesenheit von (Kuh-)Milch und ihrer fermentierten Produkte gemindert. (DGE 2018) Kleine Mengen an ungesüßtem Joghurt können ab dem siebten Lebensmonat angeboten werden (SPP/SGP 2017).

Mit der Einführung von Beikost muss ein Kind weiter trinken, entweder Muttermilch oder Formulanahrung. Wird begleitend zur Einführung abgestillt, muss sicher sein, dass der Säugling gewillt und fähig ist, aus der Flasche zu trinken. Zwischen dem 9. und 15. Monat lernt ein Kind durch Nachahmung aus der Tasse zu trinken, selber mit einem Löffel zu essen und von fester Nahrung abzubeißen.

Flaschennahrung muss immer frisch zubereitet werden, spätestens nach zwei Stunden in Raumtemperatur ist Milchnahrung zu verwerfen. Pulvernahrung soll mit frischem Trinkwasser zubereitet werden, dabei sollte das in der Nacht in der Leitung gestandene Wasser zuerst ablaufen. Die Verwendung von Wasserfiltern ist nicht anzuraten. Bei hohem Nitratgehalt (> 50 mg/l) des Trinkwassers ist für die Zubereitung von Säuglingsnahrung abgepacktes Wasser zu nutzen. Bei Vorliegen von Blei- oder Kupferleitungen ist ebenso protektiv zu verfahren (Ernährungskommission DGKJ 2014). Beikostgläschen sollten maximal 24 Stunden nach Anbruch im Kühlschrank aufbewahrt werden. Durch bakterielle Stoffwechselprozesse kann der Nitritgehalt im Brei in einen gesundheitsgefährlichen Bereich steigen.

Folgenahrung (2er-Nahrungen) sollte erst nach Einführung von Beikost angeboten werden und ist nicht zwingend notwendig. Laktose- und galaktosefreie Säuglingsnahrung mit Soja-Eiweiß sollte nur bei der Indikation einer Galatosämie oder bei weltanschaulichen Gründen gegeben werden. Selbst zubereitete Nahrung aus Kuh-, anderen Tiermilcharten oder anderen Rohstoffen (z. B. Mandeln) haben ein höheres Risiko für die Energie- und Nährstoffmangelversorgung sowie Hygienerisiken und sollten nicht gegeben werden. Honig ist aufgrund des Botulismusrisikos zu meiden (Ernährungskommission DGKJ 2014)

Säuglingsbotulismus, auch infantiler Botulismus, ist eine Intoxikation durch bestimmte Neurotoxine von Clostridium botulinum. Es handelt sich um eine Erkrankung durch Aufnahme von Sporen mit der Nahrung (z. B. Honig), die nach Auskeimung im Darm Toxin produzieren. Es besteht eine hohe Letalität infolge peripherer Atemlähmung meist nach ca. acht Tagen. (Pschyrembel 2014)

Vegane Ernährung ist für Säuglinge nicht geeignet (DGE 2011). Ist die elterliche Entscheidung für vegane Ernährung des Säuglings und Kleinkindes unabwendbar, muss diese beim Säugling und Kind durch einen erfahrenen Arzt und eine qualifizierte Ernährungsfachkraft begleitet werden. Vitamin B_{12} muss immer supplementiert werden. Eine vollständige Versorgung mit anderen Mikronährstoffen setzt zusätzliche Supplementation oft voraus. (SPP/SGP 2017)

Beratung:

- Beikost sollte frühestens mit Beginn des fünften, spätestens mit Beginn des siebten Monats eingeführt werden.
- Beikost sollte mit dem Löffel gefüttert werden (Ernährungskommission DGKJ 2014).
- Geöffnete Gläschen sollten im Kühlschrank gelagert und spätestens nach 48 Stunden verworfen werden (SPP/SGP 2017).
- Das Weiterstillen nach Einführung von Beikost wird empfohlen (Ernährungskommission DGKJ 2014).
- »Wer isst, muss auch trinken!«: Zu jeder Mahlzeit und auch zwischen den Mahlzeiten soll etwas zu trinken im Sinne einer Milchmahlzeit angeboten werden (Ernährungskommission DGKJ 2014).
- Kuhmilch wird vor dem zweiten Lebensjahr als Milch nicht empfohlen (DGE 2018; SPP/SGP 2017).
- Gesüßte Getränke (Fruchtsaft, Fruchtnektar etc.) sind wegen Kariesprotektion zu vermeiden (SPP/SGP 2017).
- Sowohl das Selbstkochen als auch die Verwendung industrieller Beikostprodukte haben Vor- und Nachteile (Ernährungskommission DGKJ 2014).
- Wiederholtes Anbieten eines Nahrungsmittels bis zu zehn- bis fünfzehnmal kann seine Einführung begleiten (SPP/SGP 2017).
- Alle Geschmacksrichtungen und Textureigenschaften von Lebensmitteln sollten angeboten werden (SPP/SGP 2017).
- Baby-led-weaning kann zu einer verzögerten Einführung von Beikost führen und hebt in diesem Falle damit das Allergierisiko an (Ernährungskommission DGKJ 2014).
- Die in dem Begriff »weaning« innewohnende Bedeutung »Abstillen« verdeutlicht, dass bei dieser Form von Heranführung an Familienkost der protektive Effekt von begleitendem Stillen für mindestens zwei Monate nicht gewährleistet ist (Ernährungskommission DGKJ 2014).

Beikostplan

- Beginn mit einigen Löffel Gemüsebrei (Karotten, Brokkoli, Blumenkohl, Zucchini, Pastinaken, Kürbis) bis zur vollständigen Portion
- Gemüse soll stets mit Fett gegeben werden, zur Verwertung der fettlöslichen Vitamine, z. B. Maiskeimöl, Rapsöl, Sonnenblumenöl.
- Jede Woche sollte ein neues Lebensmittel eingeführt werden
- ab dem Krabbelalter auch im Wechsel mit Butter
- ab dem 5. bis 7. Monat: Gemüse-Fleisch-Kartoffelbrei und dazu weiter Muttermilch und/oder Säuglingsnahrung (Pre- oder 1er-Nahrung) anbieten
- Ab dem 5. bis 7. Monat kann der zweite Getreide-Milch-Brei eingeführt werden.
- Ab dem 6. bis 8. Monat kann der dritte, milchfreie Getreide-Obst-Brei angeboten werden.
- Ab dem 10. Monat kann allmählich und schrittweise die Familienkost eingeführt werden.
- Die zusätzliche Gabe von Milch, Joghurt oder Quark wird nicht empfohlen (DGE 2018).

- Ab Ende des 1. Lebensjahres kann Kuhmilch als Getränk gegeben werden (Schöne 2010).

Kooperierende: Pädiater/-in, Ökotropholog/-in

Tab. 4.5: Grundrezepte für Babybrei (in Anlehnung an BLE 2020)

Brei	Rezept	Bemerkungen
Gemüse-Kartoffel	100 g geputztes Gemüse, 50 g Kartoffeln ohne Schale (Nudeln, Reis oder anderes Getreide, gekocht), 10 g Vollkornhaferflocken, 1 EL Öl	Ab 5.–7. Lebensmonat: 3,5 EL Fruchtsaft oder Obstpüree als Nachtisch
Gemüse-Kartoffel-Fleisch	100 g Gemüse, 50 g Kartoffeln, 30 g mageres Fleisch (z. B. Rind, Schwein, Lamm, Geflügel), 1 EL Rapsöl	Ab 5.–7. Lebensmonat: 1½ EL Fruchtsaft oder Obstpüree als Nachtisch
Milch-Getreide	200 ml Vollmilch (3,5 % Fett), 20 g Vollkorn-Getreide(-flocken) oder Grieß, 2 EL Fruchtsaft oder zerdrücktes Obst	Ab 5.–7. Lebensmonat: Ersatzweise kann Formulanahrung oder Muttermilch anstelle von Milch genommen werden.
Getreide-Obst	90 ml Wasser, 20 g Vollkorn-Getreide(-flocken) oder Grieß, 100 g zerdrücktes, fein geriebenes oder püriertes Obst oder Obstmus (Apfel oder Birne), 1 EL Rapsöl	Ab 6.–8. Lebensmonat

4.9 Sonstiges

Kirstin Büthe

Die Aspekte der Regulationskompetenz des Neugeborenen und vor allem des Säuglings – Schlaf, Koliken sowie Schreien – gehören zu den zentralen Themen in der Wochenbettbetreuung. Die Hilfestellungen resultieren meist aus dem Fundus der Hebammenkunst und -erfahrung. Evidenzen hingegen sind – auch aus ethischen Gründen der Herleitbarkeit – äußerst rar. Unter diesem Gesichtspunkt gilt es, die folgenden Kapitel zu verstehen. Bei Hinweisen auf Phytomedizin ist eine ebenso unsichere Datenlage zur Medikation von Neugeborenen und Säuglingen zu berücksichtigen wie bei Aspekten der Atopieprophylaxe.

4.9.1 Schlafverhalten

Kleine Kinder sind keine selbstständigen Schläfer, sondern benötigen ein geschütztes Einschlafen (Renz-Polster 2020).

Definitionen:

Zirkadianer Rhythmus: Ein ca. 24-stündiger Rhythmus von morgendlicher Wachphase mit aktivem Blutdruck und Puls, gefolgt von mittäglicher Phase der leichten Müdigkeit, nachmittäglicher Wachphase und abendlich-nächtlicher Müdigkeits- und Schlafphase. Der

Beginn kann zwischen frühmorgendlicher- und spätvormittäglicher Wachphase variieren. (Walther 2020)

Co-Sleeping: Das Schlafen in unmittelbarer Nähe von Familienmitgliedern.

> **Ziel:** Die ungestörte Entwicklung eines individuellen Schlafrhythmus des Säuglings und Kleinkindes

Inhalt:

Schlaf ist ein in der Regel nachts regelmäßig wiederkehrender physiologischer Erholungszustand mit Veränderung von Bewusstseinslage sowie herabgesetzten Körperfunktionen unter Wirkung des Parasympathikus (Pschyrembel 2018). Charakteristisch ist ein 90-minütiger Wechsel von Non-REM- und REM-Phasen (Thommen 2006). Die Spontanaktivität und die Reaktion auf äußere Reize sind herabgesetzt. Eine physiologische Erweckbarkeit wird durch Regulatormoleküle (u. a. Butyruycholinesterase) gewährleistet (Thommsen et al. 2022; Pschyrembel 2018).

Der Non-Rapid-Eye-Movement-Schlaf (Non-REM-Schlaf) wird in vier Stadien I bis IV eingeteilt. In den Stadien I bis II ist der Schlaf oberflächlich (Leichtschlaf). Stadium III bis IV weist einen tiefen Schlaf auf (Geisler 2021). Nach dem Einschlafen gelangt der Mensch rasch in den traum- und bewegungslosen sowie besonders erholsamen Tiefschlaf (Pfeifer 2017). Der Slow-Wave-Schlaf (Delta-Wellen-Schlaf oder Tiefschlaf) ist Teil des Non-REM-Schlafes. Er findet in den Stadien III bis IV der Non-REM-Phase statt (Thommen 2006).

Der Rapid-Eye-Movement-Schlaf (REM-Schlaf) kennzeichnet die Schlafphase mit raschen Augenbewegungen bei geschlossenen Augen, erhöhter Herz- und Atemfrequenz, verminderter Muskelaktivität und leichter Erweckbarkeit. Intensive Traumphasen begleiten die Phase in der zweiten Nachthälfte. (Geisler 2021; Pfeifer 2017)

Neugeborenenschlaf:
Direkt nach der Geburt ist der Schlaf-Wach-Rhythmus eines Neugeborenen durch einen ultradianen Rhythmus mit kurzen Schlaf- und Wachphasen gekennzeichnet. Dabei halten sich Schlaf- und Wachphasen tags wie nachts über die Waage.

Beim Säugling dauert ein entsprechender Zyklus ca. 50 Minuten. Nach dem Einschlafen gelangt ein Säugling direkt in eine störanfällige REM-Phase, nach 20 Minuten folgt eine Tiefschlafphase. Nicht selten wachen Neugeborene und Säuglinge nachts auf und schlafen spontan wieder ein, ohne ihre Eltern zu wecken. (Lüpold 2015)

In der Phase des REM-Schlafes werden die Regelkreise für die neuronale Verarbeitung von Informationen und Gedächtnisbildung angelegt. Wachstumshormone werden bevorzugt im Tiefschlaf ausgeschüttet. Das Immun- und Abwehrsystem ist besonders aktiv und die Energiespeicher des Kindes werden aufgefüllt. (Schneider 2013)

Die durchschnittliche Schlafdauer eines Neugeborenen liegt zwischen 11 und 16–20 Stunden. Erst im Verlaufe des ersten Lebensjahres verlegt ein Kind seinen Schlaf zunehmend in die Nachtstunden im Sinne eines zirkadianen Rhythmus. Seine Schlafentwicklung verläuft dabei wellenförmig. Nach sechs Monaten schläft ein Säugling durchschnittlich 13 Stunden. (Renz-Polster 2020; Lüpold 2015)

Der Schlaf eines Neugeborenen verteilt sich meist gleichmäßig über den gesamten Tag. Ab dem 2. bis 3. Monat beginnt sich das Schlafverhalten allmählich auf die Nacht zu verlagern. Auch mit einem halben Jahr haben Kinder noch drei Tagesschläfchen, in den Monaten danach reichen zwei tägliche Schlafpausen. Mit dem Laufenlernen schlafen Kinder häufig nur noch zum Mittag. (Renz-Polster 2020)

Besonders beim Ein- und Weiterschlafen ist ein Neugeborenes oder ein Säugling auf die Unterstützung seiner Eltern angewiesen (Lüpold 2015). Förderlich für das Saugen und

Einschlafen sind Musik und Schallgeräusche, die denen der Schwangerschaft ähneln (Arabin & Metz 2020).

Als sogenannter Durchschläfer wird ein Säugling benannt, wenn er nach Aussagen der Eltern nachts zwischen 0 und 5 Uhr keine elterliche Aufmerksamkeit sucht. Ein Großteil der Kinder wacht im ersten Lebensjahr regelmäßig auf. (Renz-Polster 2020)

Die intensive postnatale Reifung des kindlichen Gehirns vollzieht sich insbesondere in den ersten drei Jahren nach Geburt und dies auch im aktiven Schlaf in der Nacht. Dieser energieaufwendige Entwicklungsprozess führt auch nachts zum hungerbedingten Erwachen, was aufgrund der Oberflächlichkeit des Schlafes mehrmals nachts möglich ist. (Renz-Polster 2020)

Ein Einschlafen des Neugeborenen und Säuglings setzt Müdigkeit, eine angenehme Umgebungstemperatur, Sättigung sowie eine sichere und geborgene Atmosphäre voraus. Tritt ein Kind aus der aktiveren Phase in die beruhigte Phase ein, kann es in den Schlaf gleiten. Nach einer Störung tritt es erst nach ca. 50 Minuten wieder in die beruhigte Phase. (Renz-Polster 2020)

Schläft ein Säugling wenig oder mit Unterbrechungen und weint viel, ist dies für die Eltern belastend. Besonders anstrengend ist eine lange Zeit bis zum kindlichen Einschlafen sowie häufiges nächtliches Erwachen. Positive Routinen führen häufig nach kurzer Zeit zu einer Verbesserung des Schlafverhaltens des Kindes. (AWMF 2015a)

Bei mehr als acht Tassen Kaffee am Tag in der Schwangerschaft können Neugeborene Entzugssymptome zeigen (Jahanfar & Jaafar 2015). Rauchen führt in der Stillzeit zu einem nachteiligen Effekt auf die Entwicklung eines Tag-Nacht-Rhythmus des Säuglings (Manella et al. 2009).

Die osteopathische Behandlung des Kindes bei Stillproblemen kann u. a. die Schlafdauer des Kindes erhöhen. Die Neugeborenen sind teilweise ruhiger, genießen das Liegen in Rückenlage und schlafen länger. Chiropraktisch wegen Koliken behandelte Kinder schlafen signifikant länger. (Carnes et al. 2018)

Schreit ein organisch gesundes Kind exzessiv, leidet es hochwahrscheinlich unter einer noch in Reifung befindlichen Selbstregulation. Seine zur Aufmerksamkeit aktivierenden Prozesse dominieren seine Fähigkeit zum intuitiven Abschalten im Sinne der Entspannung. Mit dem Mangel an Entspannungsphasen resultiert eine chronische Übermüdung. Die unreife Schlaforganisation ermöglicht dem Kind nur kurze, maximal 30-minütige Schlafsequenzen. (Ziegler et al. 2010)

Beratung:

- In den ersten 20 Minuten nach dem Einschlafen sollte das Kind nicht beim Schlafen gestört werden.
- Wacht ein Säugling nachts wieder vermehrt auf, ist dies in der Regel durch intensive Entwicklungsschübe, deren Verarbeitung und Energiebedarf ausgelöst (Renz-Polster 2020; Lüpold 2015).
- Positive Routine im sicheren, ruhigen und freundlichen Zubettbringen zu festgelegten Zeiten reduziert das nächtliche Erwachen und die Einschlafdauer (AWMF 2015a).
- Wird das Weinen oder exzessives Schreien für eine kurze, festgelegte Zeit von fünf Minuten von Seiten der Eltern bewusst passiv wahrgenommen, kann das Kind seine Regulationsfähigkeiten ausschöpfen und ausbauen (AWMF 2015a).
- Nach dieser Zeit soll das Kind für 15 Sekunden bis maximal eine Minute beruhigt werden, ohne dabei eine Interaktion oder Aufmerksamkeit zu suchen, dann kann erneut für die festgelegte Zeit sein Verhalten ignoriert werden (AWMF 2015a).
- Lässt man ein Neugeborenes oder einen Säugling zum Einschlafen unbegrenzt ungetröstet schreien, bereitet

man ihm unnötigen und potentiell schädigenden Stress (Gethin & MacGregor 2009).
- Verschiedenste Methoden von Schlaftraining, unter anderem auch das Ablenken der elterlichen Aufmerksamkeit beim Schreien des zu Bett gebrachten Säuglings, werden kontrovers diskutiert.
- Chiropraktische und osteopathische Behandlung unterstützt die Schlafdauer des Neugeborenen und Säuglings positiv (Carns et al. 2019).
- Pucken ist eine intensiv wärmende, beruhigende und schlaffördernde Maßnahme, welche zurzeit im Hinblick auf den Anstieg der Körpertemperatur des Neugeborenen und Säuglings kontrovers diskutiert wird und daher nicht zu empfehlen ist (American Academy of Pediatrics 2016).

Gute Erfahrungen mit:

- Stärkung der mütterlichen bzw. elterlichen Ressourcen durch Synchronisierung der erwachsenen Schlafphasen an die des Kindes
- Bis zu einem Alter von einem Jahr ist eine zusammenhängende Schlafphase des Kindes von maximal fünf Stunden zu erwarten.
- Entgegen lang vergangener Tradition soll ein Neugeborenes und Säugling nicht zum Zwecke eines tieferen Schlafs tags wie nachts auf einem Lammfell liegen, mit Daunenkissen oder Fleece-Decke bedeckt oder gepuckt werden.

Kooperierende: Pädiater/-in, Chiropraktiker/-in, Osteopath/-in

4.9.2 Koliken

Koliken sind häufig die Folge von schmerzbedingtem Schreien des Kindes!

Definitionen:

Aerophagie: Auch Luftschlucken. Ein meist unwillkürliches Verschlucken von Luft, v. a. bei schnellem Essen oder Trinken sowie Sprechen oder Schreien. Es sammelt sich vermehrt Luft im Gastrointestinaltrakt und es kann zu Aufstoßen (Ruktus), Meteorismus und Abdominalschmerzen kommen. (Escher 2018a)
Meteorismus: Eine übermäßige Ansammlung von Gas im Gastrointestinaltrakt, häufig in Verbindung mit einem geblähten Abdomen. Die Blähbeschwerden (Flatulenz) gehen auf eine Akkumulation von Darmgasen zurück. (Escher 2018b)
Kolik: Krampfartige Leibschmerzen infolge spastischer Kontraktionen eines abdominalen Hohlorgans (ggf. mit Zug am Mesenterium und Reizung der dort verlaufenden sensiblen Nerven). Häufig vegetative Begleitsymptomatik (Schweißausbruch, Brechreiz, Erbrechen, Hypotonie und eventuell Kollaps) (Pschyrembel 2014).
Drei-Monats-Koliken: Schreiattacken ohne erkennbaren Grund, meist nachmittags und abends mit Beginn ca. der zweiten Lebenswoche bis Ende des dritten Lebensmonats (kindergesundheit-info 2016). Exzessives Schreien führt oft zu hohem Leidensdruck der Eltern. Die Identifikation der Ursachen für die Schreiattacken ist oft unklar. (Witt 2016)
Ruktus: Aufstoßen, bei dem in den Magen gelangte Luft entweicht (Pschyrembel 2014).
Gastroösophagealer Reflux: Rückfluss von Magenflüssigkeit in den Ösophagus (Pschyrembel 2014).
Vaginal seeding: Nase, Mund und Haut des Neugeborenen werden mit einem zuvor über die Vaginalschleimhaut der Mutter gewischten Baumwolltupfer abgetupft, um eine positive Beeinflussung des kindlichen Mikrobioms durch Besiedlung mit der mütterlichen Keimflora zu ermöglichen. Ein physiologisches Mikrobiom scheint einen primärpräventiven Effekt bei der Entwicklung von atopischen Erkrankungen zu haben. Das Ver-

fahren richtet sich an per Sectio geborene Neugeborene. Ein positiver Effekt ist bisher nicht ausreichend belegt. (ACOG 2017)

Ziel: Schmerzarme Entwicklung der Neugeborenen- und Säuglingsverdauung

Inhalt:

Der Aufbau der gastrointestinalen Verdauungsleistung eines Neugeborenen beginnt nach der Geburt. Wesentlich für diesen Prozess ist eine erfolgreiche Besiedlung mit Bakterienstämmen zur späteren Darmflora. Als Darmflora werden die im Darm lebenden, in Zusammensetzung, Keimzahl sowie Darm- und nach Lebensabschnitt sich verändernden Bakterien bezeichnet. Die Darmflora ist an der Verdauung, Immunmodulation sowie Metabolisierung von Antigenen und Toxinen beteiligt. (Schoppmeier 2016)

Die Darmflora dient der Entstehung und Aufrechterhaltung des anaeroben Milieus im Dickdarmlumen durch fakultative Anaerobier. Sie stellt eine Barriere gegenüber Fremdkeimen dar. Bakterien der Darmflora stimulieren die Darmperistaltik und fördern die Entwicklung und Funktion darm-assoziierter Erkrankungen. Im Zusammenspiel mit Prebiotika, unverdaulichen Oligisacchariden und Oligofructosen, die ihnen eine selektive Vermehrung ermöglichen, entfalten sie einen synergetischen protektiven gesundheitlichen Effekt. (Bischoff & Manns 2005)

Nach vaginaler Geburt entspricht die Darmflora der Neugeborenen der des Scheidenkanals und Perianalbereichs der Mutter. Nach einer Geburt durch Sectio entspricht die Darmbakterienzusammensetzung mehrheitlich der ihrer Haut. (Schoppmeier 2016)

In Folge beeinflusst die Nahrung des Neugeborenen die Besiedlung mit der Darmflora. Wird ein Kind gestillt, ist diese Flora maßgeblich aus Bifidusbakterien aufgebaut. Muttermilch ist nicht steril und die Zusammensetzung ihres Mikrobioms variiert. Bakterienstämme wie Lactobacillus gasseri, Enterococcus faecium, Lactobacillen u. v. m. sind in der Muttermilch enthalten. Demographische, geographische und Umweltfaktoren nehmen ebenso Einfluss auf die Zusammensetzung des Mikrobioms der Muttermilch wie der Geburtsmodus, der zeitliche Abstand zur Geburt, der mütterliche BMI bzw. Adipositas sowie Aspekte ihrer Gesundheit. Auf dem enteromammilären Weg gelangen neben Bakterienstämmen des physiologischen Mikrobioms auch geringe Mengen von Staphylokokken, Streptokokken sowie Pseudomonas u. a. zum Kind, ohne dass die Mutter Anzeichen von Erkrankungen ihrer laktierenden Brust aufweist. (McGuire & McGuire 2017; McGuire & McGuire 2015)

Der kindliche Darm hat in dieser Zeit eine Barrierefunktion gegenüber nachteiligen Darmbakterien und Krankheitserregern. Die Nahrung muss demzufolge angepasst sein. (Illing 2018) Muttermilch oder eine entsprechende probiotisch-ergänzte Formulanahrung (Pre-Nahrung) gewährleisten dies. Es schließt sich die Entwicklung eines erfolgreichen Verdauungsprozesses an. Bis dahin entscheiden die Zusammensetzung der Darmflora, die Form der Nahrung und Fütterung, die Häufigkeit und Dauer des täglichen Weinens, das Temperament und Geschick des Kindes und andere Faktoren darüber, wie sehr ein Kind unter Koliken leidet bzw. wie viel Luft ein Kind schluckt und Blähungen entwickelt.

Nach Fachmeinung von Voitl (2006) leidet ein Kind unter Blähungen, wenn es die Beine anzieht oder scheinbar verzweifelt strampelt. Sein Bauch ist hart und gespannt und es gehen Blähungen ab. Begleitend leiden manche Kinder auch unter Ruktus. In den ersten sechs Wochen leiden knapp ¼ aller Neugeborenen unter Koliken, nach acht bis neun Wochen sind dies noch ca. 11 % und nach zehn bis zwölf Wochen noch 0,6 % der Neugeborenen (Wolke et al. 2017).

Neben den gastrointestinalen und vor allem mikrobiellen Ursachen im Sinne einer gestörten Darmflora sind vermutlich auch neurologische und psychosoziale Faktoren an der Entstehung beteiligt. Säuglingskoliken sind häufig und bauen einen hohen Stresspegel bei den Beteiligten auf. Elternberatung und -schulungen im Umgang mit dem weinenden Kind sind sinnvoll. (Zeevenhooven et al. 2018)

Der Geburtsmodus hat einen Einfluss auf die intestinale Primärbesiedlung des Neugeborenen. Nach vaginaler Geburt zeigt sich im Gegensatz zu einer Sectiogeburt, dass der kindliche Stuhl eine höhere Anzahl physiologischer Keime besitzt. Vaginal geborene Kinder haben signifikant weniger Koliken als Kinder, die durch Sectio geboren wurden. (Schindlbeck et al. 2016)

Die Gabe von Probiotika vermag das Ausmaß von Neugeborenen- und Säuglingskoliken zu mindern. Besonders das Lactobacillus reuteri hat in diesem Zusammenhang einen kolik-mindernden Effekt (Sung et al. 2018; McGuire & McGuire 2017), besonders bei gestillten Kindern (Harb et al. 2016).

Die Gabe von probiotisch ergänzter Formulanahrung trägt zur Besiedlung einer physiologischen Darmflora bei. Besonders formula-ernährte, per Sectio geborene Kinder profitieren in diesem Sinne von probiotisch angereicherter Muttermilchersatznahrung, da der operative Geburtsmodus an sich zu einer Verzögerung in der Besiedlung des Darms mit Bifidobakterien führt. Der Stuhl von entsprechend ernährten Neugeborenen ist weicher als der von Neugeborenen mit Formulanahrung ohne Probiotikazusatz. (Cooper et al. 2017) Zubereitungen mit Fenchel(-öl) für das Kind scheinen einen kolik-mindernden Effekt zu haben (Sung et al. 2018; Harb et al. 2016).

Ein Zusammenhang zwischen kindlichen Koliken, exzessivem Schreien und migräneartigen Kopfschmerzen des Kindes wird als wahrscheinlich erachtet. (Gelfand 2016)

Eltern, deren Kinder unter Bauchschmerzen leiden und die chiropraktische oder osteopathische Therapie bekommen, berichten über kürzere Schreiintervalle der Kinder als Eltern von Kindern, die keine entsprechende Therapie erhalten (Dobsen et al. 2012). Beide Therapieformen wirken sich positiv auf die Schlafdauer aus (Carnes et al. 2018).

Ein Elterntraining kann hilfreich sein, insbesondere um Kindesmisshandlung zu vermeiden (Gelfand 2016; Korczak et al 2012).

Beratung:

- Ausschließen: Hunger (▶ Kap. 4.2: Gedeihen des Kindes), übermäßige Luftzufuhr beim Stillen oder bei Flaschenfütterung, mangelndes Aufstoßen nach Mahlzeiten (▶ Kap. 3.8.3: Stillanleitung, ▶ Kap. 4.3.2: Windeldermatitis, ▶ Kap. 4.9.2: Koliken, ▶ Kap. 4.9.4: Schreikind), Unruhe, Schreien und Koliken bei elterlicher Anspannung
- unbedingt nach der Mahlzeit aufstoßen lassen, ggf. auch bereits während der Mahlzeit
- bei Flaschenfütterung: Milchflasche rühren – nicht schütteln –, damit Milch nicht aufschäumt, Saugergröße ggf. kleiner wählen, auf angemessen weichen Flaschenmilchstuhl achten
- Sowohl entschäumende Medikamente als auch wirksame Teemischungen können ein Kind nicht von Blähungen heilen, sondern das Blähen erleichtern.
- Diese Maßnahmen können beim Organismus zu einer Gewöhnung führen.

Maßnahmen und Anleitung:

- Gabe von Lactobacillus reuteri nach Anleitung an das Kind (Harb et al. 2018; McGuire & McGuire 2017; Sung et al. 2016; Indrio et al. 2014)
- Anis-Kümmel-Fenchel-Tee-Gabe an das Kind (Harb et al. 2018; Korczak et al. 2012)
- Osteopathische, chiropraktische oder manuelle Therapie (Carnes et al. 2018)
- Still- und Laktationsberatung (Carnes et al. 2018)

Tab. 4.6: Anti-Bläh-Teemischung für Säuglinge (eigene Zusammenstellung)

Phytotherapeutikum	Menge		Bemerkungen
Kümmelsamen (Fructus carvi)	zwei Teile der Menge	einen halben Teelöffel der Teemischung mit 250 ml kochendem Wasser überbrühen, zehn Minuten ziehen lassen	Tee in abgekühlter oder kalter Form dem Kind geben
Fenchelsamen (Fructus foeniculi vulgari)			
Anissamen (Fructus anisi)			
Kamillenblüte (Matricaria chamomilla)	ein Teil der Menge	ein bis zwei Teelöffel dem Kind geben	

Beginn und Dauer: Bei Beschwerden des Kindes sowie elterlicher Überforderung

Gute Erfahrung mit:

- warmer Bauch des Babys durch Hautkontakt oder Kirschkernkissen
- Baby im Fliegergriff tragen
- Bauchmassage zu einem ruhigen Zeitpunkt wiederkehrend durchführen
- warmer Bauchwickel
- entschäumende Medikamente (Dimeticon, Simethicon) nach Anleitung
- homöopathische Kümmelzäpfchen bei Bedarf
- Beim Stillen kann eine Ernährungsberatung der Mutter im Hinblick auf ggf. blähende Nahrungsbestandteile eine Hilfe im Sinne einer Stabilisierung der Mutter sein.

Vorgehen bei Komplikationen:

- Bei Bläh- und Schreiattacken nach jeder Mahlzeit, schaumigen oder spritzenden Stühlen, sehr festen Stühlen, Trinkverweigerung sowie bei schlechtem Gedeihen ist die Hinzuziehung der Kinderärztin zum Ausschluss gravider Erkrankungen angezeigt.
- Bei elterlicher Überforderung ist ebenso die Unterstützung durch eine Kinderärztin angezeigt.

Kooperierende: Pädiater/-in, Apotheker/-in, Chiropraktiker/-in, Osteopath/-in, Still- und Laktationsberater/-in

4.9.3 KISS-Syndrom

Das KISS-Syndrom ist gegenwärtig keine anerkannte Krankheit!

Ziel: Physiologische Mobilität der Halswirbelsäule

Inhalt:

Unter einem KISS-Syndrom versteht man eine Kopfgelenk-induzierte Symmetriestörung. Diese ist eine Haltungsasymmetrie, in der Regel durch Lateralflexion.
Am Übergang der Halswirbelsäule zwischen Schädelbasis und Halswirbel 1 (Atlas) sowie zwischen Halswirbel 1 und 2 (Axis) führen Einschränkungen der Gelenkbeweglichkeit zu lokalen Blockaden, die ihrerseits reflektorisch zur Verspannung der umliegenden Muskulatur führen. Die Funktionsstörung der oberen Halswirbelsäule mindert die präzise Beweglichkeit des Kopfes. Die Kopfgelenke sind an der Entwicklung des Gleichgewichtssinns beteiligt. Störungen ihrerseits erschweren die Vertikalisierung und stören die gesamte Körpermotorik des Säuglings. Eine nervale Irritation führt zu physiologischem Tonus von z. B. Zungen-, Lippen-, Gaumen- und Kiefermuskeln. Das Stillen kann nachteilig beeinflusst sein. Ebenfalls kann eine Irritation des Nervus vagus zu einer Dominanz des

Sympathikus führen. Das Kind leidet unter Überreizung oder Koliken. (Scherff & Scherff 2021)

Die charakteristische Seitneigung des Kopfes ist häufig verbunden mit einer Überstreckung. Das Gesicht ist oft asymmetrisch. Das Kind entwickelt im Laufe der ersten zwei Lebenswochen eine seitenbetonte Schonhaltung und Schmerzen.

Die kindliche Aktivität, auf einen externen Stimulus mit einem regelmäßigen Lagewechsel des Kopfes zu reagieren, ist gehemmt (Fritze 2015). Die eingeschränkte Kopfrotation lässt den Säugling in Bauchlage rasch unruhig werden (Scherff & Scherff 2021). Durch eine überwiegende, einseitig dominante Lagerung kommt es bei dem Wachstum des kindlichen Kopfes im ersten Lebensjahr zu der charakteristischen Deformation des Kinderschädels mit Verschiebung der Ohrachse und der Gesichtsebene. Ein Ausgleich des Fehlwachstums ist an Wachstumsprozesse und Stimulation im Sinne eines regelmäßigen Lagerungswechsels des Kopfes gebunden und setzt die Lösung der Blockade voraus. Eine Anregung des Kindes zum regelmäßigen Kopfwenden, auch durch externe Stimuli, ist eine geeignete Maßnahme. Handelt es sich um eine schwere Form der Schädeldeformität, kann nach einer Reihe von medizinischen Untersuchungen eine Behandlung mittels Kopforthese eingeleitet werden. Der Erfolg dieser Behandlung ist in einem Alter von sechs Monaten besonders hoch. (Fritze 2015) Unbehandelt kann die lagebedingte Schädeldeformität mit weiteren, neurologischen Entwicklungsstörungen des Kindes einhergehen (Collet et al. 2013).

Der kongenitale muskuläre Schiefhals entsteht durch eine Verkürzung des M. sternomastocleidoideus. Durch Kompression des Muskels kommt es teilweise zu einer Fibrosierung von Muskelanteilen. Die Rate an spontanen Ausheilungen ist hoch. Ein kurativer oder rehabilitativer Benefit durch manuelle Therapie ist nicht gesichert. (Martin 2010)

Eine Vergesellschaftung mit einer Hüftdysplasie kann bestehen.

Sowohl pränatal, z. B. durch Zwangslagen, subpartual durch beispielsweise Extraktionshilfe als auch postnatal durch Reizungen der Halswirbelsäule (Beatmung etc.) kann sich ein KISS entwickeln. Eine manualmedizinische Behandlung der Kopfgelenke scheint eine deutliche Verbesserung der Asymmetrie zu bewirken. (Scherff & Scherff 2021)

> **Beratung:**
> - Die Existenz des KISS-Syndroms wie auch die behandelnden Maßnahmen sind in medizinischen Fachkreisen hochumstritten.
> - Eine fachärztliche Untersuchung und ein Ausschluss gravider Erkrankungen sollten jeder alternativen Heilbehandlung vorausgehen.
> - Das Kind soll nicht zur Korrektur gepuckt werden.

Beginn und Dauer: Bei ersichtlicher KISS-Symptomatik bis zur deutlichen Besserung
Gute Erfahrung mit:

- Zur Überwindung von milder Seitbetonung der Bewegung kann auf der vom Kind eher gemiedenen Seite ein optischer Licht- oder Farbreiz (rot) installiert werden, welcher für Neugeborene und Säuglinge eine hohe Aufforderung hat.
- frühe Behandlung durch eine mit Neugeborenen und Säuglingen erfahrene Osteopath/-in oder Craniosacraltherapeut/-in
- Eine Linderung der Beschwerde zeigt sich unter einer solchen Behandlung meist bereits nach der ersten Therapie, eine deutliche Besserung nach der dritten.

Kooperierende: Pädiater/-in, Osteopath/-in, Craniosacraltherapeut/-in, Physiotherapeut/-in

4.9.4 Schreibaby

Sicheres Hinlegen des Kindes den Eltern als Exit-Strategie vermitteln!

Ziel: Physiologische Regulationsfähigkeit des Kindes, mehr Tagschlaf

Inhalt:

Weinen und Selbstregulation:
Neugeborene und Säuglinge können mit ihren dringlichen und unaufschiebbaren Bedürfnissen und dem Schreien die elterlichen Ressourcen überfordern. Ob es sich dabei um ein besonders bedürftiges Kind, High-Need-Baby, oder um einen Mangel an Ressourcen und Strategien auf Seiten der Elternteile handelt, ist für eine Anleitung zum Umgang mit herausfordernden Situationen mit einem vordergründig untröstlich weinenden Kind sekundär.

In den ersten sechs Wochen ihres Lebens schreien Kinder durchschnittlich zwei Stunden am Tag, nach zehn bis zwölf Wochen noch gut eine Stunde (Wolke et al. 2017). Das wenig spezifische Schreien ist als physiologisches Phänomen im Reifungs- und Anpassungsprozess des Kindes ab der zweiten bis dritten Lebenswoche zu bewerten (Largo 2010). Intensive Kommunikation, auch schreien, hilft dem Säugling, seinen biopsychosozialen Wachstumsschub zum Ende des dritten Lebensmonats, welcher von längeren Wachphasen begleitet wird, zu bewältigen (Thiel-Bonney & Cierpka 2012). Kindliches Schreien hat einen hohen Aufforderungscharakter an die Betreuungsperson und dient effektiv dem Überleben des Kindes (Zeifmann 2001).

Besonders in seinen ersten drei Lebensmonaten entfaltet das Kind eine Fähigkeit zur Selbstregulation. Dazu bedarf es der koregulatorischen Unterstützung der Eltern. In deren gemeinsamer Interaktion erprobt der Säugling seine selbstregulatorische Leistung (Papousek 2010). In diesem Kontext ist kindliches Schreien ein wesentliches und effektives Kommunikationsmittel (Zeifmann 2001).

Eine zunehmende Fähigkeit zur Selbstregulation des Kindes befähigt es, sein eigenes Verhalten auf eine situative Anforderung (Kognition, Emotion sowie Sozialverhalten) abzustimmen (Pauen et al. 2012).

Schreibaby:
Nach der Dreier-Regel nach Wessel (Wessel et al. 1954) ist ein Schreikind ein Kind, das über mehr als drei Stunden täglich und dies mehr als dreimal in der Woche und länger als drei Wochen schreit. Das Kind ist untröstbar, reagiert nicht auf Hochnehmen, Ansprache o. Ä. Übersteigt das übermäßige Schreien des Kindes die Belastungsgrenze der Eltern, kann auch von einem Schreibaby gesprochen werden.

Exzessives Schreien ist Spiegelbild des metabolischen und neurologischen Zustandes des Kindes (Zeifmann & James-Roberts 2017). Ca. 5 % der exzessiv schreienden Säuglinge haben eine organische Ursache (Reflux etc.) für das Schreien (Kenny 2016). Verfügt ein Säugling über eine niedrige Reizschwelle, bewirken nur wenige Reize eine Grunderregung des Gehirns. Folgende Reize bringen das Kind rasch in eine Übererregung. Das Kind reagiert mit Schreien. (Dunn 1997) Bei einer Schwierigkeit der kindlichen Regulation mit Beteiligung seiner sensorischen Verarbeitung kann das exzessive Schreien anhalten. Frauen mit geburtshilflichen Risiken (Hyperemesis, Nikotinkonsum, Zustand nach Infertilitätsbehandlung, Aborten etc.) sowie nach stresshaften Episoden in der Schwangerschaft etc. haben gehäuft Kinder mit exzessivem Schreiverhalten. (Bauschke & Scholz 2020; Wurmser et al. 2006)

Schreibabys zeigen ihr charakteristisches aufforderndes Verhalten nur passager. Sogenannte High-Need-Babys weinen demgegenüber nicht grundsätzlich viel. Sie tragen starke Bedürfnisse mit sich, die ihre Versorgung und Beruhigung erschweren. Ihre Unruhe hält meist bis in das Kleinkindalter an. (Zschocher 2021)

Ausschluss von Schmerzen:
Auszuschließen sind Koliken (▶ Kap. 4.9.2), mangelndes Gedeihen (Hunger), zu warme oder zu kalte Umgebung, Einsamkeit oder Furcht des Kindes. Kindliche Schmerzzustände können aus schmerzhaften, auch nahrungsmittelallergiebedingten Blähungen oder Obstipationen, Windeldermatitis, Zahnungsbeschwerden, Infektionen (z. B. Harnwegsinfekt, Otitis media, atopische Dermatitis) oder KISS-Syndrom herrühren. 5 bis 10 % der Schreikinder leiden unter einem organischen Problem (z. B. Reflux mit Ösophagusreizung). (Straßburg 2006)

Nicht organisch erkrankte, exzessiv schreiende Kinder haben tagsüber weniger als 30-minütige Schlafphasen. Schreikinder sind häufig extrem neugierige Kinder, denen die intensive Suche nach visuellen Reizen ein Übermaß an schlecht zu verarbeitenden Eindrücken beschert. (Ziegler et al. 2010)

Eine positive Einflussnahme auf die Verdauung bzw. den Aufbau einer physiologischen Darmflora und in diesem Sinne eine Halbierung der Schreidauer sowie der Häufigkeit der Regurgitation hat die Gabe von Lactobacillus reuteri (McGuire & McGuire 2017). Die Wirksamkeit gezielter oraler Intervention in Form einer Gabe von Fenchel(samen)zubereitung (sowie Kamille- und Melissezubereitung), von hydrolysierter Kost, der Verzicht auf Kuhmilchprodukte sowie minimale Akupunktur besteht (Korczak et al 2012). Manuelle Therapieformen (Osteopathie sowie Chiropraktik) reduzieren die tägliche Schreidauer um ca. eine Stunde (Carnes et al. 2018).

Elternedukation:
Die Verbesserung der Eltern-Kind-Interaktion (Erkennen kindlicher Signale) und der elterlichen Feinabstimmung auf das Kind (Bauschke & Scholz 2020) können die Not des Kindes mildern.

Um den Säugling bei seiner Not den Raum für notwendige Erfahrungen und Entwicklung zu gewähren, sollte der Umgang mit dem Kind entschleunigt werden. Das Handling des Kindes sollte bei jeder Handlung sehr langsam und mit Ankündigung vollzogen werden. Zwischen jedem Handlungsschritt sollten Pausen liegen. Wiederholungen sollten in gleicher Abfolge durchgeführt werden. Eine feste Berührung des Kindes an Brust oder Hüfte vermittelt propiozeptive Sicherheit. Ein beruhigender Hautkontakt erfolgt in der tolerierten Position des Kindes. (Bauschke & Schön 2020)

In der von Ideran & Fishbein entwickelten CALM-Baby-Methode wird die Einhaltung einer klaren Abfolge von Handlungen vorgeschlagen. Jede Handlung soll ruhig und langsam durchgeführt werden. Jeder weitere Schritt soll zur Vermeidung von Überstimulation erst nach fünf Minuten erfolgen. Zuerst soll die Bezugsperson ihren Säugling anschauen, gefolgt von anschauen und sprechen. Dann soll sie eine Hand auf Brust oder Bauch legen. Nun sollen seine Arme an den Körper oder die Beine an den Bauch gehalten werden. Dann erst soll das Kind auf die Seite gedreht werden. Es folgt das Aufnehmen des Kindes auf die eigene Schulter ohne weitere Bewegungen. Dann soll das Kind gehalten und gewiegt werden. Schließlich soll das Kind gepuckt werden. Zuletzt soll ihm ein Beruhigungssauger gegeben oder die eigene Hand zum Mund geführt werden. Es kann gestillt oder gefüttert werden, wenn dies sinnvoll erscheint. (Ideran & Fishbein 2021)

Eltern fällt es verständlicherweise oft schwer, ein konkretes Bedürfnis hinter dem Schreien zu erkennen. Entgegen der Fähigkeit des Kindes, Reize unangestrengt zu verarbeiten, nimmt die Geschwindigkeit der Elternteile im Umgang mit dem Kind zu und kann damit den Stress des Kindes verstärken. (Bauschke & Schön 2020) Es folgt eine extreme Belastung der Eltern. Verbessert sich die Fähigkeit des Kindes, sich selbst zu beruhigen, wird es von den Eltern häufig verzögert wahrgenommen (Bauschke & Schön 2020).

Die Information über den physiologischen und individuellen Rahmen von Schreien des Neugeborenen und jungen Säuglings dient dem Abbau von idealisierten elterlichen Vorstellungen (Largo 2010).

Beschrieben wird die kindliche Schreiproblematik weltweit, jedoch in Deutschland gehäuft. Eine gesundheitliche Prognose ist erst bei Anhalten der Problematik über den dritten Lebensmonat hinaus zu stellen. Eine Prägung der Eltern-Kind-Interaktion erfolgt bereits vorher. Persistierendes Schreien ist für Eltern und Säugling sehr belastend. (Barr 2014; Bolten et al. 2013)

Risiko:
Besteht das exzessive Schreien maximal bis zum sechsten Lebensmonat, haben die betroffenen Kinder bezüglicher ihrer Prognose für Regulationsstörungen im Alter von zwei bis drei Jahren keinen Nachteil gegenüber Kindern, die bis zu einem Alter von sechs Monaten nicht exzessiv geschrien haben (Bell et al. 2018). Danach kann in einzelnen Fällen die psychische Entwicklung des Kindes beeinträchtigt sein. Es begleiten die betroffenen Kinder häufiger Verhaltensprobleme (Hemmi et al. 2011), Essstörungen sowie AD(H)S (Talvik et al. 2008). Eine frühzeitige Intervention, auch durch Unterstützungsprogramme, ist in Hinblick auf die Gefahr von Kindeswohlgefährdung und -misshandlung durch die Eltern sehr sinnvoll (Zeifmann & James-Roberts 2017; Herrmann 2016).

Exzessives Schreien des Neugeborenen und Säuglings geht mit späteren Fütterungsproblemen und elterlichen Depressionen einher. Das schreiende Kind hat ein höheres Risiko für Kindesmisshandlung und -missbrauch, dies umso höher, je geringer die elterliche Kompetenz und Ressourcen sind. (Zeifmann & James-Roberts 2017).

Eine verhaltenstherapeutische Intervention mit Entwicklungsberatung, psychotherapeutischen Gesprächen und Kommunikationsanleitungen trägt zur Reduktion des Schreiens und zur Stabilisierung der Eltern bei (Korczak et al. 2012).

Beratung:

- nicht in der Schwangerschaft rauchen (Risiko eines Schreikindes ist um das 1,7-Fache erhöht)
- Eine gesundheitliche Gefährdung sollte sich von Seiten der Pädiater/-in ausschließen lassen.
- soziale Unterstützung (Freund/-in oder Mutter etc.) einfordern (AWMF 2015a)
- sich als Mutter und Eltern immer vergegenwärtigen, dass der Säugling beide essentiell braucht und sein scheinbar anklagendes Geschrei der hohen Aufforderung dient (Largo 2010)
- sich klar machen, dass das kindliche Schreien nicht Ausdruck von Gefühlen wie Schmerz oder Verlassen sein ist, sondern dem Zustand der völligen Erschöpfung bei Überreiztheit entspricht
- Langfristig sollte ein Kind im eigenen Bettchen oder Kinderwagen schlafen.
- Es besteht kein Grund für elterliche Schuldgefühle (AWMF 2015a).
- Nur ein entspannter Mensch kann ein erregtes Kind beruhigen.
- bevor die eigenen Ressourcen erschöpft sind, fachkundige Hilfe aufsuchen (Pädiater/-in, Schreiambulanz)
- Das Kind soll zur Beruhigung nicht gepuckt werden, da die Gefahr der Überwärmung besteht, eine Außnahme stellt die CALM-Baby-Methode dar, bei der ein Elternteil mit der vollen Aufmerksamkeit beim Kind ist.
- Time-Out-Strategie: im extremsten Stressfall das Baby sicher hinlegen und den Raum verlassen, sich beruhigen oder Hilfe rufen

Maßnahmen und Anleitung:

- tagsüber massiv die Reize reduzieren, auch wenn der Eindruck entsteht, das Kind sucht nach Reizen: Farben, Geräusche,

Personen, Tagesinhalte, Settings, Gerüche etc. (AWMF 2015a)
- abdunkeln und leise Umgebung
- Wachphasen des Kindes für Dialog oder Spiele nutzen (AWMF 2015a)
- Strukturierung, Ruhe und Entschleunigung des Tagesablaufes (AWMF 2015a), wenige Termine
- Rhythmus und feste Rituale und Abfolgen: morgens stillen, kuscheln und wickeln, nachmittags einen ruhigen Spaziergang
- Verwandte oder Freund/-innen können zu verabredeten und regelmäßigen Zeiten mit dem Kind im Kinderwagen spazieren fahren
- osteopathische oder chiropraktische Behandlung des Neugeborenen oder Säuglings (Carnes et al. 2018)

Beginn und Dauer: Bei elterlicher Überforderung und exzessivem Schreien des Kindes
Gute Erfahrung mit:

- rauschende Geräusche
- Osteopathie, Craniosacraltherapie, Konsultation der Schreiambulanz

Kooperierende: Pädiater/-in, Schreiambulanz, Osteopath/-in, Craniosacraltherapeut/-in

4.9.5 Kinder und Haustiere

Kinder profitieren von Haustieren erst im späten Kleinkindalter!

Definition Toxoplasmose: Toxoplasma gondii ist ein zystenbildendes Kokzid, welches häufig von Hauskatzen als Oozyten ausgeschieden wird. Eine Infektion kann durch ungeschützten Kontakt mit Katzenkot, entsprechend beschmutzter Erde oder durch den Verzehr von nicht ausreichend gereinigten Feldfrüchten aufgenommen werden. Es besteht eine hohe Durchseuchung der Bevölkerung. (Pantchev et al. 2018)

Ziel: Die Vermeidung von Zoonosen bei Mutter und Kind

Inhalt:

Haustiere:
Haustiere begleiten den Alltag des Menschen seit Jahrtausenden. Ihre Rolle hat sich allmählich vom Beschützenden zum Begleitenden gewandelt. Beinahe jeder zweite Haushalt in Deutschland hat ein oder mehr Haustiere. Besonders beliebt sind Hunde und Katzen, gefolgt von Nagetieren (Hamster, Meerschweinchen etc.), Vögeln (Wellensittig oder Kanarienvögel etc.) und sonstigen Haustieren (Statista 2023b).

Bereits 1997 beschrieb Kellert einen positiven Effekt für die Reifung und Entwicklung des Menschen durch Haustierhaltung im Sinne einer tiefen psychischen, emotionalen und kognitiven Hinwendung zu Leben und Natur. Die Entwicklung einer tiefen Verbundenheit zu einem geliebten Tier fördert eine speziesübergreifende Kommunikation und empathische Perspektivenübernahme (Matchock 2017; Poresky 1996; Paul 1992). Durch die zugewandte Berührung von Fell wird Oxytocin ausgeschüttet (Handlin et al. 2011; Grandin 2005). Die Bindung oder Beziehung zu einem Haustier führt zu einem gesundheitlichen Benefit für das Herz-Kreislauf-System, den Bewegungsapparat, die Förderung des emotionalen und sozialen Wohlbefindens etc. (Ohlbrich 2009).

Dem Benefit stehen Aufwand und Kosten gegenüber, die nach Tierart erheblich variieren. Die in Käfigen gehaltenen Tiere (Vögel, Nager etc.) bedürfen lediglich einer regelmäßigen Fütterung und Reinigung des Käfigs. Ihr Platzbedarf, die Kosten der Haltung und ihre Lebenserwartung (Nagetiere) sind überschaubar. Die neugierige und possierliche Art der Tiere fordert den Halter zu wiederholter Zuwendung und Zuspruch auf. Entspannung und Zufriedenheit erfahren Vögel oder Nager eher an der Seite eines artgleichen Mitbewohners als an den Zuwendungen eines minderjährigen Halters.

Katze:
Eine Katze toleriert das Zuwendungsbedürfnis ihres Halters und stellt selber wenig Ansprüche an die persönliche Bindung. Sie bevorzugt in ihrem Setting ruhige Bewegungen und gemäßigte Lautstärke. Sie erwartet eine regelmäßige Fütterung und eine gereinigte Katzentoilette. Je nach Art und Haltung (Freigänger oder Wohnungstier) variieren die mit ihrer Haltung verbundenen Kosten und der Aufwand bezüglich Pflege von Tier und Wohnung. Eine Neuinfektion im Neugeborenen- und Säuglingsalter von feliner Toxoplasmose ist nicht wahrscheinlich (Vaudeaux et al. 2010).

Tierische Freigänger haben meist ein höheres Keimspektrum in der Mundhöhle als in der Wohnung gehaltene Katzen. Bissverletzungen durch Katzen müssen sofort chirurgisch behandelt werden. Campylobacter, Katzentuberkulose, Listeriose, Yersiniose, Bartonellen u. a. können im Rahmen einer derartigen Verletzung in die Tiefe des menschlichen Gewebes eingetragen werden. Die Entwicklung einer fulminanten Infektion erfolgt in wenigen Stunden. (Pschyrembel 2018; Bolz et al. 2011; Klose 2009)

Hund:
Die Haltung eines Hundes stellt höhere organisatorische, zeitliche, räumliche und finanzielle Anforderungen an eine artgerechte Haltung im Sinne von kontinuierlicher Zuwendung, Pflege, regelmäßigem Auslauf und Vorhalten von fleischhaltigem Futter. Eine Synchronisierung des tierischen Erfordernisses von Auslauf mit dem mütterlichen und kindlichen Bedürfnis nach Spaziergängen mit Kinderwagen kann eine Steigerung der Lebensqualität bringen. Das Bindungsbedürfnis des Hundes macht ihn zum treuen Beschützer von Halter und Kind. Erzieherische Maßnahmen für die Akzeptanz des Neugeborenen und Säuglings als ranghöheres Mitglied der Familie können erforderlich sein.

Ein Hund kann im seltenen Fall durch Kontakt mit kontaminierten, perianal im Fell anhaftenden Eiern von Helminthen befallen sein. Eine regelmäßige Entwurmung ist angezeigt. (ESCCAP 2014; Bauer et al. 2006) Helminthen stellen eine Gruppe von parasitären Würmern wie Spul-, Haken-, Herz-, Bandwürmer etc. dar (ESCCAP 2014). Zu diesen Eingeweidewürmern zählen die morphologisch unterschiedenen Faden-, Band- und Saugwürmer. Besonders tierische Freigänger und Mäusefänger (Pantchev et al. 2018; Rath & Friese 2005) sowie mit Rohfleisch gefütterte (ESCCAP 2014) Tiere übertragen diese häufige Erkrankung. Säuglinge haben ein erhöhtes Infektionsrisiko (ESCCAP 2014).

Leish- oder auch Hautleishmaniose ist eine durch den Stich der Sandmücke meist auf einen Hund übertragene Protozoen-Leishmania-infantum-Erkrankung. Betroffen sind Tiere aus dem Mittelmeerraum, Süd- und Osteuropa bzw. Importhunde aus diesen Regionen südlich des 45. Breitengrades. Der Erreger kann vom Hund über Körperflüssigkeiten auf Menschen übertragen werden. Auch ein gesund erscheinendes Tier kann noch mehrere Monate bis sieben Jahre nach Infektion erkranken. (Kohn & Schwarz 2018; Synlapvet 2014) Die aus Tötungsstationen Süd- und Südosteuropas geretteten Hunde leiden häufiger unter Leishmangiose. Sie sollten nicht als Familienhund integriert werden. (Kohn & Schwarz 2018; Synlapvet 2014)

Reptilien:
Reptilien wie Hausschildkröte, Echse, Agame, Leguan u. a. sind häufig wiederkehrende Ausscheider von Salmonella paratyphi (Bush 2018). Die Tiere sowie Gegenstände aus der Tierhaltung sollen nicht in der Küche aufbewahrt oder gereinigt werden. Ebenso darf es keinen Kontakt mit Saugern, Milchflaschen oder Artikeln zur Stillförderung (Stillhütchen etc.) geben.

Die Gabe von Antiveninen (Gegengift) ist bei Gifttierbissen notwendig. Die zuständige Giftnotrufzentrale informiert im 24-Stunden-Dienst sowohl den Laien als auch die Fachperson über das akute Gefährdungspotential,

Behandlungsschemata sowie das geeignete, anzusteuernde Krankenhaus. Das Bundesamt für Verbraucherschutz und Lebensmittelsicherheit hat in seinem Webauftritt eine Liste der entsprechenden regionalen Kontakte veröffentlicht (Schaper & Groeneveld 2017).

Heimnager:
Heimnager wie Maus und Ratte können eine Reihe von Viren (z. B. Lymphozytäre Choriomeningitis), Bakterien (z. B. Leptospira interrogans, Salmonella enterica, Yersinia enterocolitica) und Endoparasiten (z. B. Giardiasis) ausscheiden. Das Bakterium Giardia lamblia wird oro-fäkal übertragen und kann zu der Erkrankung Giardiasis führen. Eine Infektion über Tiere ist in Erwägung zu ziehen. (Schneider 2018)

Ein direkter Tierkontakt, kontaminierte Fliegen sowie kontaminiertes Trink- oder Badewasser sind potentielle Überträger. Ein großer Anteil von Jungtieren ist Träger. Die häufige Infektionserkrankung führt beim Menschen zu einer Enteritis und ist meldepflichtig. Eine Teratogenität liegt nicht vor. (Bauer et al. 2006)

Der krabbelnde Säugling kann über gemeinsamen Kontakt mit (Boden-)Oberflächen oder durch eine direkte Berührung des Tieres die Krankheitserreger aufnehmen und erkranken. (Bleich & Nicklas 2008)

Beratung:

- Bei der Planung der Neuanschaffung eines Tieres sollten Kosten, Aufwand und Benefit bekannt sein.
- Eine Tierart, mit dessen Haltung man bereits Erfahrungen hat, lässt sich leichter in den Alltag integrieren.
- Informationen über die Anforderungen an eine artgerechte Haustierhaltung gibt der Deutsche Tierschutzbund e. V. in seinem Webauftritt (https://www.tierschutzbund.de/, Stand: 22.06.2022).
- penible Händehygiene und Schutz durch Handschuhe im Umgang mit Tieren und Tierausscheidungen
- Biss- und Kratzverletzungen durch Haustiere sachgerecht desinfizieren (Bolz et al. 2011)

Maßnahmen und Anleitung: Prüfen, wie ein sich unbeobachtet fühlendes Tier sich gegenüber dem Kind (et vice versa) verhält unter der Möglichkeit eines sofortigen Eingreifens.

Vorgehen bei Regelwidrigkeiten:

- ein Verdacht auf allergische Reaktionen des Kindes auf das Tier (Fell, Speichel etc.) unbedingt abklären lassen
- bei Verdacht auf Gefährdung des Kindes durch das Tier (Biss o. ä.), das Tier umgehend abschaffen

Beginn und Dauer: Mit Anfang des Wochenbettes beginnen
Gute Erfahrung mit: Das gewünschte Haustier zu einem geeigneten Zeitpunkt anschaffen
Kooperierende: Hausarzt/-ärztin, Veterinärmediziner/-in, Tierheim

4.10 Das Kind im ersten Lebensjahr

Janine Barte

In den ersten zwölf Monaten vollziehen das Neugeborene und der Säugling eine Vielzahl von Entwicklungsschritten auf unterschiedlichsten Ebenen (motorisch, sensorisch sowie kognitiv). Im Zuge einer ungestörten Entwicklung vollzieht das Kind dabei Meilensteine seiner Entwicklung. Meilensteine umfassen Verhaltensweisen, die sich im Alltag mit dem Kind beobachten lassen und die Rückschlüsse auf wichtige Entwicklungsschritte in einem bestimmten Bereich zulassen (Cierpka 2014). Meilensteine werden breiter gefasst als Grenzsteine. Das bedeutet, dass nicht alle Kinder bis zu einem gewissen Alter bestimmte Entwicklungsschritte, Verhaltensweisen oder Fähigkeiten zeigen und erlernt haben, z. B. fremdelt nicht jedes Kind. Dennoch können diese sich entsprechend der Norm entwickeln. Das Alter des Kindes spielt eine geringere Rolle in seiner Entwicklungsnorm als weithin angenommen wird (Rosenkötter 2013).

Grenzsteine bezeichnen Fähigkeiten, die 90–95 % der Kinder in einem bestimmten Alter erfolgreich entwickelt haben (▶ Tab. 4.7). Das Kind entwickelt sich demnach altersgerecht. (Oskar 2022) Bemessen werden Meilen- und Grenzsteine nach dem Gestationsalter des Kindes und nicht nach dem kalendarischen Alter.

Ein Vergleich mit den Fertigkeiten und Kompetenzen anderer Kinder des gleichen Alters ist aufgrund der Entwicklungsspanne und Individualität nicht sinnvoll. Für das erfolgreiche Erlernen einer Fähigkeit oder Kompetenz benötigt das Kind die Möglichkeit, sich durch unzählige Wiederholungen darin zu üben (Kaiser 2006). Seine Lebensumgebung sollte entwicklungsförderlich sein, indem sie Platz und Sicherheit für Bewegungen bietet (BZgA 2017b).

Eltern können ihr Kind beim Spiel zusehen, ihrem Kind dafür jedoch wenig, sinnvolles und altersgerechtes »Spielzeug« von satten Farben anbieten. Eine aktive Unterstützung benötigt ein gesundes Neugeborenes bzw. ein Säugling für seine Entwicklung nicht. Die wechselnde Lage des Kindes auf den Rücken, die Seite und, unter Aufsicht, häufig in Bauchlage ist Anreiz für die motorische Entwicklung von i. w. S. sitzen, laufen und krabbeln.

Anzeichen von Entwicklungsverzögerungen des Kindes sind subtil. Einerseits bieten die kindlichen Grenzsteine Orientierung für eine erfolgreiche Entwicklung. Andererseits können die Bewegungen (wenig, vermeidend) und der Bewegungsablauf (»kantig«, auffällig ungeschmeidig) des Kindes frühe Hinweise auf eine Verzögerung geben. Erst im Laufe der Monate gesellen sich wütende Reaktionen (spontane Aggressivität) des Kindes dazu. Entwicklungsverzögerungen und Auffälligkeiten eines Kindes können in der Regel nicht vor dem 18. Lebensmonat sicher festgestellt werden, da die Individualität der kindlichen Entwicklung eine große Spanne hat. (Oskar 2022)

Besteht ein Verdacht der Eltern oder Dritter, dass das Kind in seiner Entwicklung nicht zeitgerecht ist, ist die Hinzuziehung der/des Pädiaters/-in angezeigt. Im Zweifelsfall schließt sich die weiterführende Therapie durch Berufe wie Physiotherapie, Ergotherapie, Logopädie oder Osteopathie und Craniosacraltherapie an. Frühförderstellen oder Familienberatungsstellen helfen bei der Orientierung der Förderungsmöglichkeiten.

4.10.1 Entwicklungen des Neugeborenen und des Säuglings

4.10.1.1 Statomotorische Entwicklung

> Die Neugierde des Kindes ist sein Motor zur Vertikalisierung!

Ziel: Physiologische Entwicklung der Körper- und Handmotorik des Neugeborenen und Säuglings

Inhalt:

Unter Motorik versteht man die Gesamtheit aller Bewegungen und Bewegungsabläufe des Menschen. Beim Neugeborenen und Säugling kommen die sogenannten Neugeborenenreflexe hinzu. Statomotorik bezeichnet die Halte- und Stellreflexe (Primitivreflexe) sowie die statokinetischen Reflexe, einschließlich der Vielfältigkeit von Haltungs- und Bewegungsmechanismen. Sie dienen der Regulation von Aufrichtung, Gang und Gleichgewicht des Menschen. (Rosenkötter 2013)

Das Neugeborene hat verschiedene angeborene Primitivreflexe. Sie sind für das Neugeborene überlebenssichernd. Frühkindliche Primitivreflexe (Schreit-, Schwimm-, Moro-Reflex etc.) treten wenige Stunden nach der Geburt bis zum dritten Lebensmonat beim Kind auf. Sie werden durch ein Manöver ausgelöst. Die Steuerung dieser Reflexe findet über tiefe Hirnregionen statt, da die Pyramidenbahn im Gehirn noch nicht vollständig entwickelt ist. Nach der vollständigen Entwicklung der Pyramidenbahn verschwinden diese Reflexe. (Bayer 2004)

Der Moro-Reflex wird ausgelöst, indem das Kind sich erschreckt, z. B. bei abrupten Bewegungen. Der Säugling führt reflexartige, rhythmische, zittrige Bewegungen der Extremitäten aus. Aus anthropologischer Sicht betrachtet, soll dieser Reflex eine Anklammerung an die Mutter bewirken. Der Schreitreflex wird ausgelöst, indem das Kind stehend nach vorne gebeugt wird und die Füße den Boden berühren. Es zeigt Schreitbewegungen, die der natürlichen Laufbewegung ähneln. Einen Divingreflex (Schwimmreflex) zeigen Kinder, sobald sie im Wasser sind. Sie beginnen Schwimmbewegungen auszuführen und unterbrechen die Atmung. Der Rooting-Reflex (vgl. Suchreflex, ▶ Kap. 3.8.1) wird z. B. ausgelöst, indem die Mamille der Mutter die Wange ihres Neugeborenen berührt oder die Mutter die Wange streichelt. Das Kind dreht den Kopf zu der Berührung. Es sucht die Brust der Mutter im Sinne seiner Nahrungsquelle. Der Handgreif- oder Fußgreifreflex wird beim Drücken der Hand oder des Fußes des Neugeborenen ausgelöst. (Lohaus & Vierhaus 2015)

Zum Teil verschwinden die Reflexe mit Fortschreiten des Alters des Säuglings zugunsten willkürlicher, körper- und handmotorischer Fähigkeiten. Anhand der motorischen Grenzsteine, die 90 bis 95 % der Kinder erreichen, kann die altersgerechte motorische Entwicklung des Kindes bestätigt werden.

Eine motorische Förderung des Kindes ist bei einem gesunden Kind nicht notwendig. Täglich mehrmalig wechselnde Körperlagen motivieren ein Neugeborenes und Säugling zu von Neugierde getriebener Aufmerksamkeit und motorischer Aktivität.

Das Tragen des Kindes in horizontaler Position ermöglicht es dem Kind, nur einen Ausschnitt der »begehrten« Erwachsenenperspektive wahrzunehmen. Sein Antrieb zu einer motorischen Vertikalisierung bleibt bestehen. Bedeutsam für die Entwicklung des Kindes ist das Krabbeln. Als »Kreuzgang« hat diese Fortbewegung einen essentiellen Einfluss auf die neuronale Verbindung der Gehirnhälften. Geübt wird das Krabbeln bzw. der Vierfüßlerstand in Bauchlage.

4.10 Das Kind im ersten Lebensjahr

Tab. 4.7: Grenzsteine der Entwicklung der Hand- und Körpermotorik (Oskar 2022; Rosenkötter 2013)

	Alter [Monate]	Motorische Leistung
Handmotorik	3	Hand-Hand-Koordination: Hände und/oder Finger werden über die Körpermitte zusammengebracht.
	6	Palmarengriff: Greifen erfolgt mit der ganzen Hand; Spielzeug kann von der einen in die andere Hand transferiert werden.
	9	Gegenstände werden in einer oder in beiden Händen gehalten und durch Tasten intensiv erforscht.
	12	Pinzettengriff: Mit Daumen und Zeigefinger greift das Kind nach kleineren Gegenständen.
Körpermotorik	3	Unterarmstütz: Kopfkontrolle in schwebender Bauchlage; Kind stützt sich auf die Unterarme für eine Minute
	6	Symmetrische Bauchlage ohne konstante Asymmetrien in Haltung und Bewegung des Rumpfes, der Extremitäten
		Armstütz: Kind hebt Kopf in Bauchlage und schaut einem sich vor dem Gesichtsfeld bewegenden Gegenstand nach; es stützt sich auf die Arme für eine Minute
	9	Sicheres Sitzen des Säuglings, frei mit geradem Rücken und guter Kopfkontrolle; zeitlich nicht beschränkt
	12	Kind sitzt frei mit geradem Rücken und sicherer Gleichgewichtskontrolle; es kann sich eigenständig von der Bauchlage in Rückanlage drehen; Kind kann mit Festhalten an Möbeln und Wänden sicher stehen

Beratung:

- Bis zum dritten Lebensmonat besteht die Welt aus dem Raum, der mit den Händen des Kindes erreichbar ist.
- Das Kind benötigt viele Wiederholungen, um einen Entwicklungsschritt zu festigen und abrufen zu können (Kaiser 2006).
- Neugeborene und Säuglinge brauchen zur Entwicklung Zuwendung und Geduld.
- Sie profitieren von täglich wechselnden, sicheren Körperlagen.
- Eltern können mit wenigen, einfachen Materialien (z. B. Rassel, Beißring) die Motorik ihres Kindes fördern.
- Das Krabbeln ist bedeutsam und soll unbedingt vor dem Laufen erlernt und lang praktiziert werden.
- Die Teilnahme an Babymassage, Krabbelgruppen, Baby-Fitness-Kursen oder Babyschwimmen ermöglicht den Eltern eine spielerische Anleitung von entwicklungsförderlichem Umgang mit dem Kind.

Maßnahmen und Anleitung:

- Baby am Tage unter Aufsicht in Bauchlage drehen bzw. eine Zeit liegen lassen
- Beim Wickeln und Kleiden des Kindes soll nicht am Kopf angehoben, sondern zur Seite gedreht werden
- Durch Griff am kindlichen Oberschenkel und Wendung zur gegenüberliegenden Seite wird die Seitdrehung gemäß dem intrinsischen, motorischen Prozess eingeleitet.

- Säugling in waagerechter Trageposition bäuchlings zu dem Elternteil tragen (Heller 2015)
- Reizüberflutung durch wenig und ausgewähltes Spielzeug und Material vermeiden
- ab dem 3. Lebensmonat Materialien und Spielmaterial anbieten, welches von einer Hand gegriffen werden kann
- ab dem 6. Lebensmonat größeres und schwereres Material anbieten
- Ab dem 12. Lebensmonat kann das Kind Material zuordnen und sortieren (z. B. Wäscheklammern in einen Sack legen).
- abwechslungsreichen Bewegungsraum (z. B. drinnen, draußen) mit verschiedenen Erfahrungsübungen anbieten
- Unfallgefährdungen vermeiden (▶ Kap. 4.10.2)

Tab. 4.8: Fördereffekt ausgewählter Spiele (eigene Zusammenstellung)

Lage	Spiel	Förderung
Bauchlage	• Material (z. B. Stoffball, glitzerndes Tuch) vor oder leicht seitlich vor den Säugling legen, damit dieser eigenständig danach greifen kann. • Kind auf Wasserball oder Pekip-Rolle bäuchlings legen und halten. • Kind mit Bauch auf ein ausgelegtes Tuch legen und Stamm des Kindes mit dem Tuch leicht anheben.	Unterarmstütz, Armstütz, Krabbeln
Rückenlage	• z. B. rasselnden Greifring in roter Farbe, Fingerpuppen oder große Bausteine greifen • rotes Objekt (Wasserball) in Höhe der ausgestreckten Hände aufhängen, damit Kind danach greift	Hand-Hand-Koordination
	• Hand-Klatsch-Spiele (Lied: »Aram sam sam« etc.) • grasgrünen Beißring anbieten • Baby-Yoga mit Achterbewegung der Arme	Hand-Mund-Koordination

Beginn und Dauer: Von Geburt bzw. altersgerecht an

Gute Erfahrung mit:

- das Kind häufig für wenige Minuten – auch gegen seinen Protest – in Bauchlage bringen
- dem Kind die Möglichkeit lassen, die Welt mehrheitlich aus seiner Perspektive zu sehen und zu erobern
- das Kind dafür mehr horizontal und weniger vertikal mit Blick in die Welt tragen
- *Hand- und Fußball-Spiel* zur Übung der Hand-Fuß-Koordination ab dem 3. Lebensmonat: Festbinden des roten Wasserballs oberhalb des Kindes. Kind liegt auf dem Rücken und wird den pendelnden Ball zuerst mit den Augen verfolgen. Danach wird es versuchen, den Ball zu greifen und/oder mit den Füßen zu treten. (Gebauer-Sesterhenn & Praun 2014)
- *Fadenspiel* zur Übung des Pinzettengriffs ab ca. dem 8. Lebensmonat: Ein langer und dicker Faden wird an einen Wackelhund gebunden. Dem sitzenden Kind wird der Faden gereicht, das daran im Pinzettengriff ziehen wird (Gebauer-Sesterhenn & Praun 2014).
- *Schiebeente* zur Stärkung der Rumpfmuskulatur: klapperndes Holztier o. ä., das am Stock geschoben wird

Vorgehen bei Regelwidrigkeiten:

- Ein hohes Gewicht des Kindes in den ersten Lebensmonaten oder wenig bis keine Zeit im Wachzustand in Bauchlage führen zu einer mangelnden muskulären Stärkung des Rumpfes für das Krabbeln.
- Bei pädiatrisch diagnostizierten Entwicklungsverzögerungen sollen Eltern und Kind durch Fachpersonal einer Frühförderungsstelle gefördert und unterstützt werden.
- *Vojta-Therapie*: Durch diese Therapie werden durch bestimmte Positionen des Kindes Reflexbewegungen hervorgerufen. Diese sollen bewirken, dass die krankhaften Bewegungsmuster durch gesunde Reflexbewegungen ersetzt werden. Diese Therapieform kann nach Anleitung durch den/die Physiotherapeut/-in von den Eltern durchgeführt werden (Hoehl & Kullick 2012).
- *Bobath-Konzept*: Durch dieses Konzept werden krankhafte Muskelspannungen und Bewegungen durch gezielte Handgriffe behoben und das Kind wird zu gesunden Bewegungsabläufen motiviert. Dies geschieht mit Zustimmung des Kindes. Eltern können ebenfalls durch eine/n Physiotherapeut/-in angeleitet werden und dieses Konzept Zuhause umsetzen (Hoehl & Kullick 2012).
- *Ergotherapie*: Ziel dieser Therapie ist zum einen, dass Kinder mit Einschränkungen in ihrem täglichen Leben besser zurechtkommen, und zum anderen, dass deren Entwicklungsverzögerungen durch die Förderung positiv beeinflusst werden. Zur Förderung des Kindes werden verschiedene Spiele angeboten, wobei der Anteil der Kommunikation und des Gewinnens und Verlierens für diese Therapieform eine große Bedeutung hat (Hoehl & Kullick 2012).

Kooperierende: Pädiater/-in, Physiotherapeut/-in, Ergotherapeut/-in, Krabbelgruppenleiter/-in, Leiter/-in Babyschwimmen

4.10.1.2 Sensorische Entwicklung

Der Alltag und Haushalt bieten einem Säugling unzählige Anregungen zur sensorischen Entwicklung!

Ziel: Physiologisch sensorisch-integrative Entwicklung des Neugeborenen und Säuglings

Inhalt:

Sensorisch-integrative (auch sensomotorische) Entwicklung kennzeichnet die Aufnahme von Sinnesreizen, welche zur Weiterverarbeitung an das Gehirn gesendet werden. Umweltreize und körpereigene Reize müssen zunächst im Gehirn eingeordnet werden. Das Gehirn erstellt eine eigene Ordnung und das Kind kann in Folge auf diese Reize reagieren. (Ayres 2016)

Wahrnehmung bezeichnet »[…] einen Prozess, der zur Gewinnung und Verarbeitung von Informationen führt, die aus inneren und äußeren Reizen gewonnen werden […], welche zu einem Auffassen und Erkennen von Gegenständen und Vorgängen [führen]« (Steinberger 2019, S. 153). Auch der Fötus nimmt bereits intrauterin seine Umwelt wahr.

Die Sinne lassen sich grundsätzlich in Nah- und Fernsinne unterscheiden. Unter Nahsinnen werden der Gleichgewichts- und Schmerzsinn, der Geschmacks- und Geruchssinn sowie der Tast- und Bewegungssinn verstanden. Diese Sinne sind bereits intrauterin ausgeprägt. Der Fötus macht die ersten Berührungserfahrungen bereits in der Gebärmutter. Die Fernsinne werden in die auditive und in die visuelle Wahrnehmung unterteilt. Damit ist also das Sehen und Hören des Kindes gemeint (Steinberger 2019)

Taktile Wahrnehmung:
Berührungen des Neugeborenen und Säuglings haben eine sehr wichtige Bedeutung.

Zum einen lernt dieser den Umgang mit dem eigenen Körper und den Umgang mit den persönlichen Empfindungen. Dies trägt zum Erhalt und zur Steigerung des Wohlbefindens bei. Bspw. erfolgt zur Beruhigung des Säuglings die Gabe eines Beruhigungssaugers. Zum anderen erfasst das Kind dadurch seine Umwelt, indem es mit verschiedenen Materialien in Berührung kommt und/oder spielt. Dies steigert nicht nur die sensorische Fähigkeit, sondern trägt auch dazu bei, dass die motorischen, kognitiven, emotionalen und sprachlichen Fähigkeiten des Kindes weiter ausgebaut werden. (Montada & Oerter 2008)

Taktile Wahrnehmung (Tastsinn) ermöglicht dem Neugeborenen und Säugling das Spüren von Berührungen, Streicheleinheiten, Vibration, Druck, Wärme, Kälte und Schmerz. Die gustatorische Wahrnehmung (Geschmackssinn) ist von Geburt an bei dem Neugeborenen stark ausgeprägt. Schon zwei Stunden nach der Geburt zeigen Neugeborene Reaktionen beim Schmecken. Je nachdem, ob sie salzig, süß, bitter oder sauer schmecken, zeigen sie andere Gesichtsausdrücke. Der süße Geschmack wirkt im zentralen Nervensystem wie ein Opioid und die Neugeborenen beruhigen sich innerhalb von zwei Minuten nach Gabe der Sucrose, wie es z. B. bei einer schmerzhaften Intervention (z. B. Blutentnahme) praktiziert wird. (Montada & Oerter 2008)

Auditive Wahrnehmung:
Die auditive Wahrnehmung (Hörsinn) umfasst das passive Hören, das aktive Lauschen und das Unterscheiden von Lauten, Geräuschen, Melodien und Rhythmen. Im letzten Drittel der Schwangerschaft wird das Hörvermögen ausgebildet. Bereits am vierten Lebenstag erkennt das Neugeborene die Stimme der Mutter und kann diese von anderen, fremden Stimmen unterscheiden. Eine wichtige Bedeutung für das Neugeborene hat das Hören des Herzschlages der Mutter, dieser vermittelt dem Kind Beruhigung und Sicherheit. Ebenso können sie die Muttersprache von anderen Sprachen anhand von Grundmerkmalen der Prosodie, der unterschiedlichen Markierungen von Silben und Pausen sowie der Akzent- und Betonungsmuster unterscheiden. Schlussfolgernd lässt sich sagen, dass ein vorgeburtliches sprachrelevantes Lernen stattfand. Das Sprachzentrum befindet sich in der linken Gehirnhälfte, wohingegen musikalische Töne in der rechten Gehirnhälfte transferiert werden. Der Hörsinn bildet eine wichtige Grundlage für die sprachliche Entwicklung eines Kindes. (Montada & Oerter 2008)

Vestibuläre Wahrnehmung:
Die vestibuläre Wahrnehmung (Propriozeption), oder auch der Gleichgewichtssinn, ist die Wahrnehmung des eigenen Körpers im Raum, der Körperbewegung und der Lage der einzelnen Körperteile zueinander (Pipereit 2005). Diese Wahrnehmung ist beim Fetus im sechsten Gestationsmonat vollständig ausgereift. Der Gleichgewichtssinn ist dafür zuständig, dass der Säugling seine eigene Körperlage im Raum versteht und auf äußere Reize reagieren kann. Mit zunehmendem Alter erlernt das Kind das alleinige Sitzen oder Stehen. (Montada & Oerter 2008)

Visuelle Wahrnehmung:
Eine visuelle Wahrnehmung, oder den Sehsinn, besitzt das Neugeborene nur gering ausgeprägt. Auf eine Entfernung von ca. 20 bis 25 cm bei mittlerer Helligkeit und bei einem Muster mit deutlichen Konturen kann es halbwegs scharf sehen. Es bevorzugt satte Farben (z. B. rot, grün) gegenüber Pastelltönen oder schwarz und weiß. Eine Akkommodation auf die Nähe und Entfernung oder die Fixation auf einen Gegenstand mit beiden Augen sind sehr eingeschränkt. Ein Säugling im Alter von etwa drei Monaten kann den Blick von einem Gegenstand lösen, wenn ein weiterer Stimulus auftaucht.

Olfaktorische Wahrnehmung:
Die olfaktorische Wahrnehmung (Geruchssinn) ist bei Stillkindern bereits am vierten

Lebenstag ausgebildet. Sie erkennen den personenspezifischen Geruch ihrer Mutter. (Hoehl & Kullick 2019) Jedes Kind hat einen inneren Antrieb, seine motorischen und sensorisch-integrativen Fähigkeiten weiterzuentwickeln. Neugierde ist der wesentliche Motor für Entwicklungen und die Anstrengung zu entwicklungsförderlichen Bewegungen. Kinder unter einem Lebensjahr benötigen in diesem Kontext eine sicher-gebundene Bezugsperson, um die »Welt« zu erkunden, sowie Erfahrungen mit Gegenständen, Oberflächen, Geräuschen und Gerüchen der Welt. (Montada & Oerter 2008)

Beratung:

- Bindungsarbeit (vgl. Sichere Eltern-Kind-Bindung: ▶ Kap. 5.2)
- Eltern können mit wenigen, aber strukturierten und kindersicheren (Alltags-)Materialien (weich, hart, rau, glatt etc.) die sensorisch-integrative Entwicklung ihres Kindes unterstützen.
- Benutzung satter Farben in der Raumgestaltung und bei Material oder Spielzeugen
- Säugling häufig in Bauchlage legen

Maßnahmen und Anleitung:

- Teilhabe des Kindes an alltäglichen Lebenslagen (Arbeit in der Küche, spazieren gehen, Gespräche mit Nachbarn, Geschwisterspiel etc.)
- Teilnahme an Babymassage-Kurs, Babys Fitness-Kurs, Pekip-Kurs etc.
- Hören von z. B. beruhigender klassischer Musik
- Auswahl von Spielzeug (▶ Kap. 4.10.1)
- Sich selber viel mit dem Kind bewegen
- Kind loben, Bedürfnisse und Vorlieben respektieren
- Ängste des Kindes und Abneigungen akzeptieren

Beginn und Dauer: Nach der Geburt bzw. altersgerecht beginnen
Gute Erfahrung mit:

- »*Kleines Nasentraining*«-Spiel ab ca. 2. Lebensmonat: Zur Förderung der olfaktorischen Wahrnehmung können dem Kind z. B. ein Duftsäckchen oder frisch gepflückte Rosenblätter zum Riechen angeboten werden (Gebauer-Sesterhenn & Praun 2014).
- »*Flüstern*«-Spiel ab ca. 8. Lebensmonat: Zur Förderung der auditiven Wahrnehmung und Sprachkompetenz wird dem Kind etwas zugeflüstert: Es wird versuchen, es in ähnlich gleicher Lautstärke in seiner Babysprache wiederzugeben.
- mit Kind im Bällebad spielen

Vorgehen bei Regelwidrigkeiten: Vgl. Statomotorische Entwicklung (▶ Kap. 4.10.1)
Kooperierende: Erzieher/-in, Ergotherapeut/-in, Logopäde/-in, Heilpädagoge/-in, Pädiater/-in, Frühförderungsstelle, Familienberatungsstelle

4.10.1.3 Kognitive Entwicklung

Säuglinge lernen durch ungestörte und unzählige Wiederholungen!

Ziel: Physiologische kognitive Entwicklung vom Neugeborenen bis zum Säugling

Inhalt:

»Kognition sind mentale Prozesse, die häufig verallgemeinernd mit dem Oberbegriff ›Denken‹ bezeichnet werden. Zu den kognitiven Fähigkeiten gehören unter anderem Lern- und Gedächtnisprozesse, Informationsverarbeitungs- und Problemlösekompetenzen, Handlungsplanung und -steuerung sowie Wissenserwerb und komplexere Denkprozesse«. (Lohaus & Vierhaus 2015, S. 16)

Zu der kognitiven Entwicklung des Kindes gibt es verschiedene Theorien, die wohl bekannteste Theorie ist die von Jean Piaget.

Theorie der kognitiven Entwicklung nach Piaget (1972):
Für Piaget besitzen die Kinder eine intrinsische Motivation, neues Wissen zu erlangen. Seiner Meinung nach ist eine Förderung oder Unterstützung des Kindes nicht notwendig, da dieses intrinsisch motiviert sei und sich eigenständig weiterentwickle. (Montada & Oerter 2008)

Kinder erlernen die Existenz von Personen und Objekten in ihrer Umwelt. Sie können diese voneinander unterscheiden. Es wird hier von einer Person- und Objektpermanenz gesprochen. Objektpermanenz beschreibt das Suchen des Säuglings nach einem Objekt, das, nachdem es vorhanden war, verschwunden ist. In der Wahrnehmung des Kindes bleibt die Erinnerung an die Präsenz des Objektes bestehen. Personenpermanenz meint, dass das Kind bspw. nach Verschwinden seiner Mutter aus dem Raum diese aktiv sucht. (Montada & Oerter 2008)

Die Objektpermanenz wird häufig nach der Personenpermanenz erlernt. Im Laufe der Zeit merken Kinder, dass sie Menschen und Objekte nicht immer mit ihren Sinnen wahrnehmen können. Im Alter von ein bis vier Monaten wird dem Kind ein Objekt gezeigt und nach kurzer Zeit wird es wieder aus seinem Blickfeld genommen. Das Kind wird seine begonnene Handlung fortsetzen und den Ort mit seinen Augen aufsuchen, an dem das Objekt zuletzt verschwand. Danach wird es in die Richtung schauen, wo das Objekt ursprünglich zu sehen war und dieselbe Handlung wiederholen. Der Säugling erlernt eine Person- und Objektpermanenz. (Montada & Oerter 2008)

Rauh (2006) erörtert, dass das Neugeborene zwischen Ding- und Personenwelt unterscheiden kann. Objekte werden als Informationen abgespeichert, wohingegen Menschen eine längere und entspanntere Beachtung des Säuglings bekommen. Dies zeigt sich dadurch, dass die Säuglinge die Menschen bspw. anlächeln, Laute von sich geben und Lippen-, Zungen- und Handbewegungen ausführen. (Haupt 2006)

Entwicklungsstufen nach Piaget:
Alle Kinder durchlaufen die vier Entwicklungsstufen in ihrem individuellen Tempo (▶ Tab. 4.9). Von der Geburt an führen Neugeborene aufgrund der angeborenen Reflexe spontane Tätigkeiten durch. Dieser lernt, dass sich das Saugen an der Mutterbrust anders anfühlt als das Saugen am Daumen. Im Zeitraum vom ersten bis zum vierten Lebensmonat erlernt das Kind primäre Kreisreaktionen. Durch aktives Tun lernt das Kind Erfahrungen mit seinem eigenen Körper und später sammelt es Informationen aus seiner Umwelt. In dieser Phase berührt und erkundet das Kind Objekte mit seinem Mund. So werden die Handlungen mit einer angenehmen Konsequenz vom Kind wiederholt (operantes Konditionieren). Das aktive Tun des Säuglings wird immer weiter auf andere Objekte und Umweltbereiche angewandt. Diese Prozesse bezeichnet Piaget als Assimilation von Objekten, Umweltgegebenheiten und Personen. (Lohaus & Vierhaus 2008)

Tab. 4.9: Phasen der Entwicklung nach Piaget (1972)

Phase	Alter [Jahre]
Sensomotorische Phase	0 bis 2
Präoperationale Phase	2 bis 7
Konkrete Operationen	7 bis 12
Formale Operationen	12 bis 15

Im Alter vom vierten bis achten Lebensmonat entstehen die sogenannten sekundären Kreisreaktionen. Der Säugling lernt, dass er durch eigene Handlungen seine Umwelt beeinflussen kann. Dieser experimentiert, um bestimmte Mittel zu erkennen. Anhand dieser lernt er, sein Ziel zu erreichen. Ab dem achten Lebensmonat erinnert sich der Säugling an Objekte an einem bestimmten Ort, auch wenn diese dort aktuell nicht mehr vorhanden sind. Die kognitive Existenz ist ihm bewusst. (Montada & Oerter 2008)

Zwischen dem achten und zwölften Lebensmonat finden zielgerichtete Handlungen des Kindes statt. Es kann seine Handlungen von der einen Situation auf eine neue Situation übertragen. Die erlernten Handlungsschemata sind koordinierter und werden durch Anpassung auf die neue Situation weiter verfeinert. (Montada & Oerter 2008)

Eine weitere Theorie nach Lohaus & Vierhaus (2015) ist die des domänenspezifischen Kernwissens. Sie besagt, dass Säuglinge, im Gegensatz zu der Theorie von Piaget, ein intuitives Kernwissen besitzen. Dies bedeutet, dass sie nicht nur angeborene, allgemeine Lernfähigkeiten besitzen, sondern einzelne Inhaltsbereiche aufweisen. Diese Inhalte beziehen sich auf die Bereiche Physik, Biologie und Psychologie. Säuglinge im Alter von drei Monaten wissen, dass ein Objekt herunterfällt, wenn dieses nicht befestigt ist. Im Alter von etwa einem Jahr können Kinder die Form und Proportion des Objekts einordnen. Des Weiteren können Kinder sehr früh zwischen belebten und unbelebten Dingen unterscheiden. Mit etwa zwei Monaten lächeln Säuglinge einen Menschen länger an als eine Puppe, selbst wenn die Bewegung der Puppe aufrechterhalten wird und deren Vertrautheit vorhanden ist. Die Kinder bevorzugen die Gesichter der Menschen. Somit lernen sie zeitnah zwischen Menschen, Tieren und Dingen zu unterscheiden. Dafür nutzen sie zum einen die äußere Kontur und die Oberflächenbeschaffenheit (z. B. Fell, Haare, Metall) und zum anderen den Geruch und die Laute/Geräusche. Kinder ziehen menschliche Stimmen den tierischen Lauten vor. (Lohaus & Vierhaus 2015)

Nach Haupt (2006) besitzt das Neugeborene ein Vorwissen, welches auf seine evolutionäre Entwicklung zurückzuführen ist. Das Vorwissen ist in den Genen abgespeichert und somit schon ab der Geburt vorhanden.

Neben der motorischen und sensorisch-integrativen Entwicklung von Kindern sind auch Grenzsteine zur kognitiven Entwicklung, der Sprache und der Sozial- und Emotionalkompetenz eines Kindes vorhanden (▶ Tab. 4.10). Die kognitive Entwicklung hängt mit der Sprachentwicklung und der Sozial- und Emotionalkompetenz des Kindes zusammen. Sie sind miteinander verknüpft und bauen aufeinander auf. Wie bereits erwähnt, erfüllen ungefähr 90 bis 95 % der Kinder bis zu einem gewissen Alter bestimmte Fähigkeiten.

Tab. 4.10: Grenzsteine der Entwicklung der Kognition (Oskar 2022)

Alter [Monate]	Kognitive Leistung
3	Das Kind verfolgt mit seinen Augen ein langsam vor seinen Augen hin und her bewegtes Objekt.
6	Der Säugling erkundet mit dem Mund ein Objekt/Spielzeug, er greift es mit beiden Händen, benagt Gegenstände, betrachtet diese jedoch kaum gezielt.
9	Das Kind handelt intensiv taktil und visuell. Es erkundet oral die Struktur und Textur von einem Objekt/Spielzeug.
12	Das Objekt/Spielzeug wird vor den Augen des Kindes mit einem Tuch bedeckt. Das Kind deckt durch Wegnehmen des Tuchs das Objekt auf.

> **Beratung:**
>
> - Bindungsarbeit (▶ Kap. 5.2)
> - Säuglinge üben durch unzählige Wiederholungen (▶ Kap. 4.10.1; ▶ Kap. 4.10.2).
> - Die kognitive Entwicklung des Kindes ist eng verzahnt mit der motorischen und sensorischen Entwicklung.
> - Austausch über Eindrücke mit erfahrenen Eltern

Maßnahmen und Anleitung:

- Durch authentisches Loben das Kind positiv bestärken
- Neugier des Kindes durch verschiedene Materialien erhalten
- Nutzung verschiedener Sinneskanäle (visuell, auditiv, vestibulär, taktil, olfaktorisch, gustatorisch) im Spiel
- selbstständiges Spielen des Kindes zur Förderung der Autonomie: Materialien in Reichweite des Kindes legen, es ungestört spielen und erfahren lassen
- Gewährleistung einer spielerischen und angstfreien Atmosphäre
- wiederholende Benennung des Namens des Objekts
- Kind in seiner Handlung nicht unterbrechen (Kaiser 2006)

Beginn und Dauer: Nach der Geburt bzw. altersgerecht beginnen
Gute Erfahrung mit:

- »*Was ist das?*«-*Spiel* ab ca. 4. Lebensmonat: Dem Säugling verschiedene altersgerechte Spielzeuge zeigen und demonstrieren (mit dem Löffel auf dem Tisch klopfen, zeigen, dass dieser in den Mund passt, dass Bauklötze hart sind und aufeinander gestapelt werden können etc.) (Gebauer-Sesterhenn & Praun 2014)
- »*Matroschka-Spiel* ab ca. 10. Lebensmonat: Die hölzerne, innen hohle Matroschka-Figur, in der sich viele weitere, kleinere und identische Mutterfiguren befinden. Die Holzfiguren lassen sich aufdrehen und die nächstkleinere Figur kommt zum Vorschein. Die Kinder freuen sich über die Entdeckungen der Matroschkas und lassen diese gerne wieder ineinander verschwinden. Dies fördert neben der handmotorischen und sensorisch-integrativen auch die kognitive Entwicklung des Kindes. (Gebauer-Sesterhenn & Praun 2014)

Vorgehen bei Regelwidrigkeiten:

- Bei Auffälligkeiten der kognitiven Entwicklung ist die Zusammenarbeit mit Psycholog/-innen empfehlenswert:
  - Elternberatung mit Säugling
  - Durchführung von standardisierten psychologischen Untersuchungen und Tests
  - Leistungs- und Begabungsdiagnostik
  - Teilleistungsdiagnostik (z. B. im Bereich Sprache)

Kooperierende: Erzieher/-in, Pädiater/-in, Psychologe/-in, Frühförderungsstelle, Familienberatungsstelle

4.10.2 Gefahrensituationen im Alltag für Neugeborene und Säuglinge

Im Kindesalter ist die Unfallursache von dem altersbezogenen Aktionsradius des Unfallopfers abhängig (Lange et al. 2018). Die Eingliederung eines Neugeborenen und Säuglings in einen Haushalt, Alltag und den individuellen familiären Lebensentwurf bedarf einer Unfall- und Risikoidentifikation für das Kind. So können alltägliche Settings auch für Kinder unter einem Jahr, die sich erst wenig »fort« bewegen, ein lebensbedrohliches Risiko bieten. Unfallrisiken von Kindern unter einem Jahr sind Stürze, Ertrinken, Verbrühungen,

Ersticken sowie der Straßenverkehr. Im Alter von ein bis zwei Jahren gefährden Vergiftungen, Verbrennungen sowie Schnittwunden und Aspiration zusätzlich das Leben und die Gesundheit des Kindes. (Hoehl & Kullick 2019)

4.10.2.1 Aspiration von Kleinstgegenständen

Säuglinge und Kleinkinder sind die besten Kleinteiledetektoren!

Im Alltag mit einem Neugeborenen oder Säugling gibt es eine Reihe von Gefährdungssituationen für Aspiration. Eine Aspiration liegt vor, wenn feste oder flüssige Substanzen aus dem Mund oder Ösophagus während des Einatmens in die Atemwege gelangen. In der Folge kann sich akut eine Asphyxie oder später eine Aspirationspneumonie entwickeln. (Georg Thieme Verlag 2015a) Eine Asphyxie bezeichnet einen Sauerstoffmangel im Blut des Kindes, welcher hier postnatal auftreten kann (Speer 2013).

Ziel: Elimination von alltäglichen Aspirationsgefahren

Inhalt: Die häufigste Aspirationsform ist die Fremdkörper- und Babypuderaspiration.

Fremdkörperaspiration:
Die Fremdkörperaspiration ist eine der häufigsten Unfallarten bei Kindern. Mundgroße oder kleinere Fremdkörper aller erdenklichen Art (Obst- oder Gemüsespalten, Nüsse, Knöpfe, Lego- oder Puzzleteile, Murmeln, Tabletten etc.) können das Aspirat sein. Im Falle einer Aspiration beginnt das Kind stark zu husten. Ein Stridor (Atembegleitgeräusch) begleitet das Ein- und Ausatmen. Des Weiteren wird der Säugling zyanotisch und leiden unter Atemnot. Bewusstseinsstörungen bei schwerer Asphyxie können die Folge sein. Aufgrund eines Sekretstaus in den Atemwegen kann es durch Bakterienkolonisation in Folge zu einer Aspirationspneumonie kommen. Die Fremdkörperaspiration ist ein lebensbedrohlicher Notfall und Bedarf umgehender Hilfe. (Riedel 2014)

Babypuderaspiration:
Babypuder ist trotz negierender Empfehlungen bezüglich einer sinnvollen, pflegerischen Nutzung noch in einigen Haushalten mit einem Neugeborenen und Säugling anzutreffen. Die Aspirationsgefahr entsteht, wenn das Behältnis unbeabsichtigt geöffnet wird. So kann, während der Säugling zur Ablenkung z. B. beim Wickeln mit der Babypuderdose spielt, sich diese öffnen und das Puder vom Kind aspiriert werden. Das magnesium- und talghaltige Puder verursacht die Bildung von Fremdkörpergranulomen. Daraus resultiert schwere Atemnot des Kindes und eine schwere interstitielle Entzündung mit Fibrose des Lungengewebes in Folge. (Riedel 2014)

> **Beratung:**
> - Die alltäglichen Wohnräume und Aufenthaltsplätze des Kindes müssen auf aspirationsfähige Teile abgesucht werden.
> - Klassische Gefahrensituation ist das Füttern des Säuglings: Es soll sich ausreichend Zeit für das Stillen bzw. Füttern des Kindes genommen werden.
> - ein Kind unter drei Lebensjahren niemals unbeobachtet essen lassen (▶ Kap. 4.8)
> - zur Einführung von Beikost auf die Reife des Kindes achten (▶ Kap. 4.8)
> - Kleinkinder immer in aufrechter Sitzposition füttern
> - Das Kind soll während des Trinkens und Essens gut auf Verschlucken oder Anzeichen von Zyanose beobachtet werden.

- bei Verschlucken des Kindes sofort die Nahrungsmittel oder die Flasche aus dem Mund des Säuglings entfernen und das Kind hochnehmen
- kleinere Spielzeugteile, Alltagsgegenstände, Medikamentendosen etc. aus der Griffweite des Kindes fernhalten
- das Kind außerhalb der Reichweite von Baustellen oder Möbelaufbauarbeiten etc. halten
- Spielobjekte, Schnuller etc. verwenden, die größer als die Mundöffnung des Kindes sind
- bei der Pflege kein Babypuder verwenden

Maßnahmen und Anleitung:

- bereits vor der Geburt den Wohnraum auf mögliche Aspirationsquellen aus Sicht des Kindes absuchen
- Geschwisterkinderzimmer unter diesem Gesichtspunkt inspizieren
- ggf. fest eingeplante Betreuungspersonen bezüglich des Risikos informieren

Vorgehen bei Regelwidrigkeiten:

- Bei akuter Symptomatik zur Entfernung des Fremdkörpers:
  - Kind in Kopftief- und Bauchlage bringen und zwischen den Schulterblättern max. fünfmal klopfen
  - Thoraxkompression: in Rückenlage max. fünf kräftige Kompressionen des Thorax
  - falls keine Besserung eintreten sollte: Notarzt rufen (Hoehl 2019b)

Kooperierende: Rettungsdienst, Kinderklinik, Pädiater/-in, Gesundheits- und Kinderkrankenpfleger/-in

4.10.2.2 Sonnenstich

Das Kind vor der Sonne und nicht in der Sonne schützen!

Ziel: Prävention bzw. Anwenden von Erstmaßnahmen bei Sonnenstich

Inhalt:

Der Alltag mit einem kleinen Kind bietet häufige Gelegenheit zum Aufenthalt im Freien. Diese gemeinsame Aktivität ist ein wesentlicher Pfeiler der Alltagsstrukturierung der Mutter bzw. Eltern, es ist ein bedeutsamer Aspekt der Pflege von Sozialkontakten und nicht zuletzt eine Notwendigkeit für Einkauf, Arztbesuche u. ä. Nicht immer lässt sich ein geeigneter Zeitpunkt dafür aussuchen, sodass ein Aufenthalt im Freien bei intensiver Sonneneinstrahlung (von April bis September) ggf. in Mittagshitze notwendig ist. Die direkte und auch indirekte Sonneneinstrahlung ist für das Kind zu vermeiden. (Hoehl & Kullick 2019)

Essentieller Schutz vor UV-strahlungsbedingtem Hautkrebs bietet das Meiden einer starken Sonnenexposition. Kleidung kann ein geeigneter Schutz vor Sonnenstrahlung bei unabwendbarer Exposition sein. Die Anwendung von Sonnenschutzmittel soll für Hautstellen benutzt werden, die nicht anders (z. B. durch Kleidung) geschützt werden können. Sonnenschutzmittel dienen nicht zur Verlängerung der Sonnenexposition. (AWMF 2014b)

Durch eine starke und direkte Sonneneinstrahlung auf den Kopf und den Nacken des Kindes kann sich ein »Sonnenstich« (auch Insolation oder Heliosis) entwickeln. Es handelt sich bei dieser Erkrankung um eine thermisch bedingte Hirnhautreizung. (Hoehl & Kullick 2019)

Es kommt zu einer Überwärmung der Meningen (Hirnhäute) und folgenden Symptomen beim Kind: ein heißer, hochroter

Kopf, Kopfschmerzen, Benommenheit, Schwindel, Übelkeit und Erbrechen, ggf. Erhöhung der Körperkerntemperatur, Meningismus, Unruhe und Ohrensausen. Häufig tritt die Symptomatik mit Verzögerung auf, z. B. zum Abend oder zur Nacht. (Bauderer & Naß 2020)

Beratung:

- Ein Neugeborenes und ein Säugling sind von direkter und indirekter Sonneneinstrahlung fernzuhalten
- mit dem Kind konsequent im Schatten bleiben
- Mittags- und »Glut«hitze vermeiden, auch nicht im Schatten aufhalten
- falls unumgänglich, das Kind mit Sonnenschirm vor direkter und indirekter Sonneneinstrahlung schützen
- das Kind zum Schutz dazu eine Kopfbedeckung tragen lassen

Vorgehen bei Regelwidrigkeiten:

- Bei Verdacht auf oder Symptomen von Sonnenstich und wenn das Kind bei vollem Bewusstsein ist, soll ihm zu trinken angeboten werden.
- das Kind in eine 30°-Oberkörperhochlagerung bringen
- Beruhigung des Kindes durch zureden
- auf Ansprechbarkeit bzw. Reaktivität des Kindes achten
- vorsichtig kühlende Tücher in den Nacken legen
- Arztkonsultation: Ausschluss der Differenzialdiagnostik Meningitis (Hoehl & Kullick 2019)

Kooperierende: Rettungsdienst, Pädiater/-in, pädiatrischer Notdienst, Kinderklinik

4.10.2.3 Vergiftungen

Das Kind mitsamt der Noxe in die Kinderklinik bringen!

Intoxikation (Vergiftung) bezeichnet das Einwirken von schädigenden Substanzen auf den Körper. Diese können bspw. Reinigungsmittel, Gewürze, Salz, Pflanzenteile, Medikamente, Alkoholreste, Nikotin oder Gase (z. B. Kohlenmonoxidvergiftung) sein. (Hoehl & Kullick 2019)

Ziel: Prävention und Anwenden von Erstmaßnahmen bei Vergiftung

Inhalt:

Bereits Säuglinge zeigen ein ausgesprochenes Interesse für fremde Objekte. Im Rahmen ihrer Entwicklung ist dabei die orale Inspektion des Gegenstandes durch das »In-den-Mund-Stecken« üblich. Die elterlichen Ermahnungen und das Wegnehmen verleihen den verbotenen Objekten einen besonderen Reiz aus Sicht des Kindes. In diesem Zusammenhang können Zigarettenstummel, Tabletten, Lebensmittel (Chilischoten, Salz, Pfeffer etc.), giftige Früchte (Eibe etc.) u. v. m. vom Kind oral aufgenommen und bei ihm zu einer Vergiftung führen. Je nach Substanz variieren die Symptome einer Vergiftung oder sind sehr unspezifisch. Lebensbedrohliche Störungen der Atmung, des Herz-Kreislauf-Systems und des Bewusstseins können die Folge sein. Es kann dadurch zu Übelkeit, Erbrechen und Aspiration kommen. (Hoehl & Kullick 2019)

Beratung:

- das Kind nicht alleine oder ohne Aufsicht an »unsicheren« Plätzen spielen oder schlafen lassen
- sichere Aufbewahrung von Wasch- und Reinigungsmitteln, Medikamenten,

Knopfzellbatterien, Alkohol und Zigaretten etc.
- Entfernung von giftigen Pflanzen aus Garten und vom Balkon (Hoehl & Kullick 2019)

Vorgehen bei Regelwidrigkeiten:

- Erstmaßnahmen bei Vergiftung:
  - Notruf absetzen
  - Bewusstseinslage und Vitalzeichen des Kindes kontrollieren
  - zum Selbstschutz: Schutzhandschuhe tragen und keine Mund-zu-Mund-Beatmung
  - Substanzen mitnehmen, die das Kind eingenommen hat
  - Anruf bei der Giftnotrufzentrale: Alter, Größe, Gewicht und aktuellen Zustand des Kindes sowie die Art und ungefähre Menge der aufgenommenen Substanzen und den Zeitpunkt der Aufnahme mitteilen (Hoehl & Kullick 2019)

Kooperierende: Rettungsdienst, Kinderklinik

4.10.2.4 Verbrennungen und Verbrühungen

Bereits eine Tasse Tee kann knapp ein Drittel der Körperoberfläche eines Säuglings verbrühen!

Inhalt:

Verbrennungen und Verbrühungen gehören zu den fünf häufigsten Unfallursachen bei Kindern. Drei Viertel der betroffenen Fälle sind Kinder im Alter vom ersten bis dritten Lebensjahr. (Jester 2009) Bereits eine Tasse mit heißer Flüssigkeit reicht aus, um 30 % der Körperoberfläche eines Säuglings oder Kleinkindes zu verbrühen (Paulinchen 2018). Verbrühungen von Säuglingen resultieren häufig aus der Unachtsamkeit der Aufsichtspersonen. Die Anzahl von betroffenen Kindern steigt. (Stewart et al. 2016)

60 % der Verbrennungen können durch Prävention verhindert werden. Bspw. zieht der Säugling an der Tischdecke, die heiße Tasse Tee wird verschüttet und erreicht den Säugling. Eine heiße Tasse Tee kann ausreichend sein, um 30 % der Körperoberfläche des Kindes zu verbrühen. Betroffene Körperstellen sind bei Kindern vor allem Gesicht, Rumpf und Beine. Diese wird als Latzverbrühung bezeichnet (Jester 2009). Ab ca. 10 bis 15 % verbrannter Körperoberfläche wirkt sich die systemische Auswirkung der Haut auf den gesamten Organismus aus. Es entsteht die sogenannte Verbrennungskrankheit. Diese ist gekennzeichnet durch die Exsudation von Flüssigkeit aus den betroffenen Hautarealen, Hypovolämie und Schock. (Meuli & Schiestl 2013)

Vorgehen bei Regelwidrigkeiten:

- Notfallmaßnahmen bei Erster Hilfe von Brandverletzungen:
  - Notruf 112
  - bei Verbrühungen sofort die Kleidung entfernen, bei Verbrennungen hingegen nicht (Lange et al. 2018)
  - keine Kühlung der Wunden bei Neugeborenen und Säuglingen wegen der Gefahr der Hypothermie (Lange et al. 2018)
  - auch bei großflächigen Verletzungen (10 bis 15 % der Körperoberfläche) bei Neugeborenen und Säuglingen keine Kühlung wegen Gefahr der Hypothermie (Lange et al. 2018)
  - die Wunde mit nur einem sauberen Tuch abdecken und das Kind vor Auskühlung schützen (Lange et al. 2018)
  - bei Stromverletzungen Stromkreis sofort abschalten (DGUV 2016)
  - Ziehen des Netzsteckers, alternativ: Isolation des verunfallten Kindes durch geeigneten isolierenden Standort (DGUV 2016)

4.10.2.5 Insektenstich im Mund-Rachen-Raum

Ein plötzlich schreiendes Kind beim Picknick auf Insektenstich absuchen!

Ziel: Prävention von Zuschwellen des Mund-Rachen-Raumes bei Insektenstich

Inhalt:

Bei einem Aufenthalt im Freien kann es saisonal zu einem Kontakt mit Insekten kommen. Mücken, Bremsen oder Wespen können schmerzhafte Stichverletzungen hervorrufen. Es kann zu Schwellungen an der Einstichstelle kommen. Im Falle einer allergischen Reaktion sind bereits vergleichbare Insektenstiche vorausgegangen. Nach einem schmerzhaften Insektenstich schreit das Kind intensiv und die Einstichstelle schwillt an. Es ist umgehend die Stichstelle zu identifizieren und auf Schwellung zu beobachten. Bei einem Stich im Rachenraum droht durch die Schwellung die lebensbedrohliche Gefahr der Atemwegsverlegung.

Beratung:

- Vermeidung von Picknicks in der Wespenzeit (Hoehl & Kullick 2019)
- Vermeidung von hochfrequentierten Picknickstellen mit viel Restmüll
- Kindern draußen keine süßen Getränke oder Mahlzeiten (z. B. Obstbrei) anbieten, welche die Wespen anlocken (Hoehl 2019b)
- Getränke sollten draußen grundsätzlich in einer Flasche, Schnabeltasse oder mit einem dünnen Strohhalm getrunken werden (Hoehl 2019b).
- das Kind draußen nicht barfuß krabbeln oder gehen lassen (Hoehl 2019b)
- Nahrungsmittelabfälle draußen verschlossen halten (Hoehl 2019b)
- keine starkparfümierten Haut- und Sonnencremes verwenden (Helbing & Reimers 2011)
- Im Innenbereich sollten die Wohnungsfenster tagsüber geschlossen gehalten oder Insektenstichnetze vor den Fenstern genutzt werden (Helbing & Reimers 2011).
- auf »versteckte« Insekten vor allem im Bett und in den Schuhen achten (Przybilla et al. 2011)

Vorgehen bei Regelwidrigkeiten:

- Arztkonsultation, ggf. Notruf absetzen (Hoehl & Kullick 2019)
- kalte Getränke anbieten (Hoehl 2019b)
- Beobachtung auf Schwellung und Atemnot (Hoehl 2019b)
- bei bekannter Wespenstichallergie ein zuvor ärztlich verordnetes Antihistaminikum geben (Hoehl 2019b)
- unbedingte Verhinderung weiterer Insektenstiche (Helbing & Reimers 2011)
- verbleibenden Insektenstachel in der Haut sofort entfernen (Przybilla et al. 2011)

Gute Erfahrung mit: Spezielle Immuntherapie bei Bienen- oder Wespengiftallergie (Przybilla et al. 2011)

Kooperierende: Rettungsdienst, Kinderklinik, Pädiater/-in

4.11 Das Kleinkind

Janine Barte

4.11.1 Entwicklungen des Kleinkindes

»Es ist leichter, einen Sack Flöhe zu hüten!«

Ziel: Abschließende Vertikalisierung und weitere physiologische Entwicklung des Kleinkindes

Inhalt:

Im Laufe des ersten Lebensjahres haben das Neugeborene und der Säugling zahlreiche Meilen- und Grenzsteine ihrer Entwicklung erreicht. Besonders im motorischen Bereich beherrscht das Kind nach einer intensiven Phase des Krabbelns und Laufens mit Festhalten nun das freie Laufen. Die Einhaltung der Abfolge dessen ist weitaus bedeutsamer als der Zeitraum, welcher weit in das zweite Lebensjahr hineinreichen kann. In seinem Leben als Kleinkind von seinem zweiten bis dritten Lebensjahr verfestigt das Kind seine zuvor erworbenen Fähigkeiten und Fertigkeiten durch stetige Aktivität.

Ab dem ersten Lebensjahr werden in der Fachliteratur keine Grenzsteine sensorisch-integrativer Entwicklung im Kindesalter festgelegt. Nach dem ersten Lebensjahr erlernt das Kind weitere Berührungserfahrungen. Sein Körper wird durch Menschen berührt. Das Kind spürt jede Berührung seines Körpers und kann diese kognitiv wie puzzlegleich zusammenfügen. Durch diese Vielzahl an Berührungen lernt es sein eigenes Körperschema wahrzunehmen. Es entwickelt ein Unabhängigkeitsgefühl. Des Weiteren berührt es selbst Objekte und lernt seine Hände präziser einzusetzen. Um zu klettern benötigt das Kind eine sensomotorische Intelligenz. Die visuelle Raumwahrnehmung entsteht bspw. durch das Krabbeln und Laufen über unebenen Untergrund und später durch das Klettern. Es lernt seinen Platz in der Umwelt zu finden und erwirbt ein Gefühl für das eigene Selbst. Hat das Kind Schwierigkeiten, diese Sinnesreize zu verarbeiten, kann es zu Auffälligkeiten im zwischenmenschlichen Bereich des Kindes kommen. Die Integration von Sinneseindrücken bildet die Basis für eine gute zwischenmenschliche Beziehung. In der Zeitspanne vom dritten bis siebten Lebensjahr ist das Gehirn am aufnahmefähigsten für die Wahrnehmung und Verarbeitung von Sinneseindrücken. Das Kind wird in seinen Handlungen zunehmend aktiver, seine Reaktionen werden komplexer und es verbessert seine sensorische Integration. (Ayres 2016)

Spielen fördert die Entwicklung des Kindes in allen Bereichen und das Kind erwirbt in verschiedenen Bereichen Kompetenzen (Weltzien 2016). Paulicks (2004, S. 7) definiert Spiel als »[…] eine zweckfreie, spontane, freiwillige, von innen heraus motivierte, lustbetone und fantasiegeleitete Tätigkeit, die nach bestimmten Regeln verläuft.«

Kinder können unermüdlich und für eine sehr lange Zeit spielen. Das Spielen fördert sowohl die frühkindliche Entwicklung als auch die Interaktion im zwischenmenschlichen Bereich – sei es mit den Eltern, mit den Geschwisterkindern oder mit anderen Krippenkindern. Grund für das unermüdliche Spielen ist das sogenannte »Flow-Erlebnis«. Nach Csikszentmihalyi (1985) richtet der Mensch seine ganze Konzentration auf eine bestimmte Tätigkeit oder Handlung. Dadurch kann ein Flow-Erlebnis entstehen. Spielen ist die intrinsische Motivation des Kindes. (Weltzien 2016)

Spielen übt Sprache und Sprechen. »Die Sprachentwicklung bezieht sich auf den Erwerb von Regeln des Lautsystems, des Wortschatzes, der Grammatik und der Textkompetenz (Erzählen und Beschreiben von Ereignissen).« Kennzeichnend für die Sprechentwicklung ist, dass diese sich auf »die Bildung von Lauten, die Sprechgeschwindigkeit (-flüssigkeit), die Betonung und den Stimmeinsatz« konzentriert. (Deutscher Berufsverband für Logopädie e. V. 2023)

Spielsituationen mit traditionellem Spielzeug – hier besonders das Anschauen von Büchern und Verwenden von inhaltsbezogenen Worten – fördert den Spracherwerb erheblich. Die Nutzung von elektronischem Spielzeug hingegen mindert sowohl die kommunikative Interaktion als auch den Sprachwechsel des Säuglings und Kleinkindes signifikant. (Sosa 2016)

Das Körperschema ist die Wahrnehmung seines eigenen Körpers in Abgrenzung zur Umwelt. Der Mensch kennt seine Orientierung und Lage im Raum. Um sein Körperschema ins Bewusstsein zu rufen, findet u. a. ein Zusammenspiel von Sinnesreizen und Berührungsempfindungen statt. (Rosenberg 2003) In diesem Zusammenhang bezeichnet die sensorische Integration die Fähigkeit, all diese Sinnesinformationen zu integrieren. (Ayres 2016)

In diesem Kontext seiner Entwicklung entwickelt das spielende Kind Emotional- und Sozialkompetenz (▶ Tab. 4.11). Sozialkompetenz meint die Fähigkeit des Kindes, Beziehungen zu anderen Menschen aufzubauen und eine Bindungsfähigkeit zu erwerben. Die sozialen Kompetenzen hängen mit der Sprachentwicklung zusammen. Grundlage für die Entwicklung der Sozialkompetenz bildet die Mutter-Kind-Beziehung. Unter Emotionalkompetenz versteht man die Wahrnehmung und Interpretation verschiedener Gefühle und die Fähigkeit, diese gegenüber den Mitmenschen zum Ausdruck zu bringen. (Rosenberg 2003)

Tab. 4.11: Grenzsteine der Entwicklung des Kindes vom ersten bis zum dritten Lebensjahr (vgl. Leawen 2009)

Ab Alter [Monat]	Motorische, kognitive, sprachliche Leistung und soziale und emotionale Kompetenzen
15.	• *Körpermotorik*: Gehen des Kindes, Hände des Erwachsenen werden festgehalten, Festhalten an Möbeln oder Wänden • *Hand-Fingermotorik:* nach Aufforderung setzt das Kind zwei Bauklötzchen aufeinander • *Kognition*: Prüfung der Objekte durch das Kind (z. B. schütteln, gegeneinander klopfen) • *Sprachentwicklung*: kann »Mama« und »Papa« sinngemäß äußern • *Sozialkompetenz*: Kind schätzt Kinderreime, Nachahm- und Fingerspiele, rhythmische Spiele • *Emotionalkompetenz*: beteiligt sich während des Spielens emotional engagiert und anhaltend
18.	• *Körpermotorik*: freies Gehen des Kindes mit breitbeinigem Gang und nicht ganz gerader Körperhaltung, kann das Gleichgewicht sicher und kontrollierbar halten • *Hand-Fingermotorik*: nach Aufforderung gibt das Kind kleine Gegenstände aus der Hand her, Benutzung des Zeigefingers findet bewusst statt, Tasten und Schalter können gedrückt werden • *Kognition*: Kind spielt Rollenspiele, hält Telefonhörer ans Ohr, trinkt aus Spielzeugtasse • *Sprachentwicklung*: benutzt Symbolsprache, z. B. für Hund »Wau-wau«, oder verwendet Pseudosprache (Lautäußerung wirkt wie eine richtige Sprache, allerdings ist diese unverständlich)

Tab. 4.11: Grenzsteine der Entwicklung des Kindes vom ersten bis zum dritten Lebensjahr (vgl. Leawen 2009) – Fortsetzung

Ab Alter [Monat]	Motorische, kognitive, sprachliche Leistung und soziale und emotionale Kompetenzen
	• *Sozialkompetenz*: nach Aufforderung verabschiedet sich das Kind winkend und äußert Worte • *Emotionalkompetenz*: Trennung von Bezugsperson von ein bis zwei Stunden möglich, Betreuung des Kindes kann durch eine gut bekannte Person übernommen werden
24.	• *Körpermotorik*: Treppen gehen mit Festhalten am Geländer oder an der Hand eines Erwachsenen, Aufheben von Dingen vom Boden ohne Gleichgewichtsverlust • *Hand-Fingermotorik*: sicherer Pinzettengriff, Kind hält Stift mit den ersten drei Fingern in der Handinnenfläche fest (Faustgriff, Pinselgriff) • *Kognition*: Kind räumt Spielzeug in einem Zeitraum von 15 Min. aus Behältern ein und aus, stapelt mind. drei Bauklötzchen • *Sprachentwicklung*: Kind kann mind. zehn richtige Worte benennen (außer Mama und Papa), verfügt über Einwortsprache • *Sozialkompetenz*: freut sich über Kontakt mit anderen Kindern und spielt mit Gleichaltrigen • *Emotionalkompetenz*: alleinige Beschäftigung des Kindes über einen Zeitraum von 15 bis 30 Min. möglich, es weiß, dass sich die Bezugsperson trotz räumlicher Trennung in der Nähe befindet, Beruhigung aufgrund eines Ärgernisses ist innerhalb von Minuten möglich
36.	• *Körpermotorik:* mit sicherer Gleichgewichtskontrolle beidbeiniges Hüpfen von der untersten Treppenstufe, Umsteuerung von Hindernissen und abruptes Anhalten sowie Laufen mit deutlichem Armschwung • *Hand-Fingermotorik:* Benutzung des Drei-Finger-Spitzgriffs (Daumen, Zeige- und Mittelfinger), um Objekte zu greifen, Kind kann Buchseiten einzeln umblättern • *Kognition:* Kind spielt konzentriert mit Puppen, Autos, Bausteinen, malt und kritzelt • *Sprachentwicklung:* Kind spricht in Drei- bis Fünfwort-Sätzen, kann eigenen Vornamen nennen • *Sozialkompetenz:* gemeinsames Spielen mit anderen Kindern über einen Zeitraum von mind. fünf Minuten, kann Gegenstände austauschen, Nachahmung von Tätigkeiten Erwachsener in einem Rollenspiel • *Emotionalkompetenz:* für einige Stunden kann das Kind auch ohne Bezugsperson und außerhalb seines Zuhauses bei einer gut bekannten Person bleiben

Beratung:

- Eltern sollen viel mit ihrem Kind sprechen, kuscheln, spielen, um die Bindung zu ihm zu stärken (▶ Kap. 5.2).
- Eltern können die Entwicklung ihres Kindes in allen Bereichen behindern oder fördern.
- Freie Bewegungsmöglichkeiten und ein stetiger Anreiz dazu sind ein wesentlicher Pfeiler der kindlichen Entwicklung.

Maßnahmen und Anleitung:

- Je weniger Materialien ein Kind zum Spiel zur Verfügung hat, umso kreativer wird es damit spielen.
- Verwendung unterschiedlicher Materialien zum Spielen je nach Alter:
  - alte Haushaltsgeräte (ggf. Batterien entfernen), Töpfe, Deckel, Löffel, Dosen, große und kleine Kartons, verschiedene Tücher, Stoffreste und Kleiderstücke, ältere Kataloge und Zeitschriften, Materialien vom letzten Spaziergang (Stei-

ne, Stöcke, Blätter, Kastanien u. v. m.) (BZgA 2017a)
- Benutzung von Spielzeugen aus dem Fachgeschäft mit einem Prüfsiegel (z. B. CE, GS oder VDE)
- beim Kauf des Spielzeuges berücksichtigen, womit sich das Kind gern und häufig beschäftigt, worin seine Stärken und Schwächen liegen etc.
- wiederholende Benennung des Namens des Objekts, Kind wiederholt den Namen des Objekts
- Bedürfnisse und Abneigungen des Kindes akzeptieren
- durch Loben positives Bestärken des Kindes
- Austausch mit erfahrenen Eltern, Krabbelgruppen, Turngruppen, Kita
- ggf. Austausch mit der Frühförderstelle, Ergotherapeut/-in, Logopäde/-in, Heilpädagoge/-in, Familienberatungsstelle, Erzieher/-in

Beginn und Dauer: Altersgerecht von Beginn an.

Vorgehen bei Regelwidrigkeiten: Nach diagnostizierter Entwicklungsverzögerung durch den/die Pädiater/-in kann das Kind durch Fachpersonal einer Frühförderungsstelle gefördert und unterstützt werden.

Kooperierende: Pädiater/-in, Erzieher/-in, Physiotherapeut/-in, Ergotherapeut/-in, Logopäd/-in

4.11.2 Unfallvermeidung im Haushalt

Unfallrisiken in den Wohnräumen können bereits in der Schwangerschaft minimiert werden!

Ziel: Unfallprävention für das Kleinkind im Haushalt

Inhalt:

Im Laufe des fortschreitenden ersten Lebensjahres steigt die Unfallgefährdung eines Kindes durch seine zunehmende Mobilität und Neugierde an. Seine größtenteils eigenständige Fortbewegung und sein Interesse an neuen Entdeckungen sind wesentlich für seine Entwicklung. Es eignet sich durch stetiges Ausprobieren neues Wissen und neue Fertigkeiten an und hat dabei viel Freude. Ein Blick auf die Grenzsteine der verschiedenen Entwicklungskompetenzen im Alter vom ersten bis zum dritten Lebensjahr zeigt, dass das Kind in seiner Entwicklung zunehmend selbstständiger agiert. Das Lernen findet intrinsisch motiviert statt. So verlässt das Kind immer häufiger und häufiger unangekündigt seinen bisher genutzten Bewegungsradius. Es betritt dabei bisher ggf. noch nicht gesicherte Räume (Balkon, Fensterbank etc.).

Die meisten der Unfälle (ca. 80 %) im Kindesalter entstehen zuhause oder im häuslichen Umfeld. Unfälle im Kindesalter lassen sich durch Prävention um ca. 60 % verhindern. Das vorausschauende Gefährdungssehen manifestiert sich oftmals erst im Schulkindalter und bedarf der geduldigen Einführung und Konditionierung durch die Eltern. Daher ist es besonders wichtig, dass sich die Eltern in die Lage ihres Kindes versetzen und die Gefahrensituationen ihres Haushaltes und Grundstückes aus der Kindesperspektive beurteilen. Eltern können z. B. bereits bei der Einrichtung und Gestaltung des Kinderzimmers unfallpräventive Aspekte berücksichtigen. Häufig sind es kleine Aspekte (nicht sicher stehende Möbel etc.), die berücksichtigt werden können. (Jester 2009)

Klassische Unfallursachen im Kleinkind- und Kindesalter sind Verbrühungen und Verbrennungen, Vergiftungen und Verätzungen, Verletzungen sowie Sturzunfälle (BZgA 2019).

Unter Verletzungen versteht man die physische oder psychische Gewalteinwirkung auf den menschlichen Körper. Es handelt sich um eine durch äußere Einflüsse (mechanisch, thermisch, chemisch, strahlenbedingt) entstandene körperliche Verletzung mit Zerstörung von Gewebestrukturen oder mit Funktionsstörung (Wunde, Polytrauma oder akustisches Trauma). (Schindler 2016)

Ein Sturzunfall ist ein un- oder vorhersehbares Sturzereignis, welches eine unfreiwillige körperliche Schädigung des Menschen zur Folge hat. Der Mensch erleidet eine Gesundheitsschädigung. (Fischer et al. 2008)

Verätzungen bezeichnet die Schädigung des körpereigenen Gewebes durch Säuren, Laugen und andere Lösungsmittel (Meyer 2009).

Beratung:

- Verbrennungen und Verbrühungen (▶ Kap. 4.10.2.4)
- Vergiftungen (▶ Kap. 4.10.2.3)
- Die sprunghafte motorische Entwicklung von Bewegungen im Säuglings- und Kleinkindalter birgt durch plötzliche Erweiterung des Bewegungsradius ein Sturzrisiko.
- ein Kleinkind nicht alleine oder mit anderen Kindern unbeaufsichtigt spielen lassen (BAG 2018)
- eine altersentsprechende Beteiligung des Kindes an hauswirtschaftlichen Tätigkeiten und Erläuterungen von Gefahren (Umgang mit Schälmesser) (BAG 2018)
- die Entfernung des Schals oder der Kette des Kindes während des Spielens im Innen- oder Außenbereich (BAG 2018)
- dem Kind erklären, dass und um welche Art der gefährlichen Situation es sich handelt oder daraus erwachsen kann (BAG 2018)

Maßnahmen und Anleitung:

- Die Förderung der motorischen, sensorisch-integrativen und kognitiven Entwicklung des Kindes stärkt das Kind im Hinblick auf Stürze (BAG 2018).
- alle kleinen und giftigen Gegenstände, Medikamente, Zigaretten, Knopfzellbatterien, Wasch- und Reinigungsmittel oder Lampenöle außer Reichweite des Kindes aufbewahren (BAG 2018)
- Benutzung von Sicherheitsvorrichtungen im Wohn- und Aufenthaltsbereich des Kindes, z. B. Treppen-, Steckdosen- und Kantenschutz (BAG 2018)
- Kontrolle der Möbel und schweren Gegenstände auf Standfestigkeit, ggf. Verankerung der Möbel an der Wand (BAG 2018)

Risikoreduktion in Küche:

- Spülmittel und Geschirrspültabs außer Reichweite stellen
- bei Benutzung des Herdes die hinteren Platten nutzen und Pfannenstiele nach hinten zur Wand drehen (Schmidt 2012)
- spitze und scharfe Gegenstände wie z. B. Messer oder Schere nicht offen liegen lassen (Schmidt 2012)
- Plastiktüten außer Reichweite aufbewahren (Schmidt 2012)
- Aufbewahrung der Elektrogeräte und deren Kabel außer Reichweite des Kindes (BAG 2018)

Risikoreduktion in Wohn- und Esszimmer (BAG 2018):

- Kind im Hochstuhl wegen Kippgefahr nie unbeaufsichtigt lassen
- Entfernung der Tischdecken
- auf die Verwendung von brennenden Kerzen verzichten, besser LED-Kerzen nutzen
- Ausstattungen von Fenster und Türen mit Sicherungen
- Entfernung der Gegenstände, die dem Kind zum Klettern dienen könnten

Risikoreduktion im Badezimmer (BAG 2018):

- Beaufsichtigung des Kindes im Badezimmer (Gefahr des Ertrinkens auch bei niedrigem Wasserstand)
- Kontrolle der Wassertemperatur mit einem Thermometer auf 36 bis 38 °C
- Verwendung von Anti-Rutsch-Matten
- Herausziehen des Steckers aus der Steckdose von z. B. Fön oder Rasierer

Risikoreduktion im Kinderzimmer (BAG 2018):

- Beaufsichtigung des Kindes auf dem Wickeltisch, immer eine Hand beim Kind lassen
- wenn sich das Kind alleine im Raum befindet, das Fenster nicht öffnen
- Benutzung von Fenstersicherungen und abschließbaren Griffen
- Verwendung von altersentsprechendem Spielzeug, keine Kleinteile unter Tennisballgröße benutzen
- Kinderbett mit hoher Umrandung, auf eine sichere Umgebung außerhalb des Bettes achten
- Garten und Balkon (BAG 2018; Schmidt 2012):
  - Verwendung von Spielgeräten mit Prüfzeichen (CE, GS oder VDE)
  - Umzäunung des Gartenteichs, Verschließung der Regentonne und Abdeckung des Pools
  - Entfernung von giftigen Pflanzen
  - keine Benutzung von flüssigen Brandbeschleunigern beim Grillen, auf einen sicheren Stand des Grills achten
  - Kindersicherung am Balkongeländer

Beginn und Dauer: Bereits in der Schwangerschaft beginnen, die Wohnung kindersicher zu gestalten.
Vorgehen bei Regelwidrigkeiten: Zur Durchführung von Erstmaßnahmen bei Vergiftung, bei Verbrennung und Verbrühung vgl. Kapitel Verbrennungen und Verbrühungen (▶ Kap. 4.9.4).
Kooperierende: Rettungsdienst, Notarzt/Notärztin, Pädiater/-in, Erzieher/-in

4.11.3 Institutionelle Betreuung des Kleinkindes

Bei der Wahl der Kinderbetreuung das eigene Gefühl respektieren!

Ziel: Entwicklungsförderliches Setting im Rahmen einer institutionellen Kinderbetreuung

Inhalt:

Gegenwärtig nimmt ein Großteil der Mütter bereits während oder direkt nach der Elternzeit ihre berufliche Tätigkeit wieder auf. Erhalt der Teilhabe am Arbeitsmarkt spielt dabei ebenso eine Rolle wie ökonomischer Wunsch oder Verpflichtungen der Frau oder des Paars. Der Vater ist häufig nicht mehr der alleinige Ernährer der Familie. Das Kind kann aufgrund der beruflichen Aktivität beider Eltern nicht mehr durch ein Elternteil im häuslichen Kontext betreut werden. Die Kinderbetreuung kann über Angehörige, über eine Tagesmutter oder eine institutionelle Kinderbetreuung erfolgen. Während Angehörige – meist Großeltern – sowie eine liebevolle Tagesmutter eine Atmosphäre der familiären Betreuung aufrechterhalten können, hängt die Situation in einer institutionellen Kinderbetreuungseinrichtung (Kinderkrippe oder Kindertagesstätte) von der Personaldecke, der persönlichen Haltung und Ressourcen der Erzieher/-innen u. v. m. ab. Ein Fokus bei der Wahl einer geeigneten Betreuungseinrichtung ist der Aspekt der Bindungsarbeit und der Entwicklungsförderung (▶ Kap. 5.4.6 Berufstätige Mutter).

Eine Kinderkrippe ist eine Kindertageseinrichtung für die Betreuung von Kindern ab dem 6. Lebensmonat bis zum dritten Lebensjahr. Eine Kindertagesstätte ist eine Kindertageseinrichtung für eine Halbtags- oder Ganztagesbetreuung von Kindern von dem dritten Lebensjahr bis zur Einschulung. (NI-VORIS 2021)

Ziel der Kinderkrippe ist die Förderung der individuellen und persönlichen Entwicklung eines Kindes. Hier stehen der Beziehungsaufbau und Spiel- und Lernangebote im Vordergrund. Dies geschieht auf eine spielerische, kreative und musikalische Art und Weise. Mithilfe von Lernspielen werden auch die kognitiven Fähigkeiten des Kindes gefördert. Zur Förderung der motorischen Entwicklung gehört das Bewegen innerhalb und außerhalb der Einrichtung (z. B. Garten, Spielplatz, Wald). (Kita.de 2017a)

Die Kindertagesstätte verfolgt die vergleichbare Zielsetzung mit unterschiedlichem Schwerpunkt. Jede Einrichtung hat ein eigenes Konzept, welches die Leitlinien der Einrichtung und deren Zielsetzungen beinhaltet. Des Weiteren haben Kinderkrippen und Kindertageseinrichtungen das Ziel der Bildung und Erziehung des Kindes unter Berücksichtigung der individuellen Persönlichkeitsentwicklung. Daher bieten die Einrichtungen verschiedene, auf das Kind abgestimmte, frühe Fördermaßnahmen an. (Kita.de 2017b) Außerdem ist es Aufgabe der Kindertagesstätten, die Sprachbildung und Sprachförderung der Kinder zu übernehmen und hinsichtlich der Einschulung die Sprachkompetenz des Kindes zu bewerten und diese den Eltern in einem Entwicklungsgespräch zu übermitteln. (NI-VORIS 2021)

Die Spielangebote und Fördermaßnahmen der Einrichtung sollten sich an der Pädagogik der Vielfalt und Inklusion orientieren. Die Heterogenität der Kinder (Migrationshintergrund, bildungsnahe oder bildungsferne Eltern etc.) in den Kinderbetreuungseinrichtungen steigt ebenso wie die Zahl der Kinder, die einen speziellen Förder- und Unterstützungsbedarf benötigen. (Weltzien 2016)

Seit August 2013 haben Eltern einen Anspruch auf einen Kinderbetreuungsplatz für ihr Kind. Sie können diesen einklagen. Allerdings sind in vielen Gemeinden weniger Plätze für eine Kinderbetreuung vorhanden als an Bedarf besteht. Ebenso gibt es eine weitaus höhere Nachfrage an Ganztagesbetreuungsplätzen als diese verfügbar sind. Eltern können auch den Anspruch auf einen Platz bei einer Tagesmutter stellen, wenn nicht ausreichend Kinderbetreuungsplätze vorhanden sind. Die Kosten sind je nach Bundesland, Betreuungseinrichtung und Stundenanzahl unterschiedlich. In Niedersachsen bspw. sind die Kitaplätze für die Eltern kostenfrei. (Bundesregierung 2019; Kita.de 2017b)

> **Beratung:**
>
> - bei der Wahl der geeigneten Kinderbetreuungsform auf die eigene Intuition achten
> - bei der Wahl der institutionellen Kinderbetreuung auf potentiell ausreichend lange Betreuungszeiten achten, die die Fahrzeit zum Arbeitspatz und ggf. Überstunden ermöglichen
> - Themenkindertagesstätten (Musik-, Sport-, Kunstkindertagesstätte etc.) genau auf Gewährleistung und Umsetzung der Ziele prüfen
> - In der Eingewöhnungsphase sollte man sich wegen krankheitsbedingter Fehlzeiten noch nicht verlässlich in die Arbeitsstelle einplanen lassen.

Maßnahmen und Anleitung:

- Mindestens sechs Monate vor dem geplanten Eintrittstermin des Kindes in eine Kindertageseinrichtung muss ein Antrag auf einen Betreuungsplatz in schriftlicher oder elektrischer Form der zuständigen Stadtverwaltung mitgeteilt werden.
- Spätestens sechs Wochen vor dem geplanten Eintrittstermin meldet sich die Verwaltung bzw. das zuständige Jugendamt schriftlich mit der Bestätigung eines Krip-

pen- bzw. Kindertagesstättenplatzes zurück. (Kita.de 2017b)

Beginn und Dauer:

- ab dem 6. Lebensmonat bis zur Einschulung des Kindes
- Anmeldung zur institutionellen Kinderbetreuung ggf. bereits früh in der Schwangerschaft

Gute Erfahrung mit:

- Ein wertschätzender Umgang mit jedem Kind in jeder Situation ist ein Merkmal einer qualitativ hochwertigen Betreuungseinrichtung.
- Die präzise Kenntnis eines jeden Kindes mit seinen Stärken und Schwächen sowie seines Hintergrundes spricht für eine individualisierte Betreuung des Kindes.
- Eine bewegungsfreundliche Einrichtung und viel Platz (innen wie außen) sind positive Qualitätsmerkmale einer Einrichtung.

Kooperierende: Erzieher/-in, Verwaltungsangestellte/-r der institutionellen Kinderbetreuungseinrichtung, Familienservicebüro

Fazit: Das Neugeborene, der Säugling und das Kleinkind lernen und entwickeln sich in diesem Zeitraum in einer rasanten Geschwindigkeit. Jede neue Erkenntnis und Kompetenz des Kindes baut auf den vorangegangenen Erfahrungen auf. Reifebezogene Pflege und Hege, Gesundheitsförderung und eine sichere Bindung zur Mutter bzw. den Eltern ermöglichen dem Kind, seine Umwelt mit Neugier und unermüdlicher Energie zu erkunden. Hebammen beraten Eltern je nach Alter des Kindes zur Gestaltung eines sicheren, entwicklungsförderlichen Rahmens.

Tab. 4.12: Hebammen-Checkliste Neugeborenen- und Säuglingsgesundheit (eigene Zusammenstellung)

☐ Ziegelmehl	☐ Nagelpflege
☐ Popflege	☐ Milchschorf
☐ Körperpflege und Baden	☐ Atopieprophylaxe
☐ Pflegemittel	☐ Blähungen und Koliken
☐ Wickelplatz, Kinderzimmer	☐ Osteopathie
☐ Gedeihen	☐ Schlaftraining
☐ Catch-up- und Catch-down-Wachstum	☐ Babybetreuung
☐ Kleidung, Körperwärme	☐ Entwicklung im 1. Jahr
☐ Schlafverhalten	☐ Zahnungsschmerz
☐ Beruhigungssauger	☐ Kariesprophylaxe
☐ Signale des Kindes	☐ Hausapotheke
☐ SIDS-Prophylaxe	☐ Umgang mit Kinderkrankheiten
☐ Schlafumgebung	☐ Unfallsichere Umgebung
☐ Tragehilfen	☐ Vorgehen im Notfall
☐ Wachstumsschübe	☐ Sonstiges:

5 Elternschaft und Psyche

Cornelia Schwenger-Fink

> Die Bewältigung jeder Lebenskrise fordert die Bereitschaft zu einer Um- und Neuorientierung. Sie ist ein Übergangszustand (Moratorium) und bietet die Chance der persönlichen Reifung.

Die Geburt eines Kindes stellt wegen der Vielzahl der tiefgreifenden Veränderungen biologischer, psychischer und sozialer Natur einen gravierenden Einschnitt im Leben von Müttern und Vätern dar. Sowohl die Geburt als auch die Elternschaft können als eine sogenannte Reifungsphase bzw. Lebenskrise erlebt werden. Sie erfordert von der Mutter und ihrem Partner/ihrer Partnerin die Auseinandersetzung mit der neuen Lebenssituation Elternwerden und Elternsein und deren Bewältigung (Kitzinger 1994; Basters-Hoffmann 2017).

So sehen sich viele Mütter bzw. Eltern mit Fragen hinsichtlich der weiteren Lebensplanung konfrontiert. Konkret kann sich dies auf das berufliche Leben in Verbindung mit der Erfüllung der Mutter- und Vaterrolle, die finanzielle Situation oder die Partnerschaft selbst beziehen. Besonders nach der Geburt des ersten Kindes fühlen sich viele Eltern durch die zum Teil widersprüchlichen Gefühle, erlebten Unsicherheiten und intensiven Emotionen überfordert (Nolan 2001).

Neben Symptomen, die bei der Mutter durch den Geburtsvorgang oder den Involutionsprozess selbst bedingt sein können, können weitere – auch psychosomatische – Begleitsymptome wie Erschöpfung, Kopfschmerzen oder Kreislauflabilität auf die Auseinandersetzung mit dieser neuen Situation hinweisen.

Als begleitende Person ist es wichtig, auf den natürlichen Charakter ambivalenter Gefühle und Stimmungsschwankungen zu verweisen, um weiteren Konflikten, z. B. Schuldgefühlen, vorzubeugen. Für die Betreuung im Wochenbett bedeutet dies, die Mutter und Eltern im Sinne ihrer Bedarfs- und Bedürfnislage von Besuch zu Besuch individualisiert zu begleiten und sie in ihrer (neuen) Rolle bzw. ihren Kompetenzen zu bestärken, was beispielsweise über empathisch gestaltete Gespräche oder durch ressourcenorientierte (Über welche persönlichen Stärken verfügt die Frau/das Paar?), gezielte und bestärkende Anleitungen, z. B. Baden des Kindes, gelingen kann (Klein 2010).

Von Seiten des Säuglings ist es für sein Gedeihen von Bedeutung, dass seine Bedürfnisse, z. B. nach Nahrung oder Schutz, in der Regel durch seine Mutter/Eltern sensitiv wahrgenommen sowie verlässlich und idealerweise liebevoll befriedigt werden (Bowlby 2010; Keller 2011).

5.1 Evaluation des Geburtserlebnisses

Cornelia Schwenger-Fink

Definition:

Evaluieren bezeichnet eine sach- und fachgerechte Bewertung, Beurteilung oder Einschätzung (Duden 2017). Scriven (1972) beschreibt Evaluation als ein methodisches Verfahren, bei dem bestimmte Fragen über »Einheiten« (Scriven 1972, S. 61) – z. B. Prozesse, Personal oder Verfahrensweisen – beantwortet werden sollen (Evaluationsziele). Kontextuell kann die Rolle von Evaluation sehr unterschiedlich sein, z. B. der Verbesserung einer Theorie oder einer Datensammlung als Entscheidungsgrundlage dienen (Evaluationsrolle) (Scriven 1972).

Bei der Evaluation der Geburt aus Sicht der Wöchnerin/des Paares steht ihre/seine subjektive Bewertung und Reflexion des Geburtsverlaufes sowie die Erfassung ihrer/seiner Zufriedenheit damit im Fokus (DNQP 2014).

Ziel: Integration des erlebten Geburtsgeschehens in den eigenen Lebenskontext der Mutter bzw. Eltern

Inhalt:

Durch die Unterstützung der Hebamme evaluieren die Mutter bzw. die Eltern die Geburt und deren Effekt auf die aktuelle, gesundheitliche Befindlichkeit (DHV e. V. 2012a). Dies erfolgt bestmöglich im Sinne der Ganzheitlichkeit nach Antonovsky (1979, 1984).

»Geburten sind herausgehobene biographische Ereignisse [...]« (Basters-Hoffmann 2017, S. 20). Im Idealfall hat sich die Mutter subpartu als selbstbestimmt und selbstwirksam erlebt. Im Rahmen einer individualisierten, bedarfs- und bedürfnisorientierten Betreuung wären dazu alle Maßnahmen und Interventionen der Situation entsprechend verständlich und ausführlich mit ihr besprochen und gemeinschaftlich beschlossen worden: Die Frau steht im Sinne eines Empowerments im Zentrum – aktuelle Evidenzen aus der systematischen Forschung sowie die Fachexpertise der Hebamme und des Teams sind handlungsleitend gewesen (evidenzbasiertes Arbeiten, Page 1997, 2000; DNQP 2014; Durand et al. 2014; Horey 2013).

Aus einem solchen geburtshilflichen Setting können die Frau und das Paar gestärkt hervorgehen. Sie werden offen die (neue) Herausforderung der Versorgung des Kindes annehmen. In diesem Fall dient die Reflexion des Geburtserlebnisses der weiteren Stärkung und Betonung der persönlichen Ressourcen, die für eine erfolgreiche Erfüllung der Mutter- und Elternrolle notwendig sind und die Eltern-Kind-Beziehung fördern können (DHV e. V. 2012a).

Ein negatives Geburtserlebens kann die subjektive Gesundheit und die gesundheitsbezogene Lebensqualität hingegen nachhaltig prägen: Noch nach einem halben Jahr kann die Lebensqualität von Erst- und Mehrgebärenden gemindert sein. Letztere können zu diesem Zeitpunkt immer noch eine eigene negative Gesundheitseinschätzung haben. (Schäfers 2015)

Besonders wichtig ist es, über die Erlebnisse der Geburt mit Frauen oder Paaren zu reden, die traumatisiert wurden, die sich in ihrer Selbstbestimmtheit und Integrität verletzt gefühlt haben oder zutiefst verunsichert aus der Geburt hervorgegangen sind. Gesprächsschwerpunkte liegen darauf, dass die Frauen und Paare das Erlebte verstehen, einordnen und eigene Lösungsansätze für den weiteren Umgang mit der Situation entwickeln können – im Sinne von Bewältigung durch Verstehen (Garbe 2015). Dabei kann es erforderlich sein, dass dasselbe Erlebnis wiederkehrend besprochen wird, bis sich für die Betroffenen ein Gefühl der Kohärenz in Bezug auf das Geburtserlebnis einstellt (Antonovsky 1979, 1984). Auf diese Weise können »seelische Verletzungen« heilen (DHV e. V. 2012a, S. 18).

Trauma bedeutet »Verletzung« oder »Wunde« und bezeichnet sowohl das verletzende Erlebnis als auch die Folgen. Im Kontext des Geburtserlebnisses können sich Frauen beispielsweise durch fehlende oder nicht ausreichende Informationen oder Übergriffe wie Festhalten in ihrer Integrität verletzt fühlen und traumatisiert werden (DHV e. V. 2012a).

Die Hebamme nimmt die Rolle einer Gesprächs-Gastgeberin und »Lotsin« (Klein 2010, S. 360) ein. Sie sorgt beispielsweise für eine adäquate Gesprächsatmosphäre, ordnet Redebeiträge und Gedankenflows oder kann Fragen, z. B. zu Vorgehensweisen und Maßnahmen, die subpartu durchgeführt wurden, direkt beantworten. Auf diese Weise kann das Aufarbeiten und der Austausch strukturiert, gefördert und unterstützt werden. Zudem ist es der Hebamme möglich, gezielte Interventions- oder Therapiemaßnahmen zu veranlassen, z. B. eine Gesprächs- oder Psychotherapie (Bloemeke 2010).

Zur Strukturierung und Standardisierung von Gesprächen bietet sich die Nutzung von Evaluationsbögen an. Eine Orientierung kann dabei der Auditbogen des Expertinnenstandards zur Förderung der physiologischen Geburt (Fragebogen: Individuelle geburtsbezogene Fragen, DNQP 2014) bieten (▶ Abb. 5.1). Die individuelle Anpassung und wiederkehrende Modifikation eines solchen Evaluationsbogens ist angezeigt (DHV e. V. 2007) und richtet sich beispielsweise an Tätigkeitsbereichen oder -schwerpunkten der jeweiligen Hebamme aus. In ▶ Abb. 5.2 wird eine entsprechende Anpassung im Rahmen einer Wochenbettbegleitung exemplarisch aufgezeigt (▶ Abb. 5.2).

Beratung:

- Psychosomatische Beschwerden (z. B. Schlafstörungen, chronische Schmerzen) können Anzeichen eines seelischen Konfliktes im Zusammenhang mit dem Geburtserlebnis und der Mutterrolle sein (DHV e. V. 2012a).
- Durch offene und achtsame Reflexion der Geburtserfahrung können seelische Wunden heilen und (Re-)Traumatisierungen verhindert werden (DHV e. V. 2012a, siehe zu *Achtsamkeit* Heidenreich & Michalak 2009; Declercq et al. 2013).
- Die physische und psychische Gesundheit der Mutter/des Paares ist eine wichtige Voraussetzung für eine gelungene Eltern-Kind-Beziehung (▶ Kap. 5.3).

Maßnahmen und Anleitung:

- Achtsamkeit prägt die Gesprächssituation – verbal und nonverbal (z. B. auf Augenhöhe kommunizieren)
- respektvoll das Befinden und die Bedürfnislage der Wöchnerin/des Paares erfragen
- Fragen offen formulieren (keine Ja-/Nein-Fragen)
- Antworten wertschätzen, nicht bewerten oder gar abwerten/herunterspielen
- geeignetes Gesprächssetting gestalten (genügend Zeit, geschlossener Raum)
- Authentizität; Anteilnahme am Erlebten zeigen, aber kein Mitleid
- elterliche Stärken herausstellen und Ressourcen verdeutlichen (z. B. Geduld im Umgang mit dem Kind loben, sozial vermittelte Ressourcen nutzen), Kompetenzen stärken (z. B. durch wiederholte Anleitung beim Säuglingshandling)
- eigene Einstellungen (z. B. zu Geburtsmodus, Analgesieverfahren) reflektieren, Vorurteile identifizieren und das Gespräch vorurteilsfrei und neutral gestalten (Nolan 2001; DHV e. V. 2012)

5.1 Evaluation des Geburtserlebnisses

Name der Einrichtung:			
Datum:	Benötigte Zeit:	Nummer:	

Quelle	Code/Frage	Antwort	Kommentare
Dokumenten-analyse	D 1.1 Liegt eine Dokumentation der Geburtsberatung und Planung vor?		
	D 2.1 Liegen Ergebnisse einer ersten Einschätzung vor:		
	a) zur Gesundheit der Frau?		
	b) zu den Bedürfnissen der Frau?		
	c) zum Befinden des Kindes?		
	d) zur aktuellen geburtshilflichen Situation?		
	D 2.2 Liegen Ergebnisse weiterer kontinuierlicher Einschätzungen zur geburtshilflichen Situation vor?		
	D 3.1 Liegen Hinweise auf den erfolgten Abstimmungsprozess zwischen Hebamme und Frau vor?		
	D 4.1 Wird die Durchführung von Maßnahmen begründet?		
	D 4.2 Liegt eine lückenlose Dokumentation der durchgeführten Maßnahmen vor?		
	D 5.1 Liegen schriftliche Hinweise auf eine Evaluation des Geburtsverlaufs vor?		
Befragung der Hebamme	H 1.2 Konnten Sie für die Geburtsbegleitung auf eine Dokumentation der Geburtsberatung- und planung zurückgreifen?		
	H 3.2 War es ihnen möglich, den Geburtsprozess in Abstimmung mit der Frau zu gestalten?		
	H 4.3 Konnten Sie Maßnahmen zur Förderung einer physiologischen Geburtsarbeit dem Geburtsprozess entsprechend durchführen?		
	H 5.2 Haben Sie den Verlauf der Geburt evaluiert?		
	H 5.3 Haben Sie das Ergebnis der Evaluation dokumentiert?		
Befragung der Frau	F 1.3 Haben Sie während der Schwangerschaft eine Hebammensprechstunde in Anspruch genommen?		Wenn „Ja", wo:
	F 1.4 Wurden Sie im Rahmen der Hebammensprechstunde über die Möglichkeiten einer physiologischen Geburt informiert?		
	F 1.5 Waren die Informationen verständlich und ausreichend?		
	F 2.3 Wurden Sie bei der Aufnahme in den Kreißsaal nach ihren persönlichen Bedürfnissen/Wünschen gefragt?		
	F 3.3 Fühlen Sie sich in Entscheidungen, die während der Geburt getroffen wurden, einbezogen?		
	F 4.4 Wurden Ihre Bedürfnisse im Rahmen der Geburt berücksichtigt?		
	F 5.4 Wurden Sie nach der Geburt von der Hebamme zu Ihrer Geburtserfahrung befragt?		

Legende: D = Dokumentenanalyse   H = Befragung der Hebamme   F = Befragung der Frau

Ausfüllhinweis: J = Ja   N = Nein   NA = nicht anwendbar

Abb. 5.1: Individuelle geburtsbezogene Fragen nach: Deutsches Netzwerk für Qualitätsentwicklung in der Pflege (DNQP) und Verbund Hebammenforschung (Hrsg.): Expertinnenstandard »Förderung der physiologischen Geburt«. Entwicklung – Konsentierung – Implementierung. 2015[1]

---

[1] Link zu vollständigem Audit-Instrument: https://www.dnqp.de/de/expertenstandards-und-auditinstrumente/#c18471

5 Elternschaft und Psyche

Evaluation Geburtsverlauf   Patientinnenklebchen

Hebammensprechstunde
Frau war in Hebammensprechstunde/vorgeburtlicher Beratung: ☐ Ja ☐ Nein
☐ Eine schriftliche Dokumentation (Kopie, Mutterpass o.ä.) liegt vor.

Latenzphase
1. Dauer Latenzphase ____. Verbracht: ☐ zu Hause ☐ auf Station ☐ im KRS ☐ mit Einleitung.

2. Nach der Aufnahmeuntersuchung wurde die Frau regelmäßig
☐ vaginal untersucht: ☐ Ja ☐ Nein   ☐ CTG geschrieben: ☐ Ja ☐ Nein
Wenn nein, warum nicht? _____.

Geburtsverlauf
3. Frau wünschte im Laufe der Entbindung: ☐ Laufen ☐ Bad ☐ Bewegung/Ball ☐ Bett
☐ Sonstiges:_____.

4. Die Wünsche der Frau wurden berücksichtigt: ☐ Ja ☐ Nein
Wenn nein, warum nicht? _____.

5. Alle Maßnahmen während der Geburt wurden mit der Frau besprochen: ☐ Ja ☐ Nein
Wenn nein, warum nicht? _____.

6. Entscheidungen wurden gemeinschaftlich mit der Frau getroffen: ☐ Ja ☐ Nein
Wenn nein, warum nicht? _____.

7. Die ausgewählten Maßnahmen haben sich als geburtsförderlich erwiesen: ☐ Ja ☐ Nein

Daten Geburt
☐ Amniotomie   ☐ PDA   ☐ Wehenmittel sub partu ☐ andere Analgesie ☐ MBU
☐ Spontanpartus ☐ Vag.-Op. ☐ Sekundäre Sectio
Geburtsverletzungen: ☐ DR 1/2   ☐ DR 3/4   ☐ Epi wegen: _____.

8. Die Wöchnerin/das Paar macht folgende Angaben zum Erleben der Geburt: _____
_____.

☐ Hat die Frau/das Paar das Geburtserlebnis mit der betreuenden Hebamme im Kreißsaal besprochen? ☐ Ja, in Hinsicht auf: _____.

☐ Nein - wenn nein, warum nicht? _____.

Einschätzung durch die betreuende Hebamme
Frau/Paar kann das Geburtserlebnis in den eigenen Lebenskontext integrieren: ☐ Ja ☐ Nein
Wenn nein, warum nicht? _____.
Folgende Interventionen/fä-Überweisung angezeigt:_____.

Datum/Unterschrift der betreuenden Hebamme:

Abb. 5.2: Geburtsevaluation: individuell angepasster Bogen (eigene Darstellung in Anlehnung an: Deutsches Netzwerk für Qualitätsentwicklung in der Pflege (DNQP) und Verbund Hebammenforschung (Hrsg.): Expertinnenstandard »Förderung der physiologischen Geburt«. Entwicklung – Konsentierung – Implementierung. 2015)

Beginn und Dauer: Zu Beginn des Wochenbettbesuches niedrigschwellig offerieren. Bei Gesprächsbedarf der Frau oder des Paares und wiederkehrend bis zum Ende der Hebammenbegleitung (neunter Lebensmonat des Kindes bzw. Ende der Stillzeit) oder darüber hinaus anbieten und durchführen.

Gute Erfahrung mit: Die Hebamme macht es sich immer wieder bewusst, dass die Eltern eigenverantwortliche Erwachsene sind – Experten und Expertinnen für ihr eigenes Leben, das sie in der Regel bislang sehr erfolgreich gemanagt haben. In Anerkennung dieser Leistung werden Gespräche so gestaltet, dass statt fertigen Ratschlägen Informationen und Anteilnahme vermittelt werden: Die Frau/das Paar fühlt sich verstanden, trifft eigene informierte Entscheidungen und entwickelt die für sie passenden Strategien im Umgang mit der neuen Situation/dem Geburtserlebnis: »Weiterbildung statt Indoktrination« (Nolan 2001, S. 13; DHV e. V. 2007).

Kooperierende: Gynäkolog/-in, Psychotherapeut/-in

5.2 Sichere Eltern-Kind-Bindung

Cornelia Schwenger-Fink

Definition:

Die Bindung (engl. attachment) ist ein emotionales Band, das sich zwischen dem Säugling und seiner/n wesentlichen Bezugsperson/en entwickelt. Im Gegensatz zur Abhängigkeit (engl. dependancy) handelt es sich dabei um eine raum- und zeitüberdauernde, personenabhängige Beziehung, die in den Emotionen verankert ist (Bowlby 2010).

> **Ziel:** Kultursensible Förderung der Ausbildung einer sicheren Bindungsbeziehung zwischen der/n Bezugsperson/en – in der Regel der Mutter/den Eltern – und dem Säugling

Eine (im Idealfall sichere) Bindung zu mindestens einer Bezugsperson wird als Voraussetzung für die gesunde Entwicklung eines Kindes angesehen (Grossmann 2003). Sie gewährleistet dem Kind physische und psychische Sicherheit, z. B. im Sinne von Kontingenzerfahrung oder Schutz vor Gefahren. Evolutionär betrachtet handelt es sich um ein phylogenetisches Erbe, das der Weitergabe der Gene und somit der Arterhaltung dient (Bowlby 2005, 2010; Spangler 1999).

Je nach kulturellem Kontext variiert die konkrete Ausgestaltung der Bindungsbeziehung. Das bei Kindern in Mittelschichtfamilien westlicher Industrieländer beobachtbare Verhalten im Rahmen eines sicheren Bindungsmusters (z. B. Protest, Schreien bei Trennung von der/n Bezugsperson/en – meistens der Mutter und/oder dem Vater, ggf. Großeltern oder Erziehenden) würde in anderen soziokulturellen Kontexten als nicht angemessen oder sogar pathologisch bewertet werden: Die Kinder der traditionell lebenden Nso-Bauernfamilien in Kamerun sind es beispielsweise gewohnt, von vielen Bezugspersonen aus ihrer Dorfgemeinschaft versorgt zu werden. Der Bezug zu verschiedenen Personen dient der Betreuung und Versorgung des Kindes, wenn die Mutter ihrer Arbeit auf dem Feld nachgehen muss. Ein Nso-Kind würde entsprechend nicht protestieren, wenn andere Personen es ansprechen oder es auf den Arm nehmen (Keller 2011). Durch zunehmende Flucht- und Migrationsbewegungen erweist sich eine kultursensible Haltung in der Begleitung von Schwangeren, Gebärenden und Wöchnerinnen und ihrer Familien als unumgänglich.

Mit dem Anspruch auf Individualisierung, Bedarfs- und Bedürfnisorientierung unterstützt die Hebamme die Frau und Familie bei der Versorgung des Kindes unter Berücksichtigung ihrer kulturellen Wurzeln. Konkret bedeutet dies, einen offenen und unvoreingenommenen Umgang zu pflegen – auch mit unvertrauten Versorgungs- und Erziehungspraktiken, z. B. Säuglinge immer und überall dabei zu haben, permanent zu tragen (auch durch Familien-/Gruppenangehörige) oder sie sehr früh motorisch zu fördern (Keller 2011). Die Anleitung zum Handling bzw. die Versorgung im Kontext der häuslichen Wochenbettbetreuung durch die Hebamme widerspricht diesem Anspruch nicht und kann als gegenseitiger Austausch und ergänzendes Angebot sowie darüber hinaus als ganzheitlich integrativ erlebt werden.

Nach Bowlby (2005, 2010) prägen die Erfahrungen, die ein Kind in den ersten Lebenswochen/-monaten (und -jahren) macht, es für die gesamte Lebensspanne: Reagiert eine Bezugsperson prompt und zuverlässig (und am besten liebevoll) auf die Bedürfnisse des Kindes, erfährt das Kind eine Art Sicherheit, z. B. immer, wenn es weint, kommt die Mutter. Diese (infantile) Kontrollierbarkeit der Welt vermittelt Sicherheit. Das Kind fühlt sich zudem geborgen in seiner Welt und erlebt, dass es wert ist, dass sich um es gekümmert wird – es fühlt sich geliebt.

In Interaktionen mit der Umwelt und neuen Situationen bedient es sich in der weiteren Entwicklung dieser Erfahrung und geht (im Idealfall) mit Sicherheit und Selbstwertgefühl auf Menschen zu und entdeckt die Umwelt. Es weiß um die Liebe seiner Mutter/Eltern und erlebt sie als eine Art sicheren Hafen, von dem aus es Erkundungen anstellen und bei Bedarf (z. B. bei Unsicherheit, drohender Gefahr) zurückkehren kann (Bowlby 2010; Flammer 2009).

Auch über die erfolgreiche Gestaltung von zwischenmenschlichen Beziehungen hinaus kommt einer qualitativ guten Bindungsbeziehung zwischen Bezugsperson/en und Kind eine große Bedeutung für den weiteren Entwicklungsweg zu: Kinder, die sicher und geborgen aufwachsen, sind nachweislich weniger gestresst. Die sichere Bindungsbeziehung zu ihren Bezugspersonen fungiert dabei wie eine Art Schutzwall, der sie vor Stress schützt und Stressoren wegpuffert. Hingegen ist bei Kindern, die unter widrigen Verhältnissen – gestresst – aufwachsen, das Stresssystem, die Hypothalamus-Hypophysen-Nebennierenrinden-(HPA)-Achse, in Daueralarmbereitschaft. Die Folgen sind stressbedingte Cortisol-Anstiege und TH1-TH2-Zytokin-Imbalancen, die auf Dauer zu einem Crash des Immunsystems und zu Entzündungserkrankungen im Erwachsenenalter führen können (Van Houdenhove et al. 2009; Elenkov & Chrousos 2002).

> **Beratung:**
>
> - Eine sichere Eltern-Kind-Beziehung ist die Basis, auf der sich eine gesunde kindliche Entwicklung vollziehen kann.
> - Kinder, die in physischer und psychischer Sicherheit aufwachsen, haben gute Voraussetzungen, sich zu gesunden Persönlichkeiten zu entwickeln (Lohaus 2010; Grossmann 2005).

Maßnahmen und Anleitung:

- über kindliche Entwicklung (z. B. Meilensteine in der motorischen Entwicklung, ▶ Kap. 4.10: Das Kind im ersten Lebensjahr) und das Bindungsverhalten informieren
- Vermittlung von Ausdrucks-, Belastungs- und Bewältigungsverhaltensweisen des Neugeborenen/Säuglings (z. B. soziales Lächeln des Säuglings als Kontaktaufnahme, Hungerzeichen)

- (Be-)Stärkung der elterlichen Kompetenzen und des elterlichen Selbstwertgefühls (Hervorheben der Ressourcen, die bei der Versorgung des Kindes hilfreich sein können, über die die Mutter verfügt, z. B. Feinfühligkeit, Gewissenhaftigkeit)
- Förderung der elterlichen Sicherheit durch gezieltes Anleiten (z. B. Baden des Kindes, ▸ Kap. 4.3: Pflege des Neugeborenen)
- (frühe) Stillhilfe anbieten, Stillen ad libitum (Oxytozin als Bindungshormon, ▸ Kap. 3.8.1, ▸ Kap. 3.8.2)
- Ermutigung zu Körperkontakt, Nähe und Ansprache unter Berücksichtigung der kulturellen Wurzeln

Gute Erfahrung mit: Bedingt durch die erforderliche Mobilität auf dem Ausbildungs- und Arbeitsmarkt stehen viele Mütter und Paare nicht in direktem Austausch zu den eigenen Eltern und Familien: Erfahrungswissen und Tipps, z. B. zur Pflege und Versorgung eines Säuglings, können entsprechend nicht persönlich und zeitnah ausgetauscht werden. Stattdessen werden sich Expert/-innenmeinungen über Zeitschriften, (Fach-)Bücher oder Internet(-Foren) eingeholt. Fehlende Ratschläge auf der einen Seite sowie eine Informationsflut auf der anderen Seite verunsichern viele junge Eltern.

In diesem Zusammenhang erweist es sich als hilfreich, wenn die Hebamme die Frauen und Paare zusätzlich in ihrer Intuition unterstützt und sie darin bekräftigt, das Kind so zu umsorgen, wie es für ihr Bauchgefühl stimmig ist (Mierau 2016).

Wenn beispielsweise eine Wöchnerin ihr Kind stets bei den ersten Anzeichen von Hunger sofort anlegen und stillen möchte, weil sie gute Erfahrungen damit gemacht hat, sollte sie dem ohne schlechtes Gewissen, die Dauer einer Stillmahlzeit damit ungünstig beeinflussen zu können, folgen – auch wenn einige Ratgeber auf genau Letzteres hinweisen.

5.3 »Babyblues« versus Wochenbettdepression

Kirstin Büthe

Eine Psychose zeigt sich durch ausgeprägte Bewusstseinsstörungen mit Redseligkeit, Hyperaktivität und Wahnvorstellungen sowie Suizidgefahr. Die Manifestation erfolgt wenige Tage postpartum!

Eine Depression zeigt sich durch ausgeprägte Niedergeschlagenheit, Antriebslosigkeit und tiefe Hoffnungslosigkeit oder auch aggressives Verhalten. Die Manifestation kann nach zwei Wochen postpartum bis zu ein Jahr postpartum erfolgen!

Eine Posttraumatische Belastungsstörung geht mit Vermeidungsverhalten bezüglich traumatischer Trigger, Übererregbarkeit sowie Aggressivität einher.

Ziel: Krisenfestes, seelisches maternales Wohlbefinden

Inhalt: Die psychische Auseinandersetzung und Anpassung sind nicht allein von positiven Gefühlen begleitet.

»Babyblues«:
Ein kurzfristiges Stimmungstief, der Babyblues, tritt meist zwischen dem dritten und zehnten Tag postpartum auf. Er ist durch

vorübergehende Weinerlichkeit, Reizbarkeit, Schwermütigkeit sowie Stimmungswechsel gekennzeichnet.

Während der Babyblues 50 bis 80 % der jungen Wöchnerinnen trifft, treten schwerwiegende psychiatrische Erkrankungen wie Wochenbettdepression oder -psychose erheblich seltener auf. Unbehandelt können sie jedoch einen mitunter fulminanten Verlauf nehmen. In diesem Falle besteht Suizidgefahr, einschließlich vitaler Gefährdung des Kindes. Seelische Befindlichkeitsstörungen über den 14. Tag postpartum hinweg bedürfen daher unbedingt der genauen Abklärung (Bick et al. 2002).

Puerperale Depressionen:
Depressionen sind ein emotionaler Zustand geprägt durch starke Traurigkeit, Niedergeschlagenheit, einem Gefühl der Wertlosigkeit, Suizid(-gedanken), sozialen Rückzug, Schlafstörungen, Inappetenz sowie mangelndes sexuelles Interesse. Diese affektive Störung geht mit veränderter Gefühls- und Stimmungslage einher. (DHV 2007)

Depressive Erkrankungen treten in Deutschland mit einer Häufigkeit von 11,6 % bei Frauen und 8,6 % bei Männern auf. Die Häufigkeit korreliert mit einem niedrigen Einkommen und einer Altersspanne bei Frauen von 18 bis 29 Lebensjahren sowie bei Männern von 30 bis 44 Lebensjahren. Es bestehen regional erhebliche Unterschiede. (Bretschneider et al. 2017) Eine postpartale Depression wird bei 10 bis 15 % der Frauen vermutet. Diese Form ist weniger abhängig vom sozioökonomischen Status. (Dorsch 2017).

Nowitzkys (2009) Untersuchung von psychischen Störungen bei sectionierten Frauen ergab eine geringfügig höhere Prävalenz von Babyblues und puerperalen Depressionen, sowohl im Früh- als auch insbesondere im Spätwochenbett, gegenüber vaginal entbundenen Frauen. Die Autorin identifizierte eine Vielzahl von Einflussfaktoren auf die Stimmung einer frisch entbundenen Frau, von denen sich keiner prioritär hervorhob. Tendenziell ist eine Primipara mit sekundärer Sectio in Intubationsnarkose am prädisponiertesten für eine negative seelische Verfassung im Wochenbett.

Die Wochenbettdepression manifestiert sich typischerweise im Verlauf der zweiten Woche, meist am zehnten Tag postpartum. Nach Martius et al. (2006) zeigen sich die Patientinnen ängstlich, apathisch, schlaflos und können suizidgefährdet sein. Williams (2016) differenziert fünf Kategorien von Depressionen und Angst:

- Spannung mit Anspannung und Reizbarkeit,
- ängstliche Erregung mit Konzentrationsbeeinträchtigung und deutlichen Zeichen der inneren Erregung (Herzrasen, Schwitzen, Stressgefühl),
- Melancholie mit sozialem Rückzug und Traurigkeit,
- Anhedonie mit Verlust der Freude und hohem inneren Stresspegel sowie
- generalisierte Angst mit ständigem Grübeln und ängstlicher Anspannung.

Unter dem Begriff *smiling depression* fasst man das Verhalten von Betroffenen zusammen, die trotz einer depressiven Verstimmung oder Depression nach außen eine Art Fassade des Lächelns aufbauen, um von der eigenen Not abzulenken (Ebel 2002).

Ca. drei Viertel der depressiven Erkrankungen gehen mit anhaltend milden Symptomen einher (Dysthymie). Weniger als 1/10 der betroffenen Frauen weisen milde, im Verlauf zunehmende Symptome auf. Nur ca. 1/20 leidet unter anhaltend starken Symptomen. Ca. ein Viertel der Frauen gibt bis drei Jahre nach der Geburt zunehmende depressive Beschwerden an. (Putnick et al. 2020)

Perinatale Depression und bzw. oder Angststörung der Mutter korreliert mit einer nachteiligen sozio-emotionalen, kognitiven und motorischen sowie sprachlichen Entwicklung des Kindes (Rogers et al. 2020).

Kinder der betroffenen Mütter zeigen häufig Schlafstörungen, verzögertes Wachstum oder Fehlernährung. Ihr Risiko, später selbst Depressionen oder entzündliche Erkrankungen zu erleiden sowie sozial auffällig zu werden, ist erhöht. (Metha 2014)

Eine Gefahr von Suizid besteht bei allen Formen der psychiatrischen Erkrankungen, in höherem Maße bei depressiven Erkrankungen. Auf Nachfrage gibt die betroffene Frau möglicherweise an, einen Suizid als Lösung in Betracht zu ziehen. Suizidankündigungen beschreiben ein bereits in der Phase der Ambivalenz befindliches, depressives Krankheitsbild mit einem Schwanken zwischen selbsterhaltenden und selbstgefährdenden Kräften. Im Krankheitsverlauf schließt sich eine ruhige, geradezu erleichterte Phase der Entschlussfindung zum Suizid an. In diesen Fällen ist eine psychiatrische Behandlung sicherzustellen, ggf. unter Hinzuziehung von Rettungsdienst und Notarzt. (Dorsch 2017) Die Web App SmartMoms ermöglicht unsicheren Frauen, ihre Selbsteinschätzung über die Möglichkeit der depressiven Erkrankung zu validieren: https://smart-moms.de/; Stand: 22.06.2022

»Väterliche Depression«:
Der Kindsvater kann in ähnlicher Form wie die Mutter von einer postpartalen Depression betroffen sein. Die als »Väterliche Depression« bezeichnete, mentale Beeinträchtigung oder Stimmungsschwankung des Kindsvaters steht in direktem Zusammenhang mit der Schwangerschaft seiner Frau oder Lebensgefährtin und der Geburt seines Kindes. Sie tritt meist in der nachgeburtlichen Phase auf und ist durch eine Beeinträchtigung der Elternbeziehung zum Kind sowie dem Erleben der Elternschaft gekennzeichnet. (Madsen 2008)

Hohe Eigen- und Fremderwartung an die Vaterrolle entfalten einen belastenden Druck. Sie sind häufiger als Frauen mit der Verarbeitung des Geburtserlebens sich selbst überlassen. Einerseits werden sie sich durch die dichte Erfahrung des Vaterwerdens unwillkürlich der eigenen Kindheitserfahrungen bewusst, andererseits lösen sich verlässliche Strukturen der eigenen, partnerschaftlichen Beziehung zugunsten einer neuen triadischen Beziehung auf. (Eickhorst 2018)

Besonders die sozialen Ursachen (geringes Einkommen und niedriger soziöökonomischer Status, wenig befriedigende Partnerschaft, ungewollte Elternschaft) einer väterlichen PPD ähneln denen der mütterlichen Erkrankung. Stress in der Schwangerschaft und ein schlechter gesundheitlicher Zustand in Schwangerschaft und in der Zeit nach Geburt sowie das Getrenntleben von der Kindsmutter neun Monate nach der Geburt sind Risikofaktoren für eine väterliche Depression. (Underwood et al. 2017)

Väter in den Zwanzigern sind häufiger unabhängig von sozialen Faktoren betroffen (Bergström 2013). Lebensgefährten oder Ehemänner von betroffenen Frauen erkranken häufiger. Eine nicht erfolgreich behandelte, väterliche PPD verschlechtert die Vater-Kind-Bindung und die Qualität des Erziehungsstils. (Marinovic & Seiffge-Krenke 2016)

Puerperale Psychose:
Die Psychose postpartum stellt die schwerste Form der psychiatrischen Erkrankungen im Wochenbett dar. Sie ist gekennzeichnet durch Bewusstseinsstörungen und bzw. oder schwere Depression (Symptome s. o.). Sie kann zum Suizid oder zur Kindstötung führen (Bick et al. 2002). Die Prävalenz wird mit 1:500 Geburten angegeben. Über die Hälfte der Fälle tritt binnen zwei Wochen postpartum ein, typischerweise nach der Phase des Wohlbefindens. Im Rahmen einer Persönlichkeitsstörung besteht keine Krankheitseinsicht.

Nach Faust (2015) ist eine frühe Manifestation der postpartalen Psychose am dritten bis vierten Tag postpartal häufig. Symptome für eine psychotische Erkrankung sind Unruhe, Zerstreutheit, Hyperaktivität, Redseligkeit, Verworrenheit sowie (Größen-)Wahnvorstellungen (Bick et al. 2002). Verkennt die Wöchnerin ihre soziale und räumliche Umgebung und verliert das Zeitgefühl, kann sie sich im Rahmen einer amentiellen Psychose später kaum an diese Zeit erinnern. Symptome wie Antriebssteigerung, Enthemmung, geringes Schlafbedürfnis, Größenwahn sowie bizarre Ideen deuten auf eine manische Form hin. Psychosen bedürfen umgehend der fachgerechten Behandlung, da Eigen- und Fremdgefährdung (Kindstötung) besteht.

Postpartale Belastungsstörung:
Eine Posttraumatische Belastungsstörung (PTBS) kann sich mit hoher Wahrscheinlichkeit nach einem traumatischen Geburtserlebnis manifestieren. Ein Trauma umfasst die körperlichen und seelischen Folgen auf Ereignisse, die das Leben und das körperliche Wohl eines Individuums bedrohen. Bietet die initiale Reaktion in Form des Kampf-/Fluchtreflexes unter massiver Ausschüttung von Adrenalin keine ausreichende Hilfe, wird das Gehirn unter den extremen Stressreizen in einen Zustand von »Freeze and Fragment« zur Schmerzbetäubung und Dämpfung der Todesangst versetzt. Eine willentliche Reaktion des Menschen ist kaum mehr möglich. Die betroffene Frau entwickelt binnen weniger Wochen bis Monate einen übererregten Zustand, einen inneren Rückzug oder ein Vermeidungsverhalten bezüglich Erinnerungen auslösender Ereignisse. Sie hat blitzartige Erinnerungen an das Ereignis (sogenannte) und zeigt Symptome wie Angst oder Aggressivität. (Huber 2009) Nach einer komplikationslosen Vaginalgeburt nahe dem Termin zeigen ca. 5 % aller Frauen Symptome einer PTBS (Froeliger et al. 2022).

Auslöser einer postpartalen Belastungsstörung ist weniger das Ereignis selbst als der erlebte Mangel an empathischer Begleitung und Wahrung der Selbstbestimmung, was die aktuellen Bewältigungsstrategien insgesamt überfordert. Die Merkmale der PTBS können denen einer postpartalen Depression ähneln. (Stiefel et al. 2013)

Die Wahrscheinlichkeit einer entsprechenden Erkrankung steigt mit der Rate an pränataler Ängstlichkeit, Geburtsängsten, emotionalen Missbrauchs in der Kindheit sowie schwangerschaftsspezifischen Stress. Die Mutter-Kind-Beziehung kann signifikant belastet sein. (Bittner et al. 2019) Risikofaktoren sind Migrationshintergrund, psychiatrische Vorerkrankungen, Nulliparität sowie eine vorangegangene Fehlgeburt (Froeliger et al. 2022).

Kinder von chronisch psychiatrisch erkrankten Elternteilen oder Eltern profitieren von einem strukturierten Alltag und Kontakt zu anderen Bezugs- bzw. Bindungspersonen. Dies kann im höheren Säuglingsalter durch die tägliche Anwesenheit in einer Kinderkrippe ermöglicht werden. (Beek 2019)

> **Beratung und Umgang bei seelischem Stimmungstief:**
>
> - Verständnis und Wertschätzung, hohe Aufmerksamkeit gegenüber der Wöchnerin
> - Entlastung und Verständnis
> - Förderung des Mutter-Kind-Kontaktes
> - Geduld bei Reizbarkeit
> - ggf. Depression als Krankheit enttabuisieren sowie (medikamentöse) Therapierbarkeit verdeutlichen
> - Kontakt zu Fachärztin siehe unten unter »Kooperierende«
> - ggf. großzügig die Organisation therapeutischer Hilfe anbieten (DHV 2007)

Maßnahmen und Anleitung bei seelischem Stimmungstief:

- schmerzverursachende und isolationsfördernde, körperliche Beschwerden behandeln
- ausreichend Schlaf und Freizeit organisieren
- Erfragen:
  - Was half früher bei Stimmungstiefs (Kraftquellen und Ressourcen)?
  - Welche Kooperierende tut gut und welche nicht?

- Mit wem kann offen über das eigene Befinden gesprochen werden?
- Die Edinburgh Postnatal Depression Scale (EPDS, https://schatten-und-licht.de/wp-content/uploads/2020/05/fragebogenselbsteinschaetzung.pdf, Stand: 30.01.2023, nach Cox et al. 1987) ist ein Fragebogen mit zehn Items als Screening-Instrument für Frauen, die sich selbst nicht als depressiv einschätzen würden.
  - Bei einem Score von acht oder weniger besteht kein Risiko für eine Depression, es sei denn, es besteht Verdacht oder Hinweise auf eine andere psychiatrische Erkrankung.
  - Bei einem Score von neun bis elf sollte die Frau ein professionelles Beratungsangebot in Anspruch nehmen.
  - Resultierend aus dem Verdacht einer postpartalen Depression bei einer Punktezahl von größer/gleich zwölf soll rasch ein Gespräch mit einer Spezialistin eingeleitet werden (Bick et al. 2002).
- ggf. Östrogensubstitution
- keine hormonellen Kontrazeptiva im Wochenbett mit Progesteron-Anteil (Müller 2017)
- ggf. Netzwerk aufzeigen, Kontakt zu interprofessioneller Kooperierenden herstellen

Vorgehen bei Regelwidrigkeit PTBS:

- Die Patientin kann dafür sensibilisiert werden, dass ihre Beschwerden aus der als traumatisch erlebten, vergangenen Situation herrühren können und nicht aktuell provoziert sind.
- Professionelle Beratung kann ihr helfen, die abgespaltenen Erinnerungen und Gefühle wieder in das Bewusstsein zu rufen und sie in ihren Lebenskontext zu integrieren.
- Professionell angeleitete Übungen im Perspektivwechsel ermöglichen ihr, sich retrospektiv nicht als alleiniges Opfer – im Sinne einer Handlungsnot – der dramatischen Situation zu erleben.

Vorgehen bei Regelwidrigkeit postpartale Depression:

- Um die Patientin für eine mögliche postpartale Depression zu sensibilisieren, kann sie ermuntert werden, den EPDS-Fragebogen zu beantworten.
- Mit ihrem Einverständnis sollte die Überleitung zu einer Fachärztin hergestellt werden.
- Bei Verdacht auf Suizid sollte eine sofortige Übernahme durch eine Spezialistin oder durch eine psychiatrische Einrichtung veranlasst werden (Bick et al. 2002).
- Ein Verdacht auf eine andere zugrundeliegende Erkrankung, wie z. B. Fatique-Syndrom, ist angesichts der berechtigten, mütterlichen Erschöpfung eher unwahrscheinlich (RKI 2015).

Vorgehen bei Regelwidrigkeit Psychose:

- bei Verdacht auf Psychose umgehend einen Hausbesuch durch Hausarzt/-ärztin veranlassen
- die Wöchnerin in diesem Falle nicht mit dem Kind alleine lassen
- die Frau und den Partner über die Situation aufklären (Bick et al. 2002)

Gute Erfahrung mit:

- Tiefe Hoffnungslosigkeit oder auch ausgeprägte Aggression können Symptome für eine Depression sein.
- Negation des Tag-Nacht-Rhythmus, auch gegenüber Mitpatientinnen, kann ein Hinweis auf eine Psychose sein.
- Wesentlich für die Bewältigung von Extremsituationen ist die Kenntnis über die Wahrscheinlichkeit (auch Grundrisiko), eine entsprechende Situation zu erleben, sowie über den Ablauf und das Vorgehen der Beteiligten in der Betreuung des Krankheitsprozesses und über den Sinn der therapeutischen Maßnahmen.

- Das Thematisieren geburtshilflicher Notsituationen (Not-Sectio, Reanimation des Kindes etc.) hat eine Berechtigung in der Geburtsvorbereitung.

Kooperierende: Hausarzt/-ärztin, Psycholog/-in, Psychiater/-in, Neurolog/-in, Gynäkologe/-in

5.4 Frauen in besonderen Lebenslagen

Kirstin Büthe

> Je mehr Handlungsspielraum und Alternativen zur Lebensgestaltung dem Menschen bekannt und zugänglich sind, umso positiver kann die eigene Lebenslage selbst gestaltet werden (Backes 1997).

Für eine zielgruppenabgestimmte Maßnahmenwahl (z. B. von gesundheitsförderlichen Angeboten) eignet sich das Konzept der Lebenlagen (Kolip 2020). Die Lebenslage eines Menschen bildet den Rahmen seiner Möglichkeiten. Er lebt, agiert, bewegt sich und gestaltet seinen Lebensraum nach seinen Bedürfnissen und Vorstellungen (von Haldenwang 2014).

Die soziale Position und die Lebensumstände charakterisieren seine Lebenslage (Kolip 2020). Ein Lebenslagenkonzept berücksichtigt die Wechselwirkungen von ökonomischen, sozialen und kulturellen Faktoren in Hinblick auf die Handlungs- und Gestaltungsmöglichkeit sowie auf die Vielschichtigkeit der Lebenswirklichkeit. Eine Lebenslagenarmut besteht, wenn ein Mangel an erlebbaren oder zugänigen Bereichen des Lebens besteht. Dies ist im gesellschaftlichen Auftrag abzuwenden. (Kolip 2020; Richter-Kornweitz & Weiß 2014)

Im soziologischen Idealfall verfügen Menschen über angemessen ausreichende Ressourcen bezüglich ihrer Versorgungs- und ökonomischen Ausstattung. Sie sind sozial eingebunden und haben Zugang zu Lern-, Erfahrungs- und Regenerationsspielräumen (Nahnsen 1975, in Backes 1997). Die Lebenslage stellt einerseits den Rahmen von Möglichkeiten, in dem sich eine Person entfalten kann, und determiniert andererseits den Handlungsspielraum (Backes 1997).

Eine soziale Rolle ist die Summe der von einer Person erwarteten Verhaltensweisen, die auf das Verhalten anderer Personen abgestimmt ist. Das Spektrum der Erwartungen im Sinne von vorbehaltenen Zuständigkeiten ist gesellschaftlich meist eng umrissen. (Prändl 2011) (▶ Kap. 5.1; ▶ Kap. 5.2)

Zum Prozess der Annahme der Mutterrolle gehört das Kennenlernen der verschiedenen Aspekte dieser Rolle. Frauen können je nach Lebenslage mit mehr Zuständigkeiten und Rollenerwartungen an ihre junge Mutterschaft konfrontiert werden als sie im aktuellen Moment bereits erfüllen können. Hebammenhilfe dient dazu, werdende oder junge Mütter/Eltern zu befähigen, die Anforderungen des neuen Lebensabschnittes mit Kind unbeschadet zu meistern. Sie soll die Mutter und das Paar vor zusätzlichen Krisen oder deren erschwerten Verläufen im Wochenbett schützen. Hebammenhilfe unterstützt die Orientierung und Findung der Mutter- und Elternrolle auch im Sinne einer Bestärkung der Mutter zum Schutz vor eigenen, unrealistischen oder unnötigen Ansprüchen.

Die Unterstützung der Mutter und Eltern durch Hebammentätigkeit richtet sich nach der besonderen Lebenssituation und den situativen Erfordernissen der jungen Familie. Die Unterstützung der Organisation von Unterhaltsleistungen und eine frühzeitige Befähigung für bevorstehende Aufgaben gehören zum Spektrum alltäglicher Hebammenhilfe. Eine Bewusstmachung und Stärkung der Selbstwirksamkeit zur Bewältigung von Krisen sowie der Informierung über zusätzliche Hilfsangebote runden die berufliche Kompetenz einer Hebamme ab.

Die behandelten Lebenslagen wurden nach Häufigkeit gewählt und stehen stellvertretend, nicht obligat, für einige nachteilig soziale, gesundheitliche und berufliche Situationen.

5.4.1 Frauen nach ambulanter Entbindung

Ein Wochenbett im eigenen Bett!

Ziel: Physiologischer Frühwochenbettverlauf, Wahrnehmung der Prophylaxen für das Neugeborene

Inhalt:

Eine ambulante Geburt ermöglicht es jungen Müttern und Eltern, ihr frühes Wochenbett in der vertrauten Umgebung ihres Zuhauses zu verbringen. Dies ist umso aussichtsreicher, je risikoärmer die Schwangerschaft (z. B. keine hypertensiven Komplikationen) und Geburt (keine Vakuumextraktion u. a.) war. Ein erfolgreicher Wochenbettverlauf beginnt mit der ischämischen Dauerkontraktion des Uterus und der Blutstillung postpartum, verbunden mit einer erfolgreichen primären Wundheilung. Ein kontinuierlich sehr fest kontrahierter Uterus und ein Fundusstand unter dem Nabel sind Zeugen des erfolgreichen Prozesses. (Mändle & Opitz-Kreuter 2015)

Auch bei Gewährleistung von sozialer und praktischer Unterstützung im häuslichen Kontext soll eine junge Mutter nach ambulanter Geburt über eine regelrechte Kreislauf-, Verdauungs-, Diurese- und Miktionsfunktion verfügen. Ein peripartales Risiko für eine unphysiologische Blutung im frühen Wochenbett (Z. n. Uterusatonie, nicht adäquat versorgte Geburtsverletzungen u. a.) soll in diesem Sinne nicht bestehen (Mändle & Opitz-Kreuter 2015). Das Neugeborene hat idealerweise kein erhöhtes Risiko für einen Icterus gravis (z. B. bei Kephalhämatom, Unreife u. a.), für einen Icterus praecox (z. B. bei Rhesus-Inkompatibilität, Hämolyse) oder für eine perinatale Infektion (AWMF 2018; AWMF 2015b; Illing 2018). Ein ß-Streptokokken-Schnelltest beim Neugeborenen gibt Sicherheit für die Entscheidung über eine frühe Entlassung aus dem Krankenhaus. Bei mütterlich negativem Rhesus-Faktor steht eine Bestimmung der kindlichen Blutgruppe und des Rhesus-Faktors bevor. Eine ggf. indizierte Anti-D-Gabe an die Mutter sollte bereits erfolgt sein. Eine ggf. zeitintensive Hebammenbetreuung für die Erfordernisse einer frühen Entlassung ist sicherzustellen. Eine kinderärztliche Zuständigkeit ist verabredet.

Die Inspektion des uterinen Involutionsvorganges, der damit verbundenen Lochien sowie ggf. der Geburtsverletzung und Vitalparameter stehen im Vordergrund der körperlichen Untersuchungen. Das Stillen des Kindes erfolgt auf Basis von entsprechender Erfahrung oder unter kontinuierlicher Fachanleitung.

Für die Einhaltung des empfohlenen frühen Zeitfensters für die Untersuchung des kindlichen Hörvermögens (Hörscreening) und für einen Ausschluss von lebensbedrohlichen Herzfehlern (Sauerstoffsättigungsmessung) ist eine entsprechende, ambulante Durchführbarkeit in der Geburtsklinik vorab zu klären. Im Rahmen des neonatalen Hörscreenings wird eine mangelnde Hörfähigkeit des Kindes ermittelt oder ausgeschlossen. Bis zum dritten Lebenstag des Neugeborenen soll die Untersuchung auf eine angeborene Hörstörung von der Entbindungsklinik durchgeführt werden. (Kattner 2019)

Die Untersuchungsmethoden für Neugeborene zur Diagnose oder zum Ausschluss einer angeborenen Hörstörung sind die Messung der otoakustischen Emission (OAE) oder die Hirnstammaudiometrie. Durch die Messung der otoakustischen Emission der vom Ohr ausgehenden Geräusche durch aktive Kontraktionen äußerer Haarzellen kann eine bereits mittelgradige Schwerhörigkeit über 30 bis 50 Dezibel ermittelt werden. Die Hirnstammaudiometrie (AABR) ist ein Verfahren der Audiometrie zur objektiven Hörprüfung mittels Ableitung von akustisch evozierten Potenzialen. Es werden Potenzialschwankungen dargestellt, die in der Hörbahn bei periodischer akustischer Reizeinwirkung entstehen und die die Hörfähigkeit des Neugeborenen bezeugen oder ausschließen. (Iro 2018) Bei fehlendem oder pathologischem Messergebnis soll am gleichen Tag eine Kontrolle erfolgen, spätestens bis zur U2. Eine therapiebedürftige Hörstörung ist bis zum dritten Lebensmonat auszuschließen bzw. festzustellen. (Kattner 2019)

Von pädiatrischer Seite erfolgt im Rahmen der zweiten Kindervorsorgeuntersuchung zwischen dem dritten und zehnten Lebenstag die Messung der kindlichen Sauerstoffsättigung zur Früherkennung behandlungsbedürftiger Herzfehler, die Blutentnahme für das Stoffwechselscreening und die Vitamin-K-Gabe sowie die Information zur Karies- und Rachitis-Prophylaxe.

Das Pulsoxymetrie-Screening (POS) ist weitestgehend sensitiv für angeborene Herzfehler (hypoplastisches Linksherz, Pulmonalatresie, Fallot-Tetralogie etc.), welche das Neugeborene nach Verschluss des Ductus arteriosus botalli rasch in eine lebensbedrohliche Situation bringen. Die Sauerstoffsättigung des Neugeborenen wird im Alter von 24 bis 48 Stunden mittels Pulsoxymetrie am Fuß gemessen. Werte über 95 % Sauerstoffsättigung bezeugen ein gesundes Herz-Kreislauf-System des Neugeborenen. Ergebnisse unter 90 % müssen umgehend behandelt werden. Eine Sauerstoffsättigung zwischen 90 und 95 % erfordert eine Kontrolle nach zwei Stunden. Liegt der Kontrollwert unter 96 %, ist eine umgehende Behandlung des Kindes vonnöten. (Kattner 2019; Riede 2019)

Die Pulsoxymetrie ist kein Ersatz für die Beobachtung oder Untersuchung des Neugeborenen auf Zeichen von Herzinsuffizienz (z. B. Trinkschwäche, Tachydyspnoe, thorakale Einziehungen bzw. Vergleich des zentralen mit dem peripheren Puls und Auskultation auf Herzgeräusche; Riede 2019). Die Blutentnahme für das erweiterte Neugeborenenscreening kann ggf. vor der U2 von der Hebamme durchgeführt werden (▸ Kap. 4.7.5).

Besteht der Verdacht einer neonatalen Infektion, sollte bis zu ihrem Ausschluss keine frühe Entlassung angestrebt werden. Klinisch behandlungsbedürftige Infektionen des Neugeborenen zeigen sich in Symptomen wie Veränderungen des Hautkolorits, der Atmung, der peripheren Perfusion sowie des Tonus (AWMF 2018; Hoehl 2012a; Kullick 2012; Roos et al. 2008).

Eine physiologisch regelmäßige Atmung (Eupnoe) ohne Anstrengung oder Geräusche eines Neugeborenen ist durch 30 bis 40 Atemzüge pro Minute gekennzeichnet. Ein Säugling atmet zwischen 25 bis 30 Atemzüge pro Minute. Eine Dyspnoe liegt bei Atemnot mit Nutzung der Atemhilfsmuskulatur, Unruhe oder Apathie vor. Eine Überschreitung der altersüblichen Atemfrequenz (Tachypnoe) kann bei Fieber, Erkrankungen der Lunge u. a. auftreten. Eine Apnoe ist eine bedrohliche Atempause bzw. Atemstillstand von über 20 Sekunden. Charakteristisch ist eine Aufblähung der Nasenflügel zur Erweiterung der Atemwege. Es kann begleitend bei einer Lungenentzündung auftreten. Expiratorisches Stöhnen ist ein Hinweis auf ein Atemnotsyndrom beim Neugeborenen. (Hoehl 2012a)

Die Rekapillarisierungszeit ist die Zeit (gemessen in Sekunden) nach Eindrücken von Haut im Brustbereich des Neugeborenen bis zur sichtbaren kapillären Wiederfüllung durch Rötung. Unter physiologischen Bedingungen beträgt die Rekapillarisierungszeit unter zwei Sekunden als Ausdruck einer gesunden Herz-Kreislauffunktion. Sie ist beispielsweise bei Schock (Störungen der Mikrozirkulation), Kreislaufzentralisation und Sepsis verlängert. (Lübi et al. 2017) Eine Rekapillarisierungszeit beim Neugeborenen über drei Sekunden ist ein Symptom für eine Infektion (AWMF 2018; Roos et al. 2008).

Tab. 5.1: Klinisch behandlungsbedürftige Symptome einer neonatalen Infektion (AWMF 2018; Hoehl 2012a; Kullick 2012; Roos et al. 2008)

Merkmal	Physiologisch	Pathologisch
Hautkolorit	rosiges Kolorit	blass, graues Kolorit
	rosig-ikterisches Kolorit	grünlich-ikterisches Kolorit
Atmung	eupnoeische Atmung	expiratorisches Stöhnen, Nasenflügel, Dyspnoe, Apnoe
Herzkreislauf	Rekapillarisierungszeit unter zwei Sekunden	Rekapillarisierungszeit über drei Sekunden
Tonus	eutone Körperspannung	hypoton, Lethargie, auch Hyperexzitabilität
Körpertemperatur	keine Temperaturschwankung im Tagesverlauf	instabile Körpertemperatur

Beratung:

- Die Entscheidung über eine ambulante Entbindung zieht eine Reihe von Vorbereitungen nach sich, wie die Verfügbarkeit der Hebammen- und kinderärztlichen Betreuung bzw. der wohnortnahen, medizinischen Vertretungsdienste.
- Die körperliche und psychosoziale Schonung der Mutter im häuslichen Alltag des Frühwochenbetts hat hohe Priorität.
- Zum Stillen soll die junge Mutter im Sinne einer angemessenen Häufigkeit und korrekter Anlegetechnik angeleitet werden.
- In den ersten Tagen nach Geburt lässt die Beobachtung der Uterusinvolution im Sinne seiner Dauerkontraktion, der Lochien sowie der Vitalzeichen, hier besonders Temperatur und Puls, eine regelwidrige genitale Infektion oder einen Lochialstau früh erkennen.
- Auf Nachfrage sollte die Miktion schmerzfrei sein und der Harndrang in physiologischen Abständen auftreten.
- In den ersten Tagen postpartum haben Stressinkontinenzereignisse von Harn keinen Vorhersagewert im Sinne einer manifesten Inkontinenz.
- Nur kurzzeitiges Stehen oder Gehen der Mutter in den ersten Tagen sowie das Vermeiden von Hebe-, Zug- oder Schubarbeit schützen vor Druckbelastung der Beckenbodenmuskulatur.
- Eine vaginale Geburtsverletzung kann mit Wasser zur Keimreduktion gespült werden.
- Die Beine sind auf Varizen bzw. Thrombosezeichen zu inspizieren, periphere Ödeme sollten rückläufig sein.
- Eine kindliche Ganzkörperbeobachtung ermöglicht eine Beurteilung der Vitalität, der Atemfrequenz und des Pulses.

- Sein Hautturgor und die Rekapillarisierungszeit sollten ebenfalls überprüft sowie eine Verlaufskontrolle des Ikterus durchgeführt werden.
- Das Gedeihen des Kindes erfolgt durch Wiegung mittels Digitalwaage.

Maßnahmen und Anleitung:

- kreislaufanregende Hand- und Fußgymnastik der Mutter vor der Mobilisation (▶ Kap. 3.1.7)
- beckenbodenschonende Bewegungen der Mutter im Alltag (▶ Kap. 3.1.3)
- Pflegeanleitung zum Kind (▶ Kap. 4.3)
- Stillanleitung (▶ Kap. 3.8.3)
- Sicherstellung der Screening-Untersuchungen (Pulsoxymetrie, Hörscreening, Neugeborenen-Screening, U2, Vitamin-K-Gabe) (▶ Kap. 4.7)

Vorgehen bei Regelwidrigkeiten: Bei Krankheitszeichen des Neugeborenen umgehend Pädiater/-in oder Kinderklinik aufsuchen.
Beginn und Dauer: Wochenbettbetreuung vom Tag der Entlassung bis zum Ende der Stillzeit.
Gute Erfahrung mit: Bereits in der Schwangerschaft über geburtshilfliche Voraussetzungen sowie über notwendige häusliche und medizinische Versorgung aufklären.
Kooperierende: Geburtshilfliche Klinik, Pädiater/-in, Gynäkolog/-in

5.4.2 Mutter von Mehrlingen

So viel wie möglich in der Schwangerschaft vorbereiten!

Ziel: Kraftschonender Alltag mit Mehrlingen

Inhalt:

Die von dem Mediziner Diony Hellin entwickelte Regel für die Häufigkeit von spontan gezeugten Zwillingen im Vergleich zu Einlingen von 1:85 (entspricht ca. 1,18 % Zwillinge) hat in den letzten Jahrzehnten unter dem Einfluss von Reproduktionsmedizin an Aussagekraft verloren. 2017 hatten in der BRD 14.712 Frauen eine Mehrlingsgeburt, davon 14.415 Frauen eine Zwillingsgeburt. Dies entspricht einem Anteil von ca. 1,9 % Mehrlingsgeburten des Geburtsjahrganges 2017. (Statistisches Bundesamt (Destatis) 2018b)

Nach Neissner (2017) lag das durchschnittliche Alter einer Mehrlingsmutter zum Zeitpunkt der Geburt bei ca. 31 Jahren. Nach einer Sterilitätsbehandlung lag der Altersdurchschnitt etwas höher als bei spontan gezeugten Mehrlingen und Frauen mit einer Einlingsschwangerschaft. Die Rate an Frühgeburten ist vor allem bei den nicht spontan gezeugten Zwillingsschwangerschaften höher. Ca. ein Drittel der Mehrlingsschwangerschaften wird durchschnittlich durch eine vaginale Geburt beendet. Ca. ein Fünftel der Frauen erleidet dabei eine Rissverletzung, meist einen Dammriss Grad I oder II. Postpartale Blutungen und Anämien treten gehäuft auf. Frauen mit Zwillingsschwangerschaften nach Sterilitätsbehandlung haben überdurchschnittlich häufig eine Hypothyreose in der Anamnese. (Neissner 2017)

Frauen mit Mehrlingsschwangerschaften, insbesondere mit höhergradigen Mehrlingen, entbinden häufiger nach einem Zeitraum von stationärem Aufenthalt. Sie sind häufiger von Bluthochdruckerkrankungen betroffen gewesen. Die sich bereits in der Schwangerschaft etablierten Neigungen zu Anämie, Harnwegsinfekten, Gestationsdiabetes sowie postpartalen Hämorrhagien (Lee et al. 2007) sollten spätestens im Wochenbett eine Ausheilung (z. B. bei einem Harnwegsinfekt, bei einer diabetischen Stoffwechsellage) bzw. Behandlung (z. B. bei Eisenmangelanämie) erfahren.

Eine junge Wöchnerin von Zwillingen oder höhergradigen Mehrlingen steht vor der anstrengenden Aufgabe der selbstständigen Versorgung von mehr als einem Neugeborenen, dies ggf. nach Phase eines stationären Aufenthaltes mit Verlust an körperlicher Konstitution. Eine Übernahme der alltäglichen Aufgaben als Mutter von Mehrlingen sollte mit Unterstützung durch den/die Partner/-in und von vertrauten Dritten erfolgen (Elacta 2015; Fehrenbach 2011). Regelmäßige, kleine Pausen sind besonders zu Beginn der Elternschaft hilfreich. Ein partnerschaftlich abgesprochenes Schlafmanagement im Sinne abwechselnder Zeiträume kann stressmindernd wirken. (Damato et al. 2005)

Die nach dem Mutterschutzgesetz einer Frau zustehende, achtwöchige Schutzfrist nach Geburt verlängert sich im Falle einer Mehrlingsgeburt auf zwölf Wochen. Wird binnen acht Wochen nach Geburt ärztlicherseits eine gesetzlich definierte Behinderung beim Kind diagnostiziert oder handelt es sich um eine Frühgeburt, steht der Frau ebenfalls eine zwölfwöchige Schutzfrist nach der Entbindung zu. Im Fall der Frühgeburt verlängert sich die Schutzfrist auf Antrag der Mutter zusätzlich um den Zeitraum der Verkürzung der regelrechten Schwangerschaftsdauer vor der Entbindung. (G-BA 2016)

Beratung:

- Anträge auf finanzielle Leistungen (Mutterschaftsgeld, Elterngeld, Mehrlingszuschlag etc.) können bereits vor Geburt vorbereitet werden.
- Der praktische Umgang mit dem Neugeborenen, seiner Pflege und dem Handling können vor der Geburt erlernt sowie erste Informationen über erzieherische Aspekte von Kleinkindern studiert werden (Baby-Triple P, Emmi-Pikler-Pädagogik etc.).
- Das Bedienen von Kinderwagen, Autotransportschalen etc. kann vorher ausprobiert werden.

- Im Wochenbett liegt ein besonderes Augenmerk auf der regelrechten genitalen Involution und dem Schutz vor Erschöpfung der jungen Mutter.
- pflegerische und involutionsfördernde Maßnahmen zu einem frühen Zeitpunkt einleiten
- Mutter und Partner/-in sind zu bestärken, Hilfen aus dem sozialen Umfeld einzufordern und anzunehmen
- beruflichen Wiedereinstieg realistisch planen

Maßnahmen und Anleitung:

- Stillen von einem frühgeborenen Kind (▶ Kap. 3.9.1)
- Stillen von Mehrlingen (▶ Kap. 3.9.3)
- Alltag mit Frühgeburt (▶ Kap. 5.4.3)
- geeignete Maßnahmen zum Schutz vor erheblichem Schlafmangel in den Vordergrund stellen (z. B. abwechselnd ausschlafen)
- die Integration der Kinder in den Haushalt und in die Familie unter pragmatischen und praktischen Gesichtspunkten (anfänglich breiter Kinderwagen für gemeinsame Lagerung der Kinder, Kinderkleidung nicht bügeln, etc.)
- Sicherheitsmaßnahmen bei Transport und Lagerung der Kinder in jedem Fall berücksichtigen
- in Etappen hinsichtlich der kindlichen Entwicklungsschritte und der damit verbundenen Erleichterung des Alltags denken (krabbeln, laufen, Laufrad fahren, Krippenalter, Kindergartenalter etc.)

Beginn und Dauer: Mit Übernahme der Betreuung beginnen

Gute Erfahrung mit:

- tägliche, rituelle Fokussierung auf jeden Einzelnen der Zwillinge
- Bei eineiigen Zwillingen kann eine Unterscheidbarkeit für Dritte durch unterschiedliche Kleidung erleichtert werden.

- Bei Anschaffungen kann unter ökonomischen Gesichtspunkten problemlos auf gebrauchte Kleidung etc. zurückgegriffen werden.
- Kleidung, Spielzeug etc. nicht obligat zweifach kaufen
- verlässliche Kinderbetreuung auch ohne hintergründigen Wiedereinstieg in den Beruf in Anspruch nehmen

Kooperationspartner: Pädiater/-in, Kinderklinik, Gynäkolog/-in, Spielkreis

5.4.3 Mutter eines frühgeborenen Kindes

Brigitte Hauff

> Das Leben mit einem frühgeborenen Kind profitiert von Entschleunigung!

Der Aufbau der Eltern-Kind-Beziehung und die Entwicklung der Mutter- bzw. Elternrolle sind als essentiell für eine gesunde Entwicklung von Kindern zu betrachten. Bei einem zu früh geborenen Kind kann dies durch seine Trennung von der Mutter unmittelbar nach der Geburt, durch mangelnde Bindungsaufforderung des unreifen Kindes und nicht zuletzt durch die Bedingungen auf der neonatologischen Intensivstation erheblich erschwert sein. (Kymre & Bondas 2013)

Das Ausmaß hängt hierbei stark von der Unreife des Kindes und dem Krankheitsverlauf sowie der Dauer und der benötigten Intensivtherapie ab. Zudem können negative Emotionen der Eltern wie Angst, Trauer und Ohnmacht den Beziehungsaufbau und die Rollenentwicklung nachhaltig stören. Daher gilt es, neben der intensiv-medizinischen Behandlung des Frühgeborenen, Unterstützungsangebote für die Eltern durch das Fachpersonal der Geburtshilfe und Neonatologie bereitzuhalten. Den Eltern wird in dieser Situation ein hohes Maß an Geduld, eine Überarbeitung ihres Zeitbegriffs und manchmal sogar eine Neukonzeption ihrer Lebensplanung abverlangt. (AWMF 2020b)

Ziel: Aufbau einer intuitiven, entwicklungsförderlichen Eltern-Kind-Beziehung

Inhalt:

Ca. 10 % der lebend geborenen Kinder in westlichen Industrienationen kommen mit einem Gestationsalter von weniger als 37 + 0 SSW als Frühgeborene zur Welt. Ca. 1 % davon werden vor der 32. SSW geboren und fallen meist in die Kategorie der sogenannten very-low-birth-weight-Frühgeborenen mit einem Geburtsgewicht unter 1.500 g, deren gesundheitliches Risiko aus der Frühgeburtlichkeit langfristig bestehen bleibt. In Deutschland liegt die Inzidenz der Frühgeburtlichkeit seit 2008 stabil bei etwas über 8 %. (AWMF 2020b)

Risikofaktoren für eine Frühgeburt sind u. a. Infektionen der Mutter, hypertensive Erkrankungen, auch ein niedriges Alter der Mutter sowie ungünstige sozioökonomische Lebensbedingungen. Der stärkste Risikofaktor liegt in einer vorausgegangenen spontanen Frühgeburt. (AWMF 2020b)

Ein zu früh geborenes Kind verbringt im Hinblick auf seine Entwicklung eine wesentliche Zeit in einem ungünstigen Setting außerhalb des Uterus. Während sich der Fetus intrauterin in einem geschützten Raum entwickeln kann, sind Kinder, die zu früh geboren werden, einer Realität ausgesetzt, für die sie unzureichend ausgestattet sind. Die normale fetale Entwicklung findet mit der Mutter als Bezugsperson in 37 °C warmem Fruchtwasser statt, wo sich der Fetus freischwimmend, mit der Uterusinnenwand als Begrenzung, bewegen kann. Seine Umgebung ist nahezu dunkel. Akustische Reize stammen, als niederfrequente Geräusche, vom Herzschlag und der Darmtätigkeit seiner Mutter. Der Fetus hat weder Hunger noch Durst und wird durch das Geschmacks- und

Geruchsspektrum der Mutter geprägt. Unter intensiv-medizinischer Behandlung muss sich das Frühgeborene im Medium Luft gegen die Schwerkraft bewegen. Es spürt Schmerzen, wechselnde Umgebungstemperaturen sowie die Berührungen durch verschiedene Personen. Die Lichteinflüsse sind grell und der Geräuschpegel permanent hoch. Es verspürt Hunger sowie Durst und nimmt den Geschmack von Medikamenten wahr. Zudem ist es Gerüchen von Desinfektionsmitteln, Parfüm und ggf. auch Nikotin ausgesetzt. (Wagner 2019a; Linderkamp et al. 2005)

Die Überlebens- und Komplikationsrate der Frühgeborenen korreliert mit dem Grad der Unreife und dem Geburtsgewicht. Je niedriger das Geburtsgewicht des Kindes und je geringer das Gestationsalter, desto einflussreicher sind Co-Risiken auf die Entwicklung des frühgeborenen Kindes. In der 24. SSW geborene Kinder überleben mit einer Wahrscheinlichkeit von ca. 80 %. Ein bis drei Viertel dieser Frühgeborenen sind körperlich und geistig beeinträchtigt. Mädchen haben dabei nach wie vor eine bessere Prognose als Jungen. (Bührer et al. 2020)

Ursächlich spielen hierbei die Unreife des Organsystems, insbesondere der Lunge und des Gehirns, des Magen-Darm-Trakts und des Immun- sowie des Wahrnehmungssystems eine entscheidende Rolle. Infolge der verkürzten intrauterinen Entwicklungszeit und der frühen Stressexposition besteht ein erhöhtes Risiko für kardiovaskuläre und metabolische Erkrankungen. Bei bis zu 50 % der extrem kleinen Frühgeborenen können im Schulalter Defizite im Lernverhalten, in der allgemeinen Intelligenz, in der Sprachentwicklung und im sozial-emotionalen Verhalten nachgewiesen werden. In Abhängigkeit des Unreifegrades können sich selbst im Erwachsenenalter Aufmerksamkeits- und Arbeitsgedächtnisdefizite zeigen. (Hüning & Jäckel 2021)

Das Atemnotsyndrom (auch *respiratory distress syndrome, RDS*) des Frühgeborenen, ein persistierender fetaler Kreislauf, Hypoxie-Ischämien, Hirnblutungen, Infektionen sowie Störungen bei der Nahrungsaufnahme und Ausscheidung stellen Herausforderungen an die Therapie und Pflege in der Neonatologie dar, immer vor dem Hintergrund drohender Beeinträchtigung und Entwicklungsstörungen des Kindes. Die Surfactant-Substitution (auch *surface active agent, Surfactant*), die seit den 1980er Jahren durchgeführt wird, konnte die Mortalitätsrate auch bei sehr kleinen und unreifen Frühgeborenen erheblich senken. Dabei wird dem Frühgeborenen Surfactant intratracheal zugeführt. Surfactant ist ein Gemisch aus oberflächenaktiven Phospholipiden, welches die Alveolen auskleidet, um ein Kollabieren bei der Ausatmung zu verhindern. (Pschyrembel 2020) Studien zufolge führt die initiale intratracheale Applikation von Surfactant zu einer signifikanten Verbesserung der Lungenfunktion. In Kombination mit der präventiven Lungenreifebehandlung mit dem Kortison Betamethason bei Schwangeren können mit der Surfactant-Therapie pulmonale Probleme und intraventrikuläre Hirnblutungen bei Frühgeborenen reduziert werden. (Speer 2013, S. 60–62)

Ebenso wie die pulmonale Unreife steht das unreife kindliche Gehirn des Frühgeborenen, im Hinblick auf Störungen, an exponierter Stelle. Infolge von Schwankungen des zerebralen Blutflusses während und nach der Geburt kann es zu Rupturen fragiler kindlicher Hirngefäße kommen, was zu intra- und periventrikulären Hirnblutungen führt. Die Folge, eine periventrikuläre Leukomalazie (Schädigung der weißen Hirnsubstanz), ist bedingt durch eine Minderperfusion des Hirngewebes in Ventrikelnähe. Sie ist gekennzeichnet durch Substanzdefekte der weißen Hirnsubstanz. Charakteristische Symptome einer Hirnblutung sind gehäufte Apnoen, Blutdruckabfälle und Stoffwechselentgleisungen, Paresen der Skelettmuskulatur und generalisierte Krampfanfälle. Sowohl Hirnblutungen als auch periventrikuläre Leukomalazie lassen sich durch keine therapeutische Maßnahme rückgängig machen. Nachhaltige Folgen sind u. a. infantile Zerebralparese und die Entstehung eines Hydrocephalus. (AWMF 2020b; Speer 2013) Risiken, die das Auftreten von Hirnblutungen begünstigen, sind neben der Unreife des kindlichen Gehirns Asphyxie, Hypoxie, Azidose sowie die maternale Chorioamnionitis (Speer 2013, S. 66).

Als neuroprotektive, präventive Maßnahme ist seit den 1980er Jahren das späte Abnabeln durch eine Vielzahl an Studien belegt. Durch das Abnabeln nach einer Minute oder später steigt das kindliche Blutvolumen, wodurch der Blutdruck stabilisiert und das Risiko einer Hirnblutung verringert wird. Zudem konnte eine Erhöhung der Gerinnungsfaktoren und Stammzellen im kindlichen Blut nachgewiesen werden, was ebenso eine neuroprotektive Wirkung hat. (Berger et al. 2016)

Generell können Co-Risiken positiv beeinflusst werden durch eine atraumatische Geburt und eine Versorgung des Frühgeborenen unmittelbar nach der Geburt durch ein Team der Neonatologie. Voraussetzungen dafür bieten heutzutage Kinderkliniken mit der Versorgungsstufe Level 1, die mit einer entsprechenden Strukturqualität Therapie und Pflege auch von sehr kleinen Frühgeborenen gewährleisten. (G-BA 2022)

Professionelle Pflege des Frühgeborenen:
Die Pflege des frühgeborenen Kindes ist, wie auch bei reifen Neugeborenen, zielgerichtet auf die Unterstützung des Kindes in seinen Entwicklungsaufgaben, die durch Wachstum und Reifung sowie durch den Beziehungsaufbau zu seiner sozialen Lebenswelt charakterisiert sind. Dies ist für ein frühgeborenes Kind erheblich schwerer als für ein reifes Neugeborenes, da es in einem Setting stattfindet, das durch Überwachungsmaßnahmen, Therapien und Diagnostik bestimmt ist. Aufgaben und Ziele sind hierbei in erster Linie die Aufrechterhaltung der Vitalwerte, Regulation der Körpertemperatur, Ernährung, Förderung der Körperwahrnehmung und die Verarbeitung von Reizen durch das Frühgeborene. Dies geschieht in der Regel in einer Kinderklinik, je nach Reifegrad und Zustand des Frühgeborenen auf einer neonatologischen Intensivstation oder einer Pflegeeinheit für Früh- und Neugeborene. Um den Aufbau einer entwicklungsfördernden Eltern-Kind-Beziehung maximal zu unterstützen, besteht im Idealfall eine Unterbringungsmöglichkeit für mindestens ein Elternteil in der Kinderklinik. Die frühe und selbstverständliche Einbindung der Eltern in die Pflege ihres Kindes schützt die Eltern vor dem Gefühl von Verlust des Kindes im Sinne eines »Whose baby is it?«. Die Entwicklung elterlicher Kompetenz stellt die treibende Kraft einer Eltern-Kind-Interaktion dar – insbesondere für das elterliche Verstehen und Verständnis der erheblich milderen Signale des Frühgeborenen. Die Einbindung der Eltern in die Pflegeroutine stärkt deren gemeinsame Bindung, die intuitive elterliche Kompetenz sowie deren Fürsorgeverhalten. (Reichert et al. 2008)

Konzepte der Pflege von Frühgeborenen:
In der Pflege von Frühgeborenen haben sich Konzepte etabliert, die zielgerichtet sind auf eine gesunde Entwicklung des Kindes, auf eine Bindung zwischen Eltern und Kind, auf die Minimierung von Co-Risiken und auf die Prävention von Folgestörungen. Dazu gehören u. a. Konzepte wie Bonding, Minimal-Handling, Basale Stimulation® und Newborn Individualized Developmental Care and Assessment Program (NDPCAP®).

Bonding:
Der frühestmögliche Zeitpunkt zur Förderung des Bondings ist unmittelbar nach der Geburt. Das neugeborene Kind wird der Mutter auf Brust und Bauch gelegt, erste Stillversuche werden unternommen. Bei Frühgeburten ist dies in Abhängigkeit der Vitalität des Kindes nicht immer möglich, wenn lebenserhaltende und -stabilisierende Maßnahmen im Vordergrund stehen. Umso wichtiger sind Konzepte und Methoden, wie beispielsweise das *Känguruhen*. Hierbei wird das Frühgeborene, nur mit einer Windel

bekleidet, auf die nackte Brust von Mutter oder Vater gelegt, sobald es Gesundheitszustand und die notwendige intensivmedizinische Behandlung (z. B. Beatmung) erlauben. Füße oder Becken und Kopf sollten dabei gleichzeitig gehalten werden. (Röslmair et al. 2007)

Dies sollte über mehrere Stunden am Tag praktiziert werden. Bei monitorüberwachten Kindern kann beobachtet werden, wie sich Herz- und Atemfrequenz sowie die Körpertemperatur stabilisieren. Die Eltern lernen ihr Kind spüren und kennen. Auch das Stillen kann in dieser Position sanft angebahnt werden. Wie eine kolumbianische Langzeitstudie belegt, hat die Känguruh-Methode langfristig positive Auswirkungen auf die kognitive Entwicklung, das kindliche Sozialverhalten und die Eltern-Kind-Beziehung. (Charpac et al. 2017)

Eltern sollen ermuntert werden, ihr Kind zu berühren und Körperkontakt zu halten. Rituale und *Känguruhen* stärken neben der elterlichen Bindung deren Selbstwertgefühl und unterstützen die Neuorganisation der Familie. (Sarimski 2000)

Minimal-Handling:
Frühgeborene verfügen über eine noch geringe Wachsamkeit, Aufmerksamkeit und Reaktionsbereitschaft. Daher gilt es eine Überstimulation und Stress zu vermeiden. In diesem Sinne bedeutet Minimal Handling umsichtiges, ruhiges und gezieltes Handeln, das auf die individuellen Bedürfnisse des Frühgeborenen reagiert. Pflegehandlungen werden in einem langsamen Tempo durchgeführt, die es dem Kind ermöglichen, sich anzupassen, seine Bewegung zu finden und zu unterstützen. Auch die Lichtverhältnisse sollten dem Bedürfnis des Frühgeborenen nach Ruhe oder Anregung angepasst werden. (Kiror 2013; Maietta & Hatch 2011; Sparshott 2009; Röslmair et al. 2007)

Routinehandlungen müssen mit den Bedürfnissen des Frühgeborenen in Einklang gebracht werden. Diagnostische und therapeutische Maßnahmen werden daher mit den pflegerischen Maßnahmen gebündelt. Dabei sind die individuellen Kraft- und Aufmerksamkeitsressourcen des Kindes zu beachten. Schmerzhafte Prozeduren sollen so geplant werden, dass Maßnahmen zur Schmerzreduktion, wie der Haut-zu-Haut-Kontakt beim *Känguruhen*, möglich sind. Auch die Gabe von Glucose, das nicht nutritive Saugen oder ein Swaddling, also ein Einwickeln oder Einpucken des Frühgeborenen, dienen der Schmerzreduktion. (Fideler 2020)

Ein weiteres Prinzip des Minimal Handling ist der Schutz vor Lärm, welcher bezüglich seines Pegels die empfohlenen Richtwerte auf neonatologischen Intensivstationen meist übersteigt (Wang et al. 2014). Pflegende müssen darauf achten, den Lärmpegel durch Monitoralarme, Gespräche und Geräusche von medizinischen Geräten zu minimieren. Zur Lärmkontrolle gibt es auf neonatologischen Stationen Ampelsysteme mit den entsprechenden Signalen, die ein Bewusstsein für Lärm schaffen können. (Wagner 2019a)

Basale Stimulation®:
Basale Stimulation® bedeutet, durch einfache Anregungen auf der Wahrnehmungsebene eine Kontaktaufnahme zum Frühgeborenen herzustellen. Zur initialen Begrüßung des Kindes wird es an Rücken oder Füßen und Hinterkopf analog zu seiner Lage im Uterus mit warmen Händen konstant berührt. Bis zum Ende der Pflegemaßnahme soll der Kontakt nicht unterbrochen werden. Eine Lageveränderung des Kindes soll langsam und ruhig in einer Drehung auf der Unterlage eingebettet sein. Zum Baden wird das Kind in einer Stoffwindel begrenzt im Wasser gehalten. Es wird vom Körperstamm nach außen berührt. Jeder einzelne Finger und Zeh wird dabei ausgestrichen. Das Gesicht wird zum Schluss berührt und gereinigt. Die kontinuierliche Berührung vermittelt dem Kind Sicherheit, Geborgenheit und Halt. Es gibt ihm Informationen über seine aufliegende Körpermitte und unterstützt die Entwicklung

eines Körperselbstbildes. (Bienstein & Fröhlich 2012) Eine begrenzende, nestartige Lagerung des hypotonen Frühgeborenen gleicht seinen Mangel an Körperspannung aus und unterstützt seinen Übergang in den Schlaf (Röslmaier et al. 2007).

Baby-Lesen:
Bedeutend für die Entwicklung des Kindes und den Beziehungsaufbau ist die Wahrnehmung und Deutung der kindlichen Signale durch die Eltern. Nur so können sie entsprechende Handlungsstrategien entwickeln. Eltern sollen lernen zu erkennen, wann ihr Kind kontaktbereit ist und ab wann eine Reizüberforderung vorliegt. Selbstreguliertes Verhalten zeigt sich durch harmonische Beugebewegungen, wobei die Arme zur Körpermitte geführt werden. Verhaltensmuster hingegen wie Streckungen, Erschlaffen, aber auch Erstarren sprechen für eine Stresssituation des Kindes. (Traxl et al. 2015)

Ein kontaktbereites Kind ist wach, schaut das Elternteil ruhig an und versucht Kontakt aufzunehmen. Dahingegen sind Zeichen der Reizüberforderung eine schnelle und unregelmäßige Atmung, gähnen, weinen, grimassieren, zittern, überstrecken oder aufstoßen, Blick abwenden sowie Augen schließen. (Wagner 2019a)

Newborn Individualized Developmental Care and Assessment Program (NIDCAP®):
Das Newborn Individualized Developmental Care and Assessment Program® ist ein Pflegekonzept, das die Entwicklung einer veränderten inneren Haltung zum zu pflegenden Kind beinhaltet. Dies erfolgt im Sinne der Ausrichtung der eigenen Handlungen auf die individuellen Bedürfnisse des Kindes sowie auf seine Stärken und Schwächen. Die Eltern werden als wichtigste Ressource des Kindes in die Versorgung mit einbezogen. Die Situation der Familie des Frühgeborenen soll im Stationsalltag berücksichtigt werden. Verschiedene Verhaltenssysteme des Kindes werden unterschieden und zur Berücksichtigung herangezogen. Die Beobachtung des Kindes nach den NIDCAP®-Kriterien unterscheidet das autonome System (Atmung, Hautfarbe etc.), die Motorik des Kindes (Tonus etc.), das Bewusstsein (Schlafqualität, Stadien des Wachseins), den Grad der Interaktionsfähigkeit sowie den Erfolg des Selbstregulationssystems. Ziel der Beobachtung ist die Identifikation von Umweltfaktoren, die das Kind nachteilig beeinflussen. (Langer et al. 2014)

Psychosoziale Betreuung und Elternberatung:
Die psychosoziale Betreuung der Eltern wird durch das multiprofessionelle Team aus den Bereichen der Geburtshilfe und der Neonatologie geleistet. Sie richtet sich sowohl an Frauen und Eltern mit einem frühgeborenen Kind sowie an solche mit bevorstehender Geburt eines kranken oder frühgeborenen Kindes. Ziele der psychosozialen Betreuung der Eltern sind die Vermeidung elterlicher Anpassungs- und Belastungsstörungen, die Förderung der Eltern-Kind-Bindung sowie die Stabilisierung des familiären Systems. Beratung und Anleitung stärken dabei die elterlichen Kompetenzen und sichern nicht zuletzt medizinische Behandlungserfolge. (Berger et al. 2018)

Eltern eines frühgeborenen Kindes sind häufig durch Sorge um das Kind und Trauer um das verfrühte Ende der Schwangerschaft hoch belastet. Die in diesem Kontext erlebten Gefühle und Äußerungen sind facettenreich. (Kymre & Bondas 2013)

Die Geburt eines über einen längeren Zeitraum intensivmedizinisch versorgten Kindes kann mit einer seelische Belastungskrise von Mutter oder Eltern verbunden sein. Charakteristisch sind anhaltende Schlafstörungen, quälende Erinnerungen an die Ereignisse, depressive Verstimmung und Gereiztheit. (Stening 2007) Untersuchungen haben gezeigt, dass eine Frühgeburt und dadurch bedingte maternale Depressivität ein Risikofaktor für die Entwicklung des Kindes darstellen. Empfohlen wird daher der frühestmögliche Einsatz von Programmen zur Stärkung der mütterlichen Selbstwirksamkeit. (Oddo-Sommerfeld et al. 2016)

Im Hinblick auf die Selbstwirksamkeit der Eltern haben Beratung und Anleitung, die auf die Stärkung der elterlichen Kompetenz zielen, eine hohe Bedeutung. Sie können die psychische Situation der Eltern verbessern und die Eltern-Kind-Bindung festigen. Das psychosoziale Gesprächsangebot soll emotional entlastend, orientierend und informativ sein. (Herzberg 2016; Reichert et al. 2008)

Informationen über den Rahmen und Inhalt der bevorstehenden Zeit der Versorgung des Kindes in der Kinderklinik sowie über das mögliche und angestrebte Zusammenspiel mit den Eltern geben hierbei eine Orientierung (Sarimski 2000). Informationsdefizite und der aktuelle, individuelle Beratungs- und Unterstützungsbedarf sollten ermittelt und die psychische Situation der Eltern erfasst werden, um effektive Beratungsangebote zu erstellen. Idealerweise wird in diesem Prozess durch eine feste Ansprechperson ein Vertrauensverhältnis aufgebaut. (Reichert et al. 2008)

Haut- und Körperpflege:
Durch eine frühe Entbindung bleibt den Eltern häufig keine Zeit, Angebote der Elternbildung, wie beispielsweise einen Säuglingspflegekurs, zu besuchen. Daher müssen sie die Pflege ihrer Kinder auf der neonatologischen Station erlernen. Zur Pflege gehören vor allem Haut- und Körperpflege, Windelwechsel, Handling des Kindes nach kinästhetischen Gesichtspunkten und der Wärmeerhalt. Die Haut von Frühgeborenen ist dünn und empfindlich und weist hinsichtlich ihrer Barrierefunktion und ihrer Permeabilität eine funktionelle Unreife auf. (Wagner 2019a)

Evidenzen unterschiedlicher Studien führen zu den Empfehlungen eines viertägigen Waschintervalls und zu der Anwendung von Sonnenblumenöl zur Hautpflege bei Frühgeborenen unter der 28. Schwangerschaftswoche. Bei der Haut- und Körperpflege ist die tägliche Ganzkörperbeobachtung auf Läsionen und Druckstellen durchzuführen. (Körner et al. 2009) Für reifere Frühgeborene ist die Studienlage eher rudimentär. Generell geht der Trend jedoch dahin, Frühgeborene nicht öfter als ein- bis zweimal pro Woche zu baden. Badezusätze sollten ph-neutral und frei von Alkohol, Parfümen und Konservierungsstoffen sein. Weiterhin wird empfohlen, Hautpflegeprodukte mit pflanzlichen Ölen, insbesondere Sonnenblumenöl, zu bevorzugen. Der pflegerische Einsatz mineralölhaltiger Produkte dagegen ist zu vermeiden. (Abeck et al. 2017; Körner et al. 2009)

Temperaturregulation des Frühgeborenen:
Die Vermeidung von Hypothermien durch wärmeerhaltende Maßnahmen (Inkubatorpflege) ist eine Schlüsselintervention in der Neonatologie. Wärmeverluste entstehen bei pflegerischen Handlungen durch Zugluft, bei der Körperpflege durch Wärmeentzug infolge von Verdunstung, beispielsweise beim Waschen, und bei unpassender und unzureichender Bekleidung. Der Zusammenhang zwischen Hypothermie und erhöhter Mortalität sowie ein Anstieg der Co-Risiken, wie Azidose und Hirnblutungen, ist mittlerweile mehrfach nachgewiesen. (Avenarius 2017)

Daher sollten Eltern Kenntnis über die Relevanz des Wärmeerhalts und entsprechende Handlungsmöglichkeiten besitzen. Frühgeborene sind noch nicht für eine aktive Wärmeproduktion ausgerüstet. Durch den Mangel an braunem Fettgewebe und die Unfähigkeit der Wärmeproduktion durch Muskelzittern sind sie nicht in der Lage, in ausreichendem Umfang Wärme zu produzieren. Durch Vasokonstriktion und Zentralisation können sie lediglich die Wärmeabgabe bedingt regulieren. Begünstigend für Wärmeverluste des Frühgeborenen ist zudem seine relativ große Körperoberfläche in Bezug zu seinem niedrigen Gewicht. Die thermoneutrale Zone bezeichnet die Umgebungstemperatur, in der ein Frühgeborenes seine physiologische Körpertemperatur mit einem minimalen Sauerstoff- und Energieverbrauch halten kann. Sie hängt u. a. von der Gestationswoche und dem Körpergewicht des Kindes ab. (Avenarius 2017)

Die Infrastruktur auf der neonatologischen Station mit modernen Inkubatoren, Wärmebetten und Wickeleinheiten mit Heizstrahlern begünstigt die Anforderungen an eine thermoneutrale Pflege. Empfehlungen an die Eltern sollten darauf ausgerichtet sein, Wärmeschutzmaßnahmen auch zu Hause weiterzuführen.

Ernährung des Frühgeborenen:
Die Ernährung des Frühgeborenen stellt eine der hohen Herausforderungen in der Neonatologie dar, da es nicht nur um Wachstum und Gedeihen geht. Sozial-psychologische Aspekte wie Bonding, die Entwicklung einer genussvollen Nahrungsaufnahme und nicht zuletzt die Prävention von Essstörungen stellen ein wesentliches Ziel bei der Anbahnung der selbstständigen oralen Ernährung dar.

Durch neurologische Unreife und muskuläre Hypotonie sind Frühgeborene in Abhängigkeit des Gestationsalters nicht ausreichend in der Lage, Saugen, Schlucken und Atmen ausreichend zu koordinieren. Trotzdem ist ein früher Aufbau der oralen Ernährung zwingend geboten, besonders um die Reifung und die funktionale Entwicklung des Magen-Darm-Traktes zu fördern. Um eine katabole Stoffwechsellage zu verhindern und die Wachstumsrate synchron zu der fetalen Dynamik zu sichern, muss bei Frühgeborenen in der Regel zeitgleich zu einem angepassten Nahrungsaufbau eine parenterale Ernährung durchgeführt werden. Wie auch bei reifgeborenen Kindern gelten bei der Ernährung von Frühgeborenen die Empfehlungen der WHO zur Muttermilchernährung. Die Vorteile der Ernährung mit Muttermilch sind durch zahlreiche Studien belegt. Danach nimmt sie Einfluss auf die Mortalität bei Frühgeborenen und senkt das Risiko der nekrotisierenden Enterokolitis, der Retinopathie sowie der bronchopulmonalen Dysplasie. Zudem wird der positive Effekt auf das unreife Immunsystem hoch bewertet. In diesem Zusammenhang spielt der frühzeitige Beginn der Ernährung mit Kolostrum eine wichtige Rolle. (Berns & Zeller 2022)

Das Ernährungsmanagement bei Frühgeborenen besteht aus zahlreichen Komponenten: parenterale Ernährung in Kombination mit Sondenernährung (Muttermilch oder Formulanahrung) und Anbahnen des Stillens durch Anlegen an die Brust sowie das Saugen aus der Flasche. Die Förderung des Saug-Schluckreflexes mittels Schnuller oder Brust während der Nahrungsverabreichung per Sonde gehört heutzutage zum Standard. In Einzelfällen werden Kinder mit einer Ernährungssonde in die häusliche Umgebung entlassen. Im besten Fall kann das Frühgeborene nach einer gewissen Zeit voll gestillt werden. (Berns & Zeller 2022; Wagner 2019a)

Sollte die Mutter nicht in der Lage sein, ausreichend Milch zu produzieren, besteht an manchen Kinderkliniken die Möglichkeit der Verabreichung von gespendeter Frauenmilch. Seit 2018 etablieren sich an Perinatalzentren vermehrt Frauenmilchbanken. Auch die Nahrungsmittelindustrie stellt Säuglingsnahrung für die speziellen Bedürfnisse von Frühgeborenen zur Verfügung. (Berns & Zeller 2022)

Wochenbett und Nachsorge:
Während sich das Team der Neonatologie vor allen Dingen den Bedürfnissen und Erfordernissen des frühgeborenen Kindes widmet, ist die nachsorgende Hebamme die spezielle Ansprechpartnerin für die Eltern bzw. für die Mutter. Wochenbettpflege und -besuche finden nach einer Frühgeburt in einem eher ungewöhnlichen Setting statt: in der häuslichen Umgebung ohne das Frühgeborene oder, bei Mitaufnahme der Mutter, in der Kinderklinik. Die emotionale Situation von Mutter und Vater des frühgeborenen Kindes sind nach der Geburt geprägt durch Sorge, Angst und Trauer, was ein intensiviertes Gesprächsangebot von Seiten der Hebamme erfordert. Eine Frühgeburt erhöht erwiesenermaßen das Risiko einer mütterlichen Depres-

sion. (Bindt 2021) Zudem konnte ein Zusammenhang zwischen einer mütterlichen Depression und der neurologischen Entwicklung von Frühgeborenen bei einem Gestationsalter von ≤ 32 Wochen aufgezeigt werden (Bozkurt et al. 2017). Daher sollte das psychische Wohlbefinden der Mutter bei der Langzeitnachsorge von Frühgeborenen berücksichtigt werden. Professionelle Unterstützung in den ersten Tagen nach der Entlassung des Frühgeborenen gibt den Eltern Sicherheit im eigenverantwortlichen Umgang mit ihrem Kind in der häuslichen Umgebung. Zudem können bei diesen Gelegenheiten Hilfsbedarfe für die Familie ermittelt werden. (Bindt 2021)

> **Beratung:**
>
> - Die hohen Hygienestandards der Kinderklinik müssen auch von Eltern und Besucher/-innen eingehalten werden (Wagner 2019a).
> - Routinehandlungen und Pflegemaßnahmen sind an den Bedürfnissen des Frühgeborenen bzw. seiner Verfassung und Stimmung auszurichten (Fiedler 2020; Wang et al. 2014).
> - Stimmung und Stresspegel des Kindes sollten anhand seiner Signale erkannt und für eine entwicklungsförderliche Pflege berücksichtigt werden (Wagner 2019a; Traxl et al. 2015).
> - Eine frühe Beziehungsanbahnung zwischen Geschwistern und dem Frühgeborenen ist sinnvoll und mindert Eifersucht und Schuldgefühle (Wagner 2006).
> - Das häusliche Setting des Frühgeborenen sollte anfangs reizarm sein, um das Kind nicht zu überfordern. Ruhe und klare elterliche Absprachen erleichtern die Eingewöhnung mit dem Frühgeborenen (Sarimski & Porz 2006).
> - Soziale Kontaktpersonen des Frühgeborenen sollten nach der *Cocoon*-Strategie (Schutz des Immunkompetenten durch Impfung des Umfeldes) geimpft sein (Lungeninformationsdienst 2021).
> - Die Pflegemaßnahmen sollten sich nach den aktuellen Empfehlungen richten (Wagner 2019a; Abeck et al. 2017).
> - Die Ernährung von Frühgeborenen richtet sich nach den Empfehlungen der WHO zur Muttermilchernährung (▶ Kap. 3.9.1), von besonderer Bedeutung ist die Ernährung mit Kolostrum für das unreife Immunsystem (Berns & Zeller 2022).
> - Nicht nutritives Saugen beruhigt die Kinder, Hilfsmittel wie Schnuller oder die eigene Faust des Kindes können hilfreich sein (Berns & Zeller 2022; Wagner 2019a).
> - Bei langem Aufenthalt des Frühgeborenen bedarf es ggf. institutioneller Unterstützung durch Einrichtungen der Kinder- und Jugendhilfe für die Betreuung der Geschwisterkinder.
> - Die Stiftung »Frühe Hilfen« hält niedrigschwellige Angebote für Eltern ab der Schwangerschaft bis zum Kindesalter von drei Jahren vor (praktische Hilfen, Beratung, Vermittlung und Begleitung) (Nationales Zentrum Frühe Hilfen 2022).
> - Hilfreiche Informationen für Eltern eines Frühgeborenen liefert auch der Bundesverband »Das frühgeborene Kind« e. V.: www.fruehgeborene.de; Stand: 20.06.2022

Maßnahmen und Anleitung:

- Die Einbindung der Eltern in die Grund- und Behandlungspflege ist ein nahes Ziel der neonatologischen Versorgung: Es stärkt das Bonding und die Selbstwirksamkeit der Eltern (Herzberg 2016; Reichert et al. 2008).

- Das *Känguruhen* sollte so oft wie möglich durchgeführt bzw. ermöglicht werden (Röslmair et al. 2007).
- Wärmeverluste des Frühgeborenen müssen vermieden werden, zu Hause durch z. B. Wärmestrahler über der Wickeleinheit (Avenarius 2017).
- Ein zielgerichteter Wochenbettbesuch beinhaltet in erster Linie die Kontrolle der Uterusinvolution, die Beobachtung der Wundheilung der Geburtsverletzungen sowie die Kontrolle und Beurteilung von Lochien, Laktation und Involution der Varizen.
- Die Beratung zur Laktation der Mutter hinsichtlich der Ernährung und Flüssigkeitsaufnahme zielt auf regelmäßige, kalorisch ausreichende, vitamin- und eiweißreiche Mahlzeiten sowie eine ausreichende Flüssigkeitszufuhr. Auch ein »rituelles Pausenpaket« mit Thermoskanne für den Kinderklinikbesuch kann helfen.
- Solange das Frühgeborene noch Nahrung per Sonde erhalten muss, benötigt die Mutter ggf. Hilfe beim Abpumpen der Muttermilch mit einer hochwertigen Milchpumpe sowie Anleitung zur hygienischen Aufbewahrung und Transport der Muttermilch (▶ Kap. 3.8).
- Nachsorgebesuche sollten in Hinblick auf die Verpflichtungen der Mutter bzw. der Eltern zeitlich verlässlich und inhaltlich geplant sein, idealerweise besteht der Kontakt zwischen Hebamme und Mutter schon vor der Geburt des Frühgeborenen.
- Die Wochenbettbetreuung schließt die Einschätzung der emotionalen Situation der Wöchnerin mit ein, um eine aufkommende oder bestehende Depression frühzeitig zu erkennen und professionelle Hilfsangebote einzuleiten (Bindt 2021).
- Bei Nachsorgebesuchen ist die soziale Situation innerhalb der Familie zu beobachten und im Bedarfsfall bei der Organisation von Angeboten der »Frühen Hilfen« beratend zu unterstützen.

Beginn und Dauer: Mit der Entbindung bzw. mit der Übernahme der Betreuung. Im Falle einer Betreuung durch eine Familienhebamme bis zum Ende des ersten Lebensjahres des Kindes. (Nationales Zentrum Frühe Hilfen 2022)

Gute Erfahrungen mit:

- örtliche Nähe der Mutter durch Mitaufnahme in der Kinderklinik
- 28 Ronald-McDonald-Häuser oder -Oasen bieten Eltern und Geschwistern von schwerkranken Kindern ein »Zuhause auf Zeit« in direkter Nähe zu einer Kinderklinik: www.mcdonalds-kinderhilfe.org, Stand: 22.06.2022
- Getragene Kleidungsstücke der Mutter im Inkubator oder Wärmebett beruhigen das Frühgeborene und stärken die Wirksamkeit der Mutter.
- Entlassungsmanagement mit Einbindung der nachsorgenden Hebamme oder Familienhebamme für Mutter und Kind

Kooperierende: neonatologische Station der Kinderklinik, Pädiater/-in, Physio- und Ergotherapeut/-in, Psycholog/-in, Fachpersonal der »Frühen Hilfen«

5.4.4 Mutter eines behinderten Kindes

Alina Spiewok

Ressourcenschonung und Stabilisierung der Mutter bzw. Eltern!

Ziel: Förderung einer ungestörten Entwicklung der Mutterrolle und Herstellung einer sicheren Mutter-Kind-Bindung

Inhalt:

Die Behinderung eines Neugeborenen und Säuglings ist ein seltenes Ereignis. Behinderungen bei Menschen im Alter vom ersten Lebenstag bis Ende des ersten Lebensjahres können neben chromosomalen Anomalien der Blastozyste (z. B. Trisomien) durch pränatale Infektionen (z. B. Röteln), durch von der Mutter eingenommene Noxen (z. B. Medikamente, Alkohol) sowie durch prä-, sub- und postpartale Sauerstoffmangelversorgung des Fetus (Asphyxie) u. a. bedingt sein.

Meist sind die Kinder von einer Kombination aus geistiger und somatischer Behinderung betroffen. Eine Behinderung der Sinne (sehen, hören, Wahrnehmung etc.) kann beteiligt sein. Zu einer primären Behinderung (z. B. Zerebralparese, Bewegungsstörung) gesellen sich weitere Einschränkungen (beeinträchtigtes Seh- und Hörvermögen etc.) dazu. Neben dem Erwerb pflegerischer Kompetenz zur Versorgung des behinderten Kindes muss die betreuende Person, in der Regel ist dies die Mutter, auch den Umgang mit Co-Erkrankungen und Behinderungen (z. B. geistige Behinderung) des Kindes erlernen. Die Unumkehrbarkeit der Behinderung und Co-Morbidität führen häufig zu einer lebenslangen Verpflichtung der Eltern für ihr Kind. Die Diagnose führt bei den Angehörigen zu einem Schockzustand. Die Akzeptanz der Behinderung, die Einschränkungen der eigenen Bedürfnisse und das fehlende pflegerische Wissen lösen bei den Eltern Trauer, Wut, Scham und das Gefühl der Hilflosigkeit aus. Diese hochbelastende Gesamtsituation der Familie führt nicht selten zu einem nachteiligen gesundheitlichen Zustand. (Diepen & Heyer 2022; Büker 2010)

Gesellschaftliche Erwartungen als Einflussfaktor auf die betroffenen Elternteile:
Die Diagnose einer Behinderung des eigenen Kindes löst eine Vielzahl von Gefühlen bei den Eltern aus. Angst, Verunsicherung und mangelnde Orientierung bezüglich der Erziehung und Pflege der Eltern prägen die Zeit der Nachricht. Für eine Behinderung greift die Definition nach § 2, Abs. 1 SGB IX:

»Menschen mit Behinderungen sind Menschen, die körperliche, seelische, geistige oder Sinnesbeeinträchtigungen haben, die sie in Wechselwirkung mit einstellungs- und umweltbedingten Barrieren an der gleichberechtigten Teilhabe an der Gesellschaft mit hoher Wahrscheinlichkeit länger als sechs Monate hindern können. Eine Beeinträchtigung nach Satz 1 liegt vor, wenn der Körper- und Gesundheitszustand von dem für das Lebensalter typischen Zustand abweicht. Menschen sind von Behinderung bedroht, wenn eine Beeinträchtigung nach Satz 1 zu erwarten ist.«

Bezugspersonen eines behinderten Kindes müssen mit der Diagnose auch lernen, die gesellschaftlich verankerte Einstellung zur Behinderung mit der eigenen und sozial erwünschten Liebe zum Kind zu vereinbaren. (Diepen & Heyer 2022; Kießling 2013; Retzlaff 2012)

Die Konfrontation der Eltern mit der unausweichlichen Diagnose »Behinderung« führt in einen nicht unerheblichen Konflikt. Das Pflichtgefühl, das eigene Kind »naturgemäß« lieben zu müssen, steht dem eigenen Wunsch nach einem gesunden Kind und den eigenen Wertvorstellungen gegenüber. Die Enttäuschung über ein behindertes Kind wird häufig von Schuldgefühlen begleitet. Die gesellschaftliche Vorstellung eines »idealen« Lebensentwurfes mit einem gesunden Kind muss einem realisierbaren Alltag in hoher Abhängigkeit, vielen Pflichten und Arbeit weichen. Diese Enttäuschung korreliert mit einer elterlichen Vorstellung von Behinderung als Defizit, Verlust von Lebensqualität, eingeschränkter Teilnahme am Leben und dem Gefühl, gesellschaftlicher Norm durch (Ab-)Wertung ausgeliefert zu sein (Kießling 2013; Retzlaff 2012).

2001 sah Ceschi Väter eines behinderten Kindes als durch das traditionelle Rollenbild des Versorgers bei der Überwindung der immanenten Krise benachteiligt. Die meist mütterliche Pflegeperson verarbeitete das krisenhafte Ereignis der Geburt eines behinderten Kindes erfolgreicher und fühlte sich mit der Bewältigung des Alltags allein gelassen.

Das gesellschaftliche Bild vom starken Mann der Väter war mit der Diagnose eines behinderten Kindes erschüttert, sein Selbstwertgefühl war gemindert. Eheprobleme und Trennung begleiteten diesen Prozess gehäuft. Mittlerweile hat sich die Vaterrolle modifiziert. Neue, sogenannte »aktive« Väter übernehmen häufig Zuständigkeiten für den Familienalltag. Mit einem behinderten Kind wird der Rückzug auf die traditionelle Rolle des Versorgers jedoch immer noch gehäuft beobachtet. (Behringer et al. 2019)

Bereits 1986 hat Sluckin den Einfluss von der Persönlichkeit der Mutter, individueller Kindheitserlebnisse, Erfahrung im Umgang mit Kindern sowie ihr Setting auf die mütterliche Gefühlslage beschrieben. Eine tendenzielle optimistische Persönlichkeitsstruktur und stabile, unterstützende Ressourcen (z. B. Familie, externe Hilfen) beeinflussen die mütterliche Zufriedenheit und Haltung gegenüber dem Kind positiv. (Sakkalou 2021; Sluckin 1986)

Nach Kießling (2013) korreliert die Zufriedenheit und das Befinden der Mütter mit der Situation ihres beeinträchtigten Kindes. Unterstützungshilfen, ein offenes Familienklima und eine unterstützende Ehe bzw. Partnerschaft tragen zur Bewältigung des kritischen Lebensereignisses bei und können zu einer persönlichen Weiterentwicklung und Ressourcenaktivierung führen. (Diepen & Heyer 2022; Kießling 2013)

Das »Normalisierungsprinzip« und die Auswirkungen:
Der Einfluss gesellschaftlicher Erwartungen beeinflusst sowohl die Mutter-Kind-Beziehung bzw. Vater-Kind-Beziehung und die Gesundheit als auch den sozioökonomischen Status und die Alltagsstrukturierung der Frau bzw. des Mannes.

Meist leistet die Mutter innerhalb der Familie die Pflege ihres Kindes. Im Fall von ausgeprägter Pflegebedürftigkeit, zusätzlich schweren Verhaltensauffälligkeiten des Kindes oder fehlenden familiären Ressourcen kann eine Unterbringung in einem Pflegeheim sinnvoll sein (Büker 2010).

Eine häusliche Versorgung basiert auf dem »Normalisierungsprinzip«, welches beeinträchtigten Menschen ein Leben ermöglichen soll, das dem eines gesunden Menschen entspricht. Dieses Vorgehen ist etabliert, gegenwärtig vorherrschend und wird gesellschaftlich priorisiert. (Büker 2010; Holzapfel 2018)

In diesem Kontext wird die Bereitschaft zu Verzicht und eine Zurücknahme eigener Interessen der Pflegeperson zugunsten derer des Kindes erwartet (Kießling 2013). Dies hat zur Folge, dass ein Elternteil aufgrund der Pflege des Kindes häufig nur eingeschränkt dem Wunsch einer Erwerbstätigkeit nachkommen kann (Büker 2010). Meist werden die Mütter in eine traditionelle Rolle gedrängt. Dieses Verhalten wird dadurch verstärkt, dass Männer gegenwärtig in der Regel immer noch das höhere Einkommen in der Familie erhalten. Frauen, die sich wegen pflegerischer Pflichten für ein behindertes Kind beruflich zurücknehmen, sind häufiger von Altersarmut betroffen (Knauthe & Deindl 2019; Meier-Gräwe et al. 2014).

Um innerfamiliäre Probleme zu vermeiden und den Bedürfnissen dieser Familien gerecht zu werden, gibt es gesetzliche Erneuerungen zur Erleichterung des Lebens mit behindertem Kind. Der Anspruch auf Freistellung nach dem Pflegezeitgesetz bzw. Familienpflegezeitgesetz bei außerhäuslicher Betreuung eines minderjährigen behinderten Angehörigen ermöglicht nun eine Verbesserung der Vereinbarkeit von Familie, Pflege und Beruf. (BMAS 2021)

Jahrzehntelang hat der belastende Alltag mit einem behinderten Kind für die Mütter zu einem deutlich schlechteren psychischen und physischen Allgemeinzustand geführt als der Alltag mit einem gesunden Kind dies zur Folge hat (McConell & Llewewllyn 2006; Lauvrick et al. 2006). 40 % der betroffenen Frauen litten demnach unter einer chronischen Erkrankung (Stiftung Gesundheitswissen 2022; Scheidt-Nave 2010). Typische chronifizierte Beschwerden und Erkrankungen sind psychische Beeinträchtigungen wie erhöhter Stress, depressive Verstimmungen, Sorgen und Reizbarkeit (Robert Koch-Institut 2020; Häußler et al. 1996). Oftmals erfahren Mütter eines Kindes mit Behinderung Ausgrenzung und Diskriminierung, indem sie beispielsweise Fragen gestellt bekommen, die ihnen eine Schuld (Alkohol-, Tabletten- und Nikotinkonsum während der Schwangerschaft) zuweisen (Robert-Bosch-Stiftung 2021; Büker 2010). Eltern eines Kindes mit pränatal diagnostizierbarer Behinderung leiden unter einem besonderen Rechtfertigungszwang bezüglich der Entscheidung für das Kind. Ein Schwangerschaftsabbruch für ein Kind mit fetaler Anomalie ist gesellschaftlich anerkannt. Nach einer pränatalen Diagnostik der Trisomie 21 entscheidet sich der überwiegende Teil der Mütter gegen ihre Schwangerschaft. (BMAS 2021; Yung Ngan 2020; Köppe 2017; Wocken 2000)

Um gesellschaftlichen Ansprüchen gerecht zu werden und dem Kind die bestmögliche Entwicklung zu gewährleisten, gehören zu den Aufgaben einer Mutter eines beeinträchtigten Kindes vielfältige Aufgaben. Die größte Aufgabe ist das Pflege- und Versorgungsarrangement (z. B. Pflege, Betreuung und Beaufsichtigung des Kindes, die Durchführung medizinischer Pflegemaßnahmen, Symptommanagement und Medikamentenregime, Überwachung bei technikintensiver Versorgung, Organisation und Koordination des Versorgungsgeschehens). Daneben umfasst die Pflege auch die Gestaltung eines funktionierenden Alltagsmanagements (z. B. Entwicklung umsetzbarer Alltagsroutinen, Durchsetzung von eigenen Bedürfnissen), einer eigenen Biografie (z. B. Wiederaufbau des Selbstbildes, Neudefinition von Rollen) und das Management inner- und außerfamiliärer Sozialbeziehungen (z. B. Gestaltung der Erziehung und des Familienlebens) (BMAS 2021; Meier-Gräwe u. a. 2014; Büker 2010).

Eine erfolgreiche Prüfung auf Pflegebedürftigkeit ermöglicht eine finanzielle Entlastung oder Inanspruchnahme eines Pflegedienstes. Nach § 14, Abs. 1 SGB XI sind Personen pflegebedürftig, »die gesundheitlich bedingte Beeinträchtigungen der Selbstständigkeit oder der Fähigkeiten aufweisen und deshalb der Hilfe durch andere bedürfen. Es muss sich um Personen handeln, die körperliche, kognitive oder psychische Beeinträchtigungen oder gesundheitlich bedingte Belastungen oder Anforderungen nicht selbstständig kompensieren oder bewältigen können. Die Pflegebedürftigkeit muss auf Dauer, voraussichtlich für mindestens sechs Monate, und mit mindestens der in § 15 festgelegten Schwere bestehen.«

Das Elternteil und das behinderte Kind sind gegenseitig voneinander abhängig. Das Kind ist auf die Hilfe und Unterstützung des Elternteiles angewiesen, während das Elternteil in seiner Alltagsstrukturierung abhängig von den Bedürfnissen des Kindes ist. Daher ist es von zentraler Bedeutung, dass diese Kinder eine konsistente, sichere Pflege und Unterstützung zur Bewältigung von Alltagssituationen erhalten. Die Eltern profitieren von Bewältigungsstrategien, die es ihnen ermöglichen, sich einerseits neu zu definieren und andererseits dem Kind ein weitgehend angenehmes und »normales« Leben zu ermöglichen. Die Anpassung an den neuen Lebensentwurf verläuft in fünf Phasen des Bewältigungshandelns. (Büker 2017; Büker 2010; ▶ Tab. 5.2)

Die erste Phase der Handlungsunfähigkeit tritt meist bei der Diagnosestellung auf. Der akute Schock der Diagnose macht es den Frauen unmöglich, die ärztlichen Informationen über die Art der Behinderung, geeignete Förder- und Therapiemaßnahmen u. a. aufzunehmen. Die Handlungsunfähigkeit kann auch Monate oder Jahre andauern, wenn keine Diagnosestellung erfolgt ist. Sie ist notwendig, um Unsicherheiten zu mindern, und ist ein erster Schritt zur Bewältigung. (Büker 2010) Eine professionelle psychologische Unterstützung der Eltern erleichtert die Verarbeitung eines Traumas und ermöglicht den Beginn einer Handlungsfähigkeit. Sie ist bereits in dieser Phase sinnvoll. (Schaeffer & Moers 2008)

Tab. 5.2: Fünf Phasen des Bewältigungshandelns (Büker 2017; Büker 2010)

Phase	Benennung	Verhalten/Kennzeichen der Eltern
1	Sichtbarwerden der kindlichen Gesundheitsstörung – Blockierung	• allgemeine Handlungsunfähigkeit • Fokussierung auf das traumatische Ereignis • tiefe Erschütterung, Schock, Trauer • vermindertes Selbstbewusstsein
2	Restabilisierung – Anpassungsbemühungen	• Unsicherheit • Orientierungslosigkeit • kooperativ • Überforderung • Erschöpfung • Gefahr einer gesundheitlichen Beeinträchtigung • vermindertes Selbstbewusstsein
3	Annahme der Herausforderungen – sukzessiver Kompetenzzuwachs	• Kompetenzerwerb in verschiedenen Bereichen führt zu Kompetenzsteigerung • Suche nach Gleichbetroffenen • Gefahr einer chronischen Überbelastung • vermindertes Selbstbewusstsein
4	Gewinn von Handlungssicherheit – Routinisierung	• Normalisierung des Alltagslebens • Routinisierung des Alltagslebens • Weiterentwicklung der Kompetenzen zum Erfahrungslernen • erstes Zulassen eigener Bedürfnisse • Gefahr einer gesundheitlichen Beeinträchtigung • Zugewinn von Handlungssicherheit
5	Handlungssouveränität – Spezialistentum	• hohes Kompetenzwissen • Gefahr einer gesundheitlichen Beeinträchtigung • Gedanke einer Ablösung vom Kind

Die zweite Phase ist von Unsicherheit und Orientierungslosigkeit geprägt. Kooperativität bezüglich der neuen Pflichten und hohe Anstrengung im Alltag führen zu einer gesundheitlichen Belastung des Elternteils. In der dritten Phase wird dem Elternteil die Dauerhaftigkeit der Behinderung des Kindes bewusst. Es erkennt, dass sie sich der Situation stellen und Strategien zur Bewältigung erlernen müssen, um ihr Leben zu meistern. Die Eltern beschäftigen sich immer noch mit der Frage der Schuld und weisen weiterhin ein vermindertes Selbstbewusstsein und Selbstwertgefühl auf. In der vierten Phase können die Eltern die Herausforderungen in Bezug auf Alltag, Tagesgestaltung und Pflege ihres Kindes in den Alltag integrieren. Unerwartete Ereignisse oder Rückschläge können zu Krisen führen und Routinen können sich wieder auflösen. Die Auseinandersetzung mit Institutionen, auch im Hinblick auf pädagogische Betreuung für die Zeit der mütterlichen oder väterlichen Erwerbstätigkeit, beginnt. (Schaeffer & Moers 2008; Büker 2017) Die fünfte und letzte Phase ist gekennzeichnet durch die Professionalisierung der Elternteile bezüglich der Versorgung ihres behinderten Kindes. Die Eltern sind zu Experten ihres beeinträchtigten Kindes geworden. Von besonderer Bedeutung ist in dieser Phase die Bereitschaft, sich im Hinblick auf die Zukunft von der Abhängigkeit des Kindes lösen zu wollen. (Büker 2017)

Zerebralparese:
Die Zerebralparese umfasst eine Gruppe von Symptomen wie die zentrale Bewegungs- und

Koordinationsstörung im Neugeborenen- und Säuglingsalter. Die Zerebralparese resultiert beispielsweise aus einem Sauerstoffmangel bedingtem Hirnschaden (ca. 80 % bereits antenatal), Infektionen (z. B. Toxoplasmose, Zika-Virus, Zytomegalie sowie Röteln), Kernikterus oder Sepsis. Ein bis zwei von 1.000 Säuglingen sind von dieser Behinderung betroffen. Frühgeborene leiden häufiger (15 pro 1.000 Säuglinge) unter einer Zerebralparese, je niedriger das Geburtsgewicht desto wahrscheinlicher ist dies. (Victorio 2019; Geuer-Witt 2002)

Die Zerebralparese stellt die häufigste motorische Behinderung dar (Van Rooijen 2016).

Die Symptome umfassen eine kaum merkliche motorische Unbeholfenheit bis zu einer erheblichen Bewegungseinschränkung und Lähmung aller vier Gliedmaßen (Tetraplegie). Eine geistige Behinderung, Verhaltensstörungen, Seh- und Hörstörungen sowie Epilepsien u. a. Erkrankungen bzw. weitergehende Behinderungen können die Beeinträchtigung begleiten. Die Behandlung des Kindes ist eine Kombination aus Physio-, Ergo- und Logopädie sowie medikamentöser Therapie. (Victorio 2019; Geuer-Witt 2002).

Die eine Zerebralparese begleitende Bewegungsstörung wird in die drei verschiedenen Arten der Spastik, Athetose und Ataxie bzw. deren Mischformen differenziert. Eine Spastik ist eine durch krankhaft erhöhte Muskelspannung verursachte Bewegungsstörung. Sie ist durch eine Pyramidenbahnbeschädigung und einen Dehnungswiderstand der betroffenen Muskeln gekennzeichnet. Es handelt sich dabei um ein spinales Enthemmungssyndrom. (Büdingen & Kuecuekuncular 2021; Feldkamp 2017)

Eine Athetose ist durch unaufhörliche, willkürliche und bizarre Bewegungsformen (»schlängelnde Bewegung«), meist von Mund und Händen, gekennzeichnet. Dies kann zur Folge haben, dass diese Kinder kaum oder gar nicht sprechen können und ihre Hände nicht fokussiert koordinieren können. (Victorio 2019; Bundesarbeitsgemeinschaft für Rehabilitation 1994)

Ataxie beschreibt die abgehakten und unwillkürlichen Bewegungen (»Zielwackeln«) im Sinne von Gleichgewichts- und Koordinationsstörungen des Menschen. (Hoehl & Kullick 2019; Feldkamp 2017) Epilepsie umfasst eine Gruppe von neurologischen Erkrankungen mit in Abständen wiederkehrenden unprovozierten epileptischen Anfällen (Fisher et al. 2014). Ein epileptischer Anfall ist die Folge einer passageren Funktionsstörung des Gehirns mit übermäßiger Aktivierung von Nervenzellen. (Hoehl & Kullick 2019; Deutsche Gesellschaft für Neurologie 2017)

Eine geistige Behinderung liegt bei verminderter Intelligenz (Kognition) und psychischer Gesamtentwicklung vor. Die Diagnose wird nach einer Reihe von altersangemessenen Tests gestellt. Der Grad der Intelligenz wird durch den Intelligenzquotienten (IQ) definiert (▶ Tab. 5.3). (Gerrig 2018)

Tab. 5.3: Intelligenzquotient und geistige Behinderung (Geßner 2019; Zimpel 2009)

Intelligenzquotient	Intelligenz	Bemerkungen
85–115	Normalintelligenz	
70–84	unterdurchschnittliche Intelligenz	Das Kind ist von Lernbeeinträchtigungen betroffen.
50–69	leichte geistige Behinderung	entspricht einem Alter von 9 bis < 12 Jahren; Arbeiten, Kommunizieren und Pflegen sozialer Beziehungen ist selbstständig möglich

Tab. 5.3: Intelligenzquotient und geistige Behinderung (Geßner 2019; Zimpel 2009) – Fortsetzung

Intelligenzquotient	Intelligenz	Bemerkungen
35–49	mittelgradige geistige Behinderung	entspricht einem Alter von 6 bis < 9 Jahren; kann ein gewisses Maß an Selbstständigkeit erreichen. Das Kind braucht auch als Erwachsener situative Unterstützung.
20–34	schwere geistige Behinderung	entspricht einem Alter von 3 bis < 6 Jahren; kann keine Lese- und Schreibfertigkeiten erwerben, braucht dauerhafte Unterstützung
< 20	schwerste geistige Behinderung	Das Kind ist hochgradig und dauerhaft auf Unterstützung angewiesen.

Die Diagnose einer geistigen Behinderung kann verlässlich ab dem zweiten Lebensjahr des Kindes gestellt werden. Die kognitive Leistungsfähigkeit lässt sich gut dokumentieren. (Einspieler et al. 2016; Donner 2013) Ein früher Hinweis auf eine geistige Schädigung bzw. Entwicklungsverzögerung ist das Fehlen einer charakteristischen kleinen, tänzelnden Bewegung im Alter von 6–20 Wochen nach der Geburt. Sind die Bewegungen des Säuglings starr und monoton, ist dies neurologisch auffällig und untersuchungsbedürftig. (Prechtl 2011) Normale Bewegungen ab einem Lebensalter von vier Monaten sind komplex und sehr variabel im Sinne eines stetigen Ausprobierens von Beweglichkeit (Beugen, Strecken, nach innen und außen Drehen von Gelenken, Halten des Kopfes in Rückenlage, Halten des Kopfes in Bauchlage, wiederholte Beuge- und Streckbewegungen etc.; Behring 2021; Donner 2013).

Ein weiterer Hinweis auf eine entsprechende Erkrankung des Säuglings ist die fehlende Objektpermanenz ab einem Alter von vier Lebensmonaten (Behring 2021; Donner 2013). Ein gesundes Kind lässt sich für ein spezielles Spielzeug interessieren (anblicken, taxieren) und wird sich zugunsten eines interessanteren Objektes spontan umentscheiden können. Die Untersuchung dieser Kompetenz erfolgt über die Habituierungsmethode, bei der die Blickrichtung, Blickdauer und Saugfrequenz des Säuglings als Hinweis für Interesse eines Reizes dienen. Bei der Durchführung werden die Säuglinge an Reize gewöhnt, um zu beobachten, ob ein neuer, leicht variierender Reiz von den Babys kürzer oder länger verfolgt wird. Je mühsamer es einem Kind in diesem Alter fällt, sich für einen angebotenen Gegenstand zu entscheiden, umso wahrscheinlicher ist eine geistige Entwicklungsverzögerung. (Behring 2021; Leuchter 2017) Die unkomplizierte ambulante Bewegungsanalyse (»General Movement Assessment« nach Prechtl) des Kindes durch u. a. Videoaufnahmen ermöglicht eine frühe Identifikation einer behandlungsbedürftigen neuropädiatrischen Erkrankung. (Leuchter 2017; Einspieler 2016)

Rechtsansprüche betroffener Familien:
Für Angelegenheiten in Zusammenhang mit Behinderung und Schwerbehinderung ist das Versorgungsamt bzw. das Amt für soziale Angelegenheiten zuständig. Die wesentlichen Regelungen und Leistungsträger für Menschen mit Behinderung sind in den Sozialgesetzbüchern (SGB) V, VIII, IX, XI und XII festgelegt (▶ Tab. 5.4).

Unter den Aufgaben der Eingliederungshilfe (SGB IX) werden Maßnahmen verstanden, die zu einer Abwendung bzw. Minderung der Behinderung beitragen (Fahrtkosten, Hilfsmittel, familienunterstützende Dienste, Frühförderung, heilpädagogischer oder frühfördernder Kindergarten, Hilfsmittel zum Schulbesuch, Unterstützung durch pädagogische Integrationsfachkraft), um dem Menschen eine Teilhabe am gesellschaftlichen Leben zu ermöglichen.

Tab. 5.4: Träger und Leistungen nach Sozialgesetzbuch (Stascheit 2022; Rudel 2007)

SGB	Träger	Leistungen
V	Gesetzliche Krankenversicherung	Arznei-, Verbandmittel (§ 31), Heil- und Hilfsmittel (§§ 32, 33), nichtärztliche sozialpädiatrische Leistungen (§ 43a), häusliche Krankenpflege (§ 37), Fahrtkosten (§ 60), Haushaltshilfe (§ 38), Kinderkrankengeld (§ 45), Rehabilitationskuren (§§ 40, 41), Lohnersatzkosten (§ 11), Zuzahlungs- und Belastungsgrenze (§§ 61, 62), sozialmedizinische Nachsorge (§ 43, Abs. 2)
VIII	Kinder- und Jugendamt	Leistungen für seelisch behinderte Kinder und Jugendliche (§ 35a), Familienhilfe (§ 31) und Intensive sozialpädagogische Einzelbetreuung (§ 35)
IX	Leistungsträger zur Rehabilitation beeinträchtigter Menschen (z. B. Deutsche Rentenversicherung, gesetzliche Krankenversicherung)	• Antragswesen: Schwerbehindertenausweis, Nachteilsausgleiche (Vergünstigungen, ÖPNV, Steuer, Gebühren, Fahrtkosten etc.), Eingliederungshilfe, Frühförderung • Definition von Behinderung nach § 2, Rehabilitation (§§ 26–32), Frühförderung und Früherkennung (§ 46), Wunsch- und Wahlrecht nach § 8, Leistungsträger (§§ 6, 12), Aufgaben der Eingliederungshilfe (§ 90)
XI	Pflegeversicherung	• ambulante vor stationären Leistungen und Pflege • Pflegebedürftigkeit (§ 14), deren Grade (§ 15), Pflegeleistungen: – Geldleistungen (§ 28), ambulante oder vollstationäre Pflege u. a. (§ 36), Kurzzeitpflege (§ 42), Verhinderungspflege (§ 39), teilstationäre Tages- und Nachtpflege (§ 41), ergänzende Leistungen für pflegebedürftige Personen mit erhöhtem Pflegeaufwand (§§ 45a–45c), Pflegehilfsmittel (§ 40), Mittel zur Wohnungsanpassung (§ 40)
XII	Verschiedene	• Hilfen zur Pflege (§§ 61–66), Grundsicherung • tritt nach SGB V, VIII, IX und XII ein

Anfang Dezember 2016 hat der Bundestag das Bundesteilhabegesetz beschlossen. Ziel sei es, die gesellschaftliche Teilhabe und Selbstbestimmung von Menschen zu stärken. Das Bundesteilhabegesetz tritt in mehreren Stufen in Kraft. Mit der dritten Stufe zum 01.01.2020 wurde die Eingliederungshilfe aus dem Fürsorgesystem der Sozialhilfe entfernt und in das SGB XII integriert. So sind nun die Leistungen der Eingliederungshilfen von den existenzsichernden Leistungen getrennt. Dies habe nun den Vorteil, dass der Verwaltungsaufwand (ein einziger Antrag reicht nun aus) geringer werden würde, das Vermögen des Ehepartners bzw. Ehepartnerin nicht mehr berücksichtigt und die Freigrenze für Einkommen und Vermögen erhöht wird. (Niedersächsisches Landesamt für Soziales, Jugend und Familie o. J.; Deutscher Bundestag 2016)

Bis Ende 2022 bleibt der Zugang zu den Leistungen der Eingliederungshilfe gleich. Voraussetzung ist weiterhin eine (drohende) Behinderung nach § 99 SGB XI in Verbindung mit § 53 SGB XII und in Verbindung mit § 1 bis 3 der Eingliederungshilfe-Verordnung. Die letzte Gesetzesveränderung durch das BTHG (Bundesteilhabegesetz) sieht eine Neuregelung der ICF-Bereiche (Art. 25a des Bundesteilhabegesetzes: Neufassung des § 99 SGB IX) vor. Dieser letzte Schritt soll am 01.01.2023 erfolgen. (Bundesvereinigung Lebenshilfe e. V. 2017) Zu den ICF-Lebensbereichen gehören: Lernen und Wissensanwendung, Allgemeine Anforderungen und Aufgaben, Kommunikation, Mobilität, Selbstsorge, Häuslichkeit, Interaktion bzw. soziale Beziehungen, Bedeutende Lebensbereiche und Soziales, staatsbürgerliches Leben.

Einen Antrag zur Pflegeunterstützung (SGB XI) kann bei der Pflegekasse nach fünf Jahren Beitragsleistung und erfolgreicher Prüfung durch den medizinischen Dienst der Krankenkasse (MDK) gestellt werden. (Stascheit 2022)

Kindeswohlgefährdung:
Eine Mutter bzw. ein Elternteil kann durch die Diagnose und das Leben mit einem behinderten Kind chronisch überfordert sein. Depressive Verhaltensmuster und Handlungsunfähigkeit begleiten einerseits häufig den Zeitraum der Diagnosestellung, sie können andererseits bei Chronifizierung ein Warnzeichen für Vernachlässigung bzw. Kindeswohlgefährdung sein. Ziel einer diesbezüglichen Einschätzung ist es, Mutter bzw. Eltern und Kind vor Handlungen im Sinne von Kindswohlgefährdung und -misshandlung zu schützen. (BMJ 2016)

Eine Vernachlässigung des Kindes liegt bei anhaltendem oder wiederkehrendem Ausbleiben von fürsorglichem Umgang sorgeverantwortlicher Personen vor. Eine Gewährleistung der psychischen und physischen Versorgung des Kindes ist nicht gegeben. Verschiedenen Grundbedürfnissen des Kindes (z. B. körperlichen, erzieherischen, kognitiven sowie emotionalen) wird nicht nachgekommen.

Kindesvernachlässigung ist durch eine Prozesshaftigkeit und unterlassenden Charakter schwer zu identifizieren. Körperliche Vernachlässigung definiert eine (für das Gedeihen) unzureichende Versorgung mit Nahrung und Flüssigkeit, witterungsunangemessene Kleidung oder mangelhafte Körperpflege und medizinische Versorgung u. a. Erzieherische und kognitive Vernachlässigung umfasst eine fehlende Ansprache und Kommunikation sowie eine mangelhafte erzieherische Einflussnahme und fehlende Anleitung zu Spiel und Leistung. Emotionale Vernachlässigung besteht bei einem Mangel an Wärme, Geborgenheit und Wertschätzung im Umgang mit dem Kind. (Pekarsky 2019; Institut für Soziale Arbeit e. V. & DKSB Landesverband NRW e. V. 2016)

Im Gespräch kann die eigene Wahrnehmung und Einschätzung der psychischen Verfassung von der Mutter bzw. den Eltern sowie deren Eltern-Kind-Beziehung mitgeteilt werden.

Primärpräventive Hilfen sind ein geeignetes Instrument zum Schutz vor kindeswohlgefährdeten Handlungen bzw. Misshandlungen. Sie richten sich besonders an Eltern in belastenden Lebenssituationen (Erschöpfung, Enttäuschung etc.). Ein Gespräch über die Geburt des Kindes kann das Wohlbefinden der Eltern steigern und das (nicht oder unzureichend erfolgte) initiale Bonding direkt nach der Geburt nachholen. Es kann außerdem der Trauerbewältigung dienen. (Wölfer 2021)

Verfestigt sich der Verdacht (kindliche Verletzungen ohne plausible Erklärung, Hämatome unterschiedlicher Abheilungsgrade etc.) auf Seiten der Mutter/der die Eltern begleitenden Personen, sollte sich die Hebamme mit einem Experten (Pädiater/-in) austauschen und veranlassen, dass das Kind dort vorstellig wird. (BMJ 2016)

Die Betreuung der jungen Mutter bzw. Familie durch eine entsprechend qualifizierte Familienhebamme oder Familien-Gesundheits- und Kinderkrankenschwester kann eingeleitet werden. Der Familienhebamme kommen dabei begleitende, beratende und dokumentarische Aufgaben im Hinblick auf potentielle Risikofaktoren zu. Weitere Hilfen zur Betreuung der Familie können hinzugezogen werden. (Götzinger 2021)

Der Arbeitsauftrag der Kindeswohlgefährdung ist für Hebammen im Gesetz zur Kooperation und Information im Kinderschutz im § 4 KKG geregelt. Bei Verdacht einer Kindeswohlgefährdung müssen die Eltern auf mögliche Hilfen hingewiesen werden, wenn durch diese Maßnahme das Wohl des Kindes nicht gefährdet wird. Den betreuenden Personen (z. B. Familienhebammen) steht Fachberatung zu, wobei die Daten einer Familie anonymisiert weitergeleitet werden dürfen. Erst bei Hinzuziehung des Jugendamtes müssen die Angaben personalisiert weitergegeben werden. (Gerber & Lillig 2018)

Risikoerfassungsbögen sind für eine schematisierte Beurteilung eines entsprechenden Risikos zu empfehlen (BMJ 2016). Der Risikoerfassungsbogen nach Körner & Heuer (2014) arbeitet mit einem Schema von Risikomerkmalen. Drei Gefährdungsbereichen – Vernachlässigung, Gewalt und eingeschränkte Erziehungsfähigkeit – sind eine Anzahl von nach Kindsalter gewichteten Gefährdungshinweisen zugeordnet. Eine Kindeswohlgefährdung kann nicht ausgeschlossen werden, wenn in einem der Gefährdungsbereiche ein höchster Gefährdungshinweis oder in zwei Bereichen mehrere mittlere Gefährdungshinweise vorliegen. (Hilfe für Jungs e. V. 2019; BMJ 2016)

Beratung:

- Die Diagnose einer Behinderung beim Kind erfordert von den Eltern eine Krisenbewältigung.
- Diese Zeit ist von individueller Dauer und kann von psychiatrischen und somatischen Erkrankungen der Eltern, besonders der Mutter, gekennzeichnet sein (Büker 2010; Schaeffers & Moers 2008).
- Eine Hebamme, Familienhebamme oder Gesundheits- und Kinderkrankenpfleger/-in fungiert als Initiator/-in, Koordinator/-in und Vermittler/-in zwischen Außenkontakten der Gesundheitspflege, (Sozial-)Pädagogik und der Familie (Schneider 2021).
- Die bedarfsgerechte Organisation von Leistungen im Sinne früher Hilfen dient der Prävention der Kindeswohlgefährdung (Schneider 2021).
- Beratungshinweise können zur besseren Akzeptanz als offene Fragen formuliert werden (Nakhala 2021).
- Coping-Fragen anwenden, um Bewältigungsformen zu erfragen (z. B. »Was haben Sie früher, als Ihr Baby noch nicht geboren war, getan, um sich zu erholen, wenn Sie erschöpft waren?«) (Nakhala 2021)
- Direkte Fragen nach derzeitig konkreten Erfolgen oder positiven Momenten mit Kind sind wertschätzend, lenken die Aufmerksamkeit auf positive Bewältigungsstrategien der Eltern, aktivieren deren Kompetenzen und stärken das Selbstbewusstsein (Nakhala 2021).
- »Ausnahmefragen« können einer Defizitorientierung der Eltern im Hinblick auf ihr Kind entgegenwirken (z. B. »Gibt es Situationen, in denen Ihr Kind leichter einschläft […]?«, »Was ist dann anders?«) (Nakhala 2021).
- Die Zuschreibung von Eigenschaften in Fragen kann eine Stärkung der Selbstwirksamkeitswahrnehmung der Eltern erzielen (z. B. »Woran merken Sie das?«, »Können Sie mir von einer Situation berichten, in der Sie das Gefühl hatten, dass […]?«) (Nakhala 2021).
- Bei Verdacht auf Kindeswohlgefährdung soll das Gespräch transparent, ehrlich und offen geführt werden (Stumpe et al. 2012).
- Ein wertschätzendes, unvoreingenommenes Gesprächsklima und eine objektive Haltung gegenüber den Eltern sind angezeigt (Stumpe et al. 2012).

- Offenheit und ein authentisches Interesse an den Eltern(-teilen) helfen, elterliche Stärken und Ressourcen zu erkennen, die elterliche Situation in Erfahrung zu bringen und eine individuelle Intervention einzuleiten (Stumpe et al. 2012).
- Eine natürliche Autorität, die Verdeutlichung der Rolle als Hebamme sowie eine professionelle Distanz und eigene Impulskontrolle erleichtern die Aufgabe (Stumpe et al. 2012).

Maßnahmen und Anleitung:

- Beratungsinhalte ggf. auch verschriftlicht geben
- Zur frühen Orientierung gehören Mitteilungen über Rechtsansprüche im Leben mit einem behinderten Kind, Adressen von Kontakt- und Beratungsstellen, Selbsthilfegruppen und entsprechende Internetportale.
- Im Sinne eines Casemanagements sollen Eltern über die lokalen Anbieter der notwendigen therapeutischen Unterstützung informiert werden.
- Eltern können bei einer defizitorientierten Betrachtung und Bewertung ihres Kindes geduldig zum Refraiming (neu umrahmen) angeleitet werden (Nakhala 2021):
  – ein negativ bewerteter Aspekt des Kindes kann unter Einnahme eines anderen Blickwinkels eine positive Bedeutung bekommen.
  – »Das Kind erpresst mich mit seinem Schreien!« kann zu »Mein Kind braucht mich für sein Wohlbefinden!« werden.
- die Eltern zur Organisation regelmäßiger eigener Pausen und Regeneration ermuntern
- Unterstützende Methoden zur Kommunikation (Gesten und Gebärden, Ich-Bücher, Piktogramme, Spracherwerb etc.) verhelfen dem Kind, sich eigenständig auszudrücken und selbstständig zu agieren (Scharf 2018; Gillessen-Kaesbach 2007).

- Zur Rehabilitation eignen sich bei Verdacht auf neurologische Schädigungen Vojta- oder Bobath-Therapie, die zu Hause weitergeführt werden können (Gillessen-Kaesbach 2007)
- Wenn die Eltern unter komplizierter Trauer (Trauerprozess länger als ein Jahr) leiden, sollte professionelle Unterstützung angeraten werden (Wölfer 2021).

Vorgehen bei Regelwidrigkeiten:

- Ablehnende oder wütende Gefühle dem Kind gegenüber sind ein normaler Schutz der Seele vor Verlust des eigenen Egos und bedürfen der eigenen Wahrnehmung.
- Bei eigenen intensiven und nicht kontrollierbaren negativen Gefühlen sollte ein Konfliktgespräch (z. B. Verdacht auf Kindesmisshandlung) an eine andere Person delegiert werden (Stumpe et al. 2012).
- Bei der Konfrontation eines Elternteils oder der Eltern mit dem Verdacht auf Kindesmisshandlung sollte eine zweite Fachkraft nach dem Vier-Augen-Prinzip anwesend sein (Stumpe et al. 2012; Kästner 2019).

Beginn und Dauer: Mit Beginn der Diagnosestellung des Kindes bis zum Ende des Betreuungszeitraums

Gute Erfahrung mit:

- Kontakt zu Selbsthilfegruppen (www.kindernetzwerk.de, www.nakos.de)
- Kontakt zu Kostenträgern (Bundesministerium für Gesundheit und Soziales: www.bmgs.bund.de; Finanzamt: www.finanzamt.de; Integrationsamt: www.integrationsaemter.de; Sozialgesetzbücher: www.sozialgesetzbuch.de)
- Bundesarbeitsgemeinschaften: (Bundesarbeitsgemeinschaft Hilfe für Behinderte e. V.: www.bag-selbsthilfe.de; Bundesverband für Körper- und Mehrfachbehinderte e. V.: www.bvkm.de; Bundesvereinigung Lebenshilfe für Menschen mit geistiger

Behinderung e. V.: www.lebenshilfe.de etc.)
- Kontakt zu Leistungserbringern (ambulante Kinderkrankenpflegedienste: www.kinderkrankenpflege-netz.de oder www.ambulantekinderkrankenpflege.de, www.lebenshilfe.de)

Kooperierende: Physiotherapeut/-in, Ergotherapeut/-in, Logopäd/-in, Pädiater/-in, Erzieher/-in, Familienhebamme oder Gesundheits- und Kinderkrankenpfleger/-in, Jugendamt, Versorgungsamt, Frühe Hilfen, Beratungsstellen, Sozialamt, Selbsthilfegruppen

5.4.5 Mutter in Regenbogen- oder Patchworkfamilien

Patchworkfamilien sind für alle Beteiligten eine anspruchsvolle Familienform!

Ziel: Erhalt und Entwicklung von stabilen Bindungen innerhalb des Familiengefüges

Inhalt:

Der Familienstand zweier Menschen kann einen sehr unterschiedlichen rechtlichen Rahmen haben. Es wird zwischen ledig, verheiratet zusammenlebend (Ehepaare), verheiratet getrenntlebend, geschieden und verwitwet unterschieden. Verheiratet getrennt Lebende sind solche Personen, deren Ehepartner sich zeitweilig oder dauerhaft nicht im entsprechenden Haushalt aufhält und für den der befragte Ehepartner keine Auskünfte erteilt. Partner in eingetragenen Lebenspartnerschaften werden Ehepartnern gleichgestellt. Dies gilt für zusammenlebende Partner und Ehepartner, getrenntlebende und noch als Lebenspartnerschaft eingetragene Partner und Ehepartner, getrenntlebende und aufgehobene Lebenspartnerschaften, geschiedene Ehepaare sowie verstorbene eingetragene Lebenspartner und verwitwete Ehepartner. (Statistisches Bundesamt (Destatis) 2019a)

Mit dem originären Begriff der Familie werden alle Eltern-Kind-Gemeinschaften (Ehepaare, nichteheliche, gemischt-geschlechtliche und gleichgeschlechtliche Lebensgemeinschaften, Einelternfamilien mit ledigen Kindern) im Haushalt bezeichnet. Neben leiblichen Kindern zählen Stief-, Pflege- und Adoptivkinder ohne Altersbegrenzung dazu. Eine Familie besteht immer aus den zwei Generationen Eltern bzw. Elternteile und im Haushalt lebende ledige Kinder. (Statistisches Bundesamt (Destatis) 2019b)

Unter Kernfamilie wird eine Familienform verstanden, bei der die leiblichen Eltern in ehe- oder eheähnlicher Lebensgemeinschaft mit mindestens einem gemeinsamen und/oder leiblichen Kind zusammenleben (Loter & Arranz Becker 2017). Im Jahr 2021 betrug die Anzahl von Familien in Deutschland 11,62 Millionen (Statista 2023a).

Erziehungsberechtigte sind Inhaber der grundgesetzlich definierten Erziehungsrechte und -pflichten über einen Minderjährigen (§ 1631 BGB, Teil des elterlichen Sorgerechtes). Primär sind die Eltern die Erziehungsberechtigten ihres Kindes bzw. ihrer Kinder. Sie übernehmen die Personensorge für das Kind. In diesem Sinne übernehmen sie Aufgaben, die das Kind selbst nicht erfüllen kann oder darf. Die elterliche Sorge steht in einer Ehe den Eheleuten zu gleichen Teilen zu und verpflichtet die Eltern, das Sorgerecht gemeinsam zum Wohle des Kindes auszuüben. (Bundeszentrale für politische Bildung 2019)

Regenbogenfamilien:
Die Dimensionen von Vielfalt umfassen u. a. die sexuelle Identität und die geschlechtliche Vielfalt im Sinne des Geschlechts. Die sexuelle Identität beinhaltet neben der Orientierung zum/zur Geschlechtspartner/-in (Hetero-, Homo-, Bi-, A- sowie Trans- und Pansexualität) auch die alltäglichen und soziokulturellen Eigenarten. Die heteronormative Vorstellung

dieser Identität ist obsolet. (Herbertz-Floßdorf 2021)

Regenbogenfamilien bestehen aus gleichgeschlechtlichen Eltern mit einem oder mehreren Kind/-ern. Es ist eine Familienform, bei der sich mindestens ein Elternteil als lesbisch oder homosexuell definiert bzw. sich der LGBT-Community (Lesbian, Gay, Bisexual, Transgender) zugehörig fühlt (Gerlach 2012).

Im Jahr 2017 gab es in Deutschland ca. 112.000 gleichgeschlechtliche Lebensgemeinschaften (Statistisches Bundesamt (Destatis) et al. 2018). Schätzungsweise 52.000 gleichgeschlechtliche Ehen gab es 2019 (LSVD 2023a). Die lesbische Kleinfamilie stellt den häufigsten Anteil der Regenbogenfamilien dar (Gerlach 2018; Statistisches Bundesamt (Destatis) et al. 2018). Ca. 3.000 Kinder werden jährlich in Deutschland durch und in eine gleichgeschlechtliche Beziehung geboren (Janisch 2018). Der Übergang vom Paar zu Eltern gestaltet sich biologogisch, sozial und juristisch erheblich hürdenreicher als bei heterosexuellen Paaren (Gerlach 2018). Nach derzeitigem Recht kann ein gleichgeschlechtliches Paar den Bund der Ehe mit fast allen Rechten und Pflichten eingehen. In Hinblick auf den Status der Co-Elternschaft lässt das Gesetz Hindernisse zu. (Janisch 2018)

Die rechtliche Mutter ist die Frau, die das Kind zur Welt gebracht hat. Der rechtliche Vater ist der Mann, der zum Zeitpunkt der Geburt mit der Frau verheiratet war (Gerlach 2018). Wird ein gleichgeschlechtliches Paar Eltern, muss der nicht biologische Elternteil im Rahmen einer Stiefadoption nach § 1591 BGB das Kind adoptieren (LSVD 2023b). Ein Samenspender ist nicht unterhaltspflichtig und hat keinen Anspruch auf Vaterschaft. Die durch Samenspende gezeugten Kinder haben ab einem Alter von 16 Jahren einen Anspruch auf Kenntnis des biologischen Erzeugers. (Janisch 2018; Gerlach 2018) Schwule Paare können ein Kind in Rahmen von Pflegschaft oder Adoption annehmen (Gerlach 2018).

Patchworkfamilien:
Eine Patchworkfamilie (Stieffamilie) ist eine um Dauer bemühte Lebensgemeinschaft, in die mindestens einer der Partner/-innen mindestens ein Kind aus einer früheren Partnerschaft mitbringt, wobei das Kind bzw. die Kinder zeitweise auch im Haushalt des jeweils zweiten leiblichen Elternteils leben kann bzw. können (Döring 2002).

In dieser Familienform haben oder erwarten die leiblichen und sozialen Eltern noch ein weiteres gemeinsames Kind (Mengel 2017). Die Aspekte von Elternschaft sind auf verschiedene Personen verteilt. Die rechtliche und soziale Elternschaft kann auf andere als die originären Eltern übertragen sein. (Deutsche Liga für das Kind in Familie und Gesellschaft e. V. et al. 2015)

Das Geflecht an Beziehungen in einer Patchworkfamilie ist sowohl ressourcenreich als auch konflikthaft. Familiäre Rollen sind nicht eindeutig vorgegeben, sondern werden gefunden und ausgehandelt. Der erhebliche gesellschaftliche Druck auf die gemeinsamen Stiefeltern kann durch die hohe Anstrengung auch ein Konkurrenzgefühl bezüglich der Elternqualitäten der Elternteile mit sich bringen. Aus vorangegangenen Trennungen bringen Patchworkeltern teilweise eine hohe Erfolgserwartung mit in die neue Familie. (Mengel 2017)

Gefühle von Eifersucht seitens der Stief-/Geschwister (oder Elternteile) können sich auf das neue Kind beziehen. Diese schmerzhafte Emotion entsteht bei fehlender oder ungenügender Anerkennung, Aufmerksamkeit, Liebe, Respekt oder Zuneigung seitens einer geschätzten Bezugsperson (Elternteil oder Hauptbindungsperson). Die Eifersucht richtet sich gegenüber eine damit tatsächlich oder vermeintlich stärker begünstigte Person (Stiefgeschwister). Hierdurch kann eine starke Verlustangst ausgelöst werden. (Walter 2015) Außergewöhnliche Weinerlichkeit, Verlust von Appetit und »Folgsamkeit«, regressives Verhalten und höhere Ängstlichkeit sind typische Merkmale von Eifersucht (Feenstra 2012).

5.4 Frauen in besonderen Lebenslagen

> **Beratung Patchworkfamilien:**
>
> - vor der Geburt des Kindes die leiblichen und Stiefkinder über die besondere Situation »Wochenbett« informieren
> - bestehende Bindungen zu leiblichen und Stiefkindern nach Geburt eines weiteren Kindes bewusst halten und pflegen
> - leibliche und Stiefkinder in die Versorgung des Neugeborenen und Säuglings mit einbeziehen
> - Besuchszeiten der Stiefkinder bei deren Elternteil in gemeinsamer Absprache großzügig zum Wunsch und Bedürfnis des Stiefkindes verändern

Maßnahmen und Anleitung Patchworkfamilien:

- gemeinsame Mahlzeiten der Patchworkfamilie realisieren
- gemeinsame Freizeitaktivitäten mit den Kindern für die Zeit des häuslichen Wochenbettes planen
- Ideen für gemeinsame Freizeitaktivitäten mit Geschwistern im Rahmen von Spaziergängen mit Kinderwagen sammeln
- Regeln für »Wer darf der Mutter wann und womit beim Baby helfen?« aufstellen

Vorgehen bei Regelwidrigkeiten in Patchworkfamilien:

- negative Reaktionen der Einzelnen (des leiblichen Kindes, Stiefkindes, Vaters etc.) auf das neue Kind im Sinne von Eifersucht interpretieren und nicht überbewerten
- mehr gemeinsame Zeit und Aufmerksamkeit füreinander einräumen

Beginn und Dauer: Bereits bei Betreuungsaufnahme in der Schwangerschaft thematisieren, mit Vorbereitungen in der Schwangerschaft beginnen

Gute Erfahrung mit: Realistische Erwartungen der Elternteile an die Reaktion der einzelnen Familienmitglieder
Kooperierende: Familienservicebüro, Erziehungsberatungsstelle

5.4.6 Berufstätige Mütter

Die Machbarkeit eines frühen Wiedereinstiegs in den Beruf genau prüfen!

Ziel: Erfolgreiche Übernahme der Doppelrolle als Mutter und Berufstätige sowie Erhalt der mütterlichen Kraftreserven

Inhalt:

Nach dem Mutterschutzgesetz steht Frauen eine achtwöchige Schutzfrist nach Geburt des Kindes zu. Diese verlängert sich auf zwölf Wochen, wenn es sich um eine Mehrlingsgeburt handelt, binnen acht Wochen nach Geburt ärztlich eine gesetzlich definierte Behinderung beim Kind diagnostiziert wurde oder es sich um eine Frühgeburt handelt. Im letzteren Fall verlängert sich die Schutzfrist auf Antrag der Mutter zusätzlich um den Zeitraum der Verkürzung der Schwangerschaft durch die vorzeitige Entbindung. (G-BA 2016)

Bis zum Alter von vollendeten drei Jahren des Kindes hat jedes Elternteil die Möglichkeit, Elternzeit zur Betreuung und Erziehung seines Kindes zu nehmen. Eine Arbeitnehmerin hat Anspruch auf Elternzeit gegenüber dem Arbeitgeber. Während dieser Zeit bleibt das Arbeitsverhältnis bestehen, doch die Hauptpflichten des Arbeitsverhältnisses ruhen. Nach Ablauf der Elternzeit besteht ein Anspruch auf Rückkehr zur früheren Arbeitszeit und gemäß den im Arbeitsvertrag getroffenen Vereinbarungen. Für den Zeitraum der Elternzeit ab Anmeldung besteht ein Kündigungsschutz. (BMFSFJ 2018a)

Die Elternzeit kann in drei Abschnitten genommen werden. In dem Zeitraum zwischen dem dritten Geburtstag und der Vollendung des achten Lebensjahres des Kindes können 24 Monate der Elternzeit ohne Zustimmung des Arbeitgebers genommen werden. Elterngeld steht den Eltern(-teilen) über einen Zeitraum von 14 Monaten zu, die ihre berufliche Arbeit unterbrechen oder einschränken, um ihr Kind zu versorgen und zu betreuen. Die Monate sind unter den Elternteilen frei wählbar. Ein Elternteil kann dabei mindestens zwei und höchstens zwölf Monate für sich in Anspruch nehmen. Die Höhe des monatlichen Elterngeldes ist abhängig vom Nettoeinkommen und beträgt mindestens 300 € und maximal 1.800 € bzw. zwischen 100 % und 65 % des Nettoeinkommens. (BMFSFJ 2018b)

Der Anspruch auf Elternzeit steht Elternteilen unabhängig vom Familienstand zu. Alleinerziehende können 14 Monate Elterngeld als Einkommensersatzleistung in Anspruch nehmen. Für Familien mit weiteren kleinen Kindern besteht ein monatlicher Anspruch auf einen Geschwisterbonus. Bei Mehrlingsgeburten besteht ein Anspruch auf einen Mehrlingsbonus für jedes weitere Neugeborene. Elterngeld und ElterngeldPlus wird in den meisten Situationen auf das Arbeitslosengeld II, auf Sozialhilfe und auf den Kinderzuschlag angerechnet. Das ElterngeldPlus wird Elternteilen gezahlt, die während des Elterngeldbezugs wieder in Teilzeit arbeiten. Der zeitliche Anspruch auf Elterngeld verdoppelt sich bei gleichzeitiger Halbierung des Betrages. (BMFSFJ 2018b)

Ein Wiedereinstieg der Mutter in das Arbeitsverhältnis während des ersten Lebensjahres des Kindes ist mittlerweile keine Seltenheit mehr und steht nicht im Gegensatz zu einem die Entwicklung des Kindes förderlichen Setting. (Röhr-Sendlmeier 2015)

Aufbauend auf der intuitiven Bindung zwischen Mutter und Neugeborenem erfährt deren Verbindung im späten Wochenbett eine Stabilisierung und Festigung. Neben dem hohen Verständnis für das Kind etabliert sich zunehmend ein Verstehen kindlicher Signale durch Mutter und Eltern. Der Alltag und Umgang mit Kind erfährt Routine und beinhaltet gemeinsame rituelle Handlungen. Diese sichere Bindung von Mutter bzw. Eltern und Kind ist dabei eine wesentliche Voraussetzung für die gesunde Entwicklung des Kindes. Sie wird durch Sensitivität, emotionale Stabilität, Geborgenheit, Wärme und Unterstützung der primären Bezugsperson im Umgang mit dem Kind erzielt. Ebenfalls förderlich ist eine verlässliche Kontinuität in der Beziehung sowie Raum für eigenständige Erkundungen im Umgang mit dem Kind. Umfassende sensorische und soziale Umweltanregungen in den ersten Lebensjahren unterstützen den kindlichen Entwicklungsprozess. Das Kind wird in diesem Setting befähigt, Verhaltenssicherheit, stabile soziale Bindungen und Bewältigungsstrategien aufzubauen. (Röhr-Sendlmeier 2015)

Der mentale und somatische Gesundheitszustand von berufstätigen Müttern mit Kindern im Alter von bis zu fünf Jahren ist besser als der von nicht erwerbstätigen Müttern (Kopp et al. 2019).

Die Wiederaufnahme beruflicher Aufgaben setzt eine Reihe von Vorbereitungen und Entscheidungen der Mutter und Eltern voraus, wie die Art der Kinderbetreuung, Zeitumfang der Berufstätigkeit u. a. Für ein entsprechend junges Kind ist eine behutsame und lange Eingewöhnung in die Betreuungssituation angemessen. Wahlweise kann eine Betreuung im häuslichen Kontext durch eine Bezugsperson aus dem familiären Setting oder außerhäusig durch eine Tagesmutter oder Kinderkrippenmitarbeiter/-innen realisiert werden (▶ Kap. 4.11.3).

Eine mütterliche Berufstätigkeit hat einen positiven Effekt auf die spätere schulische Entwicklung des Kindes. Das Vorbild von leistungsorientiertem Verhalten und das Spektrum an Verhaltensmöglichkeiten unterstützt die kindliche Entwicklung. Spürbare mütterliche Schuldgefühle wegen der Erwerbstätigkeit schränken das kindliche Wohlbefinden ein. (Röhr-Sendlmeier 2015)

Nimmt eine noch stillende Frau ihre Berufstätigkeit wieder auf, darf ihre tägliche Arbeitszeit 8,5 Stunden bzw. 90 Stunden in der Doppelwoche nicht überschreiten. Eine minderjährige stillende Mutter darf nicht über acht Stunden täglich bzw. 80 Stunden in der Doppelwoche arbeiten. Nach Beendigung der Arbeitszeit ist eine ununterbrochene Ruhezeit von elf Stunden zu gewährleisten. Stillende Frauen dürfen nicht zwischen 20 und 6 Uhr beschäftigt werden. Unter der Voraussetzung, dass die stillende Frau ausdrücklich zustimmt, keine ärztlichen Bedenken bestehen und sie nicht alleine arbeitet, kann eine Beschäftigung von 20 bis 22 Uhr erfolgen. Stillende Frauen dürfen nicht an Sonn- und Feiertagen beschäftigt werden. Eine Ausnahme kann gewährt werden, wenn die Frau ausdrücklich zustimmt, ebenfalls keine ärztlichen Bedenken bestehen und sie nicht alleine arbeitet. Tätigkeiten im Rahmen von Berufsausbildungen sind ebenso möglich. Die Zustimmung zu den o. g. Abweichungen der vorbehaltenen Arbeitszeit kann jederzeit von Seiten der Beschäftigten widerrufen werden. (Röhr-Sendlmeier 2015)

Das Mutterschutzgesetz sieht in den ersten zwölf Monaten nach der Entbindung für stillende Frauen zusätzliche und vergütete Pausen vor. So steht einer Stillenden täglich mindestens zweimal für 30 oder einmal für 60 Minuten eine Stillpause zu. Bei einer zusammenhängenden Arbeitszeit von über acht Stunden täglich soll der stillenden Frau auf Verlangen zweimalig eine Pause von 45 Minuten oder einmalig für 90 Minuten ermöglicht werden. (Röhr-Sendlmeier 2015)

Plant eine Mutter das Weiterstillen nach Wiederaufnahme der beruflichen Aktivität, sollte das Kind zu Beginn der Stillbeziehung nicht durch Sauger oder Ähnliches von der direkten Stillbeziehung irritiert werden (Pryor & Huggins 2008).

Beratung:

- Bei Planung einer frühen Wiederaufnahme der Berufstätigkeit der Mutter steht die Zeit bis dahin unter besonderem Fokus von Bonding, erfolgreicher Beziehungs- und Stillanbahnung sowie der Implementierung von beziehungsförderlichen Ritualen, die unter der Berufstätigkeit aufrechterhalten werden können.
- eine Entlastung von Alltags- und Haushaltspflichten durch Anpassung der Ziele im Sinne eines Downshifting (Arbeit reduzieren zugunsten eines besseren, erfüllteren Lebens) ausprobieren
- Organisation von Entlastung vorbereiten (Lebensmittelbringdienst, Reinigungskraft etc.)
- Freizeit und Freiräume für Familienzeit vorbehalten
- Stillen kann bei der Arbeit in den nach Mutterschutzgesetz zusätzlichen Pausen ermöglicht werden, die Pausen müssen nicht nachgearbeitet werden (G-BA 2016).
- Alternativ kann das Abpumpen von Muttermilch während der Arbeitspause die Laktation aufrechterhalten.
- Die Regelung von Arbeitsrahmenbedingungen für schwangere und stillende Frauen erfolgt über das Mutterschutzgesetz (G-BA 2016).
- Diese Regelungen gelten auch für Schüler/-innen, Studierende, Auszubildende und Praktikanten/-innen (G-BA 2016).
- Jeder Arbeitsplatz muss nach § 5 ArbSchG auf unverantwortbare Gefährdungen für Schwangere und Stillende überprüft werden, unabhängig davon, ob die derzeit Beschäftigten aktuell schwanger sind oder stillen (G-BA 2016).

Maßnahmen und Anleitung:

- Anleitung zum Entleeren der Brust
- Einführung und Anleitung zum Abpumpen und Aufbewahren von Muttermilch
- Eine Stillvorbereitung für die Zeit der Berufstätigkeit beginnt mit dem Einüben von Milchabpumpen zwei Wochen vor Beginn des beruflichen Wiedereinstiegs (Pryor & Huggins 2008).
- Abgepumpte Milch soll in kleinen Portionen zu 50 bis 100 ml eingefroren werden (Pryor & Huggins 2008).
- Gefrorene Muttermilch soll über Nacht im Kühlschrank oder ggf. im Wasserbad bei maximal 37 °C aufgetaut werden (Pryor & Huggins 2008).
- Die Fütterung des Kindes mit Flasche oder Becher sollte geübt werden (Pryor & Huggins 2008).
- Vermittlung einer transportablen Milchpumpe, idealerweise einer Zwillingsmilchpumpe
- Silikonstilleinlagen zum Schutz vor ungewollter Milchspende bei der Arbeit

Vorgehen bei Regelwidrigkeiten: Zur Entlastung kann auch zu einem späteren Zeitpunkt Elternzeit genommen werden.
Beginn und Dauer: Mit Vorbereitung in der Schwangerschaft beginnen
Gute Erfahrung mit:

- in Erfahrung bringen, wie realistisch und einvernehmlich die Vorstellung der Mutter und Eltern über den Lebensentwurf nach Ablauf des Mutterschutzes ist
- Einkommensverhältnisse im Vergleich von Nettoeinkommen und Einkommensersatzleistung im Falle von Elternzeit berechnen lassen
- noch ggf. bestehende Urlaubsansprüche im Anschluss an Mutterschutz ermitteln lassen
- https://www.gesetze-im-internet.de/muschg_2018/; Stand: 15.04.2018

Kooperierende: Kommunales Familienbüro, kommunale Elterngeldstelle, kommunale oder betriebliche Gleichstellungsbeauftragte, Betriebsrat

5.4.7 Mutter im Kontext von Armut und Migration

> Integrationsarbeit mit der Mutter bzw. den Eltern, Sprachförderung für das Kind!

2021 hatten 27,2 % der Bevölkerung in der BRD einen Migrationshintergrund (Statistisches Bundesamt (Destatis) 2023b). Ein Drittel der Menschen mit Fluchterfahrung in der BRD sind Frauen. Die Hälfte davon ist im gebärfähigen Alter. Vermutlich sind ein Zehntel bis ein Fünftel ebendieser Frauen in der Phase des Mutterwerdens. (Kasper 2021)

Migrationshintergrund ist nicht einheitlich definiert. Statistisch werden dazu Personen gezählt, die selbst oder deren Eltern nicht mit der deutschen Staatsbürgerschaft geboren wurden. Es werden auch Personen dazu gezählt, die neben der deutschen Staatsbürgerschaft mindestens noch eine weitere haben. (Mecheril & Mehring 2022)

Entsprechende Familien haben eine höhere Armutsgefährdung (BMFSFJ 2017). Als armutsgefährdet gelten Personen, die über weniger als 60 % des mittleren Einkommens der Gesamtbevölkerung verfügen (Statistisches Bundesamt (Destatis) 2023c). Als arm gelten Personen, die mit weniger als 50 % des durchschnittlichen Pro-Kopf-Einkommens auskommen müssen (Schäfer 2013).

Als »Strenge« Armut bezeichnet man, wenn 40 % und weniger des durchschnittlichen Pro-Kopf-Einkommens für den Haushalt zur Verfügung stehen. 2021 lebten 15,8 % der Menschen in Deutschland mit einer Armutsgefährdung. Frauen im gebärfähigen Alter waren weniger von Armut betroffen als

Männer im vergleichbaren Altersabschnitt. Ca. ein Viertel der alleinerziehenden Haushalte waren 2021 armutsgefährdet. (Statistisches Bundesamt (Destatis) 2023c) Armutsgefährdete Gruppen sind neben Arbeitslosen Alleinerziehende, Eltern mit mehreren Kindern, Personen ohne deutsche Staatsangehörigkeit sowie niedrigqualifizierte Menschen (Bäcker & Kistler 2021) und Asylsuchende (BMFSF 2017).

»Absolute« Armut bemisst eine festgelegte Armutsschwelle durch Errechnung eines Geldbetrages auf Grundlage verschiedener Rechenmodelle. Eine »Relative« Armut besteht in Form einer Unterversorgung, die die verschiedenen Lebensbereiche der Ressourcenausstattung, Lebenslagen und Deprivation betrifft. Unter Ressourcenarmut wird hier ein Armutsausmaß verschiedener Einkommensressourcen gefasst. Die Lebenslagenarmut beschreibt eine Unterversorgung bzw. Zugangserschwernis zu zentralen Lebensbereichen. Deprivation ist ein Mangel oder Entzug an vergleichbarem Lebensstandard. (Schäfer 2013)

Ziel: Die Entwicklung einer Mutterrolle nach eigenen Vorstellungen und Einbindung in ein soziales Netz.

Inhalt:

Mitarbeitende im Gesundheitswesen arbeiten mit einer bezüglich ihrer Herkunft ausgesprochen heterogenen Gruppe von Menschen. Eine kulturelle Aufgeschlossenheit und Fremdheitskompetenz sind wesentliche Eigenschaften für einen kultursensiblen Umgang. Kulturelle Aufgeschlossenheit umfasst den Abbau von Distanz und Abgrenzungstendenzen gegenüber Menschen aus anderen Kulturkreisen und das Einüben von interessierten und selbstverständlichen Kontakten zwischen verschiedenen Sprach- und ethnischen Gruppen. Die Anwesenheit verschiedener Sprachen und anderer Unterschiede gilt es innerhalb der eigenen Gruppe als selbstverständlich wahrzunehmen und schätzen zu lernen (z. B. Dialekte, verschiedene religiöse Bekenntnisse). (Fischer 2014)

Fremdheitskompetenz ermöglicht es, Unterschiede zwischen verschiedenen Lebensformen zu erkennen und anzuerkennen. Empathie hilft, dem anderen nahezukommen und ihn zu verstehen. Gleichzeitig wird anerkannt, dass ein Verstehen nicht gänzlich möglich ist, dass eigene Deutungen an Grenzen stoßen, die akzeptiert werden müssen. Fremdheitskompetenz bedeutet auch die Wahrung von respektvoller Distanz gegenüber anderen Traditionen und Lebensformen. (Fischer 2014)

2020 hatten von den 21,9 Millionen Menschen mit Migrationshintergrund 53 % die deutsche Staatsangehörigkeit. 38 % der Menschen mit Migrationshintergrund sind in Deutschland geboren. 40,3 % der Kinder unter fünf Jahren hatten Migrationshintergrund. (Bundeszentrale für politische Bildung 2022)

Von diesem Anteil an Menschen mit Migrationshintergrund kamen 2020 ca. ein Drittel aus Staaten der Europäischen Union. 12,6 % hatten türkische Wurzeln, 9,4 % hatten eine polnische, 5,6 % eine russische und 5,2 % eine kasachische Herkunft. Aus Syrien kamen 4,6 % der Menschen. (Bundeszentrale für politische Bildung 2022) Menschen mit Migrationshintergrund sind im Kontext ihrer sozialen Benachteiligung gehäuft von psychischen Belastungen und Erkrankungen betroffen (Mecheril & Mehring 2022).

Flüchtlinge sind Menschen, die aufgrund von bestimmten und definierten Einflüssen zur Flucht gezwungen sind. Eine begründete Furcht vor Verfolgung wegen ihrer Ethnie, Religionszugehörigkeit, Nationalität oder Zugehörigkeit zu einer bestimmten sozialen Gruppe oder einer politischen Überzeugung kann Menschen dazu zwingen, außerhalb ihres Landes zu leben. (Bundesamt für wirtschaftliche Zusammenarbeit und Entwicklung 2019)

Mitarbeiter/-innen des Gesundheitswesens tragen auf vielfältige Weise zur Gesundheitsförderung von Flüchtlingen bei. Sie informieren und klären über die geistige Gesundheit, Schmerz, Hygienemaßnahmen und das Ausmaß von chronischen Krankheiten auf. Sie führen Eltern in die hiesige Kinderernährung und Gefahrenvermeidung im häuslichen Umfeld ein. Durch ihren fürsorglichen Umgang und ein menschliches Miteinander fördern sie in vertrauten Gesprächen die geistige Gesundheit, den Beziehungsaufbau und die soziale Integration. (Bensch & Krah 2017)

Die Familienformen von Menschen mit Migrationshintergrund unterscheiden sich kaum von denen ohne Migrationshintergrund. Der Anteil von alleinerziehenden Müttern und Vätern ist etwas niedriger und der von Mehrkindfamilien etwas höher als bei Frauen mit deutscher Staatsangehörigkeit. Frauen mit Migrationshintergrund sind durchschnittlich ca. zwei Jahre jünger bei der Geburt ihres ersten Kindes, davon Frauen aus der ehemaligen Sowjetrepublik noch jünger. In neun von zehn Familien haben die Eltern einen Bildungsabschluss, ein Viertel der Betroffenen ist beruflich gering qualifiziert. Einerseits sind die Bildungswünsche und Erwartungen an ihre Kinder hoch, andererseits ist die schulische und berufliche Bildung die Bildungsdeterminante des Kindes. Kinder mit Migrationshintergrund weisen aufgrund mangelnder Sprachübung häufiger Sprachdefizite mit Eintritt in den Kindergarten auf. Die Teilnahme an Familien- und Kinderangeboten und Spielgruppen sowie Mutter- und Kind-Turnen ist gering.

Eine Sprachstörung ist eine Störung der gedanklichen Erzeugung von Sprache. Sprachaufbau und Sprachvermögen sind beeinträchtigt. Sie liegt vor, wenn die vier Störungen Semantik (Wortbedeutung), Phonologie (lautliche Zusammensetzung), Syntax (Wortverknüpfung zu Sätzen) sowie Pragmatik (kommunikative Funktion der Sprache) gestört sind. (Bartha 2006) Im heilpädagogischen Sinne versteht man unter Sprachförderung die Maßnahmen zur Vermeidung einer Behinderung. Im Sinne des Alltags in Kindertagesstätten meint es alle Maßnahmen zur Unterstützung der eigenen Kompetenzen, ohne primär die Defizite im Blick zu haben. (Bauer 2012)

Mütter mit Migrationshintergrund stillen häufiger als Frauen ohne Migrationshintergrund. Die Einstellung zu Formulanahrung ist insbesondere bei Frauen aus osteuropäischen Ländern und ehemaligen GUS-Staaten liberal. Wöchnerinnen mit Migrationshintergrund leiden postpartal häufiger unter einem Hb-Wert unter 10 g/dl (entspricht 6,21 mmol/l), je höhergradiger die Parität einer Frau, umso ausgeprägter ist die Anämiegefahr. (David et al. 2014)

Menschen erleiden auf der Flucht Gewalt und Diskriminierung in noch zugespitzterer Form als im Heimatland. Besonders für Frauen bedeutet Flucht eine erschütternde und schutzlose Situation, in deren Kontext sie extrem vulnerabel sind. (Wolff 2018) Frauen auf der Flucht haben ein sehr hohes Risiko, Opfer von Vergewaltigung oder sexuellem Missbrauch zu werden (Zannetino et al. 2013). Auch in einer Flüchtlingsunterkunft können sie sexuellen Übergriffen ausgesetzt sein. Es besteht die Möglichkeit, dass sich eine Frau im Rahmen der Flucht und Sicherung des Überlebens prostituieren muss. Entsprechende Erfahrungen sind hoch schambesetzt. (Wolff 2018)

Flüchtlinge leiden unter ähnlichen Erkrankungen wie Einheimische. Je nach Herkunftsregion ist das Risiko für z.B. Tuberkulose (z.B. Georgien), Hepatitis B und C sowie HIV (z.B. Region Südsahara), Hämoglobinopathien (z.B. Subsahara, östlicher Mittelmeerraum, Naher Osten) sowie Windpocken und psychiatrische Erkrankungen wie Depressionen und Posttraumatische Belastungsstörungen höher. Letztere können einer erfolgreichen Integrationsleistung des Einzelnen im Wege stehen. (Hohmann-Jeddi 2017)

Frauen mit Fluchterfahrung haben in der Lebensphase der Familiengründung eher einen belasteten Gesundheitszustand. Je nach

Herkunftsregion leiden sie vermehrt unter Genitalverstümmelungen und Infektionserkrankungen – aber auch unter sexuell übertragbaren und chronischen Erkrankungen, Zustand nach Hämorrhagie, Anämie, Hypertonie sowie Depressionen. (Kasper 2021)

Tuberkulose:
Migrantinnen aus Ländern mit hoher Tuberkulose-Prävalenz (Asylbewerberinnen, Spätaussiedler, Flüchtlinge) haben ein 13-fach höheres Risiko für eine Tuberkulose (RKI 2018). Erreger der Tuberkulose sind aerobe, unbewegliche, langsam wachsende, stäbchenförmige Bakterien der Familie Mycobacteriaceae, Genus Mycobacterium. Der häufigste Erreger von Tuberkulose-Infektionen beim Menschen ist M. tuberculosis. In westeuropäischen Ländern sinkt die Rate von Neuinfektionen aufgrund der verbesserten Lebensbedingungen. Eine infektiöse Tuberkulose (offene TBC) ist eine Erkrankung, bei der der Krankheitsherd Anschluss an die Luftwege hat und damit Bakterien an die Umwelt abgegeben werden können. Eine latente tuberkulöse Infektion (LTBI) verläuft asymptomatisch. (RKI 2013b)

Die Postprimär-TBC tritt bei Reaktivierung einer TBC auf. Bei geschwächter Immunabwehr tritt eine Reaktivierung von Tuberkelbakterien im Organismus aus entweder einem frischen Primärkomplex oder einem älteren Tuberkuloseherd auf. (Lahmeyer 2016)

Ein Anstieg ist besonders bei Kindern und jungen Erwachsenen zu beobachten. Es geht kein Gefährdungspotential für die Bevölkerung von dieser Zielgruppe aus. Die Infektion erfolgt fast immer aerogen über Tröpfchen, insbesondere beim Husten und Niesen. Mit zunehmender Bakterienkonzentration im Sputum steigt das Risiko einer Infektion. In drei Viertel der Infektionsfälle ist die Lunge von der Erkrankung betroffen. (RKI 2018)

Die Inkubationszeit beträgt im Durchschnitt sechs bis acht Wochen. Charakteristisch ist Husten mit oder ohne Sputum, ggf. mit Blut. Grippeähnliche Symptome und nächtliches Schwitzen begleiten das Krankheitsbild. (RKI 2013b)

Tuberkulin-Test und Röntgenuntersuchung stehen für eine Verdachtsdiagnose zur Verfügung. Nur der direkte Erregernachweis unter Mikroskop oder durch Blutkultur ergibt ein objektives Ergebnis. Eine grundsätzliche Behandlungsnotwendigkeit besteht unabhängig davon, ob es sich um eine offene oder latente Infektion handelt. (von der Ohe 2016)

Eine ausreichende Behandlung der jungen Mutter ist sowohl zu ihrem als auch zum Schutze des Kindes angezeigt und möglich (Embryotox 2018b). Die Übertragung über Muttermilch findet nicht statt. Auch unter medikamentöser Behandlung kann das Neugeborene weiter gestillt bzw. mit Muttermilch gefüttert werden. Nur im Falle, dass die Mutter hochinfektiös ist, ist es empfehlenswert, das Kind von ihr für die ersten 14 Tage der Behandlung zu trennen. (Schaefer et al. 2011) Hat die Mutter zum Zeitpunkt der Diagnose bereits länger Kontakt mit ihrem Kind, ist seine Behandlung zu Sicherheit ohnehin angezeigt. Eine Trennung ist nicht nötig. (Von der Ohe 2016)

Sichelzellanämie:
Frauen mit Wurzeln im östlichen Mittelmeerraum sowie im Mittleren und Nahen Osten leiden häufiger unter der Sichelzellkrankheit. Hierbei handelt es sich um eine krankhafte Veränderung des Hämoglobin S, welches durch eine erheblich kürzere Lebensdauer gekennzeichnet ist.

Das Hämoglobin der betroffenen Menschen besteht zu mehr als der Hälfte aus der Variante Typ S, was zu einer chronischen Anämie führt. Die geringere Beweglichkeit von Hämoglobin Typ S führt vor allem nach dem Absterben zu einer Akkumulation im kapillaren Bereich, begleitet von einer ausgeprägten Schmerzentwicklung. Eine entsprechende Schmerzkrise kann nach Unterkühlung, Dehydratation sowie Infektionen ausgelöst werden. (AWMF 2016b) Sie erleiden häufig nach der Geburt, vor allem nach Schnittentbindung, eine Schmerzkrise und brauchen eine entsprechend suffiziente, analgetische Behandlung. Nach vaginaler Geburt ist eine Heparinisierung über sieben Tage erforderlich, nach Sectio hingegen über sechs Wochen. (AWMF 2016b) Bei den Kindern manifestiert sich bei entsprechend genetischer Betroffenheit die Erkrankung nach dem dritten bis vierten Lebensmonat (AWMF 2016b).

Familientradition und Migration:
Entgegen ihres traditionellen Mutterwerdens und -seins in einer großfamiliären Struktur unter großelterlichem und geschwisterlichem Schutz entwickeln immigrierte Mütter ihre Rolle isoliert unter kommunikativen Barrieren und mangelndem sozialem Netz. Die tendenziellen Sprachprobleme von (werdenden) Eltern mit Migrationshintergrund können eine Ursache der geringen Inanspruchnahme von gesundheitlichen Angeboten sein – vor allem postnatal. Unter Migrantinnen wird eine personelle Kontinuität in der gesundheitlichen Betreuung eher begrüßt.

Mütter und Eltern erhalten ihre Zuversicht bezüglich einer positiven Zukunft des Neugeborenen durch den Erhalt ihrer traditionellen, perinatalen Riten und Tabus. Hebammen sollten diesen Einstellungen und Riten mit Respekt begegnen. (Widmer 2015) Kritik bzw. dringende Empfehlung zu Pflegemaßnahmen sollten in Bezug auf z. B. SIDS-Prophylaxe erfolgen.

Im Kontext der Hebammenarbeit ist mit psychosozialen Herausforderungen zu rechnen (Widmer 2015). Wesentliche Aspekte im Umgang, vor allem mit rezent geflüchteten Frauen, sind Vertrauen zu schaffen und eine Versorgung der Frau in einem multiprofessionellen Team einzuleiten. Eine Anbindung der betroffenen Frau an niedrigschwellige Angebote (wie z. B. themenbezogene Cafés, aufsuchende Seminare in der Unterkunft und auf Flüchtlinge zugeschnittene Beratungsangebote) ist anzustreben. (Wolff 2018)

Zur Überwindung der Sprachbarriere kann der Einsatz von Online-Übersetzungsprogrammen dienlich sein. Besonders im Kontakt mit Einwandernden der ersten Generation gilt es, das Wöchnerinnen-Hebammen-Verhältnis neu zu prägen. Dazu zählt, dass Gesundheit und Krankheit etwas Gegenwärtiges ist und kein Grund zur Scham. Gesundheitsförderliche Maßnahmen sollten für die Frau verschriftlicht werden. (Kassenärztliche Vereinigung 2017)

Asylsuchende:
Asylsuchende sind Menschen, die einen Asylantrag gestellt haben, über den noch nicht entschieden wurde. Ein Anspruch auf medizinische Versorgung besteht bei akuter Erkrankung, schmerzhaften Erkrankungen, Schutzimpfungen und Vorsorgeuntersuchungen. Schwangere und Wöchnerinnen haben Anspruch auf ärztliche und pflegerische Hilfe sowie Hebammenhilfe, Arznei- und Heilmittel. Bis zu einer Aufenthaltsdauer von 15 Monaten stellt die örtlich zuständige Behörde (Sozialamt) im Falle eines notwendigen ärztlichen Besuches einer Asylsuchenden einen Behandlungsschein zur Vorlage bei dem Arzt/der Ärztin aus. (Kassenärztliche Vereinigung 2017)

Nach 15 Monaten haben asylsuchende Menschen in Deutschland Anspruch auf eine elektronische Gesundheitskarte für einen Zeitraum von 15 Monaten. Einige Bundesländer stellen die elektronische Gesundheitskarte bereits vor dem 15. Monat aus. Asylsuchende haben damit ein Recht auf die gleichen medizinischen Leistungen wie Sozialhilfeempfänger. (BMG 2019)

> **Beratung:**
>
> - Eine junge Mutter mit aktuellem Migrationshintergrund profitiert von einer Orientierung bezüglich sinnvoller und gesundheitsförderlicher Anschaffungen.

- Anleitung in Hinsicht auf Umgang mit dem Neugeborenen sowie auf Durchführung gesundheitsprophylaktischer Maßnahmen und Unfallschutz
- Eine Ansprache des Neugeborenen und Säuglings in der eigenen Muttersprache zum Spracherwerb ist unerlässlich.
- Der Vorteil bei muttersprachlichem Umgang ist der Erwerb eines natürlich großen Wortschatzes (Hoffmann 2017).
- Die Zweitsprache, hier Landessprache, sollte so früh wie möglich (Holloch et al. 2017) zu gesonderten Anlässen (füttern, essen, spielen, Kinderspielkreis oder -betreuung) eingeführt werden (Hoffmann 2017).
- Eine Sprachmischung bei zweisprachig aufwachsenden Kindern ist normal (Hoffmann 2017).
- Eine Verständigung in einer Zweit- oder Fremdsprache ist erst mit vier bis fünf Jahren zu erwarten (Hoffmann 2017).

Maßnahmen und Anleitung:

- Bei ausgeprägten Schmerzen einer Frau aus dem östlichen Mittelmeerraum eine Sichelzellanämiekrise ausschließen lassen
- Ernährungsberatung zu in Deutschland kostengünstigen und hochwertigen Nahrungsmitteln sowie zu nutritiven Eisenquellen
- bei anhaltendem Husten der Mutter und Nachtschweiß TBC ausschließen lassen
- bei Unterbringung der Mutter bzw. Familie in einer Massenunterkunft Impfempfehlung für den Säugling aussprechen
- SIDS-Prophylaxe verdeutlichen
- Online-Ratgeber für Asylsuchende: https://www.bundesgesundheitsministerium.de/themen/internationale-gesundheitspolitik/migration-und-integration/fluechtlinge-und-gesundheit/online-ratgeber-fuer-asyl suchende.html; Stand: 15.01.2019
- die Mutter zur frühen Teilnahme an familien- und kinderorientierten Angeboten ermuntern
- eine Anmeldung ggf. in einer vom Bundesprogramm entsprechend geförderten Kindertagesstätte (z. B. »Sprach-Kitas: Weil Sprache der Schlüssel zur Welt ist«)
- Standortkarte von Sprach-Kitas unter: https://sprach-kitas.fruehe-chancen.de/programm/standortkarte/; Stand: 31.01.2023

Gute Erfahrung mit: Kultursensibler Umgang und Verhalten im häuslichen Kontext einer Familie

Kooperierende: Gynäkolog/-in, Pädiater/-in, Familienhebamme, freie Wohlfahrtsverbände (Caritas, Diakonie, Arbeiterwohlfahrt, Der Paritätische Dienst, DRK), Sozialamt, Integrationsbehörde auf kommunaler oder Kreisebene, kirchliche Träger, Asyl e. V., Kinderschutzbund e. V.

5.4.8 Alleinerziehende Frauen oder Einelternfamilien

Alleinerziehende Einzelelternteile sind armutsgefährdet!

Das mediale Bild einer Wöchnerin zeigt ein Bild einer jungen, glücklichen und sorgenfreien Mutter mit einem eutrophen Neugeborenen. Sie ist ökonomisch versorgt und lebt in einer stabilen Partnerschaft zu einem Lebensgefährten. Die Realität von jungen Müttern weicht teilweise von diesem Idealbild ab – im Sinne eines erheblichen Mangels an Handlungsspielraum und ressourcenreicher Lebenslage. Junge Frauen werden nicht selten in der Familiengründungsphase von ihrem Partner verlassen. So fordert eine Einelternschaft meist die alleinige Verantwortung für das Neugeborene und den Säugling im Alltag und eine minderjährige Mutter muss neben der Mutterrolle auch Erwartungen von Schule und eigenen Eltern entsprechen.

Ziel: Entwicklung einer positiv besetzten Einelternrolle und Förderung der ökonomischen Selbstständigkeit

Inhalt:

Häufigkeit:
2021 waren 18 % der Elternteile alleinerziehend. Ebenso lebten 18 % der Kinder unter 18 Lebensjahren mit nur einem Elternteil. Ca. ein Drittel der Alleinerziehendenhaushalte beziehen Transferleistungen. Nach 3 Jahren haben ca. ein Drittel der Alleinerziehenden eine/-n neue/-n Partner/-in. (BMFSFJ 2023) Nach Statista (2022) beträgt der Anteil von weiblichen Alleinerziehenden ca. 2,15 Millionen und der der männlichen Einelternteile ca. 462.000.

Unterhalt:
Die alten Bundesländer stellen den größten Beitrag zum stetigen Anstieg alleinerziehender Familien an der Summe dieser Eltern- und Familienform. Eine alleinerziehende Mutter ist eher von höherem Alter, eher in Vollzeit beschäftigt oder komplett erwerbslos. Alleinerziehende Frauen sind häufiger schlechter qualifiziert und im urbanen Raum wohnhaft als partnerschaftliche Eltern. Das Pro-Kopf-Einkommen von alleinerziehenden Frauen ist niedriger, ihr Risiko für Armutsgefährdung sowie ihre materielle und finanzielle Not ist höher als bei alleinerziehenden Männern und in Partnerschaft oder in Ehe lebenden Müttern. (Statistisches Bundesamt (Destatis) 2018a)

Mit zunehmender Anzahl minderjähriger Kinder eines alleinerziehenden Elternteils steigt die Wahrscheinlichkeit, dass soziale Transferleistungen einen Großteil des Unterhaltes bilden (Kocher 2017). Ca. drei Viertel aller Kinder von Alleinerziehenden erhält keinen oder unzureichenden Unterhalt von dem anderen Elternteil (Gärtner 2016). Der Unterhaltsanspruch für das Kind ist in der sogenannten »Düsseldorfer Tabelle« durch Leitlinien geregelt. Das Alter des Kindes und das Einkommen des/der Unterhaltspflichtigen sind Bemessungsparameter. (Maßmann et al. 2019; Justiz online 2019) Unterhaltsvorschuss wird vom zuständigen Jugendamt als Unterhaltsersatzleistung im Falle einer Nichtzahlung des unterhaltspflichtigen Elternteils bis zum 18. Lebensjahr des Kindes an den betreuenden Elternteil gezahlt. Bezieht das Kind Hartz-IV-Leistungen, entfällt der Unterhaltsvorschuss ab dem 12. Lebensjahr. Das Jugendamt als Leistungserbringer klärt mit dem Unterhaltsschuldner, ob und in welcher Höhe der Zahlungspflicht nachgekommen werden kann oder ob die Unterhaltspflicht grob verletzt wird. Der Betreuungsunterhalt für die Betreuung von Minderjährigen besteht für Eltern unabhängig von einer vorangegangenen Eheschließung oder Partnerschaft. Danach haben Elternteile mit Kindern bis zu einem Alter von drei Jahren neben dem Kindesunterhalt auch einen eigenen Unterhaltsanspruch an den ehemaligen Partner. (Maßmann et al. 2019)

Ehegatten- bzw. Geschiedenenunterhalt besteht nur zeitlich begrenzt bzw. in Ausnahmefällen. Der Ehegattenunterhalt (auch Trennungsunterhalt) ist eine Unterhaltspflicht für die oder den »Noch-Ehepartner« in der Trennungszeit bis zur Scheidung. Dies gilt auch für gleichgeschlechtliche Ehen. Der Geschiedenenunterhalt ist ein Unterhalt nach Scheidung für die oder den ehemalige/-n Ehepartner/-in. Ein Anspruch auf Geschiedenenunterhalt ist aufgrund der zumutbaren Eigenverantwortung und Verpflichtung zur Erwerbstätigkeit der oder des Geschiedenen nur in Ausnahmefällen zu erwarten. (Maßmann et al. 2019)

Kleine und unerwartete Ausgaben sind in betroffenen Einelternfamilien ein realistisches Risiko für den Einstieg in eine Überschuldung (Statistisches Bundesamt (Destatis) 2018a). Mit zunehmendem Alter der alleinerziehenden Einelternteile steigt die Wahrscheinlichkeit, dass sie getrennt lebend, geschieden oder sogar verwitwet sind (Statistisches Bundesamt (Destatis) 2018a).

Frauen arbeiten in hohem Maße in Arbeitsverhältnissen, die eine hohe zeitliche Flexibilität bei den Mitarbeiterinnen voraussetzen (z. B. im Dienstleistungssektor, in sozialen und Gesundheitsberufen). Für die Vermeidung und Überwindung von Armut ist die wohn- oder arbeitsortnahe Kinderbetreuung mit einem ausreichend großen Zeitfenster Voraussetzung, aber wenig Realität. (Hoheisel 2014)

Sozioökonomische und persönliche Folgen:
Sozioökonomische Faktoren wie Bildung, Einkommen und Beruf sind indirekte Determinanten von Gesundheit. Wechselseitige und kumulative Wirkung von sozialer und gesundheitlicher Benachteiligung betrifft vorrangig Menschen in niedrigen sozioökonomischen Schichten (Sozialer Gradient). Ein Drittel der armutsbetroffenen Kinder wird prognostisch auch längerfristig eine eingeschränkte Lebens- und Entwicklungsperspektive haben. Chronisch arme Kinder weisen die schlechtesten Entwicklungsbedingungen und -verläufe auf. Frühe Erfahrungen von sozialer Benachteiligung können im späteren Leben nur unvollständig überwunden werden. Bewältigungsstrategien aus der frühen Kindheit halten ein Leben lang vor, auch bei schulischer Leistungsfähigkeit. Frühkindliche Belastungen spielen eine Rolle bei der Entwicklung chronischer Erkrankungen. Die kognitive Entwicklung, die psychische Stabilität sowie die Persönlichkeitsentwicklung können langfristig nachteilig betroffen sein. Kinder aus sozial benachteiligten Familien weisen dreimal häufiger frühförderrelevante Befunde auf als Kinder aus Familien mit mittlerem oder hohem Status (z. B. Sprach- und Sprechstörungen, intellektuelle Entwicklungsverzögerungen, Einschränkungen im Seh- und Hörvermögen, Wahrnehmungs- und psychomotorische Störungen, zerebrale Bewegungsstörungen sowie emotionale und soziale Störungen). (Richter-Kornweitz & Weiß 2014)

Neben der Organisation von Unterhalts- oder Lohnersatzleistungen sowie des Alltags allein und mit Neugeborenem muss die junge Mutter im ungünstigsten Fall auch noch die Trennung von einem geliebten Lebensgefährten verarbeiten. Gleichzeitig muss sie die neue Versorgungs- und Gestaltungsrolle als alleinerziehende Mutter füllen. Im Rahmen der Hebammenbetreuung steht die Unterstützung der Bindung und Beziehungsgestaltung der jungen Mutter im Mittelpunkt. Die unangemessene, öffentliche Vorstellung von Unvollständigkeit Alleinerziehender trifft einzelne Frauen genau in ihrer Sorge, ihrem Kind ein nur entwicklungsschädliches Setting bieten zu können. Gleichzeitig muss der alleinerziehende Elternteil den gemeinsamen Haushalt und Abstimmungsprozesse (z. B. Besuchszeiten beim anderen Elternteil) organisieren. (Mengel 2017)

Eine geringe Schlafqualität der Mutter hat einen nachteiligen Effekt auf die sozio-emotionale Entwicklung des Kindes sowie auf seine grob- und feinmotorische Kompetenz (Adler et al. 2019). Die sozioökonomischen und ggf. auch familiären Ressourcen (z. B. Hilfe durch Familienmitglieder, finanzielle Mittel) haben erheblichen Einfluss auf die Alltagsorganisation. (Mengel 2017)

Sorgerecht:
Das Sorgerecht ist das Recht der Eltern oder eines Elternteils, für das Kind Entscheidungen zu seiner Lebensführung zu treffen. Bei Geburt eines gemeinsamen Kindes steht das Sorgerecht den miteinander verheirateten Eltern gemeinsam zu. Die elterliche Sorge umfasst die Personensorge um persönliche Angelegenheiten des Kindes und die Vermögenssorge um seine wirtschaftlichen und finanziellen Angelegenheiten. Das Sorgerecht besteht unabhängig vom Umgangsrecht und umgekehrt. Jedes Elternteil hat unabhängig vom Sorgerecht ein Umgangsrecht mit seinem Kind. Dies gilt ebenso für das Kind. Zum Umgangsrecht gehört in Hinsicht auf das Wohl des Kindes grundsätzlich der Umgang

beider Eltern mit dem Kind. Auch Großeltern oder Geschwister haben ein Umgangsrecht. Bei Verdacht auf Kindswohlgefährdung wird bis zur Klärung des Verdachtes von dem Umgangsanspruch abgesehen. Ein Auskunftsanspruch verpflichtet die Betreuenden und Umgangsberechtigten, sich gegenseitig über alle Umstände, die für das Befinden und die Entwicklung des Kindes wesentlich sind, zu informieren. (Deutsche Liga für das Kind in Familie und Gesellschaft e. V. et al. 2015)

Die zukünftige Gestaltung des Kontaktes von Kind und Vater gilt es anzubahnen (Mengel 2017). Eine Bindung wird durch eine durch Fürsorge und Zuwendung geschaffene Vertrautheit geschaffen. Charakteristisch für Säuglinge ist, dass sie zu wenigen Personen eine hohe Vertrautheit aufbauen, idealerweise durch eine konstante Versorgung. Eine Bindungsanbahnung zwischen dem Säugling und dem Vater kann in Form von Besuchen über mindestens wenige Stunden ein- oder mehrmalig in der Woche erfolgen. Eine Trennung der Eltern in den ersten drei Lebensjahren des Kindes ist für das Kind besonders belastend. Der Wechsel von einer unglücklichen und konfliktreichen Familiensituation zu einer entspannten, wenig stressbehafteten Lebenswelt für Kinder ist hingegen vorteilhaft. (Deutsche Liga für das Kind in Familie und Gesellschaft e. V. et al. 2015)

Bereits Kleinkinder profitieren emotional und hinsichtlich ihres Verhaltens von einem geteilten elterlichen Sorgerecht für sie. Gemeinsam versorgte Scheidungskinder haben nicht mehr Probleme als solche aus intakten Ehen. (Bergström et al. 2017; Nielsen 2013)

Großeltern können eine wertvolle Bereicherung der jungen Mutter und des Kindes in dem neuen Lebensabschnitt sein. Sie verfügen über eine hohe Erziehungserfahrung und können mit ggf. größerem Zeitfenster jenseits grundlegender Erziehungspflichten Enkelkinder im Heranwachsen begleiten. Sie haben meist angemessene, realistische Erziehungsvorstellungen und eine Kenntnis des eigenen Kindes. Großeltern können in diesem Zuge einen wesentlichen Beitrag dazu leisten, dass das Kind eine positive und stabile Identität aufbaut. (Nielsen 2013)

Wenn ein Kind keine gleichwertige Beziehung oder Bindung zu beiden Elternteilen aufgebaut hat, ist für ein Kind bis zu drei Lebensjahren ein Betreuungsmodell mit Übernachtungen bzw. langen Trennungsphasen von der Hauptbindungsperson nicht empfehlenswert. (Nielsen 2013)

Finanzielle Ansprüche wie Mutterschaftsgeld, Elterngeld, ggf. Landeserziehungsgeld, Kindergeld sowie Kinderfreibetrag sind antragspflichtig. Die entsprechenden Unterlagen können bereits in der Schwangerschaft vorbereitet werden.

Beratung:

- die alltäglichen Arbeiten im Haushalt zeitsparend gestalten
- einen regelmäßigen Tagesablauf mit rituellen Zeiten außerhalb der eigenen Wohnung gestalten
- regelmäßige Teilnahme an Mutter-Kind-Kursen
- über die (bevorstehende) Besonderheit des Wochenbettes informieren
- soziale Kontakte ggf. telefonisch pflegen oder einladen
- Hilfsangebote aus dem sozialen Umfeld annehmen und erbitten
- lokale Kontakt- und Selbsthilfegruppen kontaktieren
- Verein für alleinerziehende Mütter und Väter e. V. (www.vamv.de; Stand: 06.02.2023) kontaktieren

Maßnahmen und Anleitung:

- Anerkennung der Vaterschaft in der Schwangerschaft beantragen
- Unterhaltsansprüche klären (lassen)

- Anträge auf finanzielle Ansprüche vorbereiten
- eine Kinderbetreuung bereits in der Schwangerschaft planen und die Anmeldung in die Wege leiten
- Die Ermittlung von Bezuschussung der Kinderbetreuung bzw. der steuerlichen Abzugsfähigkeit gibt einen Anhalt für die finanziellen Mittel im Leben mit Kind.
- Bindungsanbahnung und Aufbau zum Kindsvater und oder zu seinen Eltern unterstützen
- Informationen zum Unterhaltsvorschuss, zum Umgang mit dem Kind, zu Elternvereinbarungen und Informationsschriften des Vereins für alleinerziehende Mütter und Väter (VAMV) e. V. geben

Beginn und Dauer: Mit Vorbereitung in der Schwangerschaft beginnen
Gute Erfahrung mit:

- den finanziellen Rahmen nach Geburt des Kindes realistisch einschätzen
- Anbindung an geeignete Mutter-Kind-Angebote
- Die Einbindung in Betreuung und Versorgung des Neugeborenen und Säuglings von verlässlichen Bezugspersonen ermöglicht ein kurzzeitiges Gefühl von Teilen der elterlichen Zuständigkeit.

Kooperierende: Familienhebamme

5.4.9 Minderjährige Mütter

Eine minderjährige Mutter soll befähigt werden, als Gestalterin ihres Lebens zu agieren! (ZBFS 2019)

Definition:

Eine Person ist minderjährig, solange sie das Alter der Volljährigkeit (18. Lebensjahr) noch nicht erreicht hat. Sie steht unter besonderem Schutz. (BGB 2015)

Erfasst eine minderjährige Person ihre Situation richtig und versteht die Tragweite ihrer Entscheidungen, so liegt eine Einwilligungsfähigkeit vor. Eine Beurteilung der Entscheidung durch Dritte darf nicht erfolgen. (Hirschmüller & Becker 2019) Bei jugendlichen Müttern ab 15 Lebensjahren kann eine Einsichtsfähigkeit angenommen werden. Ist die Frau jünger als 15 Jahre, muss im Einzelfallentscheid die Einwilligungsfähigkeit der jungen Mutter eingeschätzt werden. Erfolgt die Beurteilung positiv, sollte dies schriftlich begründet dokumentiert werden. (Hirschmüller & Becker 2019)

Sorgeberechtigte sind im Normalfall beide Eltern. Sie übernehmen die Einwilligung im Falle mangelnder Reife bzw. bei einem Alter unter 15 Jahren. Im Fall einer Nichterreichbarkeit der Eltern entscheidet das Jugendamt bzw. das Jugendgericht. (Hirschmüller & Becker 2019)

Das durchschnittliche Alter einer Mutter lag im Jahr 2020 bei der Geburt ihres ersten Kindes bei 29,9 Jahren (Statistisches Bundesamt (Destatis) 2023a). 2017 lag der Anzahl von Geburten, deren Mütter unter 18 Jahren waren, bei 2.842. Dies entspricht ca. 0,36 % aller Frauen, die 2017 geboren haben. Frauen mit einem Schwangerschaftsabbruch waren 2017 ca. zu 3 % unter 18 Lebensjahren. (Statistisches Bundesamt (Destatis) 2018c) Aufgrund der bundesweiten Kontaktbeschränkungen im Rahmen der Coronapandemie sind die aktuellen Angaben von ca. 1.200 Geburten von minderjährigen Müttern im Jahr 2021 nicht aussagekräftig.

Eine Mutterschaft in einem frühen Alter, die nach dem Entwicklungsmodell nach Erikson (1973) noch vor dem Erreichen eines jungen Erwachsenenalters eintritt, ist für die noch im Gang befindliche Reife- und Persönlichkeitsentwicklung der Mutter eine Herausforderung.

Ziel: Sichere Mutter-Kind-Bindung und Entwicklung der Mutterrolle als Voraussetzung für das Gedeihen des Neugeborenen sowie ein prognostisch selbstständiges Leben als Eltern(-teil) mit Kind

Inhalt:

Die Adoleszenz wird von der stetigen Anwendung neuer Fertigkeiten begleitet. Dies bringt ein hohes Maß an Unsicherheit und eine starke Orientierung in der Peer-Group mit sich. Nur wenn die Selbst- und Fremdwahrnehmung weitestgehend übereinliegen, kann der heranreifende Mensch ein stabiles Selbstbewusstsein und eine sichere Identität entwickeln. Im »Frühen Erwachsenenalter« ist der junge Mensch idealerweise befähigt, auf der Grundlage eines kohärenten Selbstbildes und einer stabilen Identität eine intime Beziehung und Liebe auszuhalten, ohne eigenes Ego und Ziele aufzugeben oder den anderen zu dominieren. (Erikson 1973)

Eine Schwangerschaft bzw. Mutterschaft im minderjährigen Alter ist mit einer wieder zunehmenden Abhängigkeit gegenüber Bezugspersonen (z. B. Eltern, Partner/-in) verbunden. Der eigene Lebensstil unterliegt einer gesellschaftlich, familiär oder gesundheitlich verordneten Reglementierung. Die Schulbildung oder Berufsausbildung erfährt eine Unterbrechung. Die notwendige psychosoziale Anpassung birgt die Gefahr einer Regression der mütterlichen Reife.

Teenageschwangerschaften korrelieren national sowie international mit der Strukturschwäche einer Region. Die Wahrscheinlichkeit einer folgenden Schwangerschaft ist hoch. (Reime 2012) Bereits 2005 haben Häußer-Szepan et al. identifiziert, dass die Schwangerschaften minderjähriger Mütter weniger geplant als vielmehr Ausdruck mangelnder beruflicher Perspektiven und Lebenschancen waren. Faktoren wie die Zugehörigkeit zu einer wenig inkludierten Randgruppe, eine nicht erfolgreiche Beschulung, ein niedriger sozioökonomischer Status sowie das Leben im ländlichen Raum gelten als Risikofaktoren für eine junge Mutterschaft (Amjad et al. 2019; Mezey et al. 2017; Furstenberg 2015). Gesundheitliche Defizite sowie eine nachteilige Rolle auf dem Arbeitsmarkt sind zu erwarten. Lücken in der Kenntnis über effektive Verhütung und sexuell übertragbare Krankheiten bestehen mit entsprechenden Folgen. (Mezey et al. 2017)

Die Minderjährigkeit wirkt protektiv auf die Schwangerschaft (Dauer, Erkrankungen der Schwangerschaft, Fetal Outcome etc.). Junge Mütter haben prä-, peri- und postnatal weniger Komplikationen als volljährige Frauen, leiden jedoch gehäufter an Anämie. Gesundheitliche Risiken minderjähriger Mütter resultieren aus den o. g. speziellen Lebensumständen. (Fracassi 2009)

Die neugeborenen Kinder minderjähriger Mütter haben durchschnittlich keine vermehrten gesundheitlichen Probleme. Erst im späteren Leben entfaltet sich für die Kinder ein höheres Risiko für psychiatrische Erkrankungen. (Fracassi 2009) Bei nachteiligem Lebensstil (mütterliches Rauchen, Stress und mangelnde Inanspruchnahme von Schwangerenvorsorgeuntersuchungen etc.) der Mutter ist das Risiko für Small-for-Gestational-Age und Frühgeburt erhöht (Reime 2012). Protektiv für die Entwicklung des Kindes wirkt nur eine kontinuierliche, ökonomische und emotionale Unterstützung durch den Kindsvater. (Furstenberg 2015; Reime 2012)

Die Synthese von erfolgreichen Reifeprozessen der eigenen Persönlichkeit und Entwicklung einer Mutterrolle bedarf eines umsichtigen und begleitenden Umgangs mit der jungen Frau, idealerweise gesäumt von einem verlässlichen und kontinuierlichen Angebot an praktischer und emotionaler Hilfe. Charakteristisch für einen ressourcenorientierten Umgang mit jungen Müttern sind die Unterstützung der Aufgaben und Anforderungen, die Stärkung des Selbstwertgefühls und das Veranschaulichen von positiven Rollenbildern (Reime 2012). Die junge Frau soll befähigt werden, ihr Leben nach ihren eigenen Vorstellungen zu gestalten und sich nicht als Opfer der Verhältnisse zu fühlen (ZBFS 2019).

Im Falle einer Schwangerschaft bzw. Geburt einer minderjährigen Frau sind die eigenen Eltern der Kindsmutter für diese weiterhin sorgeberechtigt, hingegen nicht für ihr Enkelkind. Sind beide Eltern des Neugeborenen minderjährig, wird das zuständige Jugendamt automatisch gesetzlicher Vormund des Neugeborenen. Auf Wunsch der Kindsmutter kann die Vormundschaft einer anderen, volljährigen Person übertragen werden. Das Jugendamt regelt die Klärung der Vaterschaftsanerkennung, den Unterhaltsanspruch des Kindes bezüglich seines Vaters, berät zu schulischen Fragen bzw. zu Perspektiven der Berufsausbildung der Kindsmutter sowie zur Kinderbetreuung. Mit Erreichen der Volljährigkeit der Mutter bzw. des Kindsvaters erlischt das Sorgerecht des Jugendamtes und geht automatisch auf die Mutter bzw. auf den volljährigen Elternteil des Kindes über. (ZBFS 2019)

Die Beteiligung der (Groß-)Eltern bei den alltäglichen Aufgaben von Mutter und Kind ist sinnvoll. Die Wiederaufnahme des Schulbesuches ist in diesem Kontext das vorrangige Ziel (Furstenberg 2015). Besonders junge Mütter aus sozioökonomisch benachteiligten Schichten profitieren von einer intensiven und interdisziplinären Begleitung des neuen Lebensabschnitts in das junge Erwachsenenalter durch erfahrene Care Leader. Die Angebote sollten sich gezielt an die bestehenden Defizite richten. (Mezey et al. 2017)

Eine gute, im Sinne einer warmherzigen und bindungs- sowie beziehungsorientierten, außerhäuslichen Betreuung kann bei noch wenig entwickelter, mütterlicher Sensitivität und wenig Wissen um einen förderlichen Umgang mit Kind einen Entwicklungsrückstand und Entwicklungsdefizite kompensieren. Eine schlechte Fremdbetreuung über 30 Stunden wöchentlich und wenig günstige, häusliche Voraussetzungen leisten kindlichem Problemverhalten und Retardierung Vorschub. (Röhr-Sendlmeier 2015)

Die Beratung bezüglich individuell geeigneter Kontrazeptiva kann der Vermeidung einer rasch eintretenden, weiteren Schwangerschaft im Sinne der jungen Mutter dienlich sein (Mezey et al. 2017). Eine frühe Eheschließung korreliert häufig mit Schulabbruch und weiteren Schwangerschaften. Sie schützt nicht vor dem späteren Status der Alleinerziehenden. Eine zukünftige, ökonomische Unabhängigkeit von Transferleistungen wird unwahrscheinlicher. (Furstenberg 2015)

Beratung:

- Eine Unterstützung der jungen Mutter ist geprägt von Hilfe zur Gestaltung eines eigenen Lebensentwurfes und Stärkung ihrer Bindungskompetenz.
- Eine positiv-bestärkende Unterstützung durch die Eltern der jungen Mutter wirkt sich positiv auf die Zukunft der Situation von Mutter und Kind aus.
- Eine Klärung der Unterhaltsansprüche von Mutter und Kind ist bereits in der Schwangerschaft sinnvoll.
- Die Unterstützung durch die zuständige Schwangerschaftskonfliktberatungsstelle sowie das Jugendamt kann dabei hilfreich sein.
- die Nutzung von Smartphones auf ein notwendiges Maß reduzieren, da hiervon nachweislich ein hohes Suchtpotential und eine Reduktion der Empathiebildung ausgehen (Spitzer 2016).

Maßnahmen und Anleitung:

- Rituale zur Bindungsstärkung erläutern
- frühkindliche Bedürfnisse und Kompetenzen erläutern (▶ Kap. 5.2)
- ggf. auch redundante Anleitung zu Grundpflege, Handling, Kleidung anziehen, Baden sowie Beruhigen des Kindes
- gemeinsame Identifikation von möglichen Stresssituationen und deeskalieren-

dem Vorgehen (Pekarsky 2019) (vgl. Kindswohlgefährdung: ▶ Kap. 5.4.4)
- gemeinsame Identifikation von Unfallgefahrensituationen und Vermeidungsstrategien (Pekarsky 2019) (▶ Kap. 4.10.2)

Vorgehen bei Regelwidrigkeiten:

- bei Hinweisen auf massive mütterliche Überforderung, die Betroffene darauf ansprechen und Bedürfnisse und Bedarf ermitteln
- Bei Hinweisen auf Kindswohlgefährdung (z. B. Vernachlässigung) ist der Vormund (zuständiges Jugendamt oder sorgeberechtigte Person) zu informieren.

Beginn und Dauer: Mit Übernahme der Betreuung beginnen
Kooperierende: Krankenhaussozialarbeiter/-in, Familienhebamme, Jugendamt, Sozialamt, Pädiater/-in, Gynäkolog/-in

5.4.10 Mutter mit Suchterkrankung

Zur Suchtentwöhnung durch ärztliche Behandlung raten!

Inhalt:

Suchterkrankungen zählen zu den psychiatrischen Erkrankungen, die insgesamt die häufigste Krankheitsgruppe darstellt. Eine Suchterkrankung liegt in der BRD in einer Höhe von ca. 4,5 % der Bevölkerung vor. Ein Großteil der Erwachsenen mit psychiatrischen Erkrankungen hat Kinder. (Lenz & Wiegand-Grefe 2017)

Eine Vielzahl von Stoffen entfaltet eine psychotrope Wirkung (Sucht) auf den menschlichen Organismus. Ein großer Anteil zählt zu den legalen, teilweise alltäglich genossenen Stoffen wie Koffein, Teein, Nikotin sowie Alkohol. Ein Suchtpotential geht von Substanzen o. ä. aus, wenn an den Gebrauch, Verzehr oder Genuss eine Dopamin-Ausschüttung im Sinne einer Belohnung konditioniert wird. Der Begriff *Genussmittel* suggeriert fälschlicherweise einen bereichernden Effekt durch den Konsum von entsprechenden Getränken (stimulierende oder alkoholhaltige Getränke etc.), welcher nach aktuellem Kenntnisstand bei unsachgemäßem Genuss einen gesundheitlichen Schaden hervorrufen oder dazu beitragen kann. Die Entzugssymptomatik richtet sich neben der Droge nach persönlicher psychischer und physischer Disposition und der Schwere der Abhängigkeit.

Alkohol:
Alkohol entfaltet im Organismus eine hochpsychotrope Wirkung. Nach oraler Aufnahme erfolgt die Resorption über Magen und Darm. Psychische Symptome im Rahmen von Alkoholgenuss reichen von gehobener Stimmung bis zur Euphorie, Entspannung, Aggressivität, mangelnde Einsichts- und Steuerungsfähigkeit, in höheren Dosen auch Sedierung sowie ggf. Koma und Atemdepression. Eine Alkoholeinheit entspricht 294 ml Bier oder 125 ml Rotwein. (Pschyrembel 2017)

Nach plötzlichem Absetzen (therapeutisch, selbstinitiiert oder umständehalber) treten bei der betroffenen Person Symptome wie psychovegetative Erregung, Kopfschmerz, Schweißausbruch, Schlafstörungen, Dysphorie, apathisch-depressive Verstimmung, evtl. Suizidneigung (z. B. bei Entziehung von Amphetaminen) oder eine akute Psychose auf. (Engelbrecht 2017)

Alkoholverzehr in der Schwangerschaft kann hochwahrscheinlich zu einer Alkoholembryopathie führen. Dieser intrauterin verursachten Erkrankung des Kindes folgen kraniofasziale, kardiale, renale, ossäre und okulare Maldeformation, Entwicklungsstörungen sowie Störungen der Kognition und im Verhalten des Kindes. Eine globale Einschränkung im Alltag ist zu erwarten. (Pschyrembel 2017; AWMF 2016a)

Fetal Alcohol Spectrum Disorders (FASD) bezeichnet dabei die Gesamtheit der Schädigungen, die durch intrauterine Alkoholexposition hervorgerufen werden. Es zählen unter Vorbehalt fließender Übergänge die folgenden vier Krankheitsbilder dazu: das Fetale Alkoholsyndrom (FAS) als Vollbild der Störung, das Partielle Fetale Alkoholsyndrom (pFAS), die Alkoholbedingte Entwicklungsneurologische Störung (ARND) sowie die Alkoholbedingte Angeborene Malformationen (ARBD). (AWMF 2016a)

(Illegale) Drogen:
Der Konsum von Kokain, Amphetaminen, Methylphenidat oder Phenmetrazinen geht bei der Mutter mit erhöhtem Herzschlag und Atemfrequenz, Agitiertheit sowie geweiteten Pupillen (auch in erleuchtetem Raum) einher. Das Leben von Menschen mit Suchterkrankungen ist häufig gekennzeichnet durch nachteilige Lebensfaktoren (z. B. Armut, geringe Bildung und Berufsausbildung, geringe erzieherische Kompetenzen, häusliche Gewalt sowie selbst erlebter Kindesmissbrauch). Nicht selten entwickeln die betroffenen Menschen eine eingeschränkte kommunikative Kompetenz, die sich auch in mangelnder Compliance, Unmotiviertheit und Ablehnung widerspiegelt. (AWMF 2016a)

Frauen mit Suchterkrankungen in der Familiengründungsphase haben häufiger einen suchtkranken Partner. Die betroffenen Frauen weisen vermehrt ein herausforderndes Verhalten (z. B. Unzuverlässigkeit bei Absprachen, Unruhe etc.) auf. Die elterliche Erkrankung beeinflusst maßgeblich die Beziehung und Erziehungskompetenz (Lenz & Wiegand-Grefe 2017). Schwere psychiatrische Erkrankungen wie Sucht der Eltern erhöhen das Risiko für Kindesvernachlässigung, -misshandlung und sexuellen Missbrauch des Kindes (Clemens et al. 2018). Bei suchtkranken Eltern zeigt sich ein zwei- bis fünffach höheres Risiko für Gewaltanwendungen gegenüber ihrem Kind als bei gesunden Eltern. Die subjektiv erlebte Belastung durch das Kind ist ein Maß für die Wahrscheinlichkeit von Misshandlung. (Gehrmann & Sumago 2009) Eltern mit Suchterkrankungen sind vergleichsweise gering mit kompensierenden Ressourcen ausgestattet. (Lenz 2019)

Von einer hohen Ressourcenausstattung einer Person spricht man bei Anwesenheit von hoher Selbstwirksamkeitserwartung, Selbstvertrauen und Selbstwertgefühl sowie einer effektiven Emotionsregulation. Familiär bestehen stabile und sichere Bindungen, ein positives und grenzsetzendes Erziehungsklima und eine harmonische Paarbeziehung. Das familiäre Interaktionsmerkmal ist positiv, verbunden und von kommunikativer Kompetenz geprägt. Eine Einbettung in ein stabiles soziales Netz und Unterstützung besteht. (O´Dougerty Wright et al. 2013)

Die persönliche Ausstattung mit Ressourcen ermöglicht idealerweise ein Einfühlungsvermögen in kindliche Bedürfnisse, eine Sensibilität für die Perspektiven des Kindes sowie einen konstruktiven Umgang mit negativen Gefühlen oder Belastungen. Besonders Menschen, die von Suchterkrankungen betroffen sind, verfügen nicht mehr über diese Ressourcenausstattung. Eltern mit psychiatrischen und Suchterkrankungen sind jedoch meist krankheitsbedingt wenig responsiv und für das Kind nicht erreichbar. Mit reduzierten elterlichen Ressourcen steigt das kindliche Risiko für Entwicklungs- und Verhaltensprobleme. (Lenz 2019)

Desorientierung, Schuldgefühle, Tabuisierung der elterlichen Erkrankung und Isolierung sind gehäuft bei Kindern suchtkranker Eltern anzutreffen (Gehrmann & Sumago 2009). Die nachteilige Auswirkung auf die physische und psychische Gesundheit des Kindes ist umso gravierender, je häufiger und früher Misshandlungserfahrungen aufgetreten sind. (Lenz 2019)

Genetische Faktoren und psychosoziale Risiken spielen bei der Fähigkeit der Bewältigung eines entsprechend kritischen Lebensereignisses eine wesentliche Rolle. Ein präventiver Aspekt ist die Behandlung der suchtkranken Elternteile im Sinne eines begleiteten Entzuges. (Gehrmann & Sumago 2009) Kinder mit einem oder beiden Elternteilen mit Sucht- bzw. psychiatrischen Erkrankungen haben ein höheres Risiko, selbst im Laufe ihres Lebens zu erkranken (Lenz & Wiegand-Grefe 2017).

Je jünger ein Kind ist, umso abhängiger ist es von elterlichem Schutz. Dadurch steigt seine Verwundbarkeit in Bezug auf Misshandlungen und Vernachlässigung. Umso weniger ein Kind altersbedingt in der Lage ist, seine negativen Verhaltensweisen und Gefühle zu kontrollieren, umso feindseligere Reaktionen kann es bei seiner Mutter oder seinen Eltern hervorrufen. Aufgrund der körperlichen Unterlegenheit eines Säuglings bzw. (Klein-)Kindes ist es besonders anfällig für Verletzungen. Besonders Entwicklungsphasen mit Autonomiebestrebungen stellen eine für das Kind eine Zeit dar, in der es gefährdet ist. (Lenz 2019)

Beratung:

- Auch Webseiten informieren über Sucht, Suchtstoffe etc. (z. B. www.suchtmittel.de; Zugriff: 31.01.2023).
- Suchtentwöhnung ist möglich und sollte ärztlich begleitet werden.
- Eine Entzugssymptomatik kann pharmakologisch gedämpft werden.

Maßnahmen und Anleitung:

- Die Entwöhnung von stofflicher Sucht ist ärztlich anzuordnen und zu begleiten.
- Frauen mit stofflicher Sucht profitieren von einer kombinierten Behandlung aus Psychotherapie und pharmakologischer Medikation.

Gute Erfahrungen mit:

- Ohrakupunktur hilft bei der Dämpfung des Suchtdruckes bei Nikotinentwöhnung:

  – Sucht/Begierde 29c, Nullpunkt zero (83), Shenmen (55), Vegetativum I (51), Polster (29), Hungerpunkt (18), Schlundpunkt, Lunge (101)
  – nach individuell zutreffendem Gefühl bei Entzug: Anti-Aggressionspunkt, Anti-Depressionspunkt, Anti-Frustrationspunkt, Anti-Sorgepunkt (am nichtdominanten Ohr), Anti-Angstpunkt (am dominanten Ohr) oder Anti-Eifersuchtspunkt

Beginn und Dauer: Mit Beginn der Betreuung beginnen
Kooperierende: Gynäkolog/-in, Hausarzt/-ärztin, Neurolog/-in oder Psychiater/-in

5.4.11 Verwaiste Eltern

> Irgendwann kommt ein Tag, an dem das Leid zu verblassen beginnt!

»Verwaiste« Eltern sind Mutter und Vater, die ein Kind durch Tod verloren haben. Der Grund des Versterbens (Erkrankung, Unfall oder perinataler Notfall) sowie sein Zeitpunkt (prä-, sub- oder postnatal) spielen weniger für die Begrifflichkeit als für die Überwindung des mit dem Ereignis verbundenen Schicksalsschlags eine Rolle.

Ziel: Unterstützung und Begleitung eines physiologischen Trauerprozesses

Inhalt:

Der Verlust eines Kindes ist ein kaum fassbares und hoch tragisches Ereignis für die Mutter und den Vater. Die Trauer beginnt mit dem Wissen um den unwiederbringlichen Verlust und kann auf körperlicher, emotionaler, mentaler sowie spiritueller Ebene ablaufen. Trauerwege sind individuell. Frauen und Männer trauern tief um das verlorene Kind, Männer dabei weniger auffällig als Frauen. (Wolter 2017)

Trauer wird häufig begleitet von Schlafstörungen, Reizbarkeit und Schuldgefühlen. Die Diagnose einer bevorstehenden Fehl- oder Totgeburt führt zu einem Bruch in den Zukunftsplänen. (Lexa 2017) Betroffene Eltern bzw. Elternteile stellen nicht selten bestehende Lebenskonstrukte mit ihren Zielen, Haltungen und Werten in Frage. Die Erfahrung, sein Kind nicht erfolgreich vor dem Tod schützen zu können, widerspricht der genuinen Elternpflicht und kann mit einer Kaskade von belastenden, negativen Gefühlen (z. B. Schuld-, Ohnmacht- oder Versagensempfindungen) einhergehen. (Sim et al. 2020)

Die Phase des Kinderwunsches, das Erstaunen und die Freude über die eingetretene Schwangerschaft und die Erfahrungen des gemeinsamen Elternwerdens werden durch die Mitteilung eines Dritten beendet. Es tritt anstelle des Traums von Elternschaft eine schwere Trauer um den Verlust des Kindes. Das symbiotische Gefühl weicht der Einsamkeit und dem Gefühl, versagt zu haben. Nahestehende Personen und Familie sind ebenso von Trauer erfüllt und können wenig Trost bieten. Nur die Zeit kann einen kleinen Betrag leisten, das Unvorstellbare zu akzeptieren. (Lexa 2017) Während Bilder von positiv Erlebtem kaum verblassen, verlieren erschütternde Gedanken und Gefühle mit der Zeit an Intensität (Carnelley et al. 2006).

Der Wunsch nach einer raschen und ggf. operativen Beendigung der Schwangerschaft ist physiologisch. Wenn die Eltern die Fähigkeit und Möglichkeit haben, ihre (verwaiste) Elternschaft in die Phase des Abschiednehmens und der Geburt mit einfließen zu lassen, kann diese Schwangerschaft im Sinne einer beginnenden Bewältigung der Lebenskrise gemeinsam beendet und abgeschlossen werden. Der tiefen und anhaltenden Trauer nach der Geburt geht zuweilen der euphorische Stolz über die Geburtsarbeit voraus. (Lexa 2017) Der Umgang mit verwaisten Eltern geht mit einer hohen psychosozialen Anspannung einher. Das Risiko einer beruflichen Erschöpfung besteht. (Ravaldi et al. 2022)

Eine Meldung der Geburt des Kindes ist nach Novellierung des Personenstandgesetzes auch für Sternenkinder möglich (BMFSFJ 2018c). Den rechtlichen Rahmen der Bestattung regelt das landesspezifische Bestattungsgesetz (BstG). So variiert die Möglichkeit der von Eltern gestalteten Bestattung von Embryonen aus einem Schwangerschaftsabbruch oder aus einem spontanen Abort sowie eines totgeborenen Kindes über 500 g von Bundesland zu Bundesland. (Aeternitas e. V. 2022; Initiative Regenbogen e. V. 2022)

Abstillen:

Frauen nach einer Totgeburt und Geburt eines verstorbenen Kindes wird meist routinemäßig eine primäre Ablaktation mit Dopaminantagonisten angeboten. Bei ausdrücklichem Einverständnis und Wunsch der verwaisten Mutter ist dies der geeignete Weg der Ablaktation. (Röthlisberger & Schmid 2018)

Mit der pharmazeutisch induzierten Ablaktation korreliert eine prolaktinmangel-assoziierte Dämpfung von Stimmung. Durch die Prolaktin-Downregulation ist auch die mit dem Hormon verbundene Bereitschaft zu Fürsorge und Selbstverzicht gedämpft. Diese Gefühle hätten sich positiv auf den Trauerprozess auswirken können. Sichtbare Milch kann dem subjektiven Gefühl von mütterlichem Versagen entgegenwirken. Es demonstriert die Fähigkeit, vorausschauend für das Kind zu sorgen. Das Schwinden der Muttermilch begleitet das allmähliche Loslassen und Verabschieden des Kindes. Ohne Saugreiz des Kindes sinkt auch angesichts des anzunehmenden Stresslevels der Prolaktinbasispiegel rasch. Zusammen mit der Stauungsinvolution kommt es zu einem physiologischen Versiegen der Muttermilch. Konservative Maßnahmen zur Milchreduktion in Form eines festsitzenden Büstenhalters, Kühlung des Brustdrüsengewebes, laktationshemmende Tees (vgl. Ablaktation: ▶ Kap. 3.8.11) und

Ausstreichen der Milch können empfohlen werden. (Röthlisberger & Schmid 2018) Die Milch kann am kindlichen Grab den Blumen als Wasser gegeben werden (Wolter 2017).

Beratung:

- Hebammenbetreuung steht Frauen auch nach Fehl- oder Totgeburt zu (Blohmann 2012).
- Die Kenntnis der Trauerphasen (»Nicht-Wahrhaben-Wollen«, »aufbrechende Emotionen«, »suchen und sich trennen«, »neuer Selbst- und Weltbezug«) hilft, sich zu orientieren (Blohmann 2012).
- Schmerz, Wut, Rachebedürfnis, Verzweiflung, Einsamkeit und Neid sind normale Gefühle in der Phase der »aufbrechenden Emotionen« (Veid e. V. 2010).
- Das Gefühl, den Verstand zu verlieren, ist normal (Veid e. V. 2010).
- Der unterschiedliche Umgang mit Trauer erfordert Toleranz beider Partner/-innen füreinander (Veid e. V. 2010).
- Der Verlust eines Kindes kann zu einer Familienkrise führen (Veid e. V. 2010).
- Selbsthilfegruppe kontaktieren (www.schatten-und-licht.de; Zugriff: 31.01. 2023, www.veid.de; Zugriff: 31.01. 2023)

Maßnahmen und Anleitung:

- konkrete Merkmale des Empfindens erfragen (Schuldgefühle etc.) (Blohmann 2012)
- Rückbildung in Einzelunterweisung anbieten (Blohmann 2012)
- bei gemeinsamen Spaziergängen (Trauerwegen) die Trauernde erzählen lassen (Blohmann 2012)
- Rituale zum Loslassen negativer Gefühle entwickeln lassen (Blohmann 2012)
- eine Bewusstmachung der eigenen Ressourcen der verwaisten Mutter ermöglichen (Blohmann 2012)
- die Körperwahrnehmung der Mutter üben und stärken (Blohmann 2012)
- ggf. Eisen und Vitamine (Vitamin D, B-Gruppe) supplementieren, die bei einem Mangel einer depressiven Verstimmung Vorschub leisten
- Entspannungsmassage anbieten
- In Selbsthilfegruppen kann der eigenen Trauer Raum gegeben werden, ohne dass der Partner/die Partnerin »mitschwingt« (Veid e. V. 2010).

Vorgehen bei Regelwidrigkeiten:

- Bedeutungsschwere Entscheidungen sollten aufgeschoben werden (Veid e. V. 2010).
- Drogen helfen nicht bei der Überwindung von Trauer, sondern leisten einen Einstieg in den Abusus (Veid e. V. 2010).
- bei komplizierter Trauer oder konkreten Suizidgedanken den psychosozialen Notdienst, Psycholog/-in oder Psychiater/-in hinzuziehen

Beginn und Dauer: Mit Beginn der Kenntnis vom Todesfall beginnen

Gute Erfahrung mit:

- Trauer braucht Zeit und Raum, verläuft in Phasen und Schüben.
- Trauer nimmt viel Lebenskraft: kraftzehrende Menschen und zusätzliche Aufgaben meiden bzw. ablehnen
- eigenes Essen nicht vernachlässigen, zur Vermeidung von schweren Infektionen vitamin- und antioxidantienreiche Nahrungsmittel essen
- Trauerrituale pflegen (z. B. Besuch Grabstelle)
- Besuch einer Selbsthilfegruppe, um vor und mit anderen zu trauern

Kooperierende: Selbsthilfegruppen, Hausarzt/-ärztin, Psycholog/-in oder Psychiater/-in

Fazit: Hebammenarbeit bedeutet, sich selbstverständlich auf die hohe Heterogenität von

Frauen und Familien einzustellen. Sie beinhaltet einen kultursensiblen Umgang mit den Wünschen der Mutter bzw. der Familie. Respekt und Akzeptanz von elterlichen Grenzen der Umsetzbarkeit und Bewältigbarkeit von Herausforderungen gehören ebenso zum Handlungsrepertoire der Hebamme wie die Verdeutlichung von unumgänglichen elterlichen Aufgaben und Pflichten. Hebammen verhelfen Müttern und Eltern dazu, ihre Vision von Elternschaft auch in widrigen Lebenslagen zu verwirklichen.

Tab. 5.5: Hebammen-Checkliste: psychomentale Gesundheit der Mutter (eigene Zusammenstellung)

☐ Geburtsverarbeitung	☐ Achtsamkeit
☐ Körpergefühl und Selbstbild	☐ Wochenbettdepression
☐ Baby-Blues	☐ PTBS
☐ Geschwisterkinder	☐ Kurse und soziales Netzwerk
☐ Soziale Unterstützung	☐ Anträge und staatliche Hilfen
☐ Autofahren mit Baby	☐ Vaterschaftsanerkennung
☐ Rolle als Mutter und Eltern	☐ Reisen mit dem Baby
☐ Rolle als Frau und Partnerin	☐ Wiederaufnahme Berufstätigkeit
☐ Rolle als Patchworkmutter	☐ Wiederaufnahme Schule und Ausbildung

6 Fazit und Ausblick

Kirstin Büthe

6.1 Evidenzbasierte Hebammenarbeit im Wochenbett

Wie steht es um die Evidenzlage von Beratungsinhalten und Behandlungsmaßnahmen im Wochenbett? Die Studienlage für das Thema Wochenbett wird dominiert von Ergebnissen zum Themenkomplex »Vaginale Geburt und der Effekt auf die Funktion des Beckenbodens bzw. auf die Kontinenz«. Diese Ergebnisse konnten eine vaginale Geburt als maßgebliche Ursache von Descensus genitalis und Inkontinenz ausschließen (▶ Kap. 3.1.3; ▶ Kap. 3.2.1). Die Prävention und Abwendbarkeit von Inkontinenz durch Beckenbodentraining werden wiederholt belegt. Eine durch prolongierten Wundschmerz demaskierte Wundheilungsstörung korreliert mit Kontinenzverlust. Die Evidenzen zum mütterlichen Wochenbett (▶ Kap. 3.1; ▶ Kap. 3.8) haben ein hohes bis mittleres Evidenzlevel. Studienresultate mit hohem Empfehlungsgrad über Risiken einer Sectio für nachfolgende Schwangerschaften und vaginale Geburten (VBAC) postulieren den gesundheitlichen Benefit einer vaginalen Geburt gegenüber einer elektiven Sectio für Mutter und Kind (▶ Kap. 3.4). Die Forschungsbemühungen zum Effekt von Sectiones gegenüber vaginaler Entbindung tragen damit erheblich zur Förderung der physiologischen Geburt bei.

Zahlreiche Untersuchungen bearbeiten die Frage nach der somatischen und psychischen Gesundheit von Frauen in Abhängigkeit von dem Zeitpunkt der Geburt sowie des Geburtsmodus (▶ Kap. 5.1). Es zeigt sich, dass entbundene Frauen ihre körperliche Gesundheit als gesünder einschätzen können als sie objektiv erfasst wird. Das psychische Wohlbefinden ist weniger an einen konkreten Geburtsmodus gekoppelt, sondern an das Erleben von informierter Mitsprache und Entscheidung (informed choice) im geburtshilflichen Setting. Die hier aufgeführten Studien sind nach eigenen Angaben von hohem bis mittleren Empfehlungsgrad.

Der Benefit von Muttermilchnahrung auf die gegenwärtige und zukünftige Gesundheit des Kindes und auch der Mutter ist nicht mehr anzuzweifeln (▶ Kap. 3.8.2). Ergebnisse zu Erkrankungen der laktierenden Brust verweisen auf effektive Behandlungsstrategien. Stillen kann durch zahlreiche und erprobte Hilfsmittel auch von den Frauen praktiziert werden, deren Stillbeginn hürdenreich beginnt. Das intensive und häufige Saugen des Neugeborenen an der mütterlichen Brust in den ersten 48 Stunden postpartum ist der verlässlichste Garant einer zeitgerechten initialen Brustdrüsenschwellung und erfolgreichen Stillbeziehung (▶ Kap. 3.8.7). Der Empfehlungsgrad der Studien ist mehrheitlich hoch bis mittel, teilweise geringer (Empfehlungen von Expertinnenkommissionen).

Das Thema Neugeborenenprophylaxen (▶ Kap. 4.7) ist dominiert von Expertinnenkonsens und Empfehlungen mit schwachem Evidenzlevel, basierend auf den hohen ethischen Anforderungen an das Forschungsdesign. Das Neugeborene kann bei Berücksichtigung aktueller Empfehlungen zum Stillen und zur Einführung von Beikost vor Allergien geschützt werden.

Ergebnisse zur Pflege des Neugeborenen und Säuglings (▶ Kap. 4.3) basieren meist auf individueller Fachexpertise und weisen einen hohen Facettenreichtum auf.

Frei zugängliche Studien zu maternalen Involutionsprozessen in Abhängigkeit vom Geburtsmodus, zu einflussnehmenden Faktoren und der positiven Beeinflussbarkeit der Wundheilung im Wochenbett sind nach wie vor rar. Hier sind Hebammen weiterhin gefordert, ihre eigene, erfahrungsbasierte Expertise anzuwenden.

6.2 Ausblick: zwischen Erfahrung und Evidenz

Hebammen arbeiten nach einem frauenzentrierten Betreuungsmodell, in dem sie zu aktiver Beteiligung an Entscheidungen beraten, das Selbstbestimmungsrecht der Frau stärken und die Würde der Frau wahren (Stahl 2008). Sie begegnen Frauen mit einer teilweise jahrzehntelangen Erfahrung und erfolgreichen Arbeitsmethoden. Beratung und Anleitung zu Lebensstil und Verhalten sowie zu pflegerischen Maßnahmen dienen dabei der Verbesserung des gesundheitlichen Zustandes und Befindens von Frauen im Betreuungszeitraum von Schwangerschaft, Geburt und Wochenbett und werden intentional zu ihrem Wohle angeboten (Sayn-Wittgenstein 2007; Schlömer 2000). Zur Erweiterung des Handlungsspektrums können Evidenzen die Auswahl und Entscheidungen für oder gegen eine Maßnahme ermöglichen (Stahl 2008).

Evidenzbasierte, aktualisierte Beratung und Behandlung wird zu einer Veränderung des Wissens- und Kompetenzanspruches von Frauen und Familien sowie von der Fachkraft in Hinblick auf ihre Fachexpertise führen. Evidenzbasierte Betreuung und Pflege stehen nicht im Widerspruch zu einer individualisierten Betreuung (Herr-Wilbert 2008; Stahl 2008). Die Frau wird entscheiden, welche Behandlungsform sie bevorzugt und wie detailliert sie informiert werden möchte.

Von eigenen Handlungsempfehlungen aufgrund externer Evidenzen abzuweichen, ist ungewohnt, irritierend und kann verständlicherweise zu Ablehnung führen, besonders wenn das Ergebnis von intrinsisch nicht motivierten Beratungsinhalten wenig zufriedenstellend ist. Mit der Modifikation der eigenen Arbeitsweise könnte in Problemfeldern begonnen werden, deren Behandlungserfolg bisher ohnehin nicht verlässlich postuliert werden konnte. Der Einsatz von Evidenzen kann bei Fragestellungen zum Einsatz kommen, die nach bisherigem Lösungsansatz als besonders anstrengend und die Behandlung als langwierig empfunden wurde oder die früh eine interdisziplinäre Behandlung erforderlich werden lassen. Wünscht sich nach informierter Entscheidung eine Frau oder Familie eine evidente und alternative Lösung ihres Anliegens, betreut die Hebamme die Frau entsprechend. In allen Fällen führt eine Offenheit bezüglich neuer Erfahrungen zu einer persönlichen und fachlichen Bereicherung – und zu viel Gesprächsstoff beim nächsten Kolleginnentreff!

Literatur

Abboud C S, Wey S B & Baltar V T (2004): Risk factors for mediastinitis after cardiac surgery. Annals of Thoracic Surgery, Jg. 77, Hf. 2, S. 676–683

Abeck D, Brisch K H, Dresbach T et al. (2017): Bindung und Pflege von Frühgeborenen. Ein Ratgeber für Eltern und Betroffene. Hrsg. von der European Foundation for the Care of Newborn Infants, München. https://www.efcni.org/wp-content/uploads/2018/03/EFCNI_Bindung_und_Pflege_Broschuere_150dpi_web.pdf; Stand: 20.09.2022

Abeck D (2016): Neue Empfehlungen zur Säuglingspflege. In: Die Hebamme, Jg. 29, Hf. 5, S. 303–306

Abete I, Parra D & Martinez J A (2008): Energy-restricted diets based on a distinct food selection affecting the glycemic index induce different weight loss and oxidative response. In: Clinical nutrition (Edinburgh, Scotland), Jg. 27, Hf. 4, S. 545–551

Abou-Dakn M & Wöckel A (2011): Schmerzhafte Brustwarzen: Gibt es evidenzbasierte Therapieempfehlungen? In: Die Hebamme, Jg. 24, Hf. 3, S. 172–177. Randomised Controlled Trial

Ackermann H, Aden K, Aurich M et al. (Hrsg.) (2014): AllEx – Alles fürs Examen. Das Kompendium für die 2. ÄP. 2. Aufl. Band B. Kap. 17: Pädiatrie, Sozialpädiatrie. S. 615–619. Stuttgart: Thieme

Adler I, Weidner K, Eberhard-Gran M, Garthus-Niegel S (2019): Der Einfluss von prä- und postpartaler mütterlicher Schlafqualität auf die Kindesentwicklung: eine 2-Jahres-Follow-up-Studie. In: Frauenheilkunde und Geburtshilfe, Jg. 79, Hf. 2. Tagungsbeitrag

Ahmed M, Abbas A M, Kamel F M, Salman S A (2018): Clinical significance and treatment of striae gravidarum during pregnancy: a review article. In: International Journal of Reproduction, Contraception, Obstetrics and Gynecology, Jg. 8, Hf. 1, S. 368–371

Ahrendt C (2020): Familienplanung. In: Stiefel A, Brendel K & Bauer N H (Hrsg.): Hebammenkunde. Lehrbuch für Schwangerschaft, Geburt, Wochenbett und Beruf. 6. Aufl. Stuttgart: Thieme. S. 152–154

Al-Bassam A (2009): Uterin involution after term childbirth. In: Journal Facts Med Baghdad, Jg. 51, Hf. 1, S. 8–11. Case-Control-Study

Albrich S B, Lange R, Naumann G, Skala C (2014): Korrelation der Blasenhals-Mobilität mit der Hiatusfläche in der 3D-Perineal-Sonografie sowie der Belastungsinkontinenz. In: Geburtshilfe Frauenheilkunde, Jg. 74, Hf. 12, S. 1. https://www.thieme-connect.com/products/ejournals/abstract/10.1055/s-0034-1388295; Stand: 06.07.2016. Case-Control-Study

Alley D E & Chang V W (2007): The changing relationship of obesity and disability 1988-2004. In: JAMA, Jg. 298, Hf. 17, S. 2020–2027

American Academy of Pediatrics (Hrsg.) (2016): SIDS and Other Sleep-Related Infant Deaths: Updated 2016. Recommendations for a Safe Infant Sleeping Environment. Task Force on sudden infant death syndrome. In: Pediatrics, Jg. 38, Hf. 5, S. 1–14. http://pediatrics.aappublications.org/content/pediatrics/138/5/e20162938.full.pdf; Stand: 23.01.2019

American College of Obstetricians and Gynecologists (ACOG) (2017): Committee Opinion, Nr. 725: Vaginal Seeding. In: Obstetrics & Gynecology, Jg. 130, Hf. 5, S. e274–e278

American College of Obstetricians and Gynecologists (ACOG) (2014): Safe prevention of the primary cesarean delivery. In: American Journal of Obstetrics & Gynecology, 123. S. 693–711, http://www.acog.org/Resources-And-Publications/Obstetric-Care-Consensus-Series/Safe-Prevention-of-the-Primary-Cesarean-Delivery; Stand: 12.12.2016

American College of Obstetricians and Gynecologists (ACOG) (2013): Committee Opinion No. 548: Weight gain in Pregnancy. In: Obstetrics & Gynecology. Jg. 121, Hf. 1, S. 210–212

American College of Obstetricians and Gynecologists (ACOG) (2007): Committee Opinion, Nr. 361: Breastfeeding: Maternal and infant aspects. In: International Journal of Gynecology and Obstetrics. Jg. 109, Hf. 2, S. 479–480. http://valoraslewis.com/Breastfeeding.html; Stand: 27.11.2016

Amir L H, Donath S M, Garland S M, Sepher N T, Bennett C M, Meabh C J & Meatthew S P

(2012): Does Candida and/or Staphylococcus play a role in nipple and breast pain in Lactation? A cohort study in Melbourne, Australia. BMJOpen, 3, e002351. doi: 10.1136/bmjopen-2012-002351. Cohort-Study

Amjad S, MacDonald I, Chambers T, Osornio-Vargas A, Chandra S, Voaklander D, Ospina M B (2019): Social determinations of health and adverse pregnancies: A systematic review and meta-analysis. In: Paediatric and Perinatal Epidemiology, Jg. 33, Hf. 1, S. 88–99. https://www.ncbi.nlm.nih.gov/pubmed/30516287; Stand: 04.03.2019

ANAD e. V. (2012): Essattacken mit Kontrollverlust (Binge-Eating-Störung). In: Anad e. V. Internet-Auftritt. https://www.anad.de/essstoerungen/Krankheitsbilder/; Stand: 07.05.2018

Anderson J W, Conley S B & Nicholas A S (2007): One hundred pound weight losses with an intensive behavioral program: changes in risk factors in 118 patients with long-term follow-up. In: The American journal of clinical nutrition, Jg. 86, Hf. 2, S. 301–307

Antolic A (2010): Beckenbodenfunktionsstörungen bei vaginal-entbundenen Primipara. Dissertation an der Klinik für Geburtsmedizin, Charité Campus Berlin Mitte der medizinischen Fakultät Charite, UM Berlin. Case-Control-Study

Antonovsky A (1979): Health, Stress and Coping: New perspectives on mental and physical well-being. San Francisco: Jossey-Bass

Antonovsky A (1984): The sense of coherence as a determinant of health. In: Matarazzo J D, Weiss S M, Herd J A, Miller N E (Hrsg.): Behavioral Health. A Handbook of Health Enhancement and Disease Prevention. S. 114–129. New York: Wiley & Sons

Antwerpes F (2017): Rhagade. In: http://flexikon.doccheck.com/de/Rhagade; Stand: 30.05.2016

Antwerpes F (2016): Hypogalaktie. In: http://flexikon.doccheck.com/de/Hypogalaktie; Stand: 30.05.2016

Anzelini M (2019a): Leistungsumsatz. In: Pschyrembel online (Hrsg.). https://www.pschyrembel.de/Leistungsumsatz/K015V; Stand: 21.10.2022

Anzelini M (2019b): Normalgewicht. In. Pschyrembel online (Hrsg.). https://www.pschyrembel.de/Normalgewicht/K0FE5/doc/; Stand: 20.07.2021

Anzelini M (2019c): Untergewicht. In. Pschyrembel online (Hrsg.). https://www.pschyrembel.de/Untergewicht/K00RE/doc/; Stand: 20.07.2021

Arabin B & Metz G A S (2020): »Environmental enrichment« und Schwangerschaft. In: Der Gynäkologe, Jg. 53, Hf. 6, S. 433–443

Arbeitsgemeinschaft freier Stillgruppen Bundesverband e. V. (AFS) (Hrsg.) (2019): Zwillinge ganz natürlich stillen – das geht! https://www.afs-stillen.de/wp-content/uploads/AFS_Broschuere_ZwillingeStillen.pdf; Stand: 28.03.2021

Arbeitsgemeinschaft der Wissenschaftlichen Medizinischen Fachgesellschaften e. V. (AWMF) (Hrsg.) (2020a): Neugeborenen-Screening auf angeborene Stoffwechselstörungen, Endokrinopathien, schwere kombinierte Immundefekte (SCID) und Mukoviszidose. S2k-AWMF_Register Nr. 024/012. https://www.awmf.org/uploads/tx_szleitlinien/024-012l_S2k_Neugeborenenscreening_2020-03.pdf; Stand: 11.02.2022

AWMF (2020b) (Hrsg.): Prävention und Therapie der Frühgeburt. Leitlinie der DGGG, OEGGG und SGGG – Teil 1 mit Empfehlungen zur Epidemiologie, Ätiologie, Prädiktion, primären und sekundären Prävention der Frühgeburt. Leitlinienregister 015-025. https://www.awmf.org/uploads/tx_szleitlinien/015-025l_S2k_Praevention-Therapie_Fruehgeburt_2020-02.pdf; Stand: 10.09.2022

AWMF (Hrsg.) (2019a): Patientenleitlinie zur Diagnose und Behandlung der Adipositas. Eine Leitlinie für Betroffene, Angehörige und nahestehende Personen; die sich auf eine ärztliche Leitlinie stützt: die »S3-Leitlinie Prävention und Therapie der Adipositas«. https://www.awmf.org/uploads/tx_szleitlinien/050-001p_S3_Adipositas_Prävention_Therapie_2019-01.pdf; Stand: 12.09.2019

AWMF (Hrsg.) (2019b): S3-Leitlinie: Hämorrhoidalleiden. Leitlinien-Register-Nr. 081/007. https://www.awmf.org/uploads/tx_szleitlinien/081-007l_S3__H%C3%A4morrhoidalleiden_2019-07_01.pdf; Stand: 28.04.2021

AWMF (Hrsg.) (2018): Bakterielle Infektionen bei Neugeborenen. S2k-AWMF-Leitlinien-Register Nr. 024/08. https://www.awmf.org/uploads/tx_szleitlinien/024-008l_S2k_Bakterielle_Infektionen_Neugeborene_2018-09.pdf; Stand: 04.01.2019

AWMF (Hrsg.) (2017): S2k-Leitlinie Betreuung von Neugeborenen diabetischer Mütter. AWMF-Leitlinien-Register Nr. 024/006. https://www.awmf.org/uploads/tx_szleitlinien/024-006l_S2k_Betreuung_von_Neugeborenen_diabetischer_Muetter_2017-10.pdf; Stand: 18.07.2018

AWMF (Hrsg.) (2016a): Diagnose der Fetalen Alkoholspektrumstörungen (FASD). S3-Leitlinie. AWMF-Registernr.: 022-025. http://www.awmf.org/uploads/tx_szleitlinien/022-025l_S3_Fetale_Alkoholspektrumstoerung_Diagnostik_FASD_2016-06.pdf; Stand: 04.01.2018

AWMF (Hrsg.) (2016b): GPOH Konsortium Sichelzellkrankheit. AWMF-Leitlinie 025/016 Sichelzellkrankheit. AWMF-Leitlinienregister 025/016. https://www.awmf.org/uploads/tx_szleitlinien/025-016l_S2k_Sichelzellkrankheit_2014-12_verlaengert.pdf; Stand: 07.01.2019

AWMF (Hrsg.) (2016c): Prophylaxe von Vitamin-K-Mangel-Blutungen (VKMB) bei Neugeborenen. Leitlinien-Register Nr. 024/022. http://www.awmf.org/uploads/tx_szleitlinien/024-022l_S2k_Prophlaxe_Vitamin_K_Mangel_Neugeborene_2016-04.pdf; Stand 12.11.2016

AWMF (Hrsg.) (2016d): S2-Leitlinie. Deszensus genitalis der Frau. Leitlinien-Register 015/006. http://www.awmf.org/uploads/tx_szleitlinien/015-006l_S2e_Descensus_genitalis-Diagnostik-Therapie_2016-11.pdf; Stand: 04.01.2017

AWMF (Hrsg.) (2016e): S1-Leitlinie Eisenmangelamnämie. AWMF-Leitlinien-Register 025-021. https://www.awmf.org/uploads/tx_szleitlinien/025-021l_S1Eisenmangelanaemie_2016-01.pdf; Stand: 02.05.2019

AWMF (Hrsg.) (2015a): S2K-Leitlinie Psychische Störungen im Säuglings-, Kleinkind- und Vorschulalter. AWMF-Leitlinien-Register 028/041. https://www.awmf.org/uploads/tx_szleitlinien/028-041l_S2k_Psychische_Stoerungen_Saeugling_Kleinkind_Vorschulalter_2017-10.pdf; Stand: 06.12.2018

AWMF (Hrsg.) (2015b): S2 Leitlinie Hyperbilirubinämie des Neugeborenen – Diagnostik und Therapie. Leitlinien-Register Nr. 024/007. https://register.awmf.org/de/leitlinien/detail/024-007; Stand: 30.01.2023

AWMF (Hrsg.) (2014a): S3-Leitlinie: Allergieprävention – Update 2014. AWMF-Register Nr. 061/016; 2014. http://www.awmf.org/uploads/tx_szleitlinien/061-016l_S3_Allergiepr%C3%A4vention_2014-07.pdf; Stand: 22.08.2016

AWMF (Hrsg.) (2014b): Leitlinienprogramm Onkologie. S3-Leitlinie Prävention von Hautkrebs. S3-Leitlinie. Leitlinienregister 032/052OL. https://www.leitlinienprogramm-onkologie.de/fileadmin/user_upload/Downloads/Leitlinien/Hautkrebspraeventationsleitlinie_1.1/LL_PraeventionHK_OL_Langversion_1.1.pdf; Stand: 31.07.2019

AWMF (Hrsg.) (2013a): S2k-Leitlinie Chronische Obstipation: Definition, Pathophysiologie, Diagnostik und Therapie. AWMF-Leitlinien-Register Nr. 021/019. http://www.awmf.org/uploads/tx_szleitlinien/021-019l_S2k_Chronische_Obstipation_2013-06_01.pdf; Stand: 03.05.2016

AWMF (Hrsg.) (2013b): S2k-Leitlinie »Fluoridierungsmaßnahmen zur Kariesprophylaxe«. Update AWMF Leitlinien-Register Nr. 083-001. http://www3.zzq-koeln.de/zzqpubl3.nsf/30c7ccae1fb54ce8c12573380037acd9/d1673f704c43fd4dc1257c6600478429/$FILE/zzq_fluoridierung_leitl_langf_2013.pdf; Stand: 15.11.2016

AWMF (Hrsg.) (2012a): AWMF-Regelwerk Leitlinien. Einführung: Was sind Leitlinien? https://www.awmf.org/fileadmin/user_upload/Leitlinien/AWMF-Regelwerk/20180608_Druckversion_AWMF-Regelwerk_2013_f_Vermerke_Links.pdf; Stand: 22.10.2019

AWMF (Hrsg.) (2012b): S2-Leitlinie Betreuung von gesunden reifen Neugeborenen in der Geburtsklinik. AWMF-Richtlinien-Register Nr 024/005. http://www.awmf.org/uploads/tx_szleitlinien/024-005l_S2k_Betreuung_von_gesunden_reifen_Neugeborenen_2012-10.pdf; Stand: 10.10.2016

AWMF (Hrsg.) (2009a): S2-Leitlinie Kindesmisshandlung und Vernachlässigung. AWMF-Leitlinie-Register Nr. 071/003. 2008-2009. http://www.kindesmisshandlung.de/mediapool/32/328527/data/AWMF-S2_Leitlinie_Kinderschutz_2008-2009.pdf; Stand 23.11.2016

AWMF (Hrsg.) (2009b): S3-Leitlinie »Behandlung akuter perioperativer und posttraumatischer Schmerzen«. AWMF-Leilinien-Register Nr. 041/01.2009. http://www.dgni.de/images/stories/Leitlinien/behandlung_akuter_perioperativer_und_posttraumatischer_schmerzen.pdf; Stand 27.06.2016

AWMF (Hrsg.) (2002): Kokzygodynie. AWMF-Leitlinien-Register Nr. 81/005. 2002. http://www.awmf.org/uploads/tx_szleitlinien/081-005.pdf; Stand 06.04.2016. Expertenkonsens

Arbeitsgemeinschaft Hepatitis der Medizinischen Universität Graz (Hrsg) (2015): Informationen für Hepatitis-C-Patienten und Angehörige. https://hygiene.medunigraz.at/fileadmin/institute-oes/hygiene/pdf/hepatitis/Information_fuer_Hepatitis_C-PatientInnen_und_Angehoerige.pdf; Stand: 06.07.2016

Arslanoglu S, Bertino E, Nicocia M & Moro G E (2011): WAPM Working Group on Nutrition: Potential chronobiotic role of human milk in sleeping regulation. In: Journal of Perinatal Medicine, Jg. 40, Hf. 1, S. 1–8. Review

Artal R & O´Toole M (2003): Guidelines of the American College of Obstetricians and Gynecologists for exercise during pregnancy and the postpartum period. In: British Journal of Sports and Medicine, Jg. 37, Hf. 1, S. 6–12

Aeternitas e. V. (2022): Sternenkinder – Regelungen/Gesetze der Bundesländer. https://www.aeternitas.de/inhalt/kind_tod_trauer/sternenkinder/sternenkinder_rechtliches/bundeslandregelungen; Stand: 02.05.2022

Atkinson F S, Foster-Powell K & Brand-Miller J C (2008): International tables of glycemic index and glycemic load values. In: Diabetes Care, Jg. 31, Hf. 12, S. 2281–2283

Avenarius S (2017): Wärmepflege bei Frühgeborenen. In: Neonatologie Scan, Jg. 6, Hf. 1, S. 71–83 https://www.thieme-connect.com/products/ejournals/pdf/10.1055/s-0042-114342.pdf, Stand: 10.09.2022

Ayres A J (2016): Bausteine der kindlichen Entwicklung. Berlin, Heidelberg: Springer. S. 19–34

Backes G M (1997): Lebenslage als soziologisches Konzept der Sozialstrukturanalyse. In: Zeitschrift für Sozialreform, Jg. 43, Hf. 4, S. 704–727

Bäcker G & Kistler E (2021): Armutsrisiken besonders betroffener Personengruppen. In: Bundeszentrale für politische Bildung (Hrsg.): Politik. https://www.bpb.de/themen/soziale-lage/verteilung-von-armut-reichtum/237434/armutsrisiken-besonders-betroffener-personengruppen/; Stand: 31.01.2023

Baierl M, Götz-Kühne C, Hensel T, Lang B, Strauss J (2014): Traumaspezifische Fähigkeiten und Fertigkeiten der Mirarbeiterinnen und Mitarbeiter. In: Gahleitner S B, Hensel T, Baierl M, Kühn M, Schmidt M (Hrsg.): Traumapädagogik in psychosozialen Handlungsfeldern. Ein Handbuch für Jugendliche, Schule und Klinik. Göttingen, Bristol: Vandenhoeck & Ruprecht

Balzer J, Friese K, Graf M A & Wolff F (Hrsg.) (2004): Praxis der Gynäkologie und Geburtshilfe – das komplette Praxiswissen in einem Band. Stuttgart: Thieme

Bartels G (2013): Wissenschaftliche Empfehlungen zur Pflege der Babyhaut. In: www.PRAXiSfieber.de; Stand: 07.10.2016

Bartick M C, Stuebe A M, Schwarz E B, Luongo C, Reinhold A G & Foster E M (2013): Cost Analysis of Maternal Disease Associated with Suboptimal Breastfeeding. In: Obstetrician and Gynecology, Jg. 122, Hf. 1, S. 111–119

Bartoszek G, Citron I, Engelen K, Funk M, Grossmann-Haller S, Grundmann F, Hoehl M, Jochum S, Nies C S, Perobon A, Sirsch E (2017): ATL Sich bewegen. In: Schewior-Popp S, Sitzmann F, Ulrich L (Hrsg.): Thiemes Pflege. Das Lehrbuch für Pflegende in Ausbildung. 13. Aufl. Stuttgart: Thieme. S. 284–302

Barr R G (2014): Crying as a trigger for abusive head trauma: a key to prevention. In: Pediatric Radiology, Jg. 44 Hf. 4, S. 559–564

Basham E, Stock L, Lewicky-Gaupp C, Mitchell C, Gossett D R (2013): Subsequent pregnancy outcomes after obstetric anal sphincter injuries (OASIS). Female Pelvic Medicine Reconstruction Surgery, Jg. 19, Hf. 6, S. 328–332. Retrospective review

Basters-Hoffmann B (2017): Perfekte Choreographie. In: Deutsche Hebammenzeitschrift, Jg. 69, Hf. 12, S. 17–20

Bartha L (2006): Sprachstörungen. In: Lehrner J, Pusswald G, Fertl E, Strubreither W, Kryspin-Exner I (Hrsg.): Klinische Neuropsychologie. Grundlagen – Diagnostik – Rehabilitation. Wien, New York: Springer, S. 385–396

Bauer E (2012): Alltagsintegrierte Sprachförderung – was heißt das? http://www.erzieherin.de/alltagsintegrierte-sprachfoerderung-was-heisst-das.html; Stand: 02.09.2017

Bauer J (2017): Unreife Organe. In: Deutsche Hebammenzeitschrift, Jg. 69, Hf. 12, S. 18–22

Bauer J, Boretti F S, Deplazes P, Grobbel M, Horzinek M C, Kohn B, Suter P F, Truyen U, Walther B, Weingart C, Wieler L H (2006): Infektionskrankheiten. In: Suter P F, Kohn B, Schwarz G (Hrsg.): Praktikum der Hundeklinik. Stuttgart: Thieme. S. 322–341

Bauer N H (2011): Der Hebammenkreißsaal. Ein Versorgungskonzept zur Förderung der physiologischen Geburt. Frauengesundheit, Bd. 9. Osnabrück: V&R unipress

Bauschke J & Scholz S (2020): Sensorische Verarbeitungsstörung bei Säuglingen – wie Hebammen unterstützend begleiten können. In: Die Hebamme, Jg. 33, Hf. 4, S. 50–56

Bayer K (2004): Leitfaden Manuelle Medizin am Kind. Stuttgart: Hippokrates. S. 47

Bech H E; Aagaard Nohr E A; Vaeth M; Brink Henriksen T; Olsen J (2005): Coffee and Fetal Death: A Cohort Study with Prospective Data. In: American Journal of Epidemiology, Jg. 162, Hf. 10, S. 983–990

Bechtholt A (2014a): Aktualisierte Leitlinie zur Prävention und Therapie der Adipositas. In: Presseinformation. DGE aus der Wissenschaft. https://www.dge.de/presse/pm/aktualisierte-leitlinie-zur-praevention-und-therapie-der-adipositas/; Stand: 19.07.2018

Bechtholt A (2014b): Energiedichte der Nahrung und Körpergewicht. Wissenschaftliche Stellungnahme der DGE. In: ErnährungsUmschau, Jg. 6, Hf. 1, S. 2–11. https://www.ernaehrungs-umschau.de/fileadmin/Ernaehrungs-Umschau/pdfs/pdf_2014/01_14/EU01_2014_M014_M023_-_002d_011d.qxd.pdf; Stand: 19.07.2018

Becker C, Droste W, Hoehl M, Sachsenmeier B (2017): Pflege von Patienten mit Erkrankungen des Verdauungstraktes. In: Schewior-Popp S, Sitzmann F, Ulrich L (Hrsg.): Thiemes Pflege. Das Lehrbuch für Pflegende in der Ausbildung. 13. Aufl. Stuttgart: Thieme. S. 984–989

Becker G E, Smith H A, Conney F (2016): Method of milk expression for lactating woman. In: Cochrane Library, Hf. 9, Art.-Nr. CD006170. https://www.cochranelibrary.com/cdsr/doi/10.1002/14651858.CD006170.pub5/pdf/CDSR/CD006170/CD006170_standard.pdf; Stand: 12.05.2021

Beeck K (2019): »Die Zahnpasta ist vergiftet, sagt Mama«. In: Didacta, Hf. 1, S. 64–67

Beer A-M & Adler M (Hrsg.) (2012): Leitfaden Naturheilverfahren für die ärztliche Praxis. München: Urban & Fischer. S. 33

Beer A-M (Hrsg.) (2005): Stationäre Naturheilkunde. Handbuch für Klinik und Rehabilitation. München: Urban & Fischer

Behrens J (2008): Evidence-based Nursing and Caring. Beiträge der Pflege zur Evidence-Basierung von Gesundheitsförderung und Krankenversorgung. In: Dr. med. Mabuse, Nr. 175 (5/2008). http://www.mabuse-verlag.de/Downloads/1626/175_Behrens.pdf; Stand: 28.01.2017

Behrens J & Langer G (2016): Evidence-based Nursing and Caring. Methoden und Ethik der Pflegepraxis und Versorgungsforschung – Vertrauensbildende Entzauberung der »Wissenschaft«. 4., überarbeitete und ergänzte Aufl. Göttingen: Hogrefe

Behring B (2021): Bewegungsentwicklung und neuropädiatrische Diagnostik. In: Strobl W M, Schikora N, Pitz E, Abel C (Hrsg.): Neuroorthopädie – Disability Management. Berlin: Springer. S. 37–60

Behringer L, Gmür W, Hackenschmied G, Wilms D (2019): Väter an Bord: Arbeiten mit Vätern von Kindern mit Behinderung. Berlin: De Gruyter. S. 31

Belachew J, Axelsson O, Mulic-Lutvica A, Eurenius K (2012): Longitidinal Study oft the uterin body and cavity with three-dimensional ultrasonography in the puerperium. In: Acta obstetrica et Gynecologica Scandinavica, Jg. 91, Hf. 10, S. 1184–1190. Case-Control-Study

Bell G, Hiscock H, Tobin S, Cook F, Sung V (2018): Behavioral Outcomes of infant colic in Toddlerhood: A Longitudinal Study. In: The Journal of Pediatrics, Jg. 201, S. 154–159

Bensch S & Krah S (2017): »Flüchtlinge sind Menschen wie wir«. In: Pflegezeitschrift, Jg. 70, Hf. 8, S. 50–54

Benzinger-König B & Paetz B (Hrsg.) (2003): Chirurgie für Pflegeberufe, 20. Aufl. Stuttgart: Thieme

Berens P, Labbok M & The Academy of Breastfeeding Medicine (2015): ABM Protokoll Nr. 13: Empfängnisverhütung und Stillen. https://www.bfmed.org/assets/DOCUMENTS/PROTOCOLS/13-Contraception-and-Breastfeeding-protocol-german.pdf; Stand: 01.02.2023

Berg B, Cremer M, Flothkötter M, Koletzko B, Krämer N, Krawinkel M, Lawrenz B, Przyrembel H, Schiffner U, Splieth C, Vetter K, Weißenborn A (2021): Kariesprävention im Säuglings- und frühen Kindesalter. In: Monatsschrift Kinderheilkunde, Jg. 169, Hf. S. 6, S. 550–558

Berger R, Söder, S, Abele H, Garnier Y, Kuon R, Rath W, Schleussner E, Maul H (2016): Neuroprotektion bei Frühgeborenen. Frühe Hirnschäden verhindern. https://www.klinikum-os.de/fileadmin/content/dokumente/frauenheilkunde/publikationen/ph1605_Neuroprotektion_Berger.pdf; Stand: 10.09.2022

Bergmann C (2016): Stillen bei Schilddrüsenunterfunktion (Hypothyreose). http://www.afs-stillen.de/stillbeziehung/fachinformationen/113-stillen-bei-schilddruesenunterfunktion.html; Stand: 19.06.2016

Bergmann K E, Bergmann R L, Ellert U, Dudenhausen J W (2007): Perinatale Einflussfaktoren auf die Spätere Gesundheit. Ergebnisse des Kinder- und Jugendgesundheitssurveys (KiGGS). In: Bundesgesundheitsblatt – Gesundheitsforschung – Gesundheitsschutz. Hf. 5/6, S. 670–676. http://edoc.rki.de/oa/articles/re3XGgG4E13uA/PDF/294eMArPnfU.pdf, Stand: 18.12.2017

Bergström M, Fransson E, Fransson H, Hjern A, Sarkadi A, Salari R (2017): Preschool children living in joint physical custody arrangements show less psychological symptoms than those living mostly or only with one parent. In: Acta pediatrica, Jg. 107, Hf. 3, S. 294–300

Bergström M (2013): Depressive symptoms in new first-time fathers: Associations with age, sociodemographic characteristics, and antenatal psychological well-beeing. In: Birth, Jg. 40, Hf. 1, S. 32–38. https://www.ncbi.nlm.nih.gov/pubmed/24635422; Stand: 17.12.2018. Case-Control-Study

Berns M & Zeller M (2022): Evidenzbasierte Ernährung von Frühgeborenen. In: Pädiatrie up2date, Jg. 17, Hf. 3, S. 253–266. https://www.thieme-connect.com/products/ejournals/abstract/10.1055/a-1391-0426; Stand: 29.09.2022

Bertelsen R J, Jensen E T & Ringel-Kulka T (2016): Use of probiotics and prebiotics in infant feeding. In: Best practice & Research Clinical Gastroenterology, Jg. 30, Hf. 1, S. 39–48

Beyer H (2019): Das gesunde Neugeborene und seine Eltern. In: Hoehl M & Kullick P (Hrsg.): Gesundheits- und Kinderkrankenpflege. 5. Aufl. Stuttgart: Thieme. S. 475–489

Bick D, MacArthur C, Knowles H, Winter H (Hrsg.) (2004): Evidenzbasierte Wochenbettbetreuung und -pflege. Praxishandbuch für Hebammen und Pflegende. Bern: Hans Huber

Bienstein C & Fröhlich A (2012): Basale Stimulation® in der Pflege. Die Grundlagen. 7. Aufl. Bern: Hans Huber

Bier A (2021): Pumpmanagement und Handgewinnung – Aufbau und Etablierung einer guten Milchproduktion. In: Die Hebamme, Jg. 34, Hf. 4, S. 58–63

Biesalski H K, Bischoff S C & Puchstein C (Hrsg.) (2010): Ernährungsmedizin. Nach dem Curriculum Ernährungsmedizin der Bundesärztekammer. 4. Aufl. Stuttgart: Thieme

Bikas D, Ahner K, Husslein P (2006): Physiologie des mütterlichen Organismus. In: Schneider H, Husslein P, Schneider K T M (Hrsg.): Die Geburtshilfe. 3. Aufl. Berlin: Springer. S. 170–182

Bindt C (2021) Frühgeburt: Risiko für die psychische Gesundheit? Wie elterliche Belastungen und frühkindliche Entwicklungsbedingungen zusammenwirken. In: Psychotherapeut, Jg. 67, Hf. 1, S. 28–33. https://www.ncbi.nlm.nih.gov/pmc/articles/PMC8557705/pdf/278_2021_Article_552.pdf; Stand: 10.09.2022

Bindt C, Conrad B, Hommel S, Jochum F, Jotzo M, Wilken M (2008): Ernährung von Frühgeborenen. In: Bundesverband »Das frühgeborene Kind« e. V. (Hrsg.): Informationsbroschüre

Bindt C (2007): Seelische Krisen nach einer Frühgeburt. In: Bundesverband »Das Frühgeborene« e. V. (Hrsg.): Informationsbroschüre. S. 38–40

Bischoff S C & Manns & M P (2004): Probiotika, Präbiotika und synbiotika: Stellenwert in Klinik und Praxis. In: Deutsches Ärzteblatt, Jg. 102, Hf. 11, A-752, B-630, C-588

Bisset G W, Clark J B, Lewis G P (1967): The mechanism of the inhibitory action of adrenaline on the mmamry gland. In: British Journal of Pharmacy and Chemotherapy, Jg. 31, Hf. 3, S. 550–559. http://www.ncbi.nlm.nih.gov/pmc/articles/PMC1557334/pdf/bripharmchem00015-0187.pdf; Stand: 05.07.2016

Bittner A, Junge-Hoffmeister J, Schutkowski N-K, Weidner K (2019): Traumatogene Stressreaktion – die Rolle prä- und peripartaler Risikofaktoren sowie Auswirkungen auf die Mutter-Kind-Beziehung. In: Frauenheilkunde und Geburtshilfe, Jg. 79, Hf. 2. Tagungsbeitrag

Blackwell C, Moscovis S, Hall S, Burns C & Scott R J (2015): Exploring the Risk Factors for Sudden Infant Deaths and Their Role in Inflammatory Responses to Infection. In: Frontiers in Immunology, Jg. 4, Hf. 6, S. 44. https://www.ncbi.nlm.nih.gov/pmc/articles/PMC4350416/; Stand: 26.11.2016

Blair P S, Sidebotham P, Pease A & Fleming P J (2014): Bed-Sharing in the Absence of Hazardous Circumstances: Is There a Risk of Suddan Infant Death Syndrom? An Analysis from two Case-Control Studies Conducted in the UK. In: PLos ONE, 9, e107799. doi: 10.1371/journal. http://journals.plos.org/plosone/article?id=10.1371/journal.pone.0107799; Stand: 12.01.2017

Blanchette H (2001): The rising cesarean delivery rate in America: what are the consequences? In: Obstetrics and Gynacology, Jg. 118, Hf. 3, S. 687–690

Bleich A & Nicklas W (2008): Zoonosen bei Maus und Ratte als Labor- und Heimtiere. In: Berlin-Münchner Tierärztliche Wochenschrift, Jg. 121, Hf. 7/8, S. 241–255

Block K, Matthiesen S (2005): Tennagerschwangerschaften in Deutschland – Studienergebnisse zu Risikofaktoren, und Verhütungsfehler bei schwangeren Minderjährigen. In: BZgA Forum Sexualaufklärung und Familienplanung. Teenagerschwangerschaften International. S. 12–17

Blöchinger P, Hagen M, Zäch C, Häfliger T, Tschannen C, Menth S & Wächli C (Hrsg.) (2014): Leitlinie Stillschwierigkeiten. Universitätsklinik für Frauenheilkunde des Inselspital – Universitätsspital Bern

Bloemeke V J (2010): Was du ja willst, das frau sich tu, das füge auch dir selber zu. In: Hebammenforum, Jg. 11, Hf. 5, S. 374–379

Blohmann H (2012): Hebammenbegleitung nach Verlust des Kindes. In: Deutsche Hebammenzeitschrift, Jg. 13, Hf. 3, S. 46–48

Blume-Peytavi U & Garcia Bartels N (2010): Hautpflege im Säuglingsalter – zum Einfluss standardisierter Pflegeregime auf die Hautbarrierefunktion. In: https://www.thieme-connect.com/products/ejournals/pdf/10.1055/s-0029-1244015.pdf; Stand: 07.10.2016. Randomized-controlled trial

Bobbert T & Mai K (2018): Diabetes mellitus. In: Pschyrembel online (Hrsg.). https://www.pschyrembel.de/Diabetes%20mellitus/K05U4/doc/; Stand: 20.07.2021

Böcker N (2011): Bewegungsentwicklung & Sprache bei Kindern von 0–3 Jahren. München: Deutsches Jugendinstitut e. V., S. 20–24

Bolz M, Körber S, Reimer T, Buchmann J, Schober H-C, Briese V (2017): Begleiterkrankungen in der Schwnagerschaft. In: Deutsches Ärzteblatt, Jg. 114, Hf. 37, S. 616–626

Bolz M, Wolf P U, Körber S, Briese V (2011): Schwangerschaft und Katze – was ist zu beachten? In: Deutscher Ärzte-Verlag, Jg. 87, Hf. 11, S. 470–476

Borchard C (2017): Riskante Verläufe im Wochenbett. In: Die Hebamme, Jg. 30, Hf. 6, S. 441–448

Borg G (2004): Anstrengungsempfinden und körperliche Aktivität. In: Deutsches Ärzteblatt. Jg. 105, Hf, 15, S. 1016–1021

Both D & Frischknecht K (2011): Stillen kompakt. Atlas zur Diagnostik und Therapie in der Stillberatung. München: Urban & Fischer

Bozkurt O, Eras Z, Nur Sari F, Dizdar E A, Uras N, Canpolat F E, Oguz S S (2017): Does maternal psychological distress affect neurodevelopmental outcomes of preterm infants at a gestational age of <32 weeks. Early Human Development, Jg. 104, Hf. 1, S. 27–31. doi:

10.1016/j.earlhumdev.2016.11.006. Epub 2016 Dec 12; Stand: 29.09.2022

Bowlby J (2010): Bindung als sichere Basis: Grundlagen und Anwendung der Bindungstheorie. Übersetzt aus dem Engl. von A. Hillig. 2. Aufl. München: Reinhardt

Bowlby J (2005): Frühe Bindung und kindliche Entwicklung. Übersetzt aus dem Engl. von U. Seemann. 5. Aufl. München: Reinhardt

Boyle R, Hay-Smith E J, Cody J D, Morkved S (2012): Pelvic floor muscle training for prevention and treatment of urinary and faecal incontinence in antanatal and postnatal women. In: Cochrane Database System Review, 10, CD007471. doi: 10.1002/14651858.CD007471. pub2. Meta-Analyse

Boyle R J, Ierodiakonou D, Khan T, Chivinge J, Robinson Z, Geoghegan N, Jarrold K, Afxentio T, Reeves T, Cunha S, Trivella M, Garcia-Larsen V, Leonardie-Bee j (2016): Hydrolysed formula and risk of allergic or autoimmune disease: systematic review and meta-analysis. In: British Medical Journal, 352, i974. https://www.ncbi.nlm.nih.gov/pubmed/26956579; Stand: 12.07.2018

Braegger C P (2004): Prebiotika. In: Pediatrica, Jg. 6, Hf. 1, S. 20–21

Breher R, Burk A, Effey F, Oestreicher E, Skrotzki (2017): Pflege von Patienten mit Erkrankungen der Augen, des Hals-Nasen-Ohrenbereiches oder der Haut. In: Schewior-Popp S, Sitzmann F, Ulrich L (Hrsg.): Thiemes Pflege. Das Lehrbuch für Pflegende in der Ausbildung. 13. Aufl. Stuttgart: Thieme. S. 1154–1182

Bretschneider J, Kuhnert R, Hapke K (2017): Depressive Symptomatik bei Erwachsenen in Deutschland. In: Journal of Health Monitoring, Jg. 2, Hf. 3, S. 81–88. https://www.rki.de/DE/Content/Gesundheitsmonitoring/Gesundheitsberichterstattung/GBEDownloadsJ/FactSheets/JoHM_03_2017_Praevalenz_Depressive_Symptomatik.pdf;jsessionid=35EDD5D600334BA7D7A4ADD555AFEB46.2_cid372?__blob=publicationFile; Stand: 17.12.2018

Breymann C & Dudenhausen J W (2017): Iron deficiency in Women. In: Preedy VR& Patel VB (Hrsg.): Handbook of Famine, Starvation and Nutriend Deprivation. Cham: Springer, S. 1–14

Breymann C (2006): Eisenbedarf und Eisentherapie – nicht nur in der Schwangerschaft problematisch. Uni-Med Science

Breymann C (2002): Iron deficiency and anaemia in pregnancy: Modern aspects of diagnosis and therapie. In: Blood Cells Molecules and diseases, Jg. 29, Hf. 3, S. 506–516. Randomizes controlled Trial

Brinkmann H, Wißmeyer K, Gehrmann B, Koch W-G, Ttschirch C (2016): Phytotherapie. 2. Aufl. Stuttgart: Wissenschaftliche Veragsgesellschaft

Brinkmann B & Brinkmann O A (2017): Pflege von Patienten mit Harnwegsinfektion. In: Schewior-Popp S, Sitzmann F, Ulrich L (Hrsg.): Thiemes Pflege. Das Lehrbuch für Pflegende in der Ausbildung. 13. Aufl. Stuttgart: Thieme. S. 943–946

Brown T, Avenell A, Edmunds L D, Moore H, Whittaker V, Avery L, Summerbell C (2009): Systematic review of long-term lifestyle interventions to prevent weight gain and morbidity in adults. In: Obesity reviews: an official journal of the International Association for the Study of Obesity, Jg. 10, Hf. 6, S. 627–638

Bruhn E (2016): Schlaf, Kindchen, Schlaf! In: Hebammenforum. Jg. 17, Hf. 10, S. 1107–1109

Brunner-Agten S, Kaeslin Meyer M & Huber A R (2012): Eisenmangel, Gehirnentwicklung und kognitive Leistungsfähigkeit. In: Schweizer Zeitschrift für Ernährungsmedizin, Hf. 3, S. 28–35

Bryan C (2015): Sectio caesarea. In: Bryan C S & Ehlen M (Hrsg.): Klinikstandards in der Geburtsmedizin. Stuttgart: Thieme. S. 252–269

Bublak R (2016): Rektusdiastase verursacht keine Rückenbeschwerden. In: CME, Jg. 13, Hf. 10, S. 3. Kohorten-Studie

Bührer C (2021): Frühgeborene an der Grenze zur Lebensfähigkeit. In: Monatszeitschrift Kinderheilkunde, Jg. 169, Hf. 12, S. 1122–1132

Büker C (2017): Leben mit einem behinderten Kind: Bewältigungshandeln pflegender Mütter. Das Band – Zeitschrift des Bundesverbandes für körper- und mehrfachbehinderte Menschen e. V., Jg. 2, Hf. 3, S. 6–9

Büker C (Hrsg.) (2010): Leben mit einem behinderten Kind: Bewältigungshandeln pflegender Mütter im Zeitverlauf. Bern: Hogrefe

Bülchmann G, Seifert-Klauss V, Backmund H, Gelinghoff M (2001): Die Bedeutung von Ess-Störungen in der gynäkologischen Praxis. In: Geburtshilfe & Frauenheilkunde, Jg. 61, Hf. 8, S. 569–577

Bundesamt für Justiz – Kompetenzzentrum Rechtsinformationssystem des Bundes (Hrsg.) (2016): Gesetz zur Kooperation und Information im Kinderschutz. https://www.gesetze-im-internet.de/kkg/BJNR297510011.html; Stand: 08.06.2019

Bundesministerium für Arbeit und Soziales (BMAS) (Hrsg.) (2021): Dritter Teilhabebericht der Bundesregierung über die Lebenslage von Menschen mit Beeinträchtigungen. Teilhabe – Beeinträchtigungen – Behinderung. https://www.bmas.de/SharedDocs/Downloads/DE/Publikationen/a125-21-teilhabebericht.pdf?__blob=publicationFile&v=6; letzter Stand: 04.2021

Bundesministerium für Familie, Senioren, Frauen und Jugend (BMFSFJ) (Hrsg.) (2023): Allein- und Getrennterziehende fördern und unterstützen. https://www.bmfsfj.de/bmfsfj/themen/familie/chancen-und-teilhabe-fuer-familien/alleinerziehende; Stand: 31.01.2023

Bundesamt für Familie, Senioren, Frauen und Jugend (BMFSFJ) (Hrsg.) (2017): Gelebte Vielfalt: Familien mit Migrationshintergrund. https://www.bmfsfj.de/blob/116880/83c02ec19dbea15014d7868048f697f2/gelebte-vielfalt--familien-mit-migrationshintergrund-in-deutschland-data.pdf; Stand: 07.01.2019

Bundesamt für Familie, Senioren, Frauen und Jugend (BMFSFJ) (Hrsg.) (2018a): Familienleistungen. Die Elternzeit. https://www.bmfsfj.de/bmfsfj/themen/familie/familienleistungen/elternzeit/die-elternzeit/73832; Stand: 16.01.2019

Bundesamt für Familie, Senioren, Frauen und Jugend (BMFSFJ) (Hrsg.) (2018b): Familienleistungen. Elterngeld und ElterngeldPlus. https://www.bmfsfj.de/bmfsfj/themen/familie/familienleistungen/elterngeld/elterngeld-und-elterngeldplus/73752; Stand: 16.01.2019

Bundesamt für Familie, Senioren, Frauen und Jugend (BMFSFJ) (Hrsg.) (2018c): Sternenkinder. https://www.bmfsfj.de/bmfsfj/themen/familie/sternenkinder-75368; Stand: 02.05.2022

Bundesanstalt für Landwirtschaft und Ernährung (BLE) (Hrsg.) (2020): Das beste Essen für Babys. Bonn. https://www.bmel.de/SharedDocs/Downloads/DE/Broschueren/das-beste-essen-fuer-babys.pdf?__blob=publicationFile&v=4; Stand: 01.02.2023

Bundesinstitut für Risikobewertung (BfR) (Hrsg.) (2020): Aktualisierte Stellungnahme zum gesundheitlichen Nutzen von Säuglings- und Folgenahrung mit Zusatz von »Probiotika«. Aktualisierte Stellungnahme Nr. 040/2020 des BfR vom 14. September 2020. https://www.bfr.bund.de/cm/343/aktualisierte-stellungnahme-zum-gesundheitlichen-nutzen-von-saeuglingsanfangs-und-folgenahrung-mit-zusatz-von-probiotika.pdf; Stand: 17.01.2022

Bundesinstitut für Risikobewertung (BfR) (Hrsg.) (2019): Beikost. https://www.bfr.bund.de/de/a-z_index/beikost-4978.html; Stand: 23.04.2019

Bundesinstitut für Risikobewertung (BfR) (Hrsg.) (2017): Checkliste für die Zeit nach der Geburt. Empfehlungen der nationalen Stillkommission. https://www.bfr.bund.de/cm/350/checkliste-fuer-die-zeit-nach-der-geburt.pdf; Stand 27.12.2018

Bundesinstitut für Risikobewertung (BfR) (Hrsg.) (2015): Update der S3-Leitlinie Allergieprävention weicht von Stillempfehlung der Nationalen Stillkommission ab. http://www.bfr.bund.de/cm/343/update-der-s3-leitlinie-allergiepraevention-weicht-von-stillempfehlung-dexr-nationalen-stillkommission-ab.pdf; Stand 12.06.2016

Bundesinstitut für Risikobewertung (BfR) (Hrsg.) (2008): Hepatitis C und Stillen. http://www.bfr.bund.de/cm/343/hepatitis_c_und_stillen_zweite_ergaenzung.pdf; Stand: 16.07.2016. (Expertenkonsens)

Bundesinstitut für Risikobewertung (BfR) (Hrsg.) (2007): Stillen – richtiges Anlegen und Saugen. Empfehlungen der Nationalen Stillkommission vom 01.08.2007. 2007. http://www.bfr.bund.de/de/a-z_index/stillen-4521.html; Stand: 05.02.2016

BfR (Hrsg.) (2002): Verwendung fluoridierter Lebensmittel und die Auswirkung von Fluorid auf die Gesundheit. http://www.bfr.bund.de/cm/343/verwendung_fluoridierter_lebensmittel_und_die_auswirkung_von_fluorid_auf_die_gesundheit.pdf; Stand 08.02.2016

Bundesinstitut für Risikobewertung (BfR) (Hrsg.) (1999a): Abschlussbericht der Arbeitsgruppe »Probiotische Mikroorganismenkulturen in Lebensmitteln« am BgVV. http://www.bfr.bund.de/cm/343/probiot.pdf; Stand 17.11.2016

Bundesinstitut für Risikobewertung (BfR) (Hrsg.) (1999b): Einheitliche Terminologie zur Säuglingsernährung. Empfehlungen der Nationalen Stillkommission von 1999. http://www.bfr.bund.de/cm/343/einheitliche_terminologie_zur_saeuglingsernaehrung.pdf; Stand 14.05.2016

Bundesarbeitsgemeinschaft (BAG) Mehr Sicherheit für Kinder e. V. (2018): »Ich sehe was, was du nicht siehst …«. Kinderunfälle zu Hause vermeiden. Bonn. https://www.kindersicherheit.de/fileadmin/user_upload/user_upload/Service/Bestellservice/Flyer/BAG_Haushaltsflyer_2018_E9_Final_24.05.2018_.pdf; Stand: 15.04.2019

Bundesärztekammer (BÄK) (Hrsg.) (2015): Richtlinien, Leitlinien, Empfehlungen und Stellungnahmen der Bundesärztekammer. http://www.bundesaerztekammer.de/richtlinien/; Stand 19.06.2016

Bundesministerium für Gesundheit (BMG) (Hrsg.) (2019): Online-Ratgeber für Asylsuchende. https://www.bundesgesundheitsministerium.de/themen/internationale-gesundheitspolitik/migration-und-integration/fluechtlinge-und-gesundheit/online-ratgeber-fuer-asylsuchende.html; Stand: 15.01.2019

Bundesministerium für Justiz und Verbraucherschutz (BMJV) (Hrsg.) (2017): Lebenspartnerschaftsgesetz (LPartG). https://www.gesetze-im-internet.de/lpartg/BJNR026610001.html; Stand: 18.08.2017

Bundesministerium für wirtschaftliche Zusammenarbeit und Entwicklung (Hrsg.) (2019): Begriffsbestimmungen und Erläuterungen

Flüchtling, Asylsuchender, Binnenvertriebener, Klimamigrant, UNHCR. https://www.bmz.de/de/themen/Sonderinitiative-Fluchtursachen-bekaempfen-Fluechtlinge-reintegrieren/hintergrund/definition_fluechtling/index.jsp; Stand: 14.01.2019

Bundesregierung (Hrsg.) (2019): Betreuungsplätze. Rechtsanspruch für unter Dreijährige. https://www.bundesregierung.de/breg-de/themen/rechtsanspruch-fuer-unter-dreijaehrige-413834; Stand: 22.05.2019, S. 1

Bundesverband für verwaiste Eltern und trauernde Geschwister in Deutschland e. V. (2010): Trauer verstehen – wenn Ihr Kind gestorben ist. https://www.veid.de/hilfe-fuer-betroffene/einzelansicht/news/trauer-verstehen-wenn-ihr-kind-gestorben-ist/; Stand: 27.12.2018

Bundesvereinigung Lebenshilfe e. V. (2017): Bundesteilhabegesetz und Co. – Was verändert sich? Übersicht der wichtigsten Neuerungen, die bisherige gesetzliche Bestimmungen ablösen. https://www.bar-frankfurt.de/fileadmin/dateiliste/_downloadmaterialien/themen/bthg/Welche-Veraenderungen-bringt-das-Bundesteilhabegesetz-Aktualisierung-12012017_Bundesvereinigung_Lebenshilfe_e.V..pdf; Stand: 04.11.2022

Bundeszentrale für gesundheitliche Aufklärung (BZgA) (Hrsg.) (2019): Unfallschwerpunkte im 2. und 3. Lebensjahr. https://www.kindergesundheit-info.de/themen/sicher-aufwachsen/1-3-jahre/unfallschwerpunkte/; Stand: 17.04.2019

Bundeszentrale für gesundheitliche Aufklärung (BZgA) (Hrsg.) (2017a): Das richtige Spielzeug für Ihr Kind. https://www.kindergesundheit-info.de/themen/spielen/alltagstipps/hauptsache-spielen/spielzeug/; Stand: 11.04.2019

Bundeszentrale für gesundheitliche Aufklärung (BZgA) (Hrsg.) (2017b): Spiel und Bewegung mit den ganz Kleinen. https://www.kindergesundheit-info.de/themen/spielen/alltagstipps/0-12-monate/spiel-bewegung/; Stand: 06.05.2019

Bundeszentrale für gesundheitliche Aufklärung (BZgA) (Hrsg.) (2016): Fluoridtabletten oder Kinderzahnpasta mit Fluorid vom ersten Zähnchen an? In: Kindergesundheit-info.de. http://www.kindergesundheit-info.de/themen/risiken-vorbeugen/zahngesundheit/gesunde-zaehne/fluoridversorgung/; Stand: 16.11.2016

Bundeszentrale für gesundheitliche Aufklärung (BZgA) (Hrsg.) (2014): Bewegungserfahrungen für Ihr Baby. https://www.kindergesundheit-info.de/themen/entwicklung/alltagstipps/0-12-monate/bewegungserfahrungen/; Stand: 06.05.2019

Bundeszentrale für politische Bildung (Hrsg.) (2022): Bevölkerung mit Migrationshintergrund. https://www.bpb.de/kurz-knapp/zahlen-und-fakten/soziale-situation-in-deutschland/61646/bevoelkerung-mit-migrationshintergrund/; Stand: 31.01.2023

Bundeszentrale für politische Bildung (Hrsg.) (2019): Erziehungsberechtigte. Die Eltern. http://www.bpb.de/nachschlagen/lexika/161059/erziehungsberechtigte; Stand: 15.01.2019

Bung P (2012): Lifestyle in der Schwangerschaft. In: Der Gynäkologe, Jg. 45, Hf. 1, S. 71–78

Bush L M (2018): Salmonelleninfektionen. In: MSD-Manual online. https://www.msdmanuals.com/de-de/heim/infektionen/bakterielle-infektionen/salmonelleninfektionen; Stand: 16.10.2018

Busse A (2013): Konjunktivitis beim Neugeborenen und jungen Säugling. In: Die Hebamme, Jg. 26, Hf. 2, S. 114–117

Caballzar-Wondberg D & Turina M (2017): Das Hämorrhoidalleiden – ein Therapiealgorithmus aus chirurgischer Sicht. In: Praxis, Jg. 106, Hf. 2, S. 77–83

Callaghan M F, Negus C, Leff A P, Creasey M, Burns S, Glensman J, Bradbury D, Williams E, Weiskopf N (2019). Safety of tattoos in persons undergoing MRI. In: The New England Journal of Medicine, Jg. 380, Hf. 5, S. 459–496

Cardwell C R, Stene L C, Ludvigsson J et al. (2012): Breast-Feeding and Childhood-Onset Type 1 Diabetes. A pooled analysis of individual participant data from 43 observational studies. In: Diabetes care, Jg. 35, Hf. 11, S. 2215–2225. http://care.diabetesjournals.org/content/early/2012/07/24/dc12-0438.short; Stand: 18.04.2016. Meta-Analyse

Carnelley K B, Wortman C B, Bolger N, Burke C T (2006): The time course of grief reactions to spousal loss: evidence from a national probability sample. In: Journal of Personal and sociological Psychology, Jg. 93, Hf. 3, S. 476–492

Carnes D, Plunkett A, Ellwood J, Miles C (2018): Manual therapy für unsettled, distressed and excessively crying infants: a systematic review and meta-analyses. In: British Medical Journal, Jg. 8, Hf. 1, S. e019040

Ceschi S (2001): Rollenbilder – Ein behindertes Kind wirft viele Väter aus der Bahn. https://www.beobachter.ch/familie/kinder/rollenbilder-ein-behindertes-kind-wirft-viele-vater-aus-der-bahn; Stand: 18.12.2020

Cerkus-Roßmeißl A & van Leeuwen C (2009): Betreuung von Frauen in der Geburtshilfe und Neugeborenenpflege. In: Schewior-Popp S, Sitzmann F, Ulrich L (Hrsg.): Thiemes Pflege. Das Lehrbuch für Pflegende in Ausbildung. 11. Aufl. Stuttgart: Thieme, S. 1034–1065

Charité Centrum für Frauen-, Kinder- und Jugendmedizin mit Perinatalzentrum und Humangenetik (Hrsg.) (2016): Zielkrankheiten. https://screening.charite.de/neugeborenen_screening/hormon_und_stoffwechselscreening/zielkrankheiten/; Stand 04.03.2016

Champagne C M, Broyles S T, Moran LD, Cash K C, Levy E J, Lin P H, Batch B C, Lien L F, Funk KL, Dalcin A, Loria C, Myers V H (2011): Dietary intakes associated with successful weight loss and maintenance during the Weight Loss Maintenance trial. In: Journal of the American Dietetic Association, Jg. 111, Hf. 12, S. 1826–1835

Chanprapaph P, Luttarapakul J, Siribariruck S & Boonyawanichkul S (2013): Outcome of nonprotractile Nipple correction with breast Cups in Pregnant Women: A Randomized controlled Trial. In: Breastfeed Medicine, Jg. 8, Hf. 4, S. 408–412. http://www.ncbi.nlm.nih.gov/pubmed/23611332; Stand 01.06.2013

Chantry C J, Nommsen-Rivers L A, Peerson J M, Cohen R J, Dewey K G (2011): Excess weight loss in first-born breastfed newborns relates to maternal intrapartum fluid balance. In: Pediatrics, Jg. 127, Hf. 1, S. 171–179. Case-Controll-Study

Charpak N, Tessier R, Ruiz J G, Hernandez J T, Uriza F, Villegas J, Nadeau L, Mercier C, Maheu F, Marin J, Cortes D, Gallego J M, Maldonado D (2017): Twenty-year Follow-up of Kangaroo Mother Care Versus Traditional Care. In: Pediatrics, Jg. 139, Hf. 1, S. e20162063. https://publications.aap.org/pediatrics/article-abstract/139/1/e20162063/51918/Twenty-year-Follow-up-of-Kangaroo-Mother-Care?redirectedFrom=fulltext, Stand: 10.09.2022

Cho C H & Norman M (2013): Cesarean section and development of the immune system in the offspring. In: American Journal of Obstetrics and Gynacology, Jg. 208, Hf. 4, S. 245–254. Meta-Analyse

Cierpka M (Hrsg.) (2014): Frühe Kindheit 0-3 Jahre. Beratung und Psychotherapie für Eltern mit Säuglingen und Kleinkindern. 2. Aufl. Berlin: Springer. S. 23

Claris O, Beltrand J & Levy-Marchal C (2010): Consequences of intrauterine growth and early neonatal catch-up growth. In: Seminars in Perinatology, Jg. 34, Hf. 3, S. 207–210

Clark E A & Silver R M (2011): Long-term maternal morbidity associated with repeat cesarean delivery. In: American Journal of Obstetrics & Gynecology, Jg. 206, Hf. 6, S. 2–10. doi: 10.1016/j.ajog.2011.09.028. Epub 2011 Oct 6. https://www.ncbi.nlm.nih.gov/pubmed/22114995; Stand: 12.01.2017

Clarke M, Savage G, Smith V, Daly D, Devane D, Gross M M, Grylka-Baeschlin S, Healy P, Morano S, Nocoletti J & Begley C (2015): Improving the organization of maternal health service delivery and optimizing childbirth by increasing vaginal birth after caesarean section through enhanced women-centred car (OptiBIRTH trial): study protocol for a randomized controlled trial (ISRCTN10612254). In: BioMedCentral, Jg. 16, Hf. 542, S. 1–9, doi: 10.1186/s13063-015-1061-y

Clemens V, Berthold O, Fegert J M, Kölch M (2018): Kinder psychisch erkrankter Elter. Auch ein Thema im Rahmen des Kinderschutzes. In: Der Nervenarzt, Jg. 89, Hf. 11, S. 1262–1270

Cochrum R (2015): Postpartum Weight Control and Contribution of exercise. In: International Journal of Childbirth Education, Jg. 30, Hf. 1, S. 48–53

Collet B R, Gray K E, Starr J R, Heike C L, Cunningham M L, Speltz M L (2013): Development at age 36 months in children with deformational plagiocephaly. In: Pediatrics, Jg. 131, Hf. 1, S. 109–115. https://www.ncbi.nlm.nih.gov/pubmed/23266929; 07.01.2019

Cooper P, Bolton K D, Velaphi S, De Groot N, Emady-Azar S, Pecquet S, Steenhout P (2017): Early Benefits of a Starter Formula Enriched in Prebiotics and Probiotics on the Gut Microbiota of Healthy Infants Born to HIV+ Mothers: A Randomized Double-Blind Controlled Trial. In: Clinical Medicine insights: Pediatrics, Jg. 10, S. 119–130. https://journals.sagepub.com/doi/pdf/10.4137/CMPed.S40134; Stand: 09.05.2019

Cottermann K J (2004): Reverse pressure softening: a simple tool to prepare areola for easier latching during engorgement. In: Journal of Human lactation, Jg. 20, Hf. 4, S. 227–237. http://journals.sagepub.com/doi/abs/10.1177/0890334404264224; Stand: 17.07.2018

Cox J L, Holden J M & Sagovsky R (1987): Detection of postnatal depression. Development of the 10-item Edinburgh Postnatal Depression Scale. In: British Journal of Psychiatry, Jg. 150, S. 782–786

Cubero J, Valero V, Sanchez J, Chanclon B, Rivero M, Rodrigues A B & Barriga C (2005): The circadian rhythm of tryptophan in breast milk affects the rhythm of 6-sulfatoxymelatonin and sleep in newborn. In: Neuroendocrinology Letters. http://www.nel.edu/26-2005_6_pdf/NEL260605A07_Barriga.pdf; Stand: 25.11.2016. Clinical trial

Cuello-Garcia C, Fiocchi A, Pawankar R, Yepes-Nuñez J J, Morgano G P, Zhang Y, Agarwal A, Gandhi S, Terracciano L, Schünemann H J, BrozekJ L (2017): Prebiotics for the prevention of allergies: A systematic review and meta-analysis of randomized controlled trials. In:

Clinical & experimental Allergy, Jg. 47, Hf. 11, S. 1468–1477

Damato E G, Dowling D A, Madigan E A, Thanattherakul C (2005): Duration of Breastfeeding for Mothers of Twins. In: Journal of Obstetric, Gynecologic & Neonatal Nursing, Jg. 34, Hf. 2, S. 201–209. https://www.ncbi.nlm.nih.gov/pubmed/15781597; Stand: 23.07.2018

Davanzo R, Cannioto Z, Ronfani L Monasta L, Demarini S (2012): Breastfeeding and neonatal weight loss in healthy term infants. In: Journal of Humal Lactation, Jg. 29, Hf. 1, S. 45–53. https://www.ncbi.nlm.nih.gov/pubmed/22554678; Stand: 07.08.2018

David M, Borde T, Brenne S, Ramsauer B, Henrich W, Breckenkamp J, Razum O (2014): Comparism of Perinatal Data of Immigrant Woman of Turkish orign and German Woman – Results of a Prospective Study in Berlin. In: Geburtshilfe und Frauenheikunde, Jg. 74, Hf.4, S. 441–448. https://www.ncbi.nlm.nih.gov/pubmed/25089056; Stand: 07.01.2019

Davison G C, Hautzinger M & Neale, J M (2007): Klinische Psychologie. Basel: Beltz. S. 567–578

Debertin A (Hrsg.): »Verletzungen bei Kindern – Unfall, Krankheit, Gewalt«. https://www.gesundheit-nds.de/CMS/images/stories/PDFs/Derbertin_Verletzungen-bei-Kindern.pdf; Stand: 15.01.2019

Declercq E (2015): Kaiserschnittrate in den USA und in Deutschland. Mythen und Wirklichkeit. In: Deutsche Hebammenzeitschrift, Jg. 67, Hf. 8, S. 14–17

Declercq E R, Sakala C, Corry M P, Applebaum S, Herrlich A (2014): Listening To Mothers III. Pregnancy and Birth. In: The Journal of pernatal education, Jg. 23, Hf. 1, S. 9–16

Deeg K-H (2010): Risiko für plötzlichen Kindstod verringern. Mangelnder Blutfluss zum Gehirn kann bei Babys zum gefürchteten plötzlichen Kindstod führen. In: DEGUM online-Pressemitteilungen 10/2010. http://www.degum.de/aktuelles/presse-medien/pressemitteilungen/im-detail/news/risiko-fuer-ploetzlichen-kindstod-verringern.html; Stand: 10.10.2016

DeLancey J O, Kearney R, Chou Q, Speights S, Binno S (2003): The appearance of levator ani muscle abnormalities in magnetic resonance images after vaginal delivery. In: Obstetricians & Gynecology, Jg. 101, Hf. 1, S. 46–53

Delbridge E A, Prendergast L A, Pritchard J E, Proietto J (2009): One-year weight maintenance after significant weight loss in healthy overweight and obese subjects: does diet composition matter? In: The American journal of clinical nutrition, Jg. 90, Hf. 5, S 1203–1214

Derksen B & Lohmann S (2013): Baby-Lesen. Die Signale des Säuglings lesen und verstehen. Stuttgart: Hippokrates

Dettmeyer R (2015): Plötzlicher Kindstod (SIDS). Infektionen als Ursache nicht ausschließen. In: Deutsche Hebammenzeitung, Jg. 67, Hf. 5, S. 64–69

Deutsche Akademie für Kinder- und Jugendmedizin (DAKJ) (Hrsg.) (2007): Empfehlungen zur Prävention der Milchzahnkaries. In: Monatsschrift Kinderheilkunde, Jg. 155, Hf. 7, S. 544–548

Deutscher Arbeitskreis für Zahnheilkunde (DAZ) (Hrsg.) (2015): Informationsstelle für Kariesprophylaxe mit Fluoriden. Ratgeber für den Praxisalltag. http://www.kariesvorbeugung.de/fileadmin/user_upload/dokumente/Praxisratgeber-Kariesvorbeugung-mit-Fluoridenpdf; Stand: 15.11.2016. Expertenkonsens

Deutscher Bundestag (Hrsg.) (2016): Bundestag beschließt das Bundesteilhabegesetz. In: https://www.bundestag.de/webarchiv/textarchiv/2016/kw48-de-bundesteilhabegesetz-481812; Stand: 01.12.2016

Deutscher Bundestag (Hrsg.) (2008): Lebenslagen in Deutschland – Dritter Armuts- und Reichtumsbericht. Drucksache 16/9915. Köln. https://dserver.bundestag.de/btd/16/099/1609915.pdf; Stand: 31.01.2023

Deutsche Diabetes Gesellschaft (DDG) und Deutsche Gesellschaft für Gynäkologie und Geburtshilfe (DGGG) (2011): Gestationsdiabetes mellitus (GDM). Herausgegeben von: Kellerer M, Matthaei S (DDG) & Kreienberg R (DGGG). http://www.deutsche-diabetes-gesellschaft.de/fileadmin/Redakteur/Leitlinien/Evidenzbasierte_Leitlinien/Gestationsdiabetes_EbLL_Endfassung_2011_08_11_.pdf; Stand: 18.07.2018

Deutsche Gesellschaft für Ernährung (DGE) (Hrsg.) (2019a): Eisen. https://www.dge.de/wissenschaft/referenzwerte/eisen/; Stand: 23.04.2019

Deutsche Gesellschaft für Ernährung (DGE) (Hrsg.) (2019b): Referenzwerte für die Nährstoffzufuhr. https://www.dge.de/index.php?id=349; Stand: 21.10.2019

Deutsche Gesellschaft für Ernährung (DGE) (Hrsg.) (2018): Milch für die Säuglingsernährung. https://www.dge.de/ernaehrungspraxis/bevoelkerungsgruppen/saeuglinge/milch-fuer-die-saeuglingsernaehrung/; Stand 21.09.2018

Deutsche Gesellschaft für Ernährung (DGE) (Hrsg.) (2016a): Fluorid. https://www.dge.de/wissenschaft/referenzwerte/fluorid/; Stand: 15.11.2016

Deutsche Gesellschaft für Ernährung (DGE) (Hrsg.) (2016b): Proteine. https://www.dge.de/wissenschaft/referenzwerte/protein/; Stand 04.07.2016

Deutsche Gesellschaft für Ernährung (DGE) (Hrsg.) (2015): Ausgewählte Fragen und Antworten zur Energiezufuhr. https://www.dge.de/fileadmin/public/doc/ws/faq/FAQs-Energie.pdf; Stand: 17.11.2018

Deutsche Gesellschaft für Ernährung (DGE) (Hrsg.) (2012): Vitamin D (Calciferole). In: https://www.dge.de/wissenschaft/referenzwerte/vitamin-d/; Stand: 24.10.2016

Deutsche Gesellschaft für Ernährung (DGE) (2011): Vegane Ernährung: Nährstoffversorgung und Gesundheitsrisiken im Säuglings- und Kindesalter. https://www.dge.de/wissenschaft/weitere-publikationen/fachinformationen/vegane-ernaehrung-saeugling-kindesalter/; Stand: 04.07.2016. Cohort-Study

Deutsche Gesellschaft für Gynäkologische Endokrinologie und Fortpflanzungsmedizin (DGGEF) e. V. & Berufsverbands der Frauenärzte (BVF) e. V. (2011): Postkoitale Kontrazeption. Gemeinsame Stellungnahme der Deutschen Gesellschaft für Gynäkologische Endokrinologie und Fortpflanzungsmedizin (DGGEF) e. V. und des Berufsverbands der Frauenärzte (BVF) e. V. In: Journal für Reproduktionsmedizin und Endokrinologie, Jg. 8, Hf. 6, S. 390–414. https://www.kup.at/kup/pdf/10330.pdf; Stand 17.07.2018

Deutsche Gesellschaft für Gynäkologie und Geburtshilfe (DGGG), Österreichische Gesellschaft für Gynäkologie und Geburtshilfe (OEGGG), Schweizerische Gesellschaft für Gynäkologie und Geburtshilfe (SGGG): (Hrsg.) (2019): Prävention und Therapie der Frühgeburt. AWMF-Registriernummer 01-025. S2k-Leitlinie. https://www.awmf.org/uploads/tx_szleitlinien/015-025l_S2k_Praevention-Therapie_Fruehgeburt_2019-02_1.pdf; Stand: 02.05.2019

DGGG (Hrsg.) (2010): S1-Leitlinie Absolute und relative Indikation zur Sectio caesarea. AWMF-Leitlinien-Register Nr. 015/054 (S1). http://www.dggg.de/leitlinienstellungnahmen/archivierte-leitlinien/federfuehrende-leitlinien-der-dggg/?tx_damfrontend_pi1%5BcatEquals%5D=88&tx_damfrontend_pi1%5BtreeID%5D=3076&tx_damfrontend_pi1%5Bid%5D=573&tx_damfrontend_pi1%5Bsort_title%5D=DESC; Stand: 12.04.2017

Deutsche Gesellschaft für Kinder- und Jugendmedizin (DGKJ) (Hrsg.) (2013): Vitamin-K-Prophylaxe bei Neugeborenen. In: Monatsschrift Kinderheilkunde, Hf. 4, S. 351–353. http://www.dgkj.de/uploads/media/1304_SN_VitK.pdf; Stand: 14.11.2016. Expertenkonsens

Deutsche Gesellschaft für Kinder- und Jugendmedizin (DGKJ) (Hrsg.) (2011): Vitamin D-Versorgung im Säuglings-, Kindes- und Jugendalter. http://www.dgkj.de/uploads/media/1107_Stellungnahme_Vitamin_D_01.pdf; Stand: 24.10.2016. Expertenkonsens

Deutsche Gesellschaft für pädiatrische Kardiologie (DGPK) (Hrsg.) (2013): Stellungnahme zum Pulsoximetrie-Screening zur Erfassung von kritischen angeborenen Herzfehlern im Neugeborenenalter. https://www.dgpk.org/fileadmin/user_upload/Stellungnahmen/POS%20Stellungsnahme%20DGPK2%2011%2013%20final.pdf; 11.01.2022

Deutsche Gesellschaft für Neugeborenenscreening e.V. (DGNS) (2016): Nationaler Screeningreport Deutschland 2015. http://www.screening-dgns.de/Pdf/Screeningreports/DGNS-Screeningreport-d_2015.pdf; Stand: 30.04.2019

Deutsche Gesellschaft für Neurologie (DGN) (Hrsg.) (2018): Erster epileptischer Anfall und Anfall im Erwachsenenalter (S1-Leitlinie). AWMF-Registernr.: 030-041. https://dgn.org/leitlinie/160; Stand: 02.11.2022

Deutsche Gesetzliche Unfallversicherung (DGUV) (Hrsg.) (2016): Stromunfall. Ärztliche Vorstellung notwendig. https://www.dguv.de/medien/fb-erstehilfe/de/pdf/stromunfall-2016.pdf; Stand: 20.05.2019

Deutsche Haut- und Allergiehilfe e. V. (DHA) (Hrsg.): Babys Haut gesund pflegen. http://www.dha-hautpflege.de/babyindex.html; Stand: 13.10.2016

Deutscher Berufsverband für Logopädie e. V. (Hrsg.) (2023): Sprach- und Sprechentwicklung. https://www.dbl-ev.de/logopaedie/sprach-und-sprechtwicklung#:~:text=Die%20Sprachentwicklung%20bezieht%20sich%20auf,die%20Betonung%20und%20den%20Stimmeinsatz.; Stand: 30.01.2023

Deutscher Hebammenverband e. V. (DHV) (Hrsg.) (2012a): Empfehlung für traumasensible Begleitung. Karlsruhe: Druckcooperative Offset

Deutscher Hebammenverband e. V. (DHV) (Hrsg.) (2012b): Praxisbuch: Besondere Stillsituationen. Stuttgart: Hippokrates

Deutscher Hebammenverband e. V. (DHV) (Hrsg.) (2012c): Zusammenfassung und kurze Auswertung des Gutachtens zur Versorgungs- und Vergütungssituation in der außerklinischen Hebammenhilfe, das im Auftrag des Bundesgesundheitsministeriums durch das IGES Institut erstellt wurde. https://www.hebammenverband.de/index.php?eID=tx_nawsecuredl&u=0&g=0&t=1490419697&hash=60c9768334db97df0b99fd6d13ceadd1b607ae38&file=fileadmin/user_upload/pdf/Infos_Beiraetin_freiberuflicher_Bereich/2012-08-20_Stellungnahme_zum_IGES-Gutachten_EV_ergaenzt.pdf; Stand 16.01.2017

Deutscher Hebammenverband e. V. (DHV) (Hrsg.) (2007): Psychologie und Psychotherapie für Hebammen. Die Betreuung von Frauen mit psychischen Problemen. Stuttgart: Hippokrates

Deutsche Liga für das Kind in Familie und Gesellschaft e. V., Deutscher Kinderschutzbund Bundesverband e. V., VAMV e. V. (Hrsg.) (2015): Wegweiser für den Umgang nach Trennung und Scheidung. Wie Eltern den Umgang an Wohl des Kindes orientieren können. https://www.vamv.de/fileadmin/user_upload/bund/dokumente/Beschluesse/Kindschaftsrecht/Wegweiser_120715.pdf; Stand: 08.01.2019

Deutsches Netzwerk evidenz-basierter Medizin e. V. (DNEbM) (2011a): Definitionen. http://www.ebm-netzwerk.de/was-ist-ebm/grundbegriffe/definitionen/; Stand: 04.02.2016

Deutsches Netzwerk evidenz-basierter Medizin e. V. (DNEbM) (2011b): Glossar zur evidenzbasierten Medizin. http://www.ebm-netzwerk.de/was-ist-ebm/grundbegriffe/glossar/; Stand: 04.02.2016

Deutsches Netzwerk für Qualitätsentwicklung in der Pflege (DQNP) (Hrsg.) (2014): Expertenstandard Förderung der Harnkontinenz in der Pflege. Unter der wissenschaftlichen Leitung von Prof. Dr. A. Büscher. Osnabrück: Hochschule Osnabrück, Fakultät für Wirtschaft und Sozialwissenschaften

Deutsches Netzwerk für Qualitätsentwicklung in der Pflege (DQNP) (Hrsg.) (2011): Expertenstandard Schmerzmanagement in der Pflege bei akuten Schmerzen. Unter der wissenschaftlichen Leitung von Prof Dr. A. Büscher. Osnabrück: Hochschule Osnabrück, Fakultät für Wirtschaft und Sozialwissenschaften. 1. Aktualisierung 2011

Deutsches Netzwerk für Qualitätsentwicklung in der Pflege (DQNP) & Verbund Hebammenforschung (Hrsg.) (2015): Expertinnenstandard zur Förderung der physiologischen Geburt. Entwicklung – Konsentierung – Implementierung. Osnabrück

Diabetes Austria (Hrsg.) (2006): Glykämischer Index. Wien. https://www.diabetes-austria.com/dyn/userfiles/pdf/glykaemischer_index.pdf; Stand: 19.07.2018

Diepen P & Heyer N (2020): Veränderte Lebenswirklichkeiten und deren Bewältigung bei Familien mit einem Kind mit Behinderung. In: Greve W (Hrsg.): Bewältigung und Entwicklung. Hildesheim: Universitätsverlag Hildesheim. S. 133–146

Dietz H P & Simpson J M (2008): Levator trauma is associated with pelvic organ prolapse. In: British Journal of Gynecology, Jg. 115, Hf. 8, S. 979–984

Dissemond J, Bültemann A, Gerber V, Jäger B, Kröger K, Münter C (2017): Standards der ICW e. V. für die Diagnostik und Therapie chronischer Wunden. In: Wundmanagement, Jg. 11, Hf. 2, S. 81–86. Sonderdruck

DocMedicus (Hrsg.): Vitamin K. Definition, Synthese, Transport und Verteilung. http://www.vitalstoff-lexikon.de/Vitamine-A-C-D-E-K/Vitamin-K/; Stand: 16.11.2016

Dobson D, Lucassen P L B J, Miller J J, Vlieger A M, Prescott P, Lewith G (2012): Manipulative therapies for infantile colic. In: Cochrane Database of Systematic Reviews, Hf. 12, Art.-Nr. CD004796. https://www.cochranelibrary.com/cdsr/doi/10.1002/14651858.CD004796.pub2/full; Stand: 02.05.2019

Doer H W & Gerlich W H (Hrsg.) (2010): Medizinische Virologie. Grundlagen, Diagnostik, Prävention und Therapie viraler Erkrankungen. 2. Aufl. Stuttgart: Thieme. S. 136

Döring G H (2002): Soziale Vaterschaft in Stieffamilien. Imaginationen von reifendem Glück. Regensburg: Roderer

Donner S (2013): Babys Augen lügen nicht. https://www.wissenschaft.de/gesundheit-medizin/babys-augen-luegen-nicht/; Stand: 16.06.2019

Dorsch V (2017): Suizidalität im Wochenbett. »Ansprechen rettet Leben!«. In: Deutsche Hebammenzeitschrift, Jg. 69, Hf. 11, S. 54–57

Dold C & Voggenreiter G (2004): Wundtherapie, Wunden professionell beurteilen und erfolgreich behandeln. Stuttgart: Thieme

Doll J-N (2021): Auswirkungen der Ernährung sehr kleiner Frühgeborener nach Geburt auf das Wachstum bis ins 6. Lebensjahr. Dissertation an der medizinischen Fakultät der Eberhard-Karls-Universität zu Tübingen. https://ub01.uni-tuebingen.de/xmlui/handle/10900/124174; Stand: 30.03.3022

Doyle L W, Carse E, Adams A M, Ranganathan S, Opie G, Cheong J L Y, Victorian Infant Collaborative Study Group (2017): Ventilation in extremely preterm infants and respiratory function at 8 yaers. In: New England Journal of Medicine, Jg. 4, Hf. 377, S. 329–337. https://www.ncbi.nlm.nih.gov/pubmed/28745986; Stand: 18.12.2018. Comparative Case-Control-Study

Drobnjak S & Ehlert U (2011): Hunger- und Sättigungsregulation. In: Ehlert U & von Känel R (Hrsg.): Psychoendokrinologie und Psychoimmunologie. Berlin: Springer. S. 151–162

Duden (Hrsg.) (2017): Evaluieren. http://www.duden.de/rechtschreibung/Evaluation; Stand: 10.01.2017

Dudenhausen J W & Pschyrembel W (2000): Praktische Geburtshilfe mit geburtshilflichen Operationen. 19. Aufl. Berlin: DeGruyter

Dudenhausen J, Schneider H P G & Bastert G (Hrsg.) (2003): Frauenheilkunde und Geburtshilfe. Berlin: de Gruyter

Dumoulin C, Cacciari L P, Hay-Smith E J C (2018): Pelvic floor muscle training versus no treatment, or inactive control treatments, for urinary incontinence in women. In: Cochrane Database Systematical Review. https://www.cochranelibrary.com/cdsr/doi/10.1002/14651858.CD005654.pub4/abstract; 05.02.2019

Dunn W (1997): The impact of sensory processing abilities on the daly lives of yong children and their families: A conceptual model. In: Infant & young children, Jg. 9, Hf. 4, S. 23–25

Durand, M.A., Carpenter, L., Dolan, H., et al. (2014): Do interventions designed to support shared decision-making reduce health inequalities? A systematic review and meta-analysis. PLoS One, 9(4): p. e94670.

Ebel H & Beichert K (2002): Depressive Störungen bei Patienten in der Allgemeinmedizin. Früherkennung und therapeutische Ansätze. In: Deutsches Ärzteblatt, Jg. 99, Hf. 3, S. 124–130

Ebrecht-Fuß N (2015): Traumatischer Einschnitt. In: Deutsche Hebammenzeitschrift, Jg. 67, Hf. 8, S. 26–30

Edelmann L (2009): Der Neugeborenenikterus. In: Hebamme.ch, Hf. 10, S. 10–12. http://www.hebamme.ch/x_data/heft_pdf/2009-10-10_14.pdf; Stand 05.04.2016

Eickhorst A (2018): Väter im Wochenbett. In: Deutsche Hebammenzeitschrift, Jg. 70, Hf. 1, S. 55–59

Einspieler C & Bos A F & Libertus M E & Marschik P B (2016): The General Movement Assessment Helps Us to Identify Preterm Infants at Risk for Cognitive Dysfunction. In: Frontiers in psychology, Jg. 22, Hf. 7, S. 6. https://www.ncbi.nlm.nih.gov/pmc/articles/PMC4801883/; Stand: 22.03.16

Ekelund U, Brage S, Griffin S J, Wareham N J (2009): Objectivly measured moderate and vigorous intensity physical activity but not sedentary time predicts insulinresistance in high peak individuals. In: Diabetes care, Jg. 32, Hf. 6, S. 1081–1086

Europäische Laktationsberaterinnen Allianz (Elacta) (Hrsg.) (2022): Nein, meinen Brei, den ess ich nicht! Hand-out. In: Laktation & Stillen, Jg. 35, Hf. 3. https://www.elacta-magazine.eu/Laktation_und_Stillen_DE; Stand: 02.02.2023

Europäische Laktationsberaterinnen Allianz (Elacta) (Hrsg.) (2017): Plötzliches Abstillen – eine schwierige Situation aktiv gestalten. Hand-out. In: Laktation und Stillen, Jg. 30, Hf. 2. https://www.stillen.at/download/Handout_2017-3_DE_Ploetzliches_Abstillen_Web.pdf; Stand: 02.02.2023

Europäische Laktationsberaterinnen Allianz (Elacta) (Hrsg.) (2015): Dinner for two… or more. Hand-out. Jg. 28, Hf. 2. https://www.elacta.eu/wp-content/uploads/2017/04/Handout-2015-1-DE-Zwillinge-stillen.pdf; Stand: 30.03.2022

Elenkov I J & Chrousos G P (2002): Stress hormones, proinflammatory and anti-inflammatory cytokines, and autoimmunity. Annals of the New York Academy of Sciences, 966. S. 290–303

Elias J, Bozzo P, Einarson A (2011): Are probiotics safe for use during pregnancy and lactation. In: Canadian Family Physician, Jg. 57, Hf. 3, S. 299–301

Embryotox – Pharmakovigilanz- und Beratungszentrum für Embryotoxikologie (Hrsg.) (2023a): Bisacodyl. https://www.embryotox.de/arzneimittel/details/ansicht/medikament/bisacodyl/; Stand: 01.02.2023

Embryotox – Pharmakovigilanz- und Beratungszentrum für Embryotoxikologie (Hrsg.) (2023b): Macrogol. https://www.embryotox.de/arzneimittel/details/ansicht/medikament/macrogol/; Stand: 01.02.2023

Embryotox – Pharmakovigilanz- und Beratungszentrum für Embryotoxikologie (Hrsg.) (2018a): Kontrazeptiva, oral. https://www.embryotox.de/kontrazeptiva-orale.html; Stand: 17.07.2018

Embryotox – Pharmakovigilanz- und Beratungszentrum für Embryotoxikologie (Hrsg.) (2018b): Tuberkulose. 2018. https://www.embryotox.de/tuberkulose.html; Stand: 28.03.2018

Embryotox – Pharmakovigilanz- und Beratungszentrum für Embryotoxikologie (Hrsg.) (2015): Ibuprofen. Stillzeit. http://www.embryotox.de/ibuprofen.html; Stand: 03.12.2015

Engelen K & Grundmann F (2017): Thromboseprophylaxe. In: Schewior-Popp S, Sitzmann F, Ulrich L (Hrsg.): Thiemes Pflege. Das Lehrbuch für Pflegende in Ausbildung. 13. Aufl. Stuttgart: Thieme. S. 296–302

Engelter S (2013): Restless-legs-Syndrom. In: Der informierte Arzt, Jg. 3, Hf. 9, S. 44–47

Enkin M, Keirse M J N C, Neilson J, Crother C, Dudley L, Hodnett E, Hofmeyr J (2006): Effektive Betreuung während Schwangerschaft und Geburt: Ein evidenzbasiertes Handbuch für Hebammen und GeburtshelferInnen. Herausgegeben von Mechthild Groß & Joachim Dudenhausen. 2. Aufl. Bern: Hans Huber

Erck Lambert A B, Parks S E, Cottengim C, Faulkner M, Hauk F R, Shapiro-Mendoza C K (2019): Sleep-related Infant Suffocation Deaths Attribuable to Soft Bedding, Overlay, and Wedging. In: Pediatrics, Jg. 143, Hf. 5, e20183408

Europäisches Institut für Stillen und Laktation (EISL) (Hrsg.) (2012): Brustmassage. http://www.stillen-institut.com/de/brustmassage.html; Stand: 12.01.2016

European Scientific council compagnion animal parasites (ESCCAP) (Hrsg.) (2014): Bekämpfung von Würmern (Helminthen) bei Hunden und Katzen. https://www.esccap.org/uploads/docs/jc9h7kkq_299web2014Helminthen.pdf; Stand: 13.12.2018

Ewert T & Stucki G (2007): Die internationale Klassifikation der Funktionsfähigkeit, Behinderung und Gesundheit (ICF). Einsatzmöglichkeiten in Deutschland. In: Bundesgesundheitsblatt – Gesundheitsforschung – Gesundheitsschutz, Jg. 50, Hf. 7, S. 953–961

Erdmann D (2019): Zeit für neue Konzepte. In: Deutsches Hebammenzeitschrift, Jg. 71, Hf. 2, S. 8–11

Erikson E H (1973): Identität und Lebenszyklus. Frankfurt/M.: Suhrkamp

Ernährungskommission der Deutschen Gesellschaft für Kinder und Jugendmedizin (DGKJ) (2014): Ernährung gesunder Säuglinge. Empfehlungen der Ernährungskommission der Deutschen Gesellschaft für Kinder- und Jugendmedizin In: Monatszeitschrift Kinderheilkunde, Hf. 6, S. 527–538. doi: 10.1007/s00112-014-3129-2. Expertenkonsens

Ersoy-Evans S, Akıncı H, Doğan S, Atakan N (2016): Diaper Dermatitis: A Review of 63 Childen. In: Pediatric Dermatology, Jg. 33, Hf. 3, S. 332–336

Escher M (2018a): Aerophagie. In: Pschyrembel online (Hrsg.). https://www.pschyrembel.de/Aerophagie/K01RQ; Stand: 31.01.2023

Escher M (2018b): Meteorismus. In: Pschyrembel online (Hrsg.). https://www.pschyrembel.de/meteorismus/K0E52/doc/; Stand: 31.01.2023

Farage M A, Enane-Anderson N, Munoz N, Ramirez-Prada O, Ledger W J (2017): Characterization and treatment of lochia: a review. In: Farage M A, Maibach H (Hrsg.): The vulva. Physiology and clinical Management. 2. Aufl. Milton Park (UK): Taylor & Francis. S. 61–67

Farahnik B, Park K, Kroumpouzos G, Murase J (2017): Striae gravidarum: Risk factors, prevention an management. In: International Journal of Womans Dermatology, Jg. 3, Hf. 2, S. 77–85

Faust V (Hrsg.) (2007): Frau und seelische Störung: Wochenbettpsychose. In: Arbeitsgemeinschaft Psychosoziale Gesundheit. http://www.psychosoziale-gesundheit.net/psychiatrie/inhalt.html; Stand 11.04.2015

Feenstra C (2012): Leben mit Zwillingen. Weinheim: Beltz

Fehrenbach L (2011): Mehrlinge stillen. In: Hebammenforum, Jg. 12, Hf. 3, S. 196–199

Felenda M-R, Klampfl-Vogelmann M, Seehars M, Berenz D, Göbel D (Hrsg.) (2001): Pflege in der Traumatologie. Lehrbuch für Krankenpflegeberufe. Stuttgart: Kohlhammer

Fernández L Langa S, Martín V, Maldonado A, Jiménez E, Martín R, Rodríguez J M. (2013): Human milk: a source of more life than we imagine. In: Pharmalogical Research, Jg. 69, Hf. 1, S. 1–10. https://www.ncbi.nlm.nih.gov/pubmed/22974824; Stand: 17.07.2018

Fideler F (2022): Anästhesie bei Neu- und Frühgeborenen – worauf kommt es an? In: Anästhesie und Intensivmedizin, Jg. 63, S. 199–217. doi: 10.19224/ai2022.199

Fischer C (2014): Interkulturelle Kompetenz. In: Pousset R (Hrsg.): Handwörterbuch Frühpädagogik. Mit Schüsselbegriffen der sozialen Arbeit. Berlin: Cornelsen. S. 205

Fischer H, Görner, Karl, M, Mössner, Th., Reyhl, H., Schatte, M., Tschöcke, E., Weißgerber, B. (2008): Vermeiden von Unfällen durch Stolpern, Umknicken und Fehltreten. Bundesanstalt für Arbeitsschutz und Arbeitsmedizin (Hrsg.). Dortmund, Berlin, Dresden. https://www.baua.de/DE/Angebote/Publikationen/Berichte/F1641.pdf?__blob=publicationFile; Stand: 22.05.2019, S. 8–9.

Fischer M, Osterbrink B (verstorben), Pöhler N, Schöning D (2017): Pflege von Patienten mit Erkrankungen des endokrinen Systems. In: Schewior-Popp S, Sitzmann F, Ulrich L (Hrsg.): Thiemes Pflege. Ein Lehrbuch für Pflegende in Ausbildung. 13. Aufl. Stuttgart: Thieme. S. 1087–1114

Fischer von Weikersthal G (2016): Neue Chancen bei Allergierisiko: Prävention durch Stillen, HA-Nahrung und Pflege von Anfang an. In: Kinderkrankenpflege, Jg. 35, Hf. 5, S. 165–168

Fisher R S, Acevedo C, Arzimanoglou A, Bogacz A (2015): ILAE official report: a practical clinical definition of epilepsy. In: Epilepsia, Jg. 55, Hf. 4, S. 475–482

Fitzgerald H C, Dhakal P, Behura S K, Schust D J, Spencer T E (2019): Self-renewing endometrial epithelial organoids of the human uterus. In: Proceedings of the National Academy of Sciences of the United States of America, Jg. 116, Hf. 64, S. 23132–23142. https://doi.org/10.1073/pnas.1915389116

Flammer A (2009): Psychologische Theorien der menschlichen Entwicklung. 4. Aufl. Bern: Huber

Flemmer A (2015): Pflanzliche Antibiotika: Eine sanfte Alternative? In: Kinderkrankenschwester, Jg. 34, Hf. 7, S. 260–265

Flemmer A (2004): Das Mineralstoff-Kochbuch. Melsungen: Neumann-Neudamm

Flemmer, A W, Hummler, H & Maier, R F (2012): Leitlinien der Gesellschaft für Neonatologie und Pädiatrische Intensivmedizin. Behandlung der neonatalen Asphyxie unter besonderer Berücksichtigung der therapeutischen Hypothermie. AWMF Online (Hrsg.). https://www.awmf.org/uploads/tx_szleitlinien/024-023l_S2k_Behandlung_der_neonatalen_Aphyxie_unter_besonderer_Ber%C3%BCcksichtigung_der_therapeutischen_Hypothermie_2013-06-abgelaufen.pdf; Stand: 08.04.2019, S. 3–17

Flidel-Rimon O & Shinwell E S (2005): Breat feeding twins and high multiples. In: British Medical Journals, Jg. 91, Hf. 5, S. 377–380. https://fn.bmj.com/content/91/5/f377; Stand: 24.07.2018

Flohr C, Hendersen J, Kramer M S, Patel R, Thompson J, Rifas-Shiman S L, Yang S, Vilchuck K, Bogdanovich N, Hameza M, Martin R M, Öken E (2018): Effect of an Intervention to Promote Breastfeeding on Asthma, Lung Function, and Atopic Eczema at Age 16 Years. Follow-up of the PROBIT Randomized Trial; In: JAMA Pediatrics, Jg. 172, Hf. 1, S. e174064. https://jamanetwork.com/journals/jamapediatrics/article-abstract/2661823; Stand: 23.07.2018

Fitze G (2015): Lagebedingte Schädeldeformitäten im Säuglingsalter. In: Hebammenforum, Jg. 16, Hf. 8, S. 746–749

Fitzpatrick K E, Kurinczuk J J, Alvirevic Z, Spark P, Brocklehurst P & Knight M (2012): Uterin Rupture by Intended Mode of Delivery in the UK: A National Case-Control Study. In: PLOS Medicine, Jg. 9, Hf. 3, S. e1001184. http://journals.plos.org/plosmedicine/article?id=10.1371/journal.pmed.1001184, Stand: 05.07.2016

Fracassi S (2009): Schwangerschaft und Geburt im minderjährigen Alter – Ist die Risikobelastung ein Effekt des Alters oder bedingt durch Bildungsstand, Partnerstatus und/oder Tabakkonsum? Eine Matched-Pais-Studie an Erstgebärenden der Jahrgänge 2000-2004. Bd. 1. Dissertation. Medizinische Fakultät der Universität Rostock. https://d-nb.info/997331690/34; Stand: 09.01.2019

Franke P (Hrsg.) (2016): Was ist verboten im Islam, was erlaubt? https://www.forum.sexualaufklaerung.de/index.php?docid=1770; Stand: 22.07.2018

Franzis-Morill J, Heinig J, Pappagianis D, Dewey K G (2004): Diagnosis value of sign and symptoms of mammary candiosis among lactation women. In: Journal of Human Lactation, Jg. 20, Hf. 3, S. 288–205. https://www.ncbi.nlm.nih.gov/pubmed/15296582; Stand: 23.01.2019. Cohort-Study

Froböse I (Hrsg.) (2016): Running & Health. Kompendium gesundes Laufen, Walking & Nordic Walking. In: Zentrum der Gesundheit der deutschen Sporthochschule Köln. http://www.ingo-froboese.de/wp-content/uploads/2016/09/Running_Health.pdf; Stand: 22.07.2018

Froeliger A, Deneux-Thauraux C, Seco A, Sentilhes L, TRAnexamic Acid for Preventing postpartum hemorrhage after vaginal delivery (TRAAP) Study Group (2022): Posttraumatische Belastungsstörung nach Vaginalgeburt. In: Obstetrics & Gynecology, Jg. 139, Hf. 1, S. 63–72. Randomized-controlled-Trial

Füeßl H (2018): Raynaud-Syndrom. In: Pschyrembel online (Hrsg.). https://www.pschyrembel.de/Raynaud-Syndrom/B17NU/doc/; Stand: 23.01.2019

Furstenberg F (2016): Reconsidering Teenage Pregnancy and Parenthood. In: Societies, Jg. 6, Hf. 4, S. 33. https://www.mdpi.com/2075-4698/6/4/33/htm; Stand: 14.12.2018

Gärtner D (2016): Die ökonomische Situation nach Trennung oder Scheidung in Deutschland und Österreich im Vergleich. Kurzexpertise der Beobachtungsstelle für gesellschaftspolitische Entwicklungen in Europa, Frankfurt am Main: ISS – Institut für Sozialarbeit und Sozialpädagogik e. V.

Gargett C E, Schwab K E, Zillwood R M, Nguyen H P T, Wu D (2009): Isolation and culture of epithelial progenitors and mesenchymal stem cells from human endometrium. In: Biology of Reproduction, Jg. 80, Hf. 6, S. 1136–1145

Gallagher P G & Shah S S (2002): Omphalitis: Overview. http://www.emedicine.com/article/975422-overview; Stand: 17.11.2016

Garbaciak J A, Richter M, Miller S & Barton J J (1985): Maternal weight and pregnancy complications. In: Americam Journal of Obstetrics and Gynecology, Jg. 152, Hf. 2, S. 238–245

Garbe E (2015): Das kindliche Entwicklungstrauma. Verstehen und bewältigen. Stuttgart: Klett-Cotta

Garcia Bartels N (2013): Wissenschaftliche Empfehlungen zur Pflege der Babyhaut. PRAXISfieber 1/2013. https://www.yumpu.com/de/document/read/23385622/wissenschaftliche-empfehlungen-zur-pflege-der-babyhaut-bfg; Stand: 07.10.2016

Gathin A & Macgregor B (2009): Sanfte Wege sind am besten. In: Hebamme.ch, Hf. 4 http://www.hebamme.ch/x_data/heft_pdf/2009-04-10_14.pdf; Stand: 10.10.2016

Gebauer-Sesterhenn B & Praun M (2014): Das große Babybuch. Monat für Monat Babys Entwicklungen begleiten. Konkrete Hilfe – Signale richtig deuten. München: Gräfe und Unzer. S. 110–158

Gehrmann J & Sumago S (2009): Suchtkranke Eltern. In: Monatszeitschrift Kinderheilkunde, Jg. 157, Hf. 4, S. 383–394

Geisler P (2021): REM-Schlaf & Non-Rem-Schlaf. In: Pschyrembel online (Hrsg.) https://www.pschyrembel.de/REM-Schlaf/K0PX6/doc/; Stand: 01.10.2022

Geissbühler V & Wittwer-Raschle M (2009): Harninkontinenz, Stuhlinkontinenz und Dyspareunie ein Jahr nach der Geburt. Ein Vergleich zwischen vaginaler Geburt und Sectio caesarea: Beitrag auf der Jahresversammlung und Kongress der Societe Gynecologie Suisse in Lugano. In: Gynäkologisch-Geburtshilfliche Rundschau, Hf. 49. S. 138–216. Case-Control-Study

Geist C & Bauer N H (2020): Betreuung und Visite im Wochenbett. In: Stiefel A, Brendel K & Bauer N H (Hrsg.): Hebammenkunde. Lehrbuch für Schwangerschaft, Geburt, Wochenbett und Beruf. 6. aktualisierte und erweiterte Aufl. Stuttgart: Thieme. S. 792–826

Geist C & Bovermann Y (2020): Steuerung der Laktation & Stillreflexe. In: Stiefel A, Brendel K & Bauer N H (Hrsg.): Hebammenkunde. Lehrbuch für Schwangerschaft, Geburt, Wochenbett und Beruf. 6. aktualisierte und erweiterte Aufl. Stuttgart: Thieme. S. 832–835

Geist C (2013): Physiologische Veränderungen im Wochenbett. In: Stiefel A, Geist C, Harder U (Hrsg.): Hebammenkunde. Lehrbuch für Schwangerschaft, Geburt, Wochenbett und Beruf. 5., überarb. und erw. Aufl. Stuttgart: Hippokrates. S. 504–519

Gelfand A A (2016): Infant Colic. In: Seminars in Pediatric Neurology, Jg. 23, Hf. 1, S. 79–82

Gemeinsamer Bundesausschuss (G-BA) (Hrsg.) (2022): Richtlinie des Gemeinsamen Bundesausschusses über Maßnahmen zur Qualitätssicherung der Versorgung von Früh- und Reifgeborenen gemäß § 136 Absatz 1 Nummer 2 SGB V i (Qualitätssicherungs-Richtlinie Früh- und Reifgeborene/QFR-RL) in der Fassung vom 20. September 2005. zuletzt geändert am 21. April 2022. https://www.g-ba.de/downloads/62-492-2849/QFR-RL_2022-04-21_iK-2022-04-01.pdf; Stand: 10.09.2022

Gemeinsamer Bundesausschuss (G-BA) (Hrsg.) (2018): Erweitertes Neugeborenen-Screening Elterninformation zur Früherkennung von angeborenen Stoffwechseldefekten und endokrinen Störungen bei Neugeborenen. https://www.g-ba.de/downloads/17-98-2235/2018-02-27_Elterninformation_Erweitertes-Neugeborenen-Screening_bf.pdf; Stand: 30.04.2018

Gemeinsamer Bundesausschuss (G-BA) (Hrsg.) (2016): Richtlinien des Gemeinsamen Bundesausschusses über die ärztliche Betreuung während der Schwangerschaft und nach der Entbindung (»Mutterschafts-Richtlinien«). In: Bundesanzeiger AT 19.07.2016 B5. https://www.g-ba.de/downloads/62-492-1223/Mu-RL_2016-04-21_iK-2016-07-20.pdf; Stand: 14.03.2018

Gerber C & Lillig S (2018): Mit möglichen Hinweisen auf Kindeswohlgefährdung umgehen. Qualifizierungsmodell für Familienhebammen und Familiengesundheits- und Kinderkrankenpflegerinnen und -pfleger. Nationales Zentrum Frühe Hilfen (Hrsg.). https://www.fruehehilfen.de/fileadmin/user_upload/fruehehilfen.de/pdf/Publikation-NZFH-Modul-9-mit-moeglichen-Hinweisen-auf-Kindeswohlgefaehrdung-umgehen.pdf; Stand: 23.05.2019

Gerlach S (2018): Regenbogenfamilien. Ganz normal anders. In: Deutsche Hebammenzeitschrift, Jg. 70, Hf. 2, S. 68–71

Gerlach S (2012): Regenbogenfamilien in Kitas: Ein Thema für Kinder, Eltern und Erziehrinnen und Erzieher. In: Heinrich-Böll-Stiftung (Hrsg.): Diversität und Kindheit. Frühkindliche Bildung, Vielfalt und Inklusion. Ein Dossier von Migration-Integration-Diversity – dem migrationspolitischen Portal der Heinrich Böll Stiftung. S. 132–143. https://www.boell.de/sites/default/files/2012-09-Diversitaet-Kindheit.pdf; Stand: 20.08.2017

Gerrig R J (2018): Psychologie. 21. Aufl. Hrsg. von Tobias Dörfler und Jeanette Roos. Aus dem Amerikanischen von Andreas Klatt. Hallbergmoos: Pearson Studium

Geßner F (2019): Geistige Behinderung. https://flexikon.doccheck.com/de/Geistige_Behinderung; Stand: 16.06.2020

Georg J & Frowein M (Hrsg.) (2001): Pflegelexikon. Bern: Hans Huber

Georg Thieme Verlag (2015a): I Care Krankheitslehre. Stuttgart: Thieme

Georg Thieme Verlag (2015b): I Care Pflege. Stuttgart: Thieme

Gesundheitsinformation (gi) (2016): Der menschliche Körper. Ursachen und Anzeichen von Ödemen. https://www.gesundheitsinformation.de/ursachen-und-anzeichen-eines-oedems.2262.de.html; Stand: 04.07.2017

Geuer-Witt R (Hrsg.) (2002): Infantile Zerebralparese und andere neuromuskuläre Erkrankungen. In: Ferrari R, Hebestreit H, Meyer-Holz J, Lawrenz W, Jüngst B K, Hahn H (Hrsg.): Kinder- und Jugendsportmedizin – Grundlagen, Praxis, Trainingstherapie. Stuttgart: Thieme. S. 184–194

GKV-Spitzenverband (Hrsg.) (2018): Anlage 1.1 Hebammen-Vergütungsvereinbarung zum Vertrag nach § 134a SGB V. Lesefassung nach Änderungsvereinbarung vom 13.06.2018 zum 15.07.2018. https://www.gkv-spitzenverband.de/media/dokumente/krankenversicherung_1/ambulante_leistungen/hebammen/aktuelle_dokumente/Lesefassung_Hebammen-Verguetungsvereinbarung_ab_2018-07-15.pdf; Stand: 20.06.2022

Glaß A (2021): Relaktation: Möglichkeiten und Grenzen. In: Die Hebamme, Jg. 34, Hf. 4, S. 47–51

Goebel N (2018): Breastfeeding rates too low in developed countries, UNICEF says. https://www.dw.com/en/breastfeeding-rates-too-low-in-developed-countries-unicef-says/a-43727348; Stand: 23.04.2019

Goerke K (2022): Frühgeburt. In: Pschyrembel online (Hrsg.). https://www.pschyrembel.de/Fr%C3%BChgeburt/K088M; Stand: 30.01.2023

Goerke K (2020a): Eutrophes Neugeborenes. In: Pschyrembel online (Hrsg.). https://www.pschyrembel.de/eutrophes%20Neugeborenes/B0EPV/doc/; Stand: 02.11.2022

Goerke K (2020b): Superfecundatio. In: Pschyrembel online (Hrsg.). https://www.pschyrembel.de/Superfecundatio/K0LX6/doc/; Stand: 02.11.2022

Götzinger K (2021): Institutionen im Bereich Familienhilfe und sozialrechtliche Aspekte. In: Nakhala D, Eickhorst A, Cierpka M (Hrsg.): Praxishandbuch für Familienhebammen – Arbeit mit belasteten Familien. Frankfurt/M.: Mabuse. S. 141–149

Gräni N H (2014): Moderne Therapiemöglichkeiten. https://www.doctors.today/a/moderne-therapiemoeglichkeiten-1662032; Stand: 16.06.2022

Graf S & Hurni A (2014): Empfehlungen für die Betreuung im frühen und späten Wochenbett. In: Schweizerischer Hebammenverband Sektion Bern (SHV) (Hrsg.) http://www.hebamme.ch/x_data/news_pdf/Empfehlungen_Wochenbett_03.14.pdf; Stand: 17.07.2018

Grandin T & Johnson C (2005): Animals in translation. New York: Scribner

Gresens R (2018): Schwere Mütter: Starke Argumente fürs Stillen. In: Hebammenforum Sonderpublikation: Stillen – Basis für das Leben. Wissen rund ums Stillen. S. 54–56

Grieshop M (2013): Gesundheitsverhalten von Müttern nach der Geburt. Eine quantitative Studie zur Gesundheitsförderung durch Hebammen. Dissertation im Fachbereich der Humanwissenschaften der Universität Osnabrück. https://repositorium.uni-osnabrueck.de/bitstream/urn:nbn:de:gbv:700-2014041412406/7/thesis_grieshop.pdf; Stand 08.01.2017. Case-Control-Study

Griffith R J, Alsweiler J, Moore A E, Middelton P, Shepard E, Crowther C A (2020): Intervention to prevent women from developing gestational diabetes mellitus: an overview of Cochrane Reviews. In: Cochrane Database of systematic Reviews, Hf. 6, Art.-Nr. CD012394, doi: 10.1002/14651858.CD012394.pub3

Gripeteg L, Torgerson J, Karlsson J, Lindroos A K (2010): Prolonged refeeding improves weight maintenance after weight loss with very-low-energy diets. In: The British journal of nutrition, Jg. 103, Hf. 1, S. 141–148

Grospietsch G & Mörike K (Hrsg.) (2018): Erkrankungen in der Schwangerschaft: Ein Leitfaden mit Therapieempfehlungen für Klinik und Praxis. Stuttgart: Wissenschaftliche Verlagsgesellschaft mbH Stuttgart

Gross M (2006): Mütterliche Komplikationen nach Sectio caesarea. In: Hebammenforum. Jg. 7, Hf. 9, S. 688–697

Grosser M & Starischka S (Hrsg.) (2008): Das neue Konditionstraining für alle Sportarten, Kinder, Jugendliche und Aktive. 9. Aufl. München: BLV

Grossmann E K (Hrsg.) (2003): Bindung und menschliche Entwicklung: John Bowlby, Mary Ainsworth und die Grundlagen der Bindungstheorie. Stuttgart: Klett-Cotta

Grossmann E K (2005): Bindungen: das Gefüge psychischer Sicherheit. 5. Aufl. Stuttgart: Klett-Cotta

Grünewald M, Hoehl M, Kobbert E, Terodde H (2017): Pflege von Patienten mit Erkrankungen der venösen Gefäße. In: Schewior-Popp S, Sitzmann F, Ulrich L (Hrsg.): Thiemes Pflege. Das Lehrbuch für Pflegende in der Ausbildung. 13. Aufl. Stuttgart: Thieme. S. 868–937

Grumpert N (2016): Nagelbettentzündung beim Baby. https://www.dr-gumpert.de/html/nagelbettzuendung-beim-baby.html; Stand: 27.11.2016

Guerra D D & Hurt K J (2019): Gasotransmitters in pregnancy: from conception to uterine involution. In: Biology of Reproduction, Jg. 101, Hf. 1, S. 4–25. https://academic.oup.com/biolreprod/article/101/1/4/5372408?login=true; Stand: 09.04.2021

Gugger M & Bachofen H (2001): Dyspnoe. In: Schweizerisches Medizinisch-Forum, Hf. 6, S. 143

Gunaratne A W, Makrides M, & Collins C T (2015): Maternal prenatal and/or postnatal n3 long chain polyunsaturated fatty acids (LCPUFA) supplementation for preventing allergies in early childhood. In: Cochrane Database of Systematical Review. Jg. 22, Hf. 7, CD010085, doi: 10.1002/14651858.CD010085.pub2; Stand: 12.11.2018

Gunderson E P, Lewis C E, Lin Y (2017): Lactation Duration and Progression to Diabetes in Women across the childbearing Years – The 30-Years Cardia Study. In: JAMA, Jg. 178, Hf. 3, S. 328–337. https://jamanetwork.com/journals/jamainternalmedicine/article-abstract/2668634; Stand: 12.07.2018

Gupta J & Gupta K K (2019): Unmasking melasma. In: IP International Journal of Aesthetic and health Rejuvenation, Jg. 2, Hf. 1, S. 14–16, doi: 10.1002/14651858.CD002006.pub4

Gupta S, Agarwal R, Aggarwal K C, Chellani H, Duggal A, Arya S, Bhatia S, Sankar M J, Sreenivas V, Jain V, Gupta A K, Deorari A K, Paul V K (2017): Complementary feeding at 4 versus 6 months of age for preterm infants born at less than 34 weeks of gestation: a randomised, open-label, multicentre trial. Investigators of the CF trial. In: The Lancet. Global Health, Jg. 5, Hf. 5, S. 501–511

Guoth-Gumberger M (2021): Stillen und Gewichtsentwicklung im Wochenbett – differenziert beurteilen und begleiten. In: Die Hebamme, Jg. 34, Hf. 4, S. 34–46

Griffith R J, Alsweiler J, Moore A E, Middelton P, Shepard E, Crowther C A (2020): Intervention to prevent women from developing gestational diabetes mellitus: an overview of Cochrane Reviews. In: Cochrane Database of systematic Reviews, Hf. 6, Art.-Nr. CD012394, https://doi.org/10.1002/14651858.CD012394.pub3

Grzeskowiak L E, Wodek M E & Geddes D T (2019): What Evidence Do We Have for Pharmaceutical Galactagogues in the Treatment of Lactation Insufficiency? – A Narrative Review. In: Nutrients, Jg. 11, Hf. 5, S. 974

Hadders-Algra M (2010) Examination of the Child with Minor Neurological Dysfunction. Weinheim: John Wiley & Sons

Häußler M, Wacker E & Wetzler R (1996): Lebenssituation von Menschen mit Behinderung in privaten Haushalten. Schriftenreihe des Bundesministeriums für Gesundheit und Soziale Sicherung, Band 65. Baden-Baden: Nomos

Häußler-Sczepan M & Wienholz S (2007): Angebote und Hilfsbedarf für minderjährige Schwangere und Mütter in Berlin und Brandenburg. Ergebnisse einer Expertenbefragung. In: BZgA Forum Sexualaufklärung und Familienplanung. Teenagerschwangerschaften international, Nr. 2. S. 18–24. https://forum.sexualaufklaerung.de/archiv/2007/ausgabe-2/angebote-und-hilfebedarf-fuer-minderjaehrige-schwangere-und-muetter-in-berlin-und-brandenburg/; Stand: 22.12.2022

Handke L & Görges H-J (Hrsg.) (2012): Handbuch Traumakompetenz. Basiswissen für Therapie, Beratung und Pädagogik. Paderborn: Junfermann

Handlin L, Hydbring-Sandberg E, Nilsson A, Ejdebäck M, Jansson A, Uvnäs-Moberg K (2011): Short-term interaction between dogs and their owners - effects on oxytocin, cortisol, insulin and heart rate - an exploratory study. In: Anthrozoos, Jg. 24, Hf. 3, S. 301–316

Hannah M E, Hannah W J, Hodnett E D, Chalmers B, Kung R, Willan A, Amankwah K, Cheng M, Helewa M, Hewson S, Saigal S, Whyte H, Gafni A; Term Breech Trial 3-Month Follow-up Collaborative Group (2002): Outcomes at 3 months after planned cesarean vs planned vaginal delivery for breech presentation at term: the international randomized Term Breech Trial. In: JAMA. Jg. 287, Hf. 14, S. 1822–1831. https://www.ncbi.nlm.nih.gov/pubmed/11939868; Stand: 22.12.2016

Harb T, Matsuyama M, David M, Hill R J (2016): Infant colic – What works: A systematic review of interventions for breast-fed infants. In: Journal of Pediatric Gastroenterology and Nutrition, Jg. 62, Hf. 5, S. 668–686

Harder U (2003): Wochenbettbetreuung in der Klinik und zu Hause. Stuttgart: Hippokrates

Harder U & Seehafer P (2013): Beckenboden, Bindegewebe und Haltebänder. In: Stiefel A, Geist C, Harder U (Hrsg.): Hebammenkunde. Lehrbuch für Schwangerschaft, Geburt und Beruf. 5., überarb. und erw. Aufl. Stuttgart: Hippokrates. S. 121–127

Harlacher A, Möller & von Piekartz H (2018): Der Effekt Manueller Therapie auf Kokzygodynie. In: Manuelle Therapie, Jg. 22, Hf. 1, S. 29–33

Harmsen H J, Wildeboer-Veloo A C, Raangs G C, Wagendorp A A, Klijn N, Bindels J G & Welling G W (2000): Analysis of intestinal flora development in breast-fed and formula-fed infants by using molecular identification and detection methods. In: Journal of Pediatric Gastroenterology and Nutrition. Jg. 30, Hf. 1, S. 61–67. Comparative study.

Harrington C T, Hafid N A, Waters K A (2022): Butyrylcholinesterase is a potential biomarker for Sudden Infant Death Syndrome. In: The Lancet, Jg. 80, Hf. 6, S. 1–11

Hartmann J & Tünnemann H (1988): Modernes Krafttraining – Sondereinband. Berlin: Ullstein

Hasan A S (2013): Primary prevention of allergy by using protein hydrolysate: An achievable objective? In: Journal of Allergy and Clinical Immunology, Jg. 131, Hf. 6, S. 1574–1575

Haupt U (Hrsg.) (2006): Wie lernen beginnt: Grundfragen der Entwicklung und Förderung schwer behinderter Kinder. Stuttgart: Kohlhammer

Hauser-Bischof C, Dvorak J & Ruef A (Hrsg.) (1990): Vita Rückenschule. Birkhäuser Ratgeber. Basel: Springer

Hayder-Beichel D (2016): Kommunikative Strategien von Menschen mit Harninkontinenz. In: Müller G, Steiniger A, Schumacher P, Juhic-Puntigam M (Hrsg.): Inkontinenz-assoziierte Dermatitis. Grundlagen – Instrumente – Intervention. Wien: Facultas Universitätsverlag. S. 47–60

Head L M (2014): The effect of kangaroo care on neurodevelopmental outcomes in preterm infants. In: Journal of neonatel & perinatal nursing, Jg. 28, Hf. 4, S. 290–299. https://www.ncbi.nlm.nih.gov/pubmed/25347107; Stand: 18.12.2018. Review

Hebestreit H & Lawrenz W (2002): Syndromale Erkrankungen. In: Hebestreit H, Ferrari R, Meyer-Holz J, Lawrenz W, Jüngst B K (Hrsg.): Kinder- und Jugendsportmedizin – Grundlagen, Praxis, Trainingstherapie. Stuttgart: Thieme. S. 225–228

Heep A (2018): Hypoxisch ischämische Enzephalopathie (HIE). In: Pschyrembel online (Hrsg.). https://www.pschyrembel.de/Enzephalopathie/K0708; Stand: 12.03.2019

Heidenreich T & Michalak J (Hrsg.) (2015): Achtsamkeit und Akzeptanz in der Psychotherapie. Ein Handbuch. 3. Aufl. Tübingen: DGVT

Heimbach B (2014): Reicht die Rückenlage? Prävention des Plötzlichen Kindstodes. In: Deutsche Hebammenzeitschrift, Jg. 66, Hf. 2, S. 60–63

Helbling A, Reimers A (2011): Insektengiftallergie. In: Stiftung aha! Allergiezentrum Schweiz (Hrsg.). In Zusammenarbeit mit der Fachkommission der Schweizerischen Gesellschaft für Allergologie und Immunologie (SGAI). Bern. 3. Aufl. S. 3–8. http://www.imkerverband.info/up/files/Insektenallergie_aha.pdf; Stand: 20.05.2019

Heller A (2015): Nach der Geburt: Wochenbett und Rückbildung. 2. Aufl. Stuttgart: Thieme

Helmer H (2007): Definition in der Geburtshilfe: Frühgeburt, Totgeburt und Fehlgeburt. In: Speculum, Jg. 25, Hf. 1, S. 5–8

Hellmers C (2005): Geburtsmodus und Wohlbefinden. Eine prospektive Untersuchung an Erstgebärenden unter besonderer Berücksichtigung des (Wunsch-)Kaiserschnittes. Aachen: Shaker. Prospektive Kurz-Längsschnittstudie

Hemmelmayr A (2015): Babys brauchen Liebe und Nahrung, auch wenn sie nicht gestillt werden. https://cdn.website-start.de/proxy/apps/otea5i/uploads/gleichzwei/instances/B8DC7998-0875-4D8E-BB18-53AAE9923EEC/wcinstances/epaper/e0dbd04d-f7b4-4a5a-9bd1-5e63c8da29f4/pdf/Babys-brauchen-Liebe-und-Nahrung.pdf; Stand: 04.01.2019

Hemmi M H, Wolke D & Schneider S (2011): Associations between problems with crying, sleeping and/or feeding in infancy and long-term behavioural outcomes in childhood: a meta-analysis. In: Archives of Disease in Childhood, Jg. 96, Hf. 7, S. 622–629. https://www.ncbi.nlm.nih.gov/pubmed/21508059; Stand: 06.12.2018. Review

Henschel R (2018): Breastfeeding problems should be the only relevant criteria for deciding whether to carry out a frenotomy in infancy. In: Acta Pediatrica, Jg. 107, Hf. 10, S. 1697–1701. https://www.ncbi.nlm.nih.gov/pubmed/29873840; Stand: 23.01.2019. Review

Herber-Löffler A & Bauer N H (2020): Betreuung nach einer Sectio caesarea. In: Stiefel A, Brendel K & Bauer N H (Hrsg.): Hebammenkunde. Lehrbuch für Schwangerschaft, Geburt, Wochenbett und Beruf. 6. aktualisierte und erweiterte Aufl. Stuttgart: Thieme, S. 895–901

Herber-Löffler A & Stiefel A (2020): Sectio caesarea. In: Stiefel A, Brendel K & Bauer N H (Hrsg.): Hebammenkunde. Lehrbuch für Schwangerschaft, Geburt, Wochenbett und Beruf. 6. aktualisierte und erweiterte Aufl. Stuttgart: Thieme, S. 707–715

Herbertz-Floßdorf M (2021): Sexuelle und geschlechtliche Vielfalt. In: Die Hebamme, Jg. 34, Hf. 1, S. 18–24

Herold A (2018): Hämorrhoidalleiden. In: Mölle B, Ommer A, Lange J, Girona J (Hrsg.): Chirurgische Proktologie. Berlin: Springer. S. 123–140

Herrmann A (2011): Praxisanleitung: Unterstützung des Stillbeginns. In: Die Hebamme, Jg. 24, Hf. 3, S. 163–170

Herrmann B (2016): Epidemiologie, Klinik und Konzept des Schütteltrauma-Syndroms. In: Pädiatrische Praxis, Jg. 86, Hf. 2, S. 297–312

Hermann D (2012): Adoptivkinder stillen: Bedingungen, Chancen und Schwierigkeiten des Adoptivstillens. In: Dr. med. Mabuse, Hf. 196, S. 54–57

Herr-Wilbert I (2008): Evidence-based Nursing (EBN) – Ein wichtiger Baustein der pflegerischen Entscheidung. EBN und seine Bedeutung für Pflegeentwicklung und Pflegemanagement. In: Kinderkrankenschwester, Jg. 27, Hf. 4, S. 141–147

Herzberg J (2016): Elternbegleitung in der neonatologischen Intensivstation – Erste Erkenntnisse aus dem Vergleich der Perspektiven von NutzerInnen und professionellen AkteurInnen. In: Kinderkrankenschwester, Jg. 35, Hf. 7, S. 256–259

Hewson S, Saigal S, Whyte H & Gafni A (2002): Outcomes at 3 months after planned cesarean vs planned vaginal delivery for breech presentation at term: the international randomized Term Breech Trial. In: The Journal of the American Medical Association, Jg. 287, Hf. 14, S. 1822–1831; Stand: 28.12.2016

Hien P & Böhm B (2007): Diabetes Handbuch. Eine Anleitung für Praxis und Klinik. 5. Aufl. Berlin: Springer. S. 3–7

Hilfe für Jungs e.V. (Hrsg.) (2019): Berlineinheitlicher Erfassungsbogen bei Verdacht einer Kindeswohlgefährdung (Ersteinschätzung gem. § 8 a SGB VIII. https://jungs.berlin/wp-content/uploads/2019/09/03-Berlineinheitlicher-Erfassungsbogen-Ersteinschaetzung.pdf; Stand: 04.11.2022

Hillienhof A (2016): Schwere Immundefekte: IQWiG sieht Vorteile für Neugeborenenscreening. In: Deutsches Ärzteblatt, Jg. 113, Hf. 47, S. A-2125/B-1765/C-1745

Hirschmüller A-K & Becker S (2019): Wenn Kinder Kinder kriegen. In: Hebammenforum, Jg. 20, Hf. 7, S. 744–746

Högemann A (2016): Windeldermatitis. http://flexikon.doccheck.com/de/Windeldermatitis; Stand: 23.10.2016

Höger P H (2018): WHO betont Bedeutung des Stillens als Basis für das Leben. In: Die Hebamme, Jg. 31, Hf. 5, S. 296–297

Höhendahl J (2015): KISS-Syndrom: Prävention im Wochenbett? Die aktive Rolle der Hebamme. In: Der Hippokrates Report. Tagungsbericht, Bd. 2

Hoehl M (2019a): Essen und Trinken. In: Hoehl M & Kullick P (Hrsg.): Gesundheits- und Kinderkrankenpflege. 5. Aufl. Stuttgart: Thieme. S. 324–363

Hoehl M (2019b): Notfallsituationen. In: Hoehl M & Kullick P (Hrsg.): Gesundheits- und Kinderkrankenpflege. 5. Aufl. Stuttgart: Thieme. S. 860–872

Hoehl M & Kullick P (Hrsg.) (2019): Gesundheits- und Kinderkrankenpflege. 5. Aufl. Stuttgart: Thieme

Hoehl M, Jochum S, Kuno E, Nies C S, Sitzmann F (2017a): ATL Ausscheiden. In: Schewior-Popp S, Sitzmann F, Ullrich L (Hrsg.): Thiemes Pflege. Das Lehrbuch für Pflegende in Ausbildung. 13. Aufl. Stuttgart: Thieme. S. 406–461

Hoehl M, Jochum S, Kuno E, Nies C S, Sitzmann F T (2017b): ATL Essen und Trinken. In: Schewior-Popp S, Sitzmann F, Ullrich L (Hrsg.): Thiemes Pflege. Ein Lehrbuch für Pflegende in Ausbildung. 13. Aufl. Stuttgart: Thieme. S. 367–405

Hoehl M (2012a): Atmen und Kreislauf regulieren. In: Hoehl M & Kullick P (Hrsg.): Gesundheits- und Kinderkrankenpflege. 4. Aufl. Stuttgart: Thieme. S. 200–228

Hoehl M (2012b): Essen und Trinken. In: Hoehl M & Kullick P (Hrsg.): Gesundheits- und Kinderkrankenpflege. 4. Aufl. Stuttgart: Thieme. S. 279–313

Hoehl M & Kullick P (Hrsg.) (2012): Gesundheits- und Kinderkrankenpflege. 4. Aufl. Stuttgart: Thieme

Hofecker G, Skalicky M, Kment A, Niedermüller H (1980): Models of the biological age of the rat. I. A factor model of age parameters. In: Mechanism of Ageing and development, Jg. 14, Hf. 3-4, S. 349–359. https://www.sciencedirect.com/science/article/pii/0047637480900081; Stand: 16.08.2018

Hoffmann S (2017): Zweisprachig erziehen: Wie funktioniert das? http://www.baby-und-familie.de/Erziehung/Zweisprachig-erziehen-Wie-funktioniert-das-435809.html; Stand: 05.09.2017

Hoheisel M (2014): Projektstart: VAMV-Modellprojekte zur Rand- und Notfallbetreuung. In: Information für Einelternfamilien, Hf. 4, S. 6

Hohmann-Jeddi C (2017): Flüchtlingsmedizin. Besonderheiten bei Migranten. In: Pharmazeutische Zeitung. Jg. 162, Hf. 19. https://www.pharmazeutische-zeitung.de/ausgabe-192017/besonderheiten-bei-migranten/; Stand: 09.01.2019

Holm G & Herbst V (2015): Botanik und Drogenkunde. Stuttgart: Deutscher Apotheker Verlag. S. 323

Holzapfel K (2018): Elternschaft von Menschen mit einer kognitiven Beeinträchtigung – Das Spannungsfeld zwischen Selbstbestimmung und Kontrolle. »Inwieweit ist es Menschen mit einer kognitiven Beeinträchtigung möglich, eine selbstbestimmte Elternschaft leben zu können?« Fachhochschule Nordwestschweiz – Hochschule für Soziale Arbeit. https://irf.fhnw.ch/bitstream/handle/11654/26862/Holzapfel_Katja_2018_BA_FHNW.pdf?sequence=1; Stand: 01.02.2023

Holzgreve W, Geipel A, Ludwig M, Schneider K T M, Schultze-Mosgau A (2007): Normale Schwangerschaft und Geburt. In: Dietrich K, Holzgreve W, Jonat W, Schultze-Mosgau A, Schneider K T M, Weiss J M (Hrsg.): Gynäkologie und Geburtshilfe. 2. Aufl. Berlin: Springer. S. 329–348

Horey, D., Kealy, M., Davey, M.A., et al.: Interventions for supporting pregnant women's decision-making about mode of birth after a caesarean. Cochrane Database Syst Rev, 2013(7): p. CD010041

Hormann E (2018): Relaktation und induzierte Laktation – für wen? Warum? Wie? In: Hebammenforum Sonderpublikation: Stillen – Basis für das Leben. S. 57–60

Hower J (2018): Kontroversen um den optimalen Vitamin-D-Status und die Definition des Vitamin-D-Mangels. In: Kinderkrankenschwester, Jg. 37, Hf. 3, S. 86–90

Huber M (2009): Trauma und die Folgen. Trauma und Trauma Behandlung. Paderborn: Junfermann

Hübl W (2004): Ketonkörper im Harn – Übersicht. In: www.med4you.at. http://www.med4you.at/laborbefunde/lbef3/lbef_ketonkoerper_im_harn.htm; Stand: 04.04.2018

Hüning B M & Jäkel (2021): Studie Frühgeburtlichkeit und langfristige Folgen bis ins Schulalter Implikationen für die Nachsorge und Schule. In: Kindheit und Entwicklung, Jg. 30, Hf. 1, S. 37–50. https://econtent.hogrefe.com/doi/full/10.1026/0942-5403/a000326; Stand: 29.09.2022

Huppert A, Lachmann L, Peplow C, Ziegler A G (2012): Frauen mit Gestationsdiabetes in Deutschland – Erste Interventionsstudie zur Diabetes-Prävention – PINGUIN. In: Diabetes aktuell, Jg. 10, Hf. 3, S. 138–139

Huss S & Wentzel B (2015): Diaphragmen und die Zirkulation. Fasziale Aspekte und Anwendung in Osteopathie und Yoga. Stuttgart: Haug-Thieme. S. 111–114.

Hutton E K, Hannah M E, Ross S, Joseph K S, Ohlsson A, Asztalos E V, Willan A R, Allen A C, Armson B A, Gafni A, Mangoff K, Sanchez J J & Barrett J F (2015): Maternal outcomes at 3 months after planned caesarean section versus planned vaginal birth for twin pregnancies in the Twin Birth Study: a randomised controlled trial. In: BJOG Jg. 122, Hf. 12, S. 1653–1662. doi: 10.1111/1471-0528.13597

Hurrelmann K, Klotz T & Haisch J (Hrsg.) (2014): Lehrbuch Prävention und Gesundheitsförderung. Bern: Hans Huber

Ibanez L, Suarez L, Lopez-Bermejo A, Diaz M, Valls C, de Zegher F (2008): Early development of visceral fat exess after spontaneous cath-up growth in children with low birth weight. In: The Journal of clinical endocrinology & metabolism, Jg. 93, Hf. 3, S. 925–928. https://academic.oup.com/jcem/article/93/3/925/2598684; Stand: 07.08.2018

Ideran P & Fischbein M (2021): Ask the pediatrician: How can parents help babies learn to calm themselves? https://medicalxpress.com/news/2021-11-pediatrician-parents-babies-calm.html; Stand: 14.01.2022

Illing S (2018): Kinderheilkunde für Hebammen. Unter Mitarbeit von Thomas Strahleck. 6. Aufl. Stuttgart: Hippokrates

Indrio F, Di Mauro A, Riezzo G, Civardi E, Intini C, Corvaglia L, Ballardini E, Bisceglia M, Cinquetti M, Brazzoduro E, Del Vecchio A, Tafuri S, Francavilla R (2014): Prophylactic Use of a Probiotic in the Prevention of Colic, Regurgitation, and Functional Constipation. A Randomized Clinical Trial. In: JAMA Pediatrics, Jg. 168, Hf. 3, S. 228–233. https://jamanetwork.com/journals/jamapediatrics/fullarticle/1812293; Stand: 07.05.2019

Initiative Regenbogen Verwaiste Eltern e. V. (2022): Gesetze. http://initiative-regenbogen.de/bestattungsgesetze.html; Stand: 02.05.2022

Institute of Medicine; Food and Nutrition Board; Panel on Micronutrients; Subcommittees on Upper Reference Levels of Nutrients and of Interpretation and Use of Dietary Reference Intakes; Standing Committee on the Scientific Evaluation of Dietary Reference Intakes (Hrsg.) (2001): Dietary Reference Intakes for Vitamin A, Vitamin K, Arsenic, Boron, Chromium, Copper, Iodine, Iron, Manganese, Molybdenum, Nickel, Silicon, Vanadium, and Zinc. In: Institute of Medicine (US). Washington (DC): National Academies Press (US)

Institut für Qualität und Wirtschaftlichkeit im Gesundheitswesen (IQWiG) (2017): Neugeborenen-Screening auf schwere Immundefekte: Vorteile bei früher Diagnose und Infektionsprophylaxe. https://www.iqwig.de/de/presse/pressemitteilungen/2017/neugeborenen-screening-auf-schwere-immundefekte-vorteile-bei-frueher-diagnose-und-infektionsprophylaxe.7743.html; Stand: 30.04.2019

Institut für soziale Arbeit e. V. & DKSB Landesverband NRW e. V. (Hrsg.) (2016): Kompetenzzentrum Kinderschutz. Vernachlässigung. http://www.kinderschutz-in-nrw.de/fuer-erwachsene/kindeswohl/erscheinungsformen-der-kindeswohlgefaehrdung/vernachlaessigung.html; 15.01.2019

International Association for the Study of Pain (IASP) (Hrsg.) (2021): Terminology. https://www.iasp-pain.org/resources/terminology/; Stand: 01.10.2022

International Association for the Study of Pain (IASP) (Hrsg.) (1994): Part III: Pain Terms, A Current List with Definitions and Notes on Usage. In: Mershey H & Bogduk M (Hrsg.): IASP Task Force on Taxonomie. Classification on Chronic Pain. Seattle: IASP-Press. S. 209–2014

Iro H (2018a): Elektrische Reaktionsaudiometrie. In: Pschyrembel online (Hrsg.). https://www.pschyrembel.de/Elektrische%20Reaktionsaudiometrie/K074M/doc/; Stand: 01.02.2023

Iro H (2018b): Otoakustische Emission. In: Pschyrembel online (Hrsg.). https://www.pschyrembel.de/Otoakustische%20Emission/K06RJ/doc/; Stand: 01.02.2023

Isolauri E, Rautava S & Salminen S (2012): Probiotics in the development and treatment of allergic disease. In: Gastroenterology Clinics of North America, Jg. 41, Hf. 4, S. 747–762

Jahanfar S & Jaafar S H (2015): Auswirkungen von eingeschränktem Koffeinkonsum der Schwangeren auf das Ungeborene, das Neugeborene sowie auf schwangerschaftsbezogene Endpunkte. Cochrane Database of Systematic Reviews, (6), CD006965, doi: 10.1002/14651858.CD006965. pub4. Übersetzung von J. Honegger und C. Loytved. In: Cochrane Library. https://www.cochrane.org/de/CD006965/auswirkungen-von eingeschranktem-koffeinkonsum-der-schwangeren-auf-das-ungeborene-das-neugeborene; Stand: 01.10. 2018. Review

Jain V & Singhal A (2012): Catch up growth in low birth weight infants: striking a healthy balance. In: Reviews in endocrine and metabolic disorders, Jg. 13, Hf. 2, 141–147. https://link.springer.com/article/10.1007/s11154-012-9216-6; Stand: 07.08.2018

Janisch W (2018): Reform des Familienrechts: Co-Mutterschaft für lesbische Paare bleibt kompliziert. In: Hebammenforum, Jg. 19, Hf. 2, S. 164–166

Jensen M D, Ryan D H, Apovian C M, Ard J D, Comuzzie A G, Donato K A, Hu F B, Hubbard V S, Jakicic J M, Kushner R F, Loria C M, Millen B E, Nonas C A, Pi-Sunyer F X, Stevens J, Stevens V J, Wadden T A, Wolfe B M, Yanovski S Z (2014): AHA/ACC/TOS Guideline for the Management of Overweight and Obesity in Adults. A Report of the American College of Cardiology/American Heart Association Task Force on Practice Guidelines and The Obesity Society. In: Journal of the American College of Cardiology, Jg. 63, Hf. 25 Part B, S. 2985–3023, doi: https://doi.org/10.1016/j.jacc.2013.11.004

Jester I (2009): Das Verbrennungstrauma beim Kind. In: Spilker G & Wappler F (Hrsg.): Verbrennungsmedizin. Vom Unfallort bis zur Rehabilitation. Stuttgart: Thieme. S. 143–154

Jobe A H (2011): The new bronchpulmonary dysplasia. In: Current Opignion Pediatrics, Jg. 23, Hf. 2, S. 167–172. https://www.ncbi.nlm.nih.gov/pubmed/21169836; Stand: 18.12.2018. Review

Joos A K & Herold A (2018): Hämorrhoidalleiden und Analvenenthrombose. In: Allgemein- und Viszeralchirurgie up2date, Jg. 12, Hf. 3, S. 263–277

Justiz online (Hrsg.) (2019): NRW Justiz im Internet. Düsseldorfer-Tabelle. Leitlinien für den Unterhaltsbedarf. http://www.olg-duesseldorf.nrw.de/infos/Duesseldorfer_Tabelle/index.php; Stand: 15.01.2019

Kadooka Y, Sato M, Imaizumik K, Ogawa A, Ikuyama K, Akai Y, Okano M, Kajoshima M, Tsuchida T (2010): Regulation of abdominal adiposity by probiotics (Lactobacillus gasseri SBT 2055) in adults with obese tendencies in a randomized controlled trial. In: European Journal of clinical Nutrition, Jg. 64, Hf. 6, S. 636–643

Käding H (2020a): Injektionen und Blutentnahme. In: I Care Pflege. 2. Aufl. Stuttgart: Thieme. S. 590–609

Käding H (2020b): Pflege von Menschen in der perioperativen Phase. In: I Care Pflege. 2. Aufl. Stuttgart: Thieme, S. 800–813

Kainer F (2006): Nachuntersuchung. In: Schneider H, Husslein P & Schneider K T M (Hrsg.): Die Geburtshilfe. 3. Aufl. Berlin: Springer. S. 972–979

Kamphausen U (2019): Injektionen. In: Lauster M, Seitz A-M, Drescher A, Kühnel K, Menche N (Hrsg.): Pflege Heute. 7. Aufl. München: Elsevier. S. 1289–1298

Kamphausen U, Menche N & Schäfer S (2019a): Labordiagnostik – Untersuchungsmedium Blut. In: Lauster M, Seitz A-M, Drescher A, Kühnel K, Menche N (Hrsg.): Pflege Heute. 7. Aufl. München: Elsevier. S. 1259–1263

Kamphausen U, Menche N, Protz K, Keller C, Schäfer S (2019b): Wundversorgung. In: Lauster M, Seitz A-M, Drescher A, Kühnel K, Menche N (Hrsg.): Pflege Heute. 7. Aufl. München: Elsevier. S. 1315–1326

Kampmann K (2021): Auf der Suche nach dem »Superfood« für Babys. In: Pädiatrie, Jg. 33, Hf. 12, S. 30–39

Kanti V (2015): Postnatale Anpassungsprozesse der Hautbarriere bei Reif- und Frühgeborenen. Promotion an der Klinik für Dermatologie, Venerologie und Allergologie der medizinischen Fakultät der Charité – Universitätsmedizin Berlin. Cohort-Study

Kapellen T K, Gebauer C, Brosteanu O, Labitzke B, Kiess W & Vogtmann C (2002): Nabelpflege: Vergleich von Chlorhexidinpuder mit Trockenpflege. In: Die Hebamme, Jg. 15, Hf. 3, S. 174–177

Kasper A (2021): Vulnerabilität von Frauen mit Fluchterfahrung in der Phase des Mutterwerdens. In: Nowak A C, Krämer A, Schmidt K (Hrsg.): Flucht und Gesundheit: Facetten eines interdisziplinären Zugangs. Sonderband. Baden-Baden: Nomos. S. 165–181

Kassenärztliche Bundesvereinigung (Hrsg.) (2018): Altersgruppen. http://www.kbv.de/tools/ebm/html/4.3.5_162395004446927562274884.html; Stand: 18.09.2018

Kassenärztliche Bundesvereinigung (Hrsg.) (2017): Vielfalt in der Praxis. Patienten mit Migrationshintergrund: Infos zur Gesundheitskompetenz und Tipps für die Kommunikation. PraxisWissen 2017, Berlin: KBV. https://www.kbv.de/media/sp/PraxisWissen_Vielfalt_Webversion.pdf; Stand: 20.06.2022

Kattner E (2019): Erweitertes Neugeborenen-Screening. Die erste Blutprobe. In: Deutsche Hebammenzeitschrift, Jg. 71, Hf. 1, S. 8–13

Kearney R, Miller J M, Ashton-Miller J A, DeLancey J O (2006): Obstetric factors associated with levator ani muscle injury after vaginal birth. In: Obstetician & Gynecology, Jg. 107, Hf. 1, S. 144–149

Kästner S (2019): Schrittweise zur Hilfe – Vorgehen bei Verdacht auf Kindeswohlgefährdung. https://www.herder.de/es/themen-und-ideen/konflikte-herausforderungen/schrittweise-zur-hilfe/; Stand: 01.02.2019

Kelleher M M, Cro S, Van Vogt E, Cornelius V, Lodrup Carlsen K C, Skjerven H O, Rehbinder E M, Lowe A, Dissanayake E, Kaori N S, Ohya Y, Yamamoto-Hanada K, Morita K, Cork M, Cooke A, Simpson E L, McClanahan D, Weidinger S, Schmitt J, Axon E, Tran L, Surber C, Askie L M, Duley L, Chalmers J R, Williams H C, Boyle R J (2021): Skincare interventions in infants for preventing eczema and food allergy: A cochrane systematic review and individual participant data meta-analysis. In: Clinical & experimental allergy, Jg. 51, Hf. 3, S. 402–418. Systematic review and meta-analysis

Keller C, Menche N & Naegele M (2017): Allgmeine Krankheitslehre. In: Keller C & Menche N (Hrsg.): Pflegen. Gesundheits- und Krankheitslehre. München: Elsevier. S. 7–40

Keller H (2011): Kinderalltag. Kulturen der Kindheit und ihre Bedeutung für Bindung, Bildung und Erziehung. Berlin: Springer

Kellert S R (1997): Kinship to mastery: Biophilia in human evolution and development. Washington, D.C.: Island Press

Kellnar S & Singer S (2019): Umbilikalhernie bei Kindern und Jugendlichen. In: von Schweinitz D & Ure B (Hrsg.): Kinderchirurgie. Berlin: Springer. S. 659–662

Kennedy K I & Trussel J (2007): Postpartum Contraception & Lactation. In: Hatcher R A, Trussell J, Nelson A L, Cates W, Kowal D, Policar M (Hrsg): Contraceptive technology (20th rev. ed.). New York: Ardent Media. S. 403–432

Kenner T (2014): Schlaf, autonome Regulation und Arousals. In: Kurt R, Kenner T, Poets C, Kerbl R, Vennemann M, Jorch G (Hrsg.): Der plötzliche Säuglingstod. Grundlagen – Risikofaktoren – Prävention – Elternberatung. Berlin: Springer. S. 135–153

Kenny P (2016): Excessive Crying in infants in the first months of life: review. In: Archivos Argentinos de Pediatria, Jg. 114, Hf. 4, S. 368–374

Kersting M (2016): Vom Stillen zur Familienkost – (wie) ist Beikost ohne Brei möglich? In: Die Hebamme, Jg. 29, Hf. 5, S. 268–272

Kersting M (Hrsg.) (2009): Kinderernährung aktuell. Schwerpunkte für Gesundheitsförderung und Prävention. Sulzbach: Umschau Zeitschriftenverlag

Khazardoost S, Ghotbizadeh F, Golnavaz S, Shafaat M (2017): The relationship between ultrasonic findings of postpartum uterus after normal vaginal delivery and the duration of lochia discharge. In: Tehran University Medical Journal, Jg. 75, Hf. 3, S. 187–193. http://tumj.tums.ac.ir/browse.php?a_id=8095&slc_lang=en&sid=1&printcase=1&hbnr=1&hmb=1; Stand: 12.04.2019. Cross-Sectional-Study

Kießling C (Hrsg.) (2013): Mütterliche Einstellungen im Hinblick auf die Beziehungsgestaltung zu ihrem Kind mit geistiger Behinderung. Aachen: Shaker

Kimmich N, Haslinger C, Kreft M, Zimmermann R (2015): Rektusdiastase und Schwangerschaft. In: Praxis, Jg. 104, Hf. 15, S. 803–806

Kindberg S & Seehafer P (2013): Geburtsverletzungen – vermeiden, erkennen, versorgen. Hannover: Elwin Staude

kindergesundheit-info (Hrsg.) (2016): Dreimonatskoliken (Regulationsstörung). Hrsg. von der Bundeszentrale für gesundheitliche Aufklärung (BZgA) http://www.kindergesundheit-info.de/themen/krankes-kind/krankheitszeichen/dreimonatskoliken/; Stand: 19.11.2016

Kirby M & Danner E (2009): Nutritional deficiencies in children on restricted diets. Pediatric Clinics of North America 56: S. 1085–1103. http://www.ncbi.nlm.nih.gov/pubmed/19931065; Stand: 04.07.2016. Review

Kiror U (2013): Optimal Handling auf der Neonatologie. Kinaesthetic Infant Handling. In: Lebensqualität, Hf. 2, S. 14–19

Kita.de (Hrsg.) (2017a): Die Krippe: So erhalten Sie den richtigen Krippenplatz. https://www.kita.de/wissen/krippe/; Stand: 15.04.2019

Kita.de (Hrsg.) (2017b): Kita: Hier finden Sie alle Informationen, Unterschiede und Hinweise zur Kindertagesstätte. https://www.kita.de/wissen/kita-kindertagesstaette/; Stand: 15.04.2019

Kitzinger S (1994): Ourselves As Mothers. The Universal Experience of Motherhood. Da Capo Press

Klein F (2016): Empfehlungen zur Pessartherapie bei Deszensus und Inkontinenz. In: Gynäkologe & Geburtshilfe, Jg. 21, Hf. 2, S. 35

Klein M (2010): Lotsin, Schatzsucherin, Gastgeberin. In: Hebammenforum Jg. 23, Hf. 5, S. 358–363

Kleinwechter H, Schäfer-Graf U, Bührer C, Hösli I, Kautzky-Willer A, Pauloski B, Schunk K, Somville T, Sorger M (2012): Diabetes und Schwangerschaft. In: Diabetologe, Hf. 7, S. 185–191

Klier C M, Amon S, Putkonen H, Fernandez Arias P, Weizmann-Henelius G (2019): Repeated neonaticide: differences and similarities to single neonaticide events. In: Archives of Women's Mental Health, Jg. 22, Hf. 1, S. 159–164

Klischies R, Panther V & Singbeil-Grischkat U (Hrsg.) (2008): Hygiene und medizinische Mikrobiologie, Lehrbuch für Pflegeberufe, 3. Aufl. Stuttgart: Schattauer

Klose A (2009): Prävalenz und molekulare Epidemiologie der Bartonella henselae-Infektion bei Katzen in Berlin. Dissertation an der Medizinische Fakultät Charité - Universitätsmedizin Berlin, Institut für Infektionsmedizin, Abteilung für Medizinische Mikrobiologie und Infektionsimmunologie. https://refubium.fu-berlin.de/bitstream/handle/fub188/6772/Dissertation-Uploadversion.pdf?sequence=1; Stand: 16.10.2018

Knauthe K & Deindl C (2019): Altersarmut von Frauen durch häusliche Pflege – Gutachten im Auftrag des Sozialverband Deutschland e. V. Berlin: Sozialverband Deutschland e. V.

Knörle-Schiegg A (2021): Baby led weaning – Fingerfood für Babys. In: Landeszentrum für Ernährung Baden-Württemberg (Hrsg.): Kinderernährung. https://landeszentrum-bw.de/,Lde/Startseite/wissen/baby-led-weaning-fingerfood-fuer-babys; Stand: 01.02.2023

Kocher E (2017): Alleinerziehen ohne Armut 2067 – Erwerbs- und Sorgearbeit gemeinsam neu gestalten. Empfehlungen für eine gleichstellungsorientierte Familienpolitik auf Basis des Zweiten Gleichstellungsberichts. In: VAMV Bundesverband e. V. (Hrsg.): Alleinerziehend früher, heute und morgen. Erfolge, Herausforderungen und Handlungsbedarfe. Dokumentation 2017. S. 27–32. Berlin

Köppe J (2017): Downsyndrom führt meist zu Abtreibung. https://www.spiegel.de/gesundheit/schwangerschaft/down-syndrom-neun-von-zehn-frauen-treiben-ab-a-1138841.html; Stand: 15.03.2017

Körner U & Rösch R (2008): Ernährungsberatung in Schwangerschaft und Stillzeit. Stuttgart: Hippokrates

Körner W & Heuer F (2014): Psychodiagnostik von Kindeswohlgefährdung – Anwenderhandbuch für Beratungs- und Gesundheitsberufe. Weinheim: Beltz Juventa

Körner A, Stoffel L & Käppeli S (2009): Hautpflege und Hautschutz beim unreifen Frühgeborenen. Eine systematische Literaturübersicht. In: Pflege, Jg. 22, Hf. 4, S. 266–276 https://www.usz.ch/app/uploads/2020/10/Literaturartikel-09-09-Koerner-et-al.pdf; Stand: 29.09.2022

Kohlhepp L M, Hollerich G, Vo L, Hofmann-Kiefer K, Rehm F, Louven F, Zacharowski K, Weber FC F (2018): Physiologische Veränderungen in der Schwangerschaft. In: Der Anästhesist, Jg. 67, Hf. 5, S. 383–396

Kohn B & Schwarz G (2018): Praktikum der Hundeklinik. Stuttgart: Enke

Koletzko B, Bauer C-P, Cierpka M, Cremer M, Flothkötter M, Graf C, Heindl I, Hellmers C, Kersting M, Krawinkel M, Przyrembel, H Vetter K, Weißenborn A, Wöckel A (2016): Ernährung und Bewegung von Säuglingen und stillenden Frauen. Aktualisierte Handlungsempfehlungen von »Gesund ins Leben – Netzwerk Junge Familie«, eine Initiative von In Form. In: Monatszeitschrift Kinderheilkunde, Jg. 164, Hf. 9, S. 771–779

Koletzko B, Armbruster M & Bauer C-P et al. (2013a): Ernährung und Bewegung im Kleinkindalter. Handlungsempfehlungen des Netzwerks »Gesund ins Leben – Netzwerk Junge Familie«. In: Monatszeitschrift Kinderheilkunde. Sonderdruck, 161, S. 1187–1200, https://doi.org/10.1007/s00112-013-3031-3

Koletzko B, Bauer C-P, Brönstrup M, Cremer M, Flothkötter M, Helmers C, Kersting M, Krowinkel M, Przyrembel H, Schäfer T, Vetter K, Wahn U & Weißenborn A (2013b): Säuglingsernährung und Ernährung der stillenden Mutter. Aktualisierte Handlungsempfehlungen des Netzwerks »Gesund ins Leben – Netzwerk Junge Familie«, ein Projekt von IN FORM. In: Monatsschreitschrift Kinderheilkunde Jg. 161, S. 237–346. Expertenkonsens

Koletzko B, Bergmann K-E & Przyrembel H (2013c): Prophylaktische Fluoridgabe im Kindesalter. In: Monatszeitschrift Kinderheilkunde, Jg. 161, S. 508–509. Expertenkonsens

Kolip P (2020): Lebenslagen und Lebensphasen. In: BZgA (Hrsg.): Alphabetisches Verzeichnis. https://leitbegriffe.bzga.de/alphabetisches-verzeichnis/lebenslagen-und-lebensphasen/; Stand: 01.02.2023

Kolip P, Nolting H-D & Zich K (Hrsg.) (2012): Faktencheck Gesundheit. Kaiserschnittgeburten – Entwicklung und regionale Verteilung. Im Auftrag der Bertelsmann-Stiftung. Gütersloh: Heiden-Verlag. http://faktencheck-gesundheit.de/-/fileadmin/files/BSt/Publikationen/Graue Publikationen/GP_Faktencheck_Gesundheit_Kai serschnitt.pdf; Stand: 12.03.2016. Cross Sectional Study

Kollow P, Dakkak P, Vetter, K & Ramsauer B (2012): Ein oft verkanntes, unterschätztes Problem der Stillperiode. In: Gynäkologe, Jg. 45. S. 809–811. doi: 10.1007/s00129-012-3050-S

Kopp M, Lindauer M & Garthus-Niegel S (2019): Zusammenhang zwischen mütterlicher Erwerbstätigkeit und der psychischen und somatischen Gesundheit der Mutter. In: Geburtshilfe und Frauenheilkunde, Jg. 79, Hf. 2, S. 206, doi: 10.1055/s-0039-1678363. Tagungspapier. https://www.thieme-connect.com/products/ejournals/abstract/10.1055/s-0039-1678363?device=desktop&innerWidth=412&offsetWidth=412; Stand: 01.02.2023

Korcak D & Kister C (2013): Wirksamkeit von Diäten zur nachhaltigen Gewichtsreduktion bei Übergewicht und Adipositas. HTA-Bericht 127. Köln: Institut für Medizinische Dokumentation und Information (DIMDI). https://portal.dimdi.de/de/hta/hta_berichte/hta345_bericht_de.pdf; Stand: 19.07.2018

Korczak D, Kister C & Kraise-Girth C (2012): Effektivität und Effizienz von psychologischen, psychiatrischen, sozialmedizinischen und komplementärmedizinischen Interventionen bei Schreibabys (z. B. regulative Störungen) in Schreiambulanzen. Köln: DIMDI, HTA-Schriftenreihe, Bd. 124, S. 1–96, doi: 10.3205/hta000107L

Korgavkar K & Wand F (2015): Stretch marks during pregnancy: a review of topical prevention. In: British Journal of Dermatology, Jg. 172, Hf. 3, S. 606–615. Review

Korsten-Reck U (2011): Schwangerschaft und Sport. Teil 1: Folgen für Mutter und Kind. In: Der Gynäkologe, Jg. 10, Hf. 10, S. 847–853

Kramer M S & Kakuma R (2012): Optimal duration of exclusive breastfeeding. In: Cochrane Database of Systematic Reviews. Hf. 8, Art. No. CD003517, https://doi.org/10.1002/14651858.CD003517.pub2

Kraus B & Abou-Dakn (2018): Stillstart nach Kaiserschnitt. In: Hebammenforum, Jg. 31, Hf. 3, S. 277–280

Krause M, Köhler W, Schächtele M, Brucker C (2013): Erfahrungen mit der vaginalen Geburt von Zwillingen. In: Die Hebamme, Jg. 13, Hf. 3, S. 168–176

Kristoschek J H, Moreira de Sa R A, Campos da Silva F, Vellarde G C (2017): Ultrasonographic evaluation on uterine involution in the early puerperium. In: Revista Brasileira de Ginecologia e Obstetrícia, Jg. 39, Hf. 4, S. 149–154. http://www.scielo.br/pdf/rbgo/v39n4/0100-7203-rbgo-39-04-00149.pdf; Stand: 23.07.2018

Kroth C (1998:) Stillen und Stillberatung. Wiesbaden: Ullstein Medical Verlagsgesellschaft mbH & Co.

Kruid A (2013): Stillbeginn bei Trennung der Mutter von ihrem kranken Neugeborenen. In: Die Hebamme, Jg. 26, Hf. 3, S. 201–205

Kullick P (2012): Körpertemperatur regulieren. In: Hoehl M & Kullick P (Hrsg.): Gesundheits- und Kinderkrankenpflege. 4. Aufl. Stuttgart: Thieme. S. 229–253

Kümper C & Haerty (2006): Physiologie des Wochenbetts. In: Strauss D A (Hrsg.): Geburtshilfe Basics. Berlin: Springer. S. 322–328

Kunes M & Kvetina J (2016): Probiotika. Preclinical Testing for Verification of Their Gastrointestinal Effectiveness. In: Gupta R C (Hrsg.): Nutraceuticals. Efficasy, Safety and Toxity. Amsterdam u. a.: Academic Press/Elsevier. S. 799–810

Kuno E (2017): Förderung der Harnkontinenz in der Pflege. In: Schewior-Popp S, Sitzmann F, Ulrich L (Hrsg.) Thiemes Pflege. Ein Lehrbuch für Pflegende in Ausbildung. 13. Aufl. Stuttgart: Thieme. S. 427–437

Kunz R, Ollenschlager G, Raspe H, Jonitz G, Kohlmann FW (2001): Lehrbuch Evidenzbasierte Medizin in Klinik und Praxis. Köln: Deutscher Ärzte-Verlag

Kuttner K (2014): »Ich hätte nicht gedacht, dass es nachher so schmerzhaft sein würde«. In: Hebammenforum, Jg. 15, Hf. 6, S. 532–538

Kymre I G & Bondas T (2013): Balancing preterm infants ›development needs with parents‹ readiness for skin-to-skin care: a phenomenological study. In: International Journal of Quality Study in Health and Wellbeeing, Jg. 8, Hf. 1, Art.-Nr. 21370

Lahmeyer S (2018): Tuberkulose. In: Pschyrembel online (Hrsg.) https://www.pschyrembel.de/Tuberkulose/K0N57/doc/; Stand: 01.10.2022

La Leche Liga Deutschland e. V. (Hrsg.) (2012): Muttermilch gewinnen und aufbewahren. http://www.lalecheliga.de/images/Infoblaetter/LLL_Muttermilch_gewinnen_und_aufbewahren.pdf; Stand: 28.12.2015

Lange B, Gottwald A & Wessel L M (2018): Erste Hilfe und Prävention verhindern lebenslange Folgen. Thermische Verletzungen bei Kindern und Jugendlichen. In: Pflegezeitschrift, Jg. 71, Hf. 8, S. 20–23

Langer C, Broghammer N & Poets C F (2014): Einführung entwicklungsfördernder Pflege nah NIDCAP. In: Kinderkrankenschwester, Jg. 33, Hf. 4, S. 132–137

Langer M & Wimmer-Puchinger B (2009): Essstörungen – ein aktuelles Problem für Gynäkologie und Geburtshilfe. In: Journal für Gynäkologische Endokrinologie, Jg. 3, Hf. 2, S. 6–13.

https://www.kup.at/kup/pdf/8065.pdf; Stand: 09.08.2018

Largo R H (2010): Babyjahre. Entwicklung und Erziehung in den ersten vier Lebensjahren. Schreiverhalten. München: Serie Piper

Larsen C, van Lessen T & Hager-Forstenlechner E (2015): Medical Yoga professional. Spiraldynamik trifft Hatha-Yoga. Stuttgart: Thieme

Lauber A & Schmalstieg P (Hrsg.) (2012a): Verstehen & Pflegen. Bd. 3: Pflegerische Intervention. Stuttgart: Thieme

Lauber A & Schmalstieg P (Hrsg.) (2012b): Verstehen & Pflegen. Bd. 2: Wahrnehmen und Beobachten. Stuttgart: Thieme

Lauter K (2017): Injektionen, Infusionen, Transfusionen. In: Elsevier GmbH (Hrsg.): Pflegen. Grundlagen und Interventionen. 2. Aufl. München: Elsevier. S. 627–660

Lauvrick C L, Msall M E, Silburn S, Bower C, de Klerk N, Leonard H (2006): Physical and mental health of mothers caring for a child with Rett Syndrome. In: Pediatrics, Jg. 118, Hf. 4, S. 1152–1164

Lavezzi A M, Mehboob R, Alfonsi G, Ferrero S (2020): Substantia Nigra Abnormalities Provide New Insight on the Neural Mechanisms Underlying the Sleep-Arousal Phase Dysfunctions in Sudden Infant Death Syndrome. In: ASN Neuro, 12, doi: 10.1177/1759091420962695

Lawrens B (2020): Vorsorge- und Früherkennungsuntersuchungen für Kinder- und Jugendliche. In: Pädiatrie up2date, Jg. 15, Hf. 1, S. 11–18

Layman D K, Evans E M, Erickson D, Seyler J, Weber J, Bagshaw D, Griel A, Psota T, Kris-Etherton P (2009): A moderate-protein diet produces sustained weight loss and long-term changes in body composition and blood lipids in obese adults. In: The Journal of nutrition, Jg. 139, Hf. 3, S. 514–521

Leante Castellanos J L, Munuziri A P, Ruiz Campillo C W, Sanz Lopez E, Benavente Fernandez I, Sanchez Redondo M D, Rite Garcia S, Sanchez Luna M (2019): Recomendaciones para el cuidado del cordón umbilical en el recién nacido. In: Anales de pediatrica, Jg. 90, Hf. 6, 401.e1–401.e5. Review

Leawen H-J (Hrsg.) (2009): Grenzsteine der Entwicklung. Ein Frühwarnsystem für Risikolagen. http://www.frueherziehung.ch/uploads/1/7/9/4/17948117/grenzsteine_der_entwicklung.pdf; Stand: 01.04.2019, S. 42–45

Lebensmittellexikon (Hrsg.) (2018a): Ernährung. In: www.lebensmittellexikon.de. https://www.lebensmittellexikon.de/e0001030.php; Stand: 20.07.2018

Lebensmittellexikon (Hrsg.) (2018b): Vegetarische Ernährung. In: www.lebensmittellexikon.de. https://www.lebensmittellexikon.de/v0000970.php; Stand: 20.07.2018

Lee Y M, Cleary-Goldmann J & D´Alton M E (2007): Multible Pregnancy. In: Queenan J T, Spong C Y, Lockwood C J (Hrsg.) Management of High-Risk Pregnancy. An Evidence-Based Approach. 5. Aufl. Massachusetts, Oxford: Blackwell-Publishing. S. 304–315

Leitzmann C & Keller M (2010): Vegetarische Ernährung. Stuttgart: UTB

Lemay D G, Ballard O A, Hughes M A, Morrow A L, Horseman N D & Nommsen-Rivers L A (2013): RNA Sequencing of the Human Milk Fat Layer Transcriptome Reveals Distinct Gene Expression Profiles at Three Stages of Lactation; doi: 10.1371/journal.pone.0067531; Stand 15.07.2016

Lenz A (2019): Ressourcen psychisch kranker und suchtkranker Eltern stärken. Göttingen: Hogrefe

Lenz A & Wiegand-Grefe S (2017): Kinder psychisch kranker Eltern. Göttingen: Hogrefe

Lesben- und Schwulenverband e. V. (LSVD) (Hrsg.) (2023a): Wie viele gleichgeschlechtliche Ehen gibt es in Deutschland?; https://www.lsvd.de/de/ct/1429-zahlen-gleichgeschlechtliche-ehen#:~:text=Bis%20Ende%202021%20gab%20es,Umwandlungen%20einer%20Lebenspartnerschaft; Stand: 31.01.2023

Lesben- und Schwulenverband e. V. (LSVD) (Hrsg.) (2023b): Ratgeber: Stiefadoption bei lesbischen Regenbogenfamilien. https://www.lsvd.de/de/ct/1298-Ratgeber-Stiefkindadoption-bei-lesbischen-Regenbogenfamilien; Stand: 14.02.2023

Leslie W S, Ford I, Sattar N, Hollingsworth K G, Adamson A, Sniehotta F F, McCombie L, Brosnahan N, Ross H, Mathers J C, Peters C, Thom G, Barnes A, Kean S, McIlvenna Y, Rodrigues R, Rehackova L, Zhyzhneuskaya S, Taylor R, Lean M E J (2016): The Diabetes Remission Clinical Trial (DiRECT): protocol for a cluster randomised trial. In: BMC Familiy practice. Jg. 17, Hf. 1, S. 20

Lesnewski R & Prime L (2006): Initiating hormonal contraception. In: American Family Physician, Jg. 74, Hf. 1, S. 105–112

Leuchter M (2017): Kinder erkunden die Welt – Frühe naturwissenschaftliche Bildung und Förderung. Stuttgart: Kohlhammer

Ley S H, Hanley A J, Sermer M, Zinman B & O'Donnor D L (2012): Associations of prenatal metabolic abnormalities with insulin and adiponectin concentrations in human milk. In: Americam Journal of Clinical Nutrition, Jg. 95, Hf. 4, S. 876–874. Case-Control Study

Lexa N (2017): Wenn die Wiege leer bleibt. Unterstützungsmöglichkeiten nach einer Tot- und

Fehlgeburt. In: Pflegezeitschrift. Jg. 70, Hf. 5. S. 23–26

Linderkamp O, Gharari B, Huppertz C, Schott C (2005): Lassen sich Effekte der entwicklungsfördernden Pflege (NIDCAP®) wissenschaftlich nachweisen? In: Bundesverband »Das frühgeborene Kind e. V.« (Hrsg.): Neue Wege gehen. Fachtagung zur entwicklungsfördernden Betreuung in der Neonatologie

Lohaus A, Vierhaus M & Maass A (2010): Entwicklungspsychologie des Kindes und Jugendalters für Bachelor. Berlin: Springer

Lohmann I & Mändle C (2015): Die Praxis des Stillens. In: Mändle C & Opitz-Kreuter S. (Hrsg.): Das Hebammenbuch. Lehrbuch der praktischen Geburtshilfe. 6. Aufl. Stuttgart: Schattauer. S. 1011–1052

Lohmann I (2014): Nähren – Basis für Gedeihen. In: Hebammenforum. Jg. 15, Hf. 8, S. 718–725

Lopez L M, Grey T W, Stuebe A M, Chen M, Truitt S T, Gallo MF (2015): Combined hormonal versus nonhormonal versus progestin-only contraception in lactation. In: The Cochrane Database of Systematic Reviews. doi: 10.1002/14651858.cd003988.pub2, https://europepmc.org/abstract/med/25793657; Stand: 17.07.2018

Loter K & Arranz Becker O (2017): Die Vielfalt blüht auf. In: Deutsche Hebammenzeitschrift. Jg. 69, Hf. 10, S. 14–16

Louis G M B, Grewal J, Albert P S, Sciscione A, Wing D A, Grobman W A, Newman R B, Wapner R, D'Alton M E, Skupski D, Nageotte M P, Ranzini A C, Owen J, Chien E K, Craigo S, Hediger M L, Kim S, Zhang C, Grantz K L (2015): Racial/ethnic standards for fetal growth: the NICHD Fetal Growth Studies. In: American Journal of Obstetrics and Gynecology, Jg. 213, Hf. 4, S. 449. https://www.sciencedirect.com/science/article/pii/S0002937815008984; Stand: 07.08.2018

Lovelady C A, Garner K E, Moreno K L, Williams J P (2000): The effect of weight loss in overwigt lacting on the growth of their infants. In: New England Journal of Medcine, Jg. 342, Hf. 7, S. 449–453

Lowe A J, Hosking C S, Bennett C M, Allen K J, Axelrad C, Carlin J B, Abramson M J, Dharmage S C, Hill D J (2011): Effect of partially hydrolyzed whey infant formula at weaning on risk of allergic disease in high-risk children: A randomized controlled trial. In: American Academy of Allergy, Asthma & Immunology, Jg. 128, Hf. 2, S. 360–365. https://www.ncbi.nlm.nih.gov/pubmed/21696814; Stand: 12.07.2018

Lübi M, Stüber F & Venetz P (2017): Rekapillarisierungszeit. In: Pschyrembel online (Hrsg.). https://www.pschyrembel.de/rekapilarisierungszeit/K0PM1/doc/; Stand: 20.06.2022

Lühnen J, Albrecht M, Mühlhauser I, Steckelberg A (2017): Leitlinie evidenzbasierte Gesundheitsinformation. Hamburg. https://www.ebm-netzwerk.de/was-wir-tun/publikationen/LeitlinieEvidenzbasierteGesundheitsinformation.pdf; Stand: 06.02.2019

Lüpold S (2015): Wie Kinder von Anfang an entspannt schlafen. In: Hebammenforum, Jg. 16, Hf. 8, S. 742–745

Lurie S, Matas Z, Fux A, Golan A, Sadan O (2011): Association of serum relaxin with striae gravidarum in pregnant woman. In: Archive of gynecology and obstetrics, Jg. 283, Hf. 2, S. 219–222

Lyons K E, Ryan C A, Dempsey E M, Ross R P, Stanton C (2020): Breast milk, a Source of Beneficial Microbes and associated benefits for Infant Health. In: Nutrients, Jg. 12, Hf. 4, S. 1039, doi: 10.3390/nu12041039. https://core.ac.uk/download/pdf/328789492.pdf; Stand: 12.05.2021. Review

MacDorman M F, Declercq E, Menacker F & Malloy M H (2008): Neonatal mortality for primary cesarean and vaginal births to low-risk women: application of an »intention-to-treat« model. In: Birth, Jg. 35, Hf. 1, S. 3–8. doi: 10.1111/j.1523-536X.2007.00205.x.Cohort-Study

Macht M (2005): Essen und Emotionen. In Ernährungs-Umschau, Jg. 52, Hf. 8, S. 304–308. In: https://www.ernaehrungs-umschau.de/fileadmin/Ernaehrungs-Umschau/pdfs/pdf_2005/08_2005/EU08_304_308.pdf; Stand: 20.07.2018

Madsen S A (2008): Psychische Belastungsstörungen bei Männern, die Väter werden. Psychodynamik, Häufigkeiten und Auswirkungen auf die Praxis. In: Schäfer E, Abou-Dakn M & Wökel A (Hrsg.): Vater werden ist nicht schwer? Gießen: Psychosozial. S. 141–249

Mändle C (2015a): Die Pflege des Neugeborenen. In: Mändle C & Opitz-Kreuter S (Hrsg): Das Hebammenbuch. Lehrbuch der praktischen Geburtshilfe, 6. Aufl. Stuttgart: Schattauer. S. 855–877

Mändle C (2015b): Physiologie des Wochenbetts. In: Mändle, C & Opitz-Kreuter S (Hrsg.): Das Hebammenbuch. Lehrbuch der praktischen Geburtshilfe. 6. Aufl. Stuttgart: Schattauer. S. 699–714

Mändle C & Opitz-Kreuter S (Hrsg) (2015): Das Hebammenbuch. Lehrbuch der praktischen Geburtshilfe. 6. Aufl. Stuttgart: Schattauer

Mahony R, Behan M, O'Herlihy C & O'Connell P R (2004): Randomized, clinical trial of bowel confinement versus laxative use after primary repair of a third-degree obstetric anal sphincter tear. In: Dis Colon Rectum, Jg. 47, Hf. 1, S. 12–17

Maier C (2018): Extreme Vasospasmen. In: Laktation und Stillen, Hf. 1, S. 35–36

Maietta L & Hatch F (2011): Kinaesthetics Infant Handling. Bern: Hans Huber

Malone D L, Genuit T, Tracy J K, Gannon C & Napolitano L M: (2002) Surgical site infections: reanalysis of risk factors. Journal Surgery Research, Jg. 103, Hf. 1, S. 89–95

Marcus H E, Aduckathil S, Meißner W, Gerbershagen H J (2011): Schmerzen nach Sectio – ein relevantes Problem? In: Anästhesiologie und Intensivmedizin, Hf. 52, S. 329

Marinilli Pinto A, Gorin A A, Raynor H A, Tate D F, Fava J L, Wing R R (2008): Successful weight-loss maintenance in relation to method of weight loss. In: Obesity, Jg. 16, Hf. 11, S. 2456–2461

Marinovic M & Seiffge-Krenke I (2016): Depressive Väter. Prävalenz, Auswirkungen auf die Kinder und Unterstützungsbedarf. In: Psychotherapeut, Jg. 61, Hf. 6, S. 499–506

Martin D, Carl K & Lehnhertz K (1993): Handbuch Trainingslehre. Schorndorf: Hofmann

Martius J & Novotny A (2006): Gynäkologe, Geburtshilfe und Neonatologie. Lehrbuch für Pflegeberufe. Stuttgart: Kohlhammer

Maßmann A, Piekarz C, Hüttemann K, Lingemann M, Piekarz P, Wilke P (2019): Unterhalt – Hilfe zum Unterhaltsrecht 2019. https://www.unterhalt.net/; Stand: 08.01.2019

Matchock R L (2015): Pet ownership and physical health. In: Current opignion in psychiatry, Jg. 28, Hf. 5, S. 386–92: https://www.ncbi.nlm.nih.gov/pubmed/26164613; Stand: 08.11.2018. Review

Mateus-Vasconcelos E C L, Ribeiro A M, Antonio F L, Brito L G O, Ferreira C H J (2018): Physiotherapy methods to facilitate the pelvic floor muscle contraction: A systematic review. In: Physiotherapie Theorie & Practice, Jg. 34, Hf. 6. S. 420–432

McBride M C & Vitorio M C (2017): Zerebralparese (CP). In: www.msd-manuals.com; Stand: 16.06.2019

McConell D & Llewellyn G (Hrsg.) (2006): Health of mothers of school-age children with disabilities. In: Australian and New Zealand Journal of Public Health, Jg. 30, Hf. 86, S. 572–574

McGuire M K (2017): The Human Milk Mikrobiom – What´s normal, and Possible Factors Mediating Variability. https://static.abbottnutrition.com/cms-prod/anhi-2017.org/img/human-milk-microbiome-variability-written-summary_tcm1423-104635.pdf; Stand: 09.01.2019

McGuire M K & McGuire M A (2017): Got bacteria? The astounding, yet not-so-surprising, microbiome of human milk. In: Current opignion in Biotechnology, Jg. 44, S. 63–68

McGuire M K & McGuire M A (2015): Human Milk: Mother Nature´s Prototypical Probiotic Food? In: American Society for Nutrition. Advances Nutrition, Jg. 6, Hf.1, S. 112–123

Mecheril P & Mehring P (2022): Rassismus im Gesundheitswesen. Klärung, Hintergründe und Folgen. In: CNE.fortbildung, Jg. 15, Hf. 4, S. 2–16. https://cne.thieme.de/cne-webapp/r/training/learningunits/details/10.1055_a-1849-9702?fastReadModeOn=false; Stand: 08.08.2022

Medela (Stand 2018): FingerFeeder. https://www.medela.de/stillen-fachpersonen/produkte/muttermilch-fuettern/fingerfeeder; Stand: 24.07.2018

Mehta D, Newport D-J & Frishman G (2014): Early predictive biomarkers for postpartum depression point to a role for estrogen receptor signaling. In: Psychological Medicine, Jg. 44, Hf. 11, S. 2309–2322

Meier-Gräwe U & Buck K & Kriege-Steffen A (2014): Wiedereinstieg mit besonderen Herausforderungen. In: Bundesverband für körper- und mehrfachbehinderte Menschen e.V. http://www.competentia.nrw.de/interessantes/publikationen/Wiedereinstieg_mit_besonderen_Herausforderungen.pdf.Verlag selbstbestimmtes Leben; Stand: 02.011.2022

Menche N (Hrsg.) (2016): Biologie, Anatomie, Physiologie. Kompaktes Lehrbuch für Pflegeberufe. München: Urban & Fischer

Mengel M. (2017): Was bin ich und wenn ja, wie viele? In: Deutsche Hebammenzeitschrift, Jg. 30, Hf. 10, S. 24–28

Mennella J A; Yourshaw L M & Morgan L K (2007): Breastfeeding and Smoking: Short-term Effects on Infant Feeding and Sleep. In: Pediatrics, Jg. 120, Hf. 3, 497–502

Metz M (2015): Entwicklung und Validierung eines Fragebogens zu Beckenbodenfunktionsstörungen und deren Risikofaktoren während der Schwangerschaft und postpartal. Dissertation an der Charité – Universitätsklinik Berlin

Meuli M & Schiestl C (2013): Verbrennungen und Verbrühungen. In: Ure B., von Schweinitz, D. (Hrsg.): Kinderchirurgie. Viszerale und allgemeine Chirurgie des Kindesalters. 2. Aufl. Berlin, Heidelberg: Springer. S. 160

Meyer B. (2009): Verätzungen. In: Spilker G & Wappler F (Hrsg.): Verbrennungsmedizin. Vom Unfallort bis zur Rehabilitation. Stuttgart: Thieme. S. 136.

Meyer H (2002): Unterrichts-Methoden. Bd. I: Theorieband. 9. Aufl. Berlin: Cornelsen

Mezey G, Robinson F, Gillard S, Mantovani N, Meyer D, White S, Bonell B (2015): Tackling the problem of teenage pregnancy in looked-after children: a peer mentoring approach. In: Child & Family social Work, Jg. 22, Hf. 1, S. 527–536. https://onlinelibrary.wiley.com/doi/full/10.1111/cfs.12225; Stand: 14.12.1028

Michaelis R & Niemann G (Hrsg.) (2004): Entwicklungsneurologie und Neuropädiatrie. Grundlagen und diagnostische Strategien. Stuttgart: Thieme. 3. Aufl. S. 35–63

Mierau S (2016): Geborgen wachsen. Wie Kinder glücklich groß werden. München: Kösel

Miernik A (2020): Überaktive Blase. In: Pschyrembel online (Hrsg.). https://www.pschyrembel.de/%C3%BCberaktive%20blase/K0QNT/doc/; Stand: 20.06.2022

Mikolajczyk R T, Zhang J, Betran A P, Souza J P, Mori R, Gülmezoglu A M, Merialdi M (2011): A global reference for fetal-weight and birthweight percentiles. In: The Lancet, Jg. 377, Hf. 9780, S. 1855–1861. https://www.sciencedirect.com/science/article/pii/S0140673611603644; Stand: 07.08.2017

Mittal H, Das S, Faridi M M A (2014): Management of newborn infant born to mother suffering from Tuberkolosis: Current recommendation & gaps in knowledge. In: The Indian Journal of medical research, Jg. 140, Hf. 1, S. 32–39. Review

Mindell J A, Meltzer J L, Carskadon M A, Chervin R (2009) Developmental aspects of sleep hygiene: findings from the 2004 National Sleep foundation Sleep in America Poll. In: Sleep Medicine, Jg. 10, Hf. 7, S. 771–779. https://www.ncbi.nlm.nih.gov/pubmed/19285450; Stand: 06.12.2018. Survey

Miyoshi M, Ogawa A, Higurashi S, Kadooka Y (2014): Anti-obesity effect of Lactobacillus grasseri SBT2055 accompanied by inhibition of proinflammatory gene expression in the visceral adipose tissue in diet-induced obese mice. In: European Journal of clinical Nutrition, Jg. 53, Hf. 2, S. 599–606. Case-Control-Study

Mohaupt M G (2004): Ödeme in der Schwangerschaft – banal? In: Therapeutische Rundschau, Jg. 61, Hf. 4, S. 687–690

Moldenhauer J S (2020): Endometritis puerperale. In: MSD manual. https://www.msdmanuals.com/de-de/profi/gyn%C3%A4kologie-und-geburtshilfe/wochenbettpflege-und-begleitende-st%C3%B6rungen/endometritis-puerperalis; Stand: 30.01.2023

Montada L & Oerter R (Hrsg.) (2008): Entwicklungspsychologie. 6. Aufl. Weinheim, Basel: Belt. S. 168–191

Motti M M (2021): Sexualität rund um Geburt. In: Die Hebamme, Jg. 34, Hf. 1, S. 35–39

MSD-Manual (2016): 279 Infektionen des Neugeborenen: Neonatale Konjunktivitis. http://www.msd-manual.de/msdmanual/htbin/msdmanual.pl?m=19-13-4; Stand: 12.10.2016

Mueck A, Neulen J, Thaler C, Birkhause M, Braendle W, Kiesel L, Kuhl H (2013): Kontrazeption bei Problemfällen. In: Therapeutsche Umschau, Jg. 66, Hf. 2, S. 117–128

Müller T (2017): Risiko Gestagene: Vor allem junge Frauen werden unter der Pille depressiv. In: Info Neurologie & Psychiatrie, Jg. 19, Hf. 6, S. 62

Mütter- und Väterberatung Kanton Bern (mvb) (Hrsg.) (2020): Das Abstillen. In Zusammenarbeit mit dem Verein Berner Haus- und Kinderärzte (VBHK). https://www.mvb-be.ch/media/357/download/MVB_3_2_Merkblatt_de_200310_w.pdf?v=3; Stand: 02.01.2023

Mukhopadhyay K, Narang A & Mahajan R (2007): Effekt of Human Milk Fortifikation in appropriate for gestation and small for gestation preterm babies: a randomized controlled trial. In: Indian Pediatrics, Jg. 44, Hf. 4, S. 286–290

Murray-Kolb L E & Beard J L (2009): Iron deficiency and child and maternal health. In: American Journal of Clinical Nutrition, Jg. 89, Hf. 3, S. 946–950. https://academic.oup.com/ajcn/article/89/3/946S/4596801; Stand: 02.05.2019

Muß K (2012): Zeit der Rückbildung und Neufindung. In: Pharmazeutische Zeitung online, Hf. 40. https://www.pharmazeutische-zeitung.de/ausgabe-402012/zeit-der-rueckbildung-und-neufindung/; Stand: 11.01.2022

Mutschlechner W, Karall D, Hartmann C, Streiter B, Baumgartner-Sigl S, Orth-Höller D, Lass-Flörl C (2016): Mammary candiasis: molecular-based detection of candida spezies in human milk samples. In: European Journal of clinical Mikrobiology and infectious Diseases, Jg. 35, Hf. 8, S. 1309–1313. https://www.ncbi.nlm.nih.gov/pubmed/27177753; Stand: 23.01.2019. Cohort-Study

Mutschler U (2020): Kein Beleg für Prophylaxe atopischer Hauterkrankungen durch frühe Hautpflege. In: Pädiatrie, Jg. 32, S. 10–11

Muttarak R (2018): Normalization of plus size and the danger of unseen overweight and obesity in England. In: Brief Cutting Edge Reports, Jg. 26, Hf. 7, S. 1125–1129. https://onlinelibrary.wiley.com/doi/abs/10.1002/oby.22204, Stand: 02.08.2018

Nagler M, Asmirs L M, Gerber B, Ruosch S, Spirk D, Surbek D, Studt J-D, Tsakiris D A, Wuillemin W A (2021): Venöse Thromboembolie in Gynäkologie und Geburtshilfe. In: Swiss medical forum, Jg. 21, Hf. 2930, S. 503–508. https://medicalforum.ch/de/detail/doi/smf.2021.08773; Stand: 24.03.2022

Nahnsen I (1975): Bemerkungen zum Begriff und zur Geschichte des Arbeitsschutzes. In: Osterland M (Hrsg.): Arbeitssituation, Lebenslage und Konfliktbereitschaft. Frankfurt/Main: Europäische Verlagsanstalt, S. 145–166

Nakhala D (2009): Gesprächstechniken – Elemente systemisch-lösungsorientierten Arbeitens. In: Nakhala D, Eickhorst, A, Cierpka M (Hrsg.): Praxishandbuch für Familienhebammen – Arbeit mit belasteten Familien. Frankfurt/M: Mabuse. S. 35–39

National Institute for Health care excellence (NICE) (Hrsg.) (2010): Jaundice in newborn babies under 28 days. Clinical guideline, Published: 19 May 2010 In: https://www.nice.org.uk/guidance/cg98/chapter/Recommendations#information-for-parents-or-carers; Stand: 05.10.2016

Nationales Zentrum Frühe Hilfen (Hrsg.) (2022): Grundlagen und Fachthemen. https://www.fruehehilfen.de/grundlagen-und-fachthemen/grundlagen-der-fruehen-hilfen/was-sind-fruehe-hilfen/; Stand: 20.09.2022

Nawroth F Dorn C & Ludwig M (2008): Endokrinologie in der Stillperiode. Praxisrelevante Aspekte. In: Frauenarzt, Jg. 49, Hf. 7, S. 594–598

Nehlsen E (2019): Das Leben mit frühgeborenen Babys. In: Ausbildungszentrum Laktation und Stillen (Hrsg.): https://www.stillen.de/wp-content/uploads/2021/06/Das-Leben-mit-fruehgeborenen-Babys.pdf; Stand: 11.01.2023

Nehlsen E (2014): Biochemie der Frauenmilch. Allheilmittel- und Wundermittel. In: Deutsche Hebammenzeitschrift, Jg. 66, Hf. 9, S. 20–24

Neissner P (2012): 10 Jahre Zwillingsgeburten in der Charité am Campus Virchow Klinikum – Eine retrospektive Studie zu maternale Charakteristika. Dissertation an der Klinik für Geburtsmedizin der Medizinischen Fakultät Charité Universitätsmedizin Berlin. https://refubium.fu-berlin.de/bitstream/handle/fub188/6142/DIS-Bib.pdf?sequence=1; Stand: 20.12.2018

Neubauer S, Ferris A M, Chase C G, Fanelli J, Thompson C A, Lammi-Keefe C J, Clark R M, Jensen R G, Bendel R B & Green K W (1993): Delayed lactogenesis in women with insulin-dependent diabetes mellitus, American Journal of Clinical Nutrition, Hf. 58., S. 54–60

Neville M C (2001): Anatomy and physiology of lactation. In: Pediatric clinics of North America. Jg. 48, Hf. 1, S. 13–34. https://www.ncbi.nlm.nih.gov/pubmed/11236721; Stand: 27.11.2016

Newton E R (2007): Maternal nutrition. In: Queenan J T, Spong G Y & Lockwood C J (Hrsg.): Management of High-Risk Pregnancy. An Evidence-Based Approach. 5. Aufl. Massachusetts, Oxford: Blackwell-Publishing. S. 6–23

Niedersächsisches Landesamt für Soziales, Jugend und Familie (o. J.): Das Bundesteilhabegesetz. https://soziales.niedersachsen.de/startseite/menschen_mit_behinderung/eingliederungshilfe_fur_behinderte_menschen/das-bundesteilhabegesetz-181394.html; Stand: 22.10.2022

Niedersächsisches Vorschrifteninformationssystem (Hrsg.) (2021): Niedersächsisches Gesetz über Kindertagesstätten und Kindertagespflege (NkiTaG). https://www.nds-voris.de/jportal/?quelle=jlink&query=KiTaG+ND&psml=bsvorisprod.psml&max=true&aiz=true#jlr-KiTaGND2021pP6; Stand: 24.10.2022

Nielsen L (2013): Shared residential custody: review of the research. In: American Journal of Family Law, Jg. 27, S. 123–127

Nies C S (2017): Gesundheit und Krankheit – Gesundheitsförderung und Krankheitsprävention. In: Schewior-Popp S, Sitzmann F, Ullrich L (Hrsg.): Thiemes Pflege. Das Lehrbuch für Pflegende in Ausbildung. 13. Aufl. Stuttgart: Thieme. S. 203–220

Nindl G (2016): Geburt-Bonding-Erstes Anlegen. Skript Basisschulung. Hrsg. v. Europäischem Institut für Stillen und Laktation. Kramsach. Schulungsunterlagen

Nindl G, Marchand V, Herzog-Isler C, Lehwald S & Kämmerer B (2014): Massieren der Brust und manuelles Gewinnen von Muttermilch. Skript zur Seminarreihe Intensiv–Qualifikation zur Still- und Laktationsberaterin IBCLC. http://www.stillen-institut.com/asp_service/upload/content/Brustmassage_Gewinnung-von-MM-per-Hand.pdf; Stand: 12.04.2016

Nitsche G (2005): Einfluss der restriktiven Indikationsstellung zur Episiotomie bei drohender Dammruptur auf Harninkontinenz, Dyspareunie und auf urodynamische Parameter bei Primiparae 6–12 Monate postpartal. Eine prospektive und randomisierte Studie. Dissertation an der medizinischen Fakultät der Ludwig-Maximilians Universität zu München

Nobis H-G & Rolke R (2012): Was ist Schmerz? http://www.dgss.org/patienteninformationen/herausforderung-schmerz/akute-und-chronische-schmerzen/; Stand 16. 03.2016

Nöske A (2002): Entwicklung von Sprachkompetenzen von Kindern in der Kindertagesstätte. S. 72–83. https://mbjs.brandenburg.de/media_fast/4113/Sprachkompetenz.pdf, Stand: 01.09.2018

Nolan M (2001): Professionelle Geburtsvorbereitung. Geburtsvorbereitungskurse erfolgreich planen, durchführen und bewerten. Bern: Hans Huber

Nommsen-Rivers L A, Chantr C J, Peerson J M, Cohen R J, Dewey K G (2010): Delayed onset of lactogenesis among first-time mothers is related to maternal obesity and factors associated with ineffective breastfeeding: In: The American Journal of clinical Nutrition, Jg. 92, Hf. 3, S. 574–584

Nonnenmacher A (2016): Fettgewebe. In: Symptomat.de. http://symptomat.de/Fettgewebe; Stand: 20.07.2018

Nowitzky A B (2009): Psychische Störungen bei Kaiserschnitt-entbundenen Frauen. Promotion an dem Max-Planck-Institut für Ornitologie, Gruppe Schiefenhöfel (Humanethologie), der medizinischen Fakultät der Ludwig-Maximilian-Universität zu München. Bevor-After-Study

Ochsenbein-Köbele N & Krähenmann F (2006): Geburtshilfliches Management bei Mehrlingen. Ein Leitfaden für eine umfassende Diagnostik. In: Gynäkologie, Jg. 39, Hf. 5, S. 24–28 https://www.rosenfluh.ch/media/gynaekologie/2006/05/Geburtshilfliches-Management-bei-Mehrlingen.pdf; Stand 07.08.2015

Oddo-Sommerfeld S, Schulze S, Bodniece L, Schermelleh-Engel K, Louwen F (2016): Depressivität bei (drohender) Frühgeburt im Längsschnittverlauf. Kongressbeitrag. In: Geburtshilfe & Frauenheilkunde, Jg. 76, Hf. 10, S. 525. doi: 10.1055/s-0036-1592935; Stand: 29.09.2022

O´Dougerty Whright M, Masten A S, Narayan A J (2013): Resilience Processes in Development: Four Waves of Research on positive Adaptionin the context of Adversity. In: Gildstein S & Brokks R B (Hrsg.): Handbook of Resilience in Children. New York: Springer. S. 15–37

Ostlund A, Nordström M, Dykes F, Flacking R (2010). Breastfeeding in Preterm and Term Twins—Maternal Factors Associated With Early Cessation: A Population-Based Study. In: Journal of Human Lactation, Jg. 26, Hf. 3, S. 235–241. http://journals.sagepub.com/doi/abs/10.1177/0890334409359627; Stand: 23.07.2018

Olbrich E (2009): Mensch-Tier-Beziehungen. In: Lenz K & Nestmann F: Handbuch Persönliche Beziehungen. Weinheim: Juventa. S. 353–382

Oligmüller A-K (2015): Sonographic measurement of the width oft the pubic symphysis during pregnancy and analysis of the influencing factors. Dissertation an der Charité – Freie Universität Berlin

Ong K K (2007): Catch-up growth in small for gestational age babies: good or bad? In: Current opinion in Endocrinology, Diabetes and obesity, Jg. 14, Hf. 1, S. 30–34

Oskar J (2022): Meilen- und Grenzsteine der Entwicklung. In: Monatsschrift Kinderheilkunde, Jg. 170, Hf. 7, S. 651–662

Opitz-Kreuter S (2015): Notfälle in der Geburtshilfe. In: Mändle C & Opitz-Kreuter S (Hrsg.): Das Hebammenbuch. Lehrbuch der praktischen Geburtshilfe. 6. Aufl. Stuttgart: Schattauer. S. 602–641

Paschen B (2015): Gestationsdiabetes: Weniger ist mehr. In: Hebammenforum, Jg. 16, Hf. 7, S. 634–636

Paetz B (Hrsg.) (2009): Chirurgie für Pflegeberufe. Stuttgart: Thieme

Page L A (1997): Evidence-based maternity care: science and sinsitivity in practice. In: MIDIRS, Hf. 8, S. 144–146

Page L A (Hrsg.) (2000): The New Midwifery. London: Churchill Livingstone

Paliulyte V, Drasutiene G S, Ramasauskaite D, Bartkeviciene D, Zakareviciene J, Kurmanavicius J (2017): Physiological Uterine Involution in Primiparous and Multiparous Women: Ultrasound Study. Obstetrics and Gynecology International, Article ID 6739345, doi: https://doi.org/10.1155/2017/6739345, https://www.ncbi.nlm.nih.gov/pubmed/28555159; Stand: 24.04.2019

Panda S, Das A, Mallok A, Baruak S R (2021): Normal Puerperium. In: Ray A (Hrsg.): Empowering Midwifes and Obstetric Nurses. London: InTechOpen. S. 73–76

Pantchev N, Alnassan A A & Vvhovec M G (2018): Drei ausgewählte und praxisrelevante endoparasitäre Zoonosen von Hund und Katze. In: Der praktische Tierarzt, Jg. 99, Hf. 6, S. 548–566

Papst J (2017): Alleinerziehend, getrennt erziehend – was stärkt gemeinsam Verantwortung getrennter Eltern. In: VAMV Bundesverband e. V. (Hrsg.): Alleinerziehend früher, heute und morgen. Erfolge, Herausforderungen und Handlungsbedarfe. Dokumentation 2017

Patel R M & Jain L (2010): Delivery after previous cesarean: short-term perinatal outcomes. In: Seminars of Perinatology, Jg. 34, Hf. 4, S. 272–280. doi: 10.1053/j.semperi.2010.03.007. Review

Pauen S, Frey B, Ganser L (2012): Entwicklungspsychologie in den ersten drei Lebensjahren. In: Cierka M (Hrsg.): Frühe Kindheit 0–3 Jahre. Beratung und Psychotherapie für Eltern mit Säuglingen und Kleinkindern. Berlin: Springer. S. 21–37

Paul E (1992): Pets in childhood. Individual variation in childhood pet ownership. PhD Thesis, University of Cambridge

Paulicks S (Hrsg.) (2004): Einführung in die Spielpädagogik. Bildungs- und Erziehungstheorien. Vordiplomarbeit. Norderstedt: GRIN. S. 7

Paulinchen e. V. (Hrsg.) (2017): Aktion Paulinchen. So schützen Sie Ihr Kind vor Verbrennungen oder Verbrühungen. https://www.paulinchen.de/fileadmin/Paulinchen/2018/2018_Flyer/2017_AktionPaulinchen_AnsichtsPDF.pdf; Stand: 05.04.2019. S. 3–15

Peaker M & Wilde C J (1996): Feedback control of milk secretion from milk: In Journal of Mammary Gland Biology Neoplasia, Jg. 1, Hf. 3, S. 307–315

Peirce C, Murphy C, Fitzpatrick M, Cassidy M, Daly L O'Connell P R & O'Herlihy C (2013): Randomised controlled trial com-paring early home biofeedback physiotherapy with pelvic floor exercises for the treatment of third-degree tears (EBAPT Tri-al). In: An International Journal of Obstetrics and Gynaecology, Jg. 120, Hf. 10, S. 1240–1247; discussion 1246. https://www.ncbi.nlm.nih.gov/pubmed/23782995; Stand: 23.07.2016

Pekarsky A R (2019): Kindesmisshandlung im Überblick. https://www.msdmanuals.com/de-de/profi/pädiatrie/kindesmisshandlung/kindesmisshandlung-im-überblick; Stand: 15.01.2019

Petersen E E (2003): Infektionen in Gynäkologie und Geburtshilfe. Lehrbuch und Atlas. Stuttgart: Thieme

Petschacher B (2018): Humane Milcholigosaccharide. In: Die Hebamme, Jg. 31, Hf. 6, S. 409–414

Pettersen-Dahl A, Murzakanova G, Sandvik L, Laine K. (2018): Maternal body mass index as a predictor for delivery method. In: AOGS, Jg. 97, Hf. 2, S. 212–218

Pezzatti M, Biagioli E, Martelli E, Gambi B, Biagiotti R & Rubatelli F F (2002): Umbilical Cord Care: The Effect of Eight Different Cord-Care Regimens on Cord Separation Time and Other Outcomes. In: Biology of the Neonate, Jg. 81, Hf. 1, S. 38–44. Comparative-Cohort-Study

Pfeffer A (2008): Einsatz bei Erschöpfung. In Physiotherapie. Bd. 10, S. 42–43. http://www.igptr.ch/cms/uploads/PDF/PTR/ass_artikelserie/Pfeffer%20A.%20Assessment%20Fatigue%20Severity%20Scale.%20Physio%20Praxis%202008(10)42-43.pdf; Stand: 28.12.2016

Pfeifer S (2017): Schlafen und Traum. Schlafstörungen – Diagnose und Therapie. In: Psychiatrie & Seelsorge. Seminarheft

Pfitzmann R (2016): Wundheilung. In: Pschyrembel online (Hrsg.). https://www.pschyrembel.de/wundheilung/K0P69/doc/; 19.03.2019

Piaget J (1972): Intellectual Evolution from Adolescence to Adulthood. In: Human Development, Jg.15, Hf. 1, S. 1–12

Pipereit K (2005): Einflussgrößen auf die sensomotorische Adaption, Kognition und Propriozeption. Doktorarbeit/Dissertation. Hamburg: Diplomica. S. 21

Polleit H (2006): Wünsche erstgebärender Frauen an die stationäre Wochenbettbetreuung. In: Die Hebamme, Jg. 12, Hf. 2, S. 116–125

Poresky R H (1996): Companion animals and other factors affecting young children's developement. In: Anthrozoös, Jg. 9, Hf. 4, S. 159–168

Porter M, Bhattacharya S, Teijlingen E, Templeton A (2003). Does Caesarean section cause infertility? In: Human Reproduction, Jg. 18, Hf. 10, S. 1983–1986. http://humrep.oxfordjournals.org/content/18/10/1983; Stand: 28.12.2016. Review

Poskus T, Buzinskienė D, Drasutiene G, Samalavicius N E, Barkus A, Barisauskiene A, Tutkuviene J, Sakalauskaite I, Drasutis J, Jasulaitis A, Jakaitiene A (2019): Haemorrhoids and anal fissures during pregnancy and after childbirth: a prospective cohort study. In: BJOG, Jg. 121, Hf. 13, S. 1666–1671

Powe C E, Knott C D & Conklin-Brittain N (2010): Infant sex predicts breast milk energy content. In: American Journal of Human Biology, Jg. 22, Hf. 1, S. 50–54

Prado Diniz C, Araujo Junior E, Marques de Souza Lima M, Aparecida Falbo Guazelli C, Moron A F (2014): Ultrasound and Doppler assessment of uterus during puerperium after normal delivery. In: The Journal of Maternal-Fetal & Neonatal Medicine, Jg. 27, Hf. 18, 1905–1911. Cohort-Study

Prändl I (2011): Die soziale Rolle. http://gesellschaft.psycho-wissen.net/rollen/index.html; Stand: 17.07.2018

Pramataroff-Hamburger V (2021): Sexualstörungen während der Schwangershaft und der postpartalen Zeit. In: Ärztliche Psychotherapie, Jg. 16, Hf. 4, S. 215–221

Prechtl H (2011): Fetal Behaviour: A Neurodevelopmental Approach. Weinheim: John Wiley & Sons

Protz K (2014): Moderne Wundversorgung. München: Urban & Fischer

Protz K & Timm J H (2020): Wundmanagement. In: I Care Pflege. 2. Aufl. Stuttgart: Thieme, S. 666–691

Pryor G & Huggins K (2008): Stillen, Job und Family. Handbuch der La Leche League Schweiz. Eigenpublikation

Przybilla B, Rueff F, Walker A et al. (2011): Diagnose und Therapie der Bienen- und Wespengiftallergie. Entwicklungsstufe S2, AWMF-Leitlinien-Register-Nummer 061/020, Allergo J, 20, S. 318–339. https://dgaki.de/wp-content/uploads/2010/05/Leitlinie_Insektengiftallergie2011.pdf, Stand: 01.02.2023

Pschyrembel (Hrsg.) (2020): Surfactant. https://www.pschyrembel.de/Surfactant/K0M0C, Stand: 10.09.2022

Pschyrembel (Hrsg.) (2017): Alkohol. In: Pschyrembel online (Hrsg.). https://www.pschyrembel.de/alkohol//list/; Stand: 02.10.2022

Pschyrembel (Hrsg.) (2016): Kokzygodynie. In: Pschyrembel online. https://www.pschyrembel.de/Kokzygodynie/K0BVS/doc/; Stand: 05.06.2020

Pschyrembel W (Hrsg.) (2014): Klinisches Wörterbuch. Herausgegeben von der Wörterbuch-Redaktion unter Leitung von H. Hildebrandt. 266. Aufl. Berlin: De Gruyter

Pschyrembel W & Dudenhausen J W (1994): Das normale Wochenbett. In: Pschyrembel W & Dudenhausen J W (Hrsg.): Praktische Geburtshilfe mit geburtshilflichen Operationen. 18. überarbeitete Aufl. Berlin: Walter de Gruyter. S. 619–640

Putnick D L, Sundaram R, Bell E M, Ghassabian A, Goldstein R B, Robinson SL, Vafai Y, Gilman S E, Yeung E (2020): Trajectories of Maternal Postpartum Depressive Symptoms. In: Paediatrics, Jg. 146, Hf. 5, S. e20200857. https://pubmed.ncbi.nlm.nih.gov/33109744/; Stand: 30.03.2021

Quarta C & Fisette A, Xu Y, Colldén G, Legutko B, Tseng Y T, Reim A, Wierer M, De Rosa M C, Klaus V, Rausch R, Thaker V V, Graf E, Strom T M, Poher A-L, Gruber T, Le Thuc O, Cebrian-Serrano A, Kabra D, Bellocchio L, Woods S C, Pflugfelder G O, Nogueiras R, Zeltser L, Grunwald Kadow I C, Moon A, García-Cáceres C, Mann M, Treier T, Doege C A, Tschöp M H (2019): Functional identity of hypothalamic melanocortin neurons depends on Tbx3. In: Nature Metabolism, Hf. 1, S. 222–235, doi: 10.1038/s42255-018-0028-1

Radács M, Molnár A H, László F A, Varga C, László F & Gálfi M (2010): Inhibitory effect of galanin on adrenaline- and noradrenaline-induced increased oxytocin secretion in rat neurohypophyseal cell cultures. In: Journal of Molecular Neuroscience, 42. S. 59–66. doi: 10.1007/s12031-010-9331-3. Epub 2010 Feb 10. http://www.ncbi.nlm.nih.gov/pubmed/20146024; Stand: 05. 07.2016

Rahmann A (2015): Zahngesundheit an der Wurzel fassen. In: Deutsche Hebammenzeitschrift, Jg. 67, Hf. 10, S. 71–76

Ramsauer B (2015): Risiko Ruptur. Nahttechnik der Sectio. In: Deutsche Hebammenzeitschrift, Jg. 67, Hf. 8, S. 22–25

Rasmussen K M & Kjolhede C L (2004): Prepregnant over-weight and obesity diminish the prolactin response to suckling in the first week pp. Pediatrics, Jg. 113, Hf. 5, S. e465–471. http://www.ncbi.nlm.nih.gov/pubmed/15121990; Stand 15.07.2016

Rath W & Friese K (Hrsg.) (2005): Erkrankungen in der Schwangerschaft. Stuttgart: Thieme

Ravaldi C, Carelli E, Frontini A, Mosconi L, Tagliavini S, Cossu E, Crescioli G, Lombardi N, Bonaiuti R, Bettiol A, Facchinetti F, Vannacci A (2022): The BLOSSoM study: Burnout after perinatal LOSS in Midwifery. Results of a nation-wide investigation in Italy. In: Women and Birth, Jg. 35, Hf. 1, S. 48–58. https://www.womenandbirth.org/article/S1871-5192(21)00003-2/pdf; Stand: 30.01.2023

Rayburn W F (2007): Alcohol and substance abuse. In: Queenan JT, Spong CY & Lockwood CJ (Hrsg.) Management of High-Risk Pregnancy. An Evidence-Based Approach. 5. Aufl. Massachusetts, Oxford: Blackwell-Publishing. S. 24–30

Rebhan B, Kohlhuber M, Schwegler U, Fromme H, Abou-Dakn M & Koletzko B V (2009): Breastfeeding duration and exclusivity associated with infants' health and growth: data from a prospective cohort study in Bavaria, Germany. In: Acta Paediatrica, Jg. 98, Hf. 6, S. 974–980. Cohort-Study

Reich-Schottky U, Kämmerer B, Wissenbach A, Streit-Lehmann J (2011): Zwillinge stillen. In: Arbeitsgemeinschaft Freier Stillgruppen (AFS) Bundesverband e. V. (Hrsg.): Infoblatt für Zwillingseltern

Reich-Schottky U & Rouw E (2010): Stillen & Stillprobleme. 4. Aufl. Arbeitsgemeinschaft Freier Stillgruppen (Hrsg.). Hannover: Elvin-Staude

Reichert J Wauer R, Rüdiger M, Lutz N (2008): Beziehungsrepräsentation von Müttern frühgeborener Kinder. In: Zeitschrift für Neonatologie, Jg. 108, Hf. 1, S. 107–114

Reime B (2012): Zwischen Risiko und Normalität. In: Hebammenforum, Jg. 13, Hf. 12, S. 1098–1102

Reime B & Lindwedel U (2008): Geschnitten, gerissen, geheilt. In: Hebammenforum, Jg. 9, Hf. 12, S. 968–971

Renz-Polster H (2020): Warum Säuglinge anders schlafen. In: Die Hebamme, Jg. 33, Hf. 4, S. 46–49

Renz-Polster H (2015): SIDS und Elternbett. Das Dilemma der Forschung. In: Deutsche Hebammenzeitschrift, Jg. 67, Hf. 5, S. 60–63

Reynolds E (2016): Effects of breast milk consumption in the first month of life on early brain development in premature infants. Abstract presented at the Pediatric Academic Societies 2016 meeting, May 3, 2016. https://medicine.wustl.edu/news/breast-milk-linked-to-significant-early-brain-growth-preemies/; Stand: 24.07.2018

Richter-Kornweitz A & Altgeld T (2015): Gesunde Kita für alle! Leitfaden zur Gesundheitsförderung im Setting Kindertagesstätte. Unidruck: Hannover

Richter-Kornweitz A & Weiß H (2014): Armut, Gesundheit und Behinderung im frühen Kindesalter. Eine Expertise der Weiterbildungsinitiative Frühpädagogische Fachkräfte, WIFF-Expertisen, Band 42. München. Deutsches Jugendinstitut e. V. (DJI) (Hrsg.)

Riedel F (2014): Aspirationspneumonien. In: Hoffmann G F, Lentze M J, Spranger J, Zepp F (Hrsg.): Pädiatrie. Grundlagen und Praxis Band 1. 4. Aufl. Berlin, Heidelberg: Springer. S. 1267–1268

Riege F-T (2019): Pulsoxymetrie-Screening: Angeborene Herzerkrankungen erkennen. In: Deutsche Hebammenzeitschrift, Jg. 71, Hf. 2, S. 43–44

Rigo J, Shamir R, Szajewska H, Turck D, van Goudoever J (2008): Complementary Feeding: A Commentary by the ESPGHAN Committee on Nutrition. In: Journal of Pediatric Gastroenterology and Nutrican, Jg. 49, Hf. 1, S. 112–125

Rippke F, Berardesca E & Weber T M (2019): pH-Wert und mikrobielle Infektion. In: Kompass Dermatologie, Jg. 7, Hf. 2, S. 62–67

Riusinger P & Kainer F (2017): Eisenmangelanämie in Schwangerschaft und Wochenbett. In: Die Hebamme, Jg. 30, Hf. 1, S. 20–26

Robert-Bosch-Stiftung GmbH (Hrsg.) (2021): Mehr Gesundheit für eine Gesellschaft des langen Lebens. https://www.bosch-stiftung.de/de/publikation/mehr-gesundheit-fuer-eine-gesellschaft-des-langen-lebens; Stand: 04.11.2022

Robert Koch-Institut (RKI) (Hrsg.) (2020): Chronische Erkrankungen. https://www.rki.de/DE/Content/GesundAZ/C/Chron_Erkrankungen/Chron_Erkrankungen_inhalt.html; Stand: 30.07.2020

Robert Koch-Institut (RKI) (Hrsg.) (2018): Prävention postoperativer Infektion im Operationsgebiet. Empfehlung der Kommission für Krankenhaushygiene und Infektionsprävention (KRINKO) beim Robert Koch-Institut. In: Bundesgesundheitsblatt – Gesundheitsforschung – Gesundheitsschutz, Hf. 4, S. 448–473. https://www.rki.de/DE/Content/Infekt/Krankenhaushygiene/Kommission/Downloads/Empfehlung_Wundinfektionen_2018-04.pdf?__blob=publicationFile; Stand: 17.07.2018

Robert Koch-Institut (RKI) (Hrsg.) (2015): Erkenntnisstand zum »Chronic Fatigue Syndrome« (CFS). https://www.rki.de/DE/Content/Gesundheitsmonitoring/Gesundheitsberichterstattung/GesundAZ/Content/C/Chron_Fatigue_Syndrom/Inhalt/CFS_Erkenntnisstand_2015.pdf?__blob=publicationFile; Stand: 17.07.2018

Robert Koch-Institut (RKI) (Hrsg.) (2013a): Gonorrhoe (Tripper). RKI-Ratgeber für Ärzte. https://www.rki.de/DE/Content/Infekt/EpidBull/Merkblaetter/Ratgeber_Gonorrhoe.html; Stand: 23.11.2016

Robert Koch-Institut (RKI) (Hrsg.) (2013b): Tuberkulose. https://www.rki.de/DE/Content/Infekt/EpidBull/Merkblaetter/Ratgeber_Tuberkulose.html; Stand: 01.03.3019

Roche Deutschland Holding GmbH (Hrsg.) (2010): Konakion® MM 10 mg – Roche. https://www.roche.de/dok/Konakion-reg-MM-10-mg-gebrauchsinfo-0-na-attach.pdf; Stand: 14.11.2016

Rogers A, Obst S, Teague S J, Rossen L, Spry E A, Macdonald J A; Sunderland M, Olsson C A, Youssef G, Hutchinson D, (2020): Association between maternal perinatal depression and anxiety and child and adolescent development. A meta analysis. In: JAMA Pediatric, Jg. 174, Hf. 11, S. 1–11

Röhr-Sendlmeier U M (2015): Wie viel Mutter braucht ein Kind? Zur Situation berufstätiger Mütter und ihrer Kinder. In: Konrad Adenauer Stiftung (Hrsg.): Analyse & Argumente, Hf. 188. https://www.kas.de/c/document_library/get_file?uuid=caccdc13-1f0e-b136-7645-22f4b09b69dc&groupId=252038; Stand: 23.12.2018

Rösler E (2018): »Eigentlich wollen alle gerne Stillen« – Stillverhalten und Einstellungen zu Stillen von Migrantinnen aus Polen und Staaten der ehemaligen Sowjetunion in Berlin. Dissertation an der Medizinischen Soziologie der Medizinischen Fakultät Charité – Universitätsmedizin Berlin

Röslmair U, Hetzeneggers S & Warken B (2007): Frühgeborene und ihre Eltern in der Klinik. In: Bundesverband »Das Frühgeborene« e. V. (Hrsg.): Informationsbroschüre. S. 6–9

Rohlfes J (1992): Schülerorientierung. In: GWU 43/1992, S. 261–263

Mohrbacher N & Stock J (2002): Handbuch für die Stillberatung. La Leche Liga Deutschland e. V.

Roos R, Genzel-Boroviczény O & Proquitté H (Hrsg.) (2008): Checkliste Neonatologie. Das Neo-ABC. Stuttgart: Thieme. S. 212

Roos T (2013): Vaginale Geburt bei Status nach Sectio. Teil 1: Problematik, Voraussetzungen, Kontraindikationen. In: Gynäkologe, Hf. 3, S. 18–22

Rosenberg G (2003): Körperschema-Pflegerische Intervention zur Körperorientierung. Möglichkeiten und Didaktik. Hannover: Brigitte Kunz. S. 13

Rosenkötter H (2013): Motorik und Wahrnehmung im Kindesalter. Stuttgart: Kohlhammer. S. 21–55

Rossi E, Gugler E & Vassella F (1998): Pädiatrie. Stuttgart: Thieme

Roth B (2010): Postpartale Inkontinenz, Dyspareunie und negative Symptome. Eine monozentrische Untersuchung bei erstgebärenden Frauen. Dissertation an der Klinik für Frauenheilkunde und Geburtsmedizin der medizinischen Fakultät der Hohen Universität zu Köln. Case-Control-Study

Rouw E (2010): Die weibliche Brust: Aufbau, Entwicklung und Milchbildung. In: Arbeitsgemeinschaft Freier Stillgruppen (AFS) (Hrsg.): Stillen und Stillprobleme. 4. Aufl. Stuttgart: Hippokrates. S. 36–46

Rowlands I J & Redshaw M (2012): Mode of birth and womans psychological and physical wellbeing in the postnatal period. In: BioMedCentral – Pregnancy Childbirth, Jg. 12, S. 138. https://www.ncbi.nlm.nih.gov/pmc/articles/PMC3533875/; Stand: 28.12.2016. Review

Rubin D (2013): Stillen in Deutschland. Vorteile, Stillraten und erfolgversprechende Ansätze der Stillförderung. In: AID. Ernährung im Fokus

Sackett D L, Rosenberg W M C, Gray J A M, Haynes R B & Richardson W S (1996): Evidence based medicine: what it is and what it isn't. In: The British Journal of Medicine, Jg. 312, Hf. 7023, S. 71–72. http://www.bmj.com/content/312/7023/71; Stand: 28.01.2016

Sadat Z, Taebi M, Saberi F & Kalarhoudi M A (2013): The relationship between mode of delivery and postpartum physical and mental health related quality of life. In: Iranian Journal of Nursing and Midwifery Research, Jg. 18, Hf. 6, S. 499–504. https://www.ncbi.nlm.nih.gov/pmc/articles/PMC3917135/; Stand: 28.12.2016. Cohort-Study

Saenger P, Czernichow P, Huges I, Reiter E O (2007): Small for gestational age: Short stature and beyond. In: Endocrine Reviews, Jg. 28, Hf. 2, S. 219–251. https://www.ncbi.nlm.nih.gov/pubmed/17322454; Stand: 07.08.2018

Sakkalou E (2021): Mother-infant interactions with infants with congenital visual impairment and associations with longitudinal outcomes in cognition and language. In: Journal of Child Psychology and Psychiatry, Jg. 103, Hf. 6, S. 742–750

Salminen S, Collado M C, Endo A, Hill C, Lebeer S, Quigley E M M, Sanders M E, Shamir R, Swann J R, Szajewska H, Vinderola G (2020): The International Scientific Association for Probiotics and Prebiotics (ISAPP) consensus statement on the definition and scope of synbiotics. In: Nature Review of Gastroenterology and Hepatology, Jg. 18, Hf. 9, S. 649–667. Review

Sanchez C L, Cubero J, Sanchez J, Chanclon B, Rivero M, Rodriguez A B & Barriga C (2009): The possible role of human milk nucleotides as sleep inducers. In: Nutrition Neuroscience, Jg. 12, Hf. 1, S. 2–8

Sari N, Soejoenoes A, Wahyuni S, Setiani O, Anwar C (2017): The effectiveness of combination of Oxytocin and endorphin massage on uterine involution in primiparrous mothers. In: Belitung Nursing Journal, Jg. 3, Hf. 5, S. 569–576

Sarimski K (Hrsg.) (2014): Entwicklungspsychologie – genetische Syndrome. Göttingen: Hogrefe

Sarimski K & Porz K (2006): Frühgeborene nach der Entlassung. Informationsbroschüre des Bundeverbandes. In: Bundesverband »das frühgeborene Kind« e. V. (Hrsg.)

Sarimski K (2000): Frühgeburt als Herausforderung. Göttingen: Hogrefe

Schaefer C, Spielmann H, Vetter K, Weber-Schöndorfer C (Hrsg.) (2011): Arzneimittel in Schwangerschaft und Stillzeit. Stuttgart: Urban & Fischer/Elsevier

Schäfer F (2013): Armut im Diskursgewimmel. Eine kritische Analyse des sozialwissenschaftlichen Diskurses. Wiesbaden: Springer

Schaeffers D & Moers M (2003): Bewältigung chronischer Krankheiten. In: Rennen-Althoff B, Schaeffer D (Hrsg.): Handbuch Pflegewissenschaft. Weinheim: Juventa. S. 447–483

Schaeffers D & Moers E (Hrsg.) (2008): Überlebensstrategien – ein Phasenmodell zum Charakter des Bewältigungshandelns chronisch Erkrankter. In: Pflege & Gesellschaft, Jg. 13, Hf. 1, S. 6–31

Schäfers R (2015): Einfluss des Geburtserlebens auf die subjektive Gesundheitseinschätzung von Frauen. In: Zeitschrift für Hebammenwissenschaft, Jg. 3, Hf. 2, S. 40–45

Schaper A & Groeneveld A (2017): Akuttherapie von Intoxikationen. Noxen: Pflanzen, Arzneimittel und chemische Produkte. In: Pflegezeitschrift, Jg. 70, Hf. 10, S. 32–36

Scharf C (2018): Für jeden die richtige Sprache finden. https://www.caritas.de/hilfeundberatung/ratgeber/behinderung/foerdernpflegenbegleiten/fuer-jeden-die-richtige-sprache-finden; Stand: 04.11.2022

Schatten & Licht e. V. (2015): Fragebogen zur PPD Selbsteinschätzung Edinburgh Postnatal Depression –Scale nach Cox, Holden & Sargovsky, 1987. http://www.schatten-und-licht.de/joomla/static_content/Dokumente/fragebogenselbsteinschaetzung.pdf; Stand: 12.02.2017

Scheele M (2001): Stillen bei Erkrankungen der Brust aus frauenärztlicher Sicht. Bundeszentrale für gesundheitliche Aufklärung (Hrsg.) Stillen und Muttermilchernährung. Grundlagen, Erfahrungen und Empfehlungen. Gesundheitsförderung konkret, Bd. 3. Köln: Bundeszentrale für gesundheitliche Aufklärung. Cross-Sectional-Study

Scheidt-Nave C (Hrsg.) (2010): Chronische Erkrankungen – Epidemiologische Entwicklung und die Bedeutung für die öffentliche Gesundheit. In: Public Health Forum, Jg. 18, Hf. 1, S. 2.e1–2.e4

Scherff M & Scherff J (2021): Stillprobleme durch Kopfgelenksfunktionsstörungen. In: Die Hebamme, Jg. 34, Hf. 4, S. 64–70

Schewior-Popp S, Sitzmann F & Ullrich L (Hrsg.) (2017): Thiemes Pflege. Ein Lehrbuch für Pflegende in Ausbildung. 13. Aufl. Stuttgart: Thieme

Schindlbeck K, Rueffer A, Wolf C, Wolf G, Christoffel S, Schindlbeck C (2016): Die Bedeutung des Geburtsmodus für die Entwicklung der intestinalen Mikrobiota Neugeborener. In: Geburtshilfe und Frauenheilkunde, Hf. 76, FV047. Cohort-Study

Schindler E (2018): Oraler Glukosetoleranztest. In: Pschyrembel online (Hrsg.). https://www.pschyrembel.de/Oraler%20Glukosetoleranztest/K08XD; Stand: 20.06.2022

Schlembach D, Schleußner E, Stepan H (2017): Klinische Geburtsmedizin. Ein Praxishandbuch für Kreißsaal und Station. Berlin: De Gruyter. S. 77–87

Schlier F (2010): Vorlesung Nabelerkrankungen. Vorlesungsskript der Kinderchirurgie der Universität Mainz. https://www.unimedizin-mainz.de/fileadmin/kliniken/kinderchir/presentations/nabelerkrankungen.pdf; Stand: 15.10.2016

Schlömer G (2000): Evidence-based nursing – Eine Methode für die Pflege. In: Pflege, Jg. 13, S. 47–52

Schön C & Bayer F (2013): Enzympräparate unter der Lupe. In: Deutsche Apotheker Zeitschrift, Hf. 22, S. 71. https://www.deutsche-apotheker-zeitung.de/daz-az/2013/daz-22-2013/enzympraeparate-unter-der-lupe; Stand: 23.03.2022

Schmiedel V (2020): Grundumsatz. In Pschyrembel online (Hrsg.). https://www.pschyrembel.de/lungenembolie/K0DC4/doc/; Stand: 02.10.2022

Schmiedel V & Augustin M (2017): Naturheilkundliche Therapie während Schwangerschaft und Geburt. In: Schmiedel V & Augustin M (Hrsg.): Leitfaden Naturheilkunde. München: Urban & Fischer. S. 1014–1018

Schmidt M (2012): Wie gefährdet ist mein Kind? Repräsentative Studie zu Kinderunfällen und Risikobewusstsein der Eltern 2012. Gesamtverband der Deutschen Versicherungswirtschaft e. V. (Hrsg.). S. 16. http://www.dgu-online.de/uploads/tx_news/Studie-Kinderunfaelle-Schmidt_GfK_01.pdf; Stand: 20.05.19

Schmidt S & Thyen, U (2008): Was sind chronisch kranke Kinder? In: Bundesgesundheitsblatt – Gesundheitsforschung – Gesundheitsschutz, Jg. 51, Hf. 6, 585–591

Schmidt-Matthiesen H & Wallwiener D (Hrsg.) (2004): Gynäkologie und Geburtshilfe. Lehrbuch für Studium und Praxis. 10. Aufl. Stuttgart: Schattauer

Schneider B (2013): Schlaf-Wach-Regulation beim Säugling. Schlafen ist Hirnleistung. In: Deutsche Hebammenzeitschrift, Jg. 65, Hf. 5, S. 29–33

Schneider E (2021): Familienhebammen im Wandel der Zeit – Rückblick, aktueller Stand und Perspektiven. In: Nakhala D, Eickhorst A, Cierpka M (Hrsg.): Praxishandbuch für Familienhebammen – Arbeit mit belasteten Familien. Frankfurt am Main: Mabuse. S. 11–17

Schneider H, Husslein P & Schneider K T M (Hrsg.) (2011): Die Geburtshilfe. 4. Aufl. Berlin: Springer

Schneider H (2008): Natürliche Geburt oder »Wunsch-Sectio«? Wie steht es um die Evidenz? In: Der Gynäkologe, Jg. 41, Hf. 1, S. 36–41

Schneider M (2018): Gardiasis. In: Pschyrembel online (Hrsg.) https://www.pschyrembel.de/Giardiasis/K08RJ/doc/; Stand: 02.10.2022

Schöller D (2018): Melasma. In: Pschyrembel online (Hrsg.) https://www.pschyrembel.de/Melasma/K04RV/doc/; Stand: 02.10.2022

Schöne L (2010): Stillen und Beikost – Endlich klare Empfehlungen für Eltern. In: Ärztezeitung 07/2010. http://www.aerztezeitung.de/medizin/krankheiten/allergien/article/611356/stillen-beikost-endlich-klare-empfehlungen-eltern.html; Stand: 10.10.2016

Schoppengerd-Brast L (2018): Niedrige Schwellen für junge Eltern. In: Deutsche Hebammenzeitschrift, Jg. 70, Hf. 6, S. 34–36

Schoppmeyer M (2016): Darmflora. In: Pschyrembel online (Hrsg.). https://www.pschyrembel.de/darmflora/K05HN/doc/; 10.06.2020

Schrey-Petersen S, Tauscher A, Dathan-Stumpf A, Stepan H (2021): Diseases and Complications of the Puerperium. In: Deutsche Ärzteblatt International, Jg. 118, Hf. 25, S. 436–446

Schrezenmeier H (Hrsg.) (2011): Eisenmangelanämie. Stuttgart: Thieme

Schrittenloher V (2015): Peripartale Einflussgrößen auf Geburtsmodus und Zufriedenheit unter besonderer Beachtung des Wunschkaiserschnittes. Dissertation an der medizinischen Fakultät der Ludwig-Maximilians-Universität zu München. https://edoc.ub.uni-muenchen.de/17912/1/Schrittenloher_Veronika.pdf; Stand: 31.12.2016. (Before-After-Study)

Schubert C & Exenberger-Vanham S (2014): Psychoneuroimmunologie. Früher Stress – spätere

Erkrankung. In: Deutsche Hebammenzeitschrift, Jg. 66, Hf. 4, S. 32–37

Schumann K (1986): Wochenbett und Laktation. In: Schneider J & Kaulhausen H (Hrsg.): Lehrbuch der Gynäkologie und Geburtsmedizin. Stuttgart: Kohlhammer. S. 500–506

Schwarz R & Retzke U (1989): Normales und pathologisches Wochenbett. In: Schwarz R & Retzke U (Hrsg.): Gynäkologie und Geburtshilfe. Eine Einführung für Studenten. Berlin: VEB Verlag Volk und Gesundheit. S. 335–338

Schwarz C & Stahl K (2013): Grundlagen evidenzbasierter Betreuung. Evidenzen & Praxis Bd. 1. Hannover: Staude

Schwarz C & Krauspenhaar D (Hrsg.) (2014): Hebammen-Kompetenzprofil. Hannover: Elvin Staude

Schweizer K (Hrsg.) (2006): Leistung und Leistungsdiagnostik. Heidelberg: Springer Medizin

Schweizer Gesellschaft für Ernährung (SGE) (Hrsg.) (2004): Empfehlungen für die tägliche Zufuhr von Eisen. In: Eisengehalt verschiedener Nahrungsmittel. http://www.iron.medline.ch/Eisenplattform/Eisengehalt_verschiedener_Nahrungsmittel_170_1.php; Stand: 14.12.2015

Schweizerischer Hebammenverband (SHV) (Hrsg.) (2014): Guideline Nabelpflege beim Neugeborenen. http://www.hebamme.ch/x_data/lit_pdf/Guideline%20Nabelpflege_14.04.2014.pdf; Stand: 23.06.2016

Scriven M (1972): Die Methodologie der Evaluation. In: Evaluation. Beschreibung und Bewertung von Unterricht, Curricula und Schulversuchen. Hrsg. von Christoph Wulf. München: R. Piper & Co. S. 60–91

Sears W (2010): Schlafen und Wachen – Ein Elternbuch für Kindernächte. La Leche League Schweiz

Seifert F (2015): Geburtshilfliche Operationen. In: Mändle C & Opitz-Kreuter S (Hrsg.): Das Hebammenbuch. Lehrbuch der praktischen Geburtshilfe. 6. Aufl. Stuttgart: Schattauer. S. 664–696

Seiringer I (2014): Brustmassage nach Chele Marmet. In: http://www.stillen-institut.com/asp_service/upload/content/Brustmassage_nach_Marmet.pdf; Stand: 12.04.2016

Serup J, Kluger N, Bäumler W (2015): Tattoed Skin and Health. In: Current Problems of Dermatology, Hf. 48, S. 76–87

Shaamash A H, Sayed G H, Hussien M M, Shaaban M M (2005): A comparative study of the levonorgestrel-releasing intrauterine system Mirena versus the Copper T380A intrauterine device during lactation: breast-feeding performance, infant growth and infant development. In: Contraception, Jg. 72, Hf. 5, S. 346–351. https://www.sciencedirect.com/science/article/pii/S0010782405001095; Stand 17.07.2018

Shankaran S, Laptook A R, Pappas A, McDonald S A, Das A, Tyson J E, Poindexter B B, Schibler K, Bell E F, Heyne R J, Pedroza C, Bara R, Van Meurs K P, Huitema C M P, Grisby C, Devaskar U, Ehrenkranz R A, Harmon H M, Chalak L F, DeMauro S B, Garg M, Hartley-McAndrew M E, Khan A M, Walsh M C, Ambalavanan N, Brumbaugh J E, Watterberg K L, Shepherd E G, Hamrick S E G, Barks J, Cotten C M, Kilbride H W, Higgins R D, Eunice Kennedy Shriver National Institute of Child Health and Human Development Neonatal Research Network: (2017): Effect of depth and duration of cooling on death or disability at age of 18 months among neonates with hypoxic-ischiamic encephalopathy: a randomized clinical trial. In: Jama, Jg. 318, Hf. 1, S. 57–67. https://www.ncbi.nlm.nih.gov/pubmed/28672318; Stand: 18.12.2018

Shinde P, Patil P & Bairagi V (2012): Herbs in Pregnancy and Lactation: a review appraisal. In: International Journal of pharmaceutical science and research, Jg. 3, Hf. 9, S. 3001–3006

Sim C-W, Hense S, Weigel D, Kendel F (2020): If only I could turn back time – Regrets in bereaved patents. In: Pediatric Blood and Cancer, Jg. 67, Hf. 6, S. 1–7

Simon S (2018): Die berufliche Prxis von Hebammen in der ambulanten Wochenbettbetreuung. In: Die Hebamme, Jg. 31, Hf. 1, S. 19–29

Singer D (2017): Die »Big five« der Neonatologie. In: Deutsche Hebammenzeitschrift, Jg. 68, Hf. 12, S. 8–15

Sitzmann F (2017a): Injektion und Gefäßpunktion. In: In: Schewior-Popp S, Sitzmann F, Ulrich L (Hrsg.): Thiemes Pflege. Das Lehrbuch für Pflegende in Ausbildung. 13. Aufl. Stuttgart: Thieme. S. 730–758

Sitzmann F (2017b): Stuhl. Bewertung von Obstipation. In: Schewior-Popp S, Sitzmann F, Ulrich L (Hrsg.): Thiemes Pflege. Das Lehrbuch für Pflegende in Ausbildung. 13. Aufl. Stuttgart: Thieme. S. 439–445

Sitzmann F & Ulrich L (2017): Wundmanagement. In: Schewior-Popp S, Sitzmann F, Ulrich L (Hrsg.): Thiemes Pflege. Das Lehrbuch für Pflegende in Ausbildung. 13. Aufl. Stuttgart: Thieme. S. 665–687

Skibbe X & Löseke A (Hrsg.) (2021): Gynäkologie und Geburtshilfe für die Pflege. Stuttgart: Thieme

Skopos (2018): Mangel an Hebammen in Deutschland. In: www.Kartenmacherei.de. https://www.kartenmacherei.de/studie-hebammen/pdf/Whitepaper-Mangel-an-Hebammen-in-Deutschland.pdf; Stand: 03.09.2019

Sluckin W, Herbert M & Sluckin A (1986): Mutterliebe – auf den ersten Blick? Genese und Wachstum einer menschlichen Beziehung. Stuttgart: Hans Huber

Sonnmoser M (2009): Night-eating-Syndrom: Mehr als eine schlechte Angewohnheit. In: Deutsches Ärzteblatt, Hf. 7, S. 316–317

Sosa AV (2016): Association of the Type of Toy used during Play with the Quantity and Quality of Parent-Infant Communication. In: JAMA Pediatrics, Jg. 170, Hf. 2, S. 132–137

Spangler G (Hrsg.) (1999): Die Bindungstheorie: Grundlagen, Forschung und Anwendung. 3. Aufl. Stuttgart: Klett-Cotta

Sparshott M (2009): Stress- und schmerzreduzierende, entwicklungsfördernde Pflege. Bern: Hans Huber

Speer C P (2013): Neonatologie. In: Koletzko B (Hrsg.): Kinder- und Jugendmedizin. 14. Aufl. Berlin, Heidelberg: Springer. S. 49–105

Sperhake J (2008): Helfen und Ermitteln beim Plötzlichen Säuglingstod – ein Widerspruch? Online-Dokument. http://www.hamburg.de/contentblob/938112/cf814f555cd94726f6882c1074ef8b7b/data/sid-vortrag-sperhake-5fg-2008.pdf; Stand: 10.10.2016

Spielmann H, Steinhoff R, Schaefer C & Bunjes R (Hrsg.) (1997): Arzneimittelverordnung in Schwangerschaft und Stillzeit. Stuttgart: Gustav-Fischer

Spitzer M (2016): Digitale Demenz. Wie wir uns und unsere Kinder um den Verstand bringen. München: Droemer-Knauer

Spitzer T L, Rojas A, Zelenko Z, Aghajanova L, Erikson D W, Barragan F, Meyer M, Tamaresis J S, Hamilton A E, Irwin J G, Giudice L C (2012): Perivascular human endometrial mesenchymal stem cells express pathways relevant to self-renewal, lineage specification, and functional phenotype. In: Biology of Reproduction, Jg. 92, Hf. 6, S. 138

Spooner M K, Lenis Y Y, Watson R, Jaimes D (2021): The role of stem cells in uterine involution. In: Reproduction, Jg. 161, Hf. 3, S. 61–77

Stær-Jensen J, Siafarikas F, Hilde G, Benth J Š, Bø K & Engh M E (2015): Postpartum recovery of levator hiatus and bladder neck mobility in relation to pregnancy. In: Obstetetric & Gynecology, Jg.125, Hf. 3, S. 531–539. doi: 10.1097/AOG.0000000000000645. http://www.ncbi.nlm.nih.gov/pubmed/25730212; Stand: 05.07.2017. Cohort-Study

Stahl K (2014): Evidenzbasiertes Arbeiten in der Schwangerenvorsorge. In: Deutscher Hebammenverband e. V. (Hrsg.) Schwangerenvorsorge durch Hebammen. 3., überarbeitete Aufl. Stuttgart: Hippokrates. S. 48–52

Stahl K (2008): Evidenzbasiertes Arbeiten. In: Hebammenforum. Jg. 9, Fachbeiheft 2

Stascheit U (Hrsg.) (2022): Gesetze für Sozialberufe: Die Gesetzessammlung für Studium und Praxis. 39. Aufl. Frankfurt am Main: Fachhochschulverlag, der Verlag für angewandte Wissenschaft

Starostzik C (2016): Candida: häufige Sekundärinfektion bei Windeldermatitis. In: Hautnah Dermatologie, Jg. 32, Hf. 5, S. 23–33

Statista (Hrsg.) (2023a): Anzahl der Familien in Deutschland von 1996 bis 2021. https://de.statista.com/statistik/daten/studie/2281/umfrage/anzahl-der-familien-in-deutschland/; Stand: 31.01.2023

Statista (Hrsg.) (2023b): Statistiken zur Heimtierpopulation und Tierbesitzern in Deutschland. https://de.statista.com/themen/9622/haustiere-in-deutschland/; Stand: 30.01.2023

Statista (2022): Anzahl der Alleinerziehenden in Deutschland nach Geschlecht von 2000 bis 2021. https://de.statista.com/statistik/daten/studie/318160/umfrage/alleinerziehende-in-deutschland-nach-geschlecht/; Stand: 31.01.2023

Statista (2016): Anteil der Entbindungen durch Kaiserschnitt in Deutschland nach Bundesländern im Jahr 2013. https://de.statista.com/statistik/daten/studie/36373/umfrage/entbindungen-durch-kaiserschnitt-in-deutschland-1995-bis-2007/; Stand: 27.11.2016

Statistisches Bundesamt (Destatis) (Hrsg.) (2023a): Das erste Kind kommt immer später, sinkende Geburtenziffern. https://www.destatis.de/Europa/DE/Thema/Bevoelkerung-Arbeit-Soziales/Bevoelkerung/Alter-bei-Geburt.html; Stand: 31.01.2023

Statistisches Bundesamt (Destatis) (Hrsg.) (2023b): Gut jede vierte Person in Deutschland hatte 2021 einen Migrationshintergrund. Pressemitteilung Nr. 162 vom 12. April 2022. https://www.destatis.de/DE/Presse/Pressemitteilungen/2022/04/PD22_162_125.html; Stand: 31.01.2023

Statistisches Bundesamt (Destatis) (Hrsg.) (2023c): Relatives Armutsrisiko in Deutschland 2021 bei 15,8 %. Pressemitteilung Nr. 327 vom 4. August 2022. https://www.destatis.de/DE/Presse/Pressemitteilungen/2022/08/PD22_327_634.html; Stand: 06.02.2023

Statistisches Bundesamt (Destatis) (Hrsg.) (2019a): Familienstand. https://www.destatis.de/DE/ZahlenFakten/GesellschaftStaat/Bevoelkerung/HaushalteFamilien/Glossar/Familienstand.html; Stand: 15.01.2019

Statistisches Bundesamt (Destatis) (Hrsg.) (2019b): Familien. https://www.destatis.de/DE/ZahlenFakten/GesellschaftStaat/Bevoelkerung/HaushalteFamilien/Glossar/Familien.html; Stand: 15.01.2019

Statistisches Bundesamt (Destatis) (Hrsg.) (2019c): 30,5 % der Krankenhausentbindungen per Kaiserschnitt im Jahr 2017. Pressemitteilung Nr. 349 vom 17.09.2018. https://www.destatis.de/DE/PresseService/Presse/Pressemitteilungen/2018/09/PD18_349_231.html; Stand: 06.02.2019

Statistisches Bundesamt (Destatis) (Hrsg.) (2018a): Alleinerziehende in Deutschland 2017. Begleitmaterial zur Pressekonferenz am 2. August 2018. https://www.destatis.de/DE/PresseService/Presse/Pressekonferenzen/2018/Alleinerziehende/Pressebroschuere_alleinerziehende.pdf?__blob=publicationFile; Stand: 19.12.2018

Statistisches Bundesamt (Destatis) (Hrsg.) (2018b): Natürliche Bevölkerungsbewegung. Frauen mit Mehrlingsgeburten. https://www.destatis.de/DE/ZahlenFakten/GesellschaftStaat/Bevoelkerung/Geburten/Tabellen/GeburtenMehrlinge.html; Stand: 27.12.2018

Statistisches Bundesamt (Destatis) (Hrsg.) (2018c): 2,5 % mehr Schwangerschaftsabbrüche im Jahr 2017. https://www.destatis.de/DE/PresseService/Presse/Pressemitteilungen/2018/03/PD18_074_233.html; Stand: 14.12.2018

Statistisches Bundesamt (Destatis), Bundesamt für politische Bildung, Wissenschaftszentrum Berlin für Sozialforschung (Hrsg.) (2018): Datenreport 2018. Ein Sozialbericht für die Bundesrepublik Deutschland. https://www.rantlos.de/wp-content/uploads/2018/11/Datenreport2018.pdf; Stand: 09.01.2019

Staubl L & Felder W (2004): Scheidung und Kindswohl. Ein Leitfaden zur Bewältigung schwieriger Übergänge. Bern: Hans Huber

Staufenbiel B (2020): Hämorrhoidalleiden: Tabuthema mit hohem Leidensdruck. In: Pharmazeutische Zeitung. https://www.pharmazeutische-zeitung.de/tabuthema-mit-hohem-leidensdruck-116646/seite/alle/; Stand: 30.04.2021

Steinberger A (2019): Wachstum und Entwicklung. In: Hoehl M & Kullick P (Hrsg.): Gesundheits- und Kinderkrankenpflege. 5. Aufl. Stuttgart: Thieme. S. 148–169

Steinhausen H C (2010): Definition und Klassifikation. In: Steinhausen H C, Rothenberger A, Döpfner M (Hrsg.): Handbuch ADHS: Grundlagen, Klinik, Therapie und Verlauf der Aufmerksamkeitsdefizit-Hyperaktivitätsstörung. Stuttgart: Kohlhammer. S. 20–35

Stening W (2007): Die Känguruh-Methode. In: Bundesverband »Das Frühgeborene« e. V. (Hrsg.): Informationsbroschüre. S. 19–27

Steinmacher S, Kölle A, Brucker S Y, Rall K (2021): Kinder- und Jugendgynäkologie – die häufigsten Vorstellungsgründe. In: Pädiatrie up2date, Jg. 16, Hf. 4, S. 341–363. https://www.thieme-connect.com/products/ejournals/pdf/10.1055/a-1200-9508.pdf; Stand: 18.01.2022

Stiftung Gesundheitswissen (Hrsg.) (2021): Gesundheitsorientierung und Informationsverhalten chronisch Kranker. Sekundäranalyse in Zusammenarbeit mit dem Institut für Demoskopie Allensbach. Berlin: Stiftung Gesundheitswissen. https://www.stiftung-gesundheitswissen.de/sites/default/files/pdf/Grafik_ChronischeErkrankungen_Informationssuche.pdf; Stand: 04.11.2022

Stumpe A, Michelt A, Böhmann H (Hrsg.) (2012): Praxisleitfaden für Familienhebammen und Sozialberufe: Das Kind im ersten Lebensjahr. Stuttgart: Hippokrates

Steckelberg A & Striebich S (2019): Die Ansprache anpassen. In: Deutsche Hebammenzeitschrift, Jg. 71, Hf. 2, S. 26–28

Stein J & Jauch K-W (2013): Praxishandbuch klinische Ernährung und Infusionstherapie, Vol. II: Berlin: Springer

Stettler N, Virginia A, Stallings A B, Troxel Z J, Schinnar R, Nelson S E, Ziegler E E, Strom B L (2005): Weight Gain in the First Week of Life and Overweight in Adulthood. A Cohort Study of European American Subjects Fed Infant Formula. In: Circulation. American Heard, Jg. 111, Hf. 15, S. 1897–1903. Association. http://circ.ahajournals.org/content/111/15/1897.short; Stand: 18.04.2016

Stiefel A (2020a): Regelwidrigkeiten im Wochenbett. In: Stiefel A, Brendel K & Bauer N H (Hrsg.): Hebammenkunde. Lehrbuch für Schwangerschaft, Geburt, Wochenbett und Beruf. 6. Aufl. Stuttgart: Thieme. S. 909–916

Stiefel A (2020b): Kritische Ereignisse im Wochenbett. In: Stiefel A, Brendel K & Bauer N H (Hrsg.): Hebammenkunde. Lehrbuch für Schwangerschaft, Geburt, Wochenbett und Beruf. 6. Aufl. Stuttgart: Thieme. S. 917–928

Stiefel A, Geist C & Harder U (Hrsg.) (2013): Hebammenkunde. Lehrbuch für Schwangerschaft, Geburt und Wochenbett. 5., überarb. und erw. Aufl. Stuttgart: Hippokrates

Stokholm J, Chawes B L, Bisgaard H, Vissing M D, Bønnelykke K (2017): Cat exposure in early life decreases asthma risk from the 17q21 high-risk variant. In: Journal of Allergy an clinical Immunology, Jg. 141, Hf. 5, S. 1598–1606. https://www.sciencedirect.com/science/article/pii/S0091674917314392; Stand: 24.07.2018

Stoll W, Honegger C & Sander-Markulin G (1998): Ernährung in Schwangerschaft und Stillzeit. In: Bücherei des Frauenarztes, Bd. 22. Stuttgart: Enke

Straßburg H M (2006): Der vermehrt schreiende Säugling – kinderärztliche Aspekte. In: Kinderärztliche Praxis, Jg. 77, S. 90–98

Strittmatter B & Furtwängler A (2013): Proktologie für Frauenärzte. In: Gynäkologie, Geburtsmedizin und gynäkologische Endokrinologie, Jg. 9, Hf. 3, S. 250–265. https://gyn.akademos.de/abstract.aspx?id=310; Stand: 20.07.2022

Strohm D (2013): Glykämischer Index und glykämische Last – ein für die Ernährungspraxis des Gesunden relevantes Konzept? Wissenschaftliche Stellungsnahme der DGE. In: Ernährungs-Umschau, Hf. 1, S. 26–38. https://www.ernaehrungs-umschau.de/fileadmin/Ernaehrungs-Umschau/pdfs/pdf_2013/01_13/EU01_2013_M026_M038.2.pdf; Stand: 19.07.2018

Stucky K & Wagner J (2014): Screeningmöglichkeiten für posttraumatische Belastungsstörungen im Wochenbett. In: Die Hebamme, Jg. 27, Hf. 2, S. 105–110

Stüwe M (Hrsg.) (2004): Wochenbett- und Rückbildungsgymnastik. 2. Aufl. Stuttgart: Hippokrates

Sulnig T (2012): Endokrines Organ Fettgewebe. In: Journal für Ernährungsmedizin, Jg. 14, Hf. 4, S. 18–22. http://www.kup.at/kup/pdf/11202.pdf; Stand: 07.03.2018

Sulprizio M, Velde C, Korten-Reck U, Löw R, Mechery V, Kleinert J (2016): Effekte von Sport in und nach der Schwangerschaft. In: Sulprizio M, Löw R, Schulte-Frei B, Jäger L (Hrsg.): Sport in der Schwangerschaft. Berlin: Springer. S. 47–62

Sung V, D´Amico F, Cabana M D, Chau K, Koren G, Savoni F, Szajewska, Deshpand G, Dupont C, Indrio F, mentula S, Parrty A, Tancredi D (2018): Lactobacillus reuteri to treat infant colic: A metaanalysis. In: Pedidiatrics, Jg. 141, Hf. 1, S. e20171811

Swanson K, Gibson G R, Hutkins R, Reimer R A, Reid G, Verbeke K, Scott K P, Holscher H D, Azad M B, Delzenne N M, Sanders M E (2020): The international scientific association for probiotics and prebiotics (ISAPP) consensus statement of the definition and scope synbiotics. In: Nature Reviews of Gastroenterology and Hepatology, Jg. 17, Hf. 11, S. 687–701. Review

Swiss Society of Paediatrics (SPP/SGP) (2017): Empfehlungen für die Säuglingsernährung (2017). http://www.swiss-paediatrics.org/sites/default/files/2017.07.21_empfehlung_saeuglingsernaehrung_d_korr.pdf; Stand: 21.09.2018

Sydsjö G, Möller L, Lilliecreutz C, Bladh M, Andolf E & Josefsson A (2014): Psychiatric illness in Woman requesting caesarean section. In: An International Journal of Obstetrics and Gynaecology, Jg. 122, Hf. 3, S. 351-358. http://onlinelibrary.wiley.com/doi/10.1111/1471-0528.12714/pdf; Stand: 28.12.2016. Prospective-Cohort-Study

Synlap vet (2014): Fachinformation Leishmaniose. https://www.synlab.de/fileadmin/fachinformationen/fi_vet/FI-Leishmaniose_web_clean.pdf; Stand: 12.12.2018

Szczęch J, Wiatrowski A, Hirnle L, Reich A (2017): Prevalence and Relevance of Pruritus in Pregnancy. In: BioMedical Research International. Article ID: 423839. Jg. 17, doi: https://doi.org/10.1155/2017/4238139. https://www.hindawi.com/journals/bmri/2017/4238139/; Stand: 01.11.2018. Crosssectional Study.

Talvik I, Alexander R C, Talvik T (2008): Shaken baby syndrome and a baby's cry. In: Acta Paediatrica Jg. 97, Hf. 6, S. 782–785. https://www.ncbi.nlm.nih.gov/pubmed/18397351; Stand: 06.12.2018. Case-Controll-Study.

Tan L, Ran S, Dong H et al. (2022): Ultrasonic Characteristics of Diastasis Recti Abdominis in Early Postpartum. In: Computational and Mathematical Methods in Medicine, Art.-Nr. 3273911, doi: https://doi.org/10.1155/2022/3273911. https://www.hindawi.com/journals/cmmm/2022/3273911/; Stand: 23.03.2022

Tharpe N (2008): Postpregnancy Genital Tract and Wound Infections. In: Journal Midwifery & Womans Health, Jg. 53, Hf. 3, S. 236–246. Review

Thiel-Bonney C & Cierpka M (2012): Exzessives Schreien. In: Cierpka M (Hrsg.): Frühe Kindheit: 0–3 Jahre. Berlin: Springer. S. 171–198

Thiemig J K (2012): Der Zusammenhang zwischen Ernährung und Asthma bronchiale, allergischer Rhinitis und atopischer Dermatitis im Kindes- und Jugendalter – Ergebnisse der multizentrischen Allergiestudie (MAS). Promotion an der Medizinischen Fakultät der Charité, Universität Berlin, Klinik für Pädiatrie (Pneumologie und Immunologie). Prospective-Cohort-Study

Thomas H (2016): Neugeborenen-Screening: gepiekt, gescreent, befundet. In: Hebammenforum, Jg. 17, Hf. 7, S. 732–738

Thommen A (2006): Primäre Schlafstörungen. In: Ars medici Dossier, 6, S. 26–31

Till M (2011): Hautbarriere. http://www.hautapotheke.de/lexikon/hautbarriere.html; Stand: 10.10.2016

Timmer A & Richter B (2008): Systematische Übersichtsarbeiten zu Fragen der Therapie und Prävention. Eine Einführung in Frage und Antwort. Teil 1 – Was ist eine systematische Übersichtsarbeit? In: Arzneimitteltherapie, Hf. 4, S. 137–139

Toftlund L H, Halken S, Agerloft L, Zachariassen G (2018): Catch-up Growth, Rapid Weight Growth, and continuis Growth from birth to 6 Years of Age in Ver-Preterm-Born Children. In: Neonatology, Jg. 114, Hf. 4, S. 285–293

Torgbenu E L, Aimakhu C O & Morhe E K S (2021): Effect of Kegel Exercises on Pelvic Floor Muscle Disorders in Prenatal and Postnatal Women – A Literature Review. In: Current Women's Health Reviews, Jg. 17, Hf. 3, S. 202–207

Tramuntana A (2016): Die Mädchensprechstunde. Kontrazeption Teil V – Intrauterine Kontrazeption ohne Hormone: Kupfersprale, Kupferkette, Kupferperlen-Ball. In: Journal für Gynäkologische Endokrinologie, Jg. 10, Hf. 1, S. 24–26. https://www.kup.at/kup/pdf/13365.pdf; Stand: 07.05.2019

Traxl, B, Schindler L-S & Theis A (2015): Alles für einen guten Start. In: Intensivpflege, Jg. 23, Hf. 2, S. 80–85. doi: 10.1055/s-0035-1547201. https://eref.thieme.de/print/section/1439-3840_2015_02/10.1055-s-0035-1547201.pdf; Stand: 10.09.2022

Trend S, Strunk T, Lloyd M L, Kok C H, Metcalfe J, Geddes D T, Lai C T, Richmond P, Doherty D A, Simmer K, Currie A (2016): Levels of innate factors in preterm ans term mother´s breast milk duruing the first month postpartum. In: British Journal of Nutrition, Jg. 115, Hf. 7, S. 1178–1193. https://www.ncbi.nlm.nih.gov/pubmed/26891901 Stand: 24.07.2018

Treubig A R & Zysset Malluenda Abastaflor C (2016): Nützt es nichts so schadet es nichts, ist ja nur Wasser!: Einfluss von maternaler intrapartaler Infusionstherapie auf den neonatalen Gewichtsverlust postpartal. Bachelorarbeit an der Züricher Hochschule für angewandte Wissenschaften. https://digitalcollection.zhaw.ch/bitstream/11475/1030/1/Treubig_Anat_Zysset_Ce%cc%81line_HB_BA12.pdf; Stand: 24.07.2018

Treuner A & Splieth C H (2014): Frühkindliche Karies. Zucker zerstört. In: Deutsche Hebammenzeitschrift, Jg. 15, Hf. 8, S. 46–52

Tunzi M & Gray G R (2007): Common skin conditions during pregnancy. In: American Familiy Physician, Jg. 75, Hf. 2, S. 211–218. Review

Tylavsky F, Cheng S, Lyytikainen A, Viljakainen H & Lamberg-Allardt C (2006): Strategies to improve vitamin D status in northern European children: exploring the merits of Vitamin D fortification and supplementation. In: Journal of Nutrition, Jg. 136, Hf. 4, S. 1130–1134. Cohort-Study

Ud-Din S, McGeorge D & Bayatcorresponding A (2016): Topical management of striae distensae (stretch marks): prevention and therapy of striae rubrae and albae. In: Journal of the European Academy of Dermatology and Venereology, Jg. 30, Hf. 2, S. 211–222. Review

Underwood L, Waldie K E, Peterson E, D'Souza S, Verbiest M, McDaid F, Morton S. (2017): Paternal Depression Symptoms During Pregnancy and After Childbirth Among Participants in the Growing Up in New Zealand Study. In: Jama Psychiatry, Jg. 70, Hf. 4, S. 360–369. https://www.ncbi.nlm.nih.gov/pubmed/28199455; Stand: 17.12.2018. Cohort-Study

Van Houdenhove B, Van Den Eede F & Luyten P (2009): Does hypothalamic-pituitary-adrenal axis hypofunction in chronic fatigue syndrome reflect a crash in the stress system? Medical Hypotheses, Jg. 72, Hf. 6, S. 701–705

Van Rooijen S (2016): Cerebralparese. In: Stiftung MyHandicap (Hrsg.). St. Gallen: WIL-Verlag. https://www.myhandicap.ch/gesundheit/koerperliche-behinderung/cerebralparese/; Stand: 06.06.2019

Vaudaux B, Rudin C, Ferry T, Kind C (2010): Vorgehen bei kindlicher Toxoplasmose. In Pediatrica, Jg. 21, Hf. 5, S. 70–74. http://www.swiss-paediatrics.org/sites/default/files/paediatrica/vol21/n5/pdf/70-73.pdf; Stand: 12.12.2018

Vega S R, Kleinert J, Sulprizo M, Hollmann W, Bloch W & Strüder H K (2011): Responses of serum neurotrophic factors to exercise in pregnant and postpartum woman. Psychoneuroendocrinology, Jg. 36, Hf. 2, S. 220–227. http://www.ncbi.nlm.nih.gov/pubmed/20692101; Stand 01.07.2016. Cohort Study

Vennemann M M, Bajanowski T, Brinkmann B, Jorch G, Yücesan K, Sauerland C, Mitchell E A & GeSID Study Group (2009): Does breastfeeding reduce the risk of sudden infant death syndrome? In: Pediatrics, Jg. 123, Hf. 3, S. e406–410. https://www.ncbi.nlm.nih.gov/pubmed/19254976; Stand: 08.10.2016. Cohort Study

Verhasselt V, Milcent V, Cazareth J, Kanda A & Fleury S (2008): Breast milk–mediated transfer of an antigen induces tolerance and protection from allergic asthma. In: Nature Medicine, Jg. 14, Hf. 2, S. 170–175

Vetter K & Goeckenjan M (2006): Schwangerenvorsorge. In: Schneider H, Husslein P, Schneider K T M (Hrsg.): Die Geburtshilfe. 3. Aufl. Berlin: Springer. S. 184–200

Victoria C G, Barros F C, Horta B L, Martorell R (2001): Short-term benefits of catch-up growth for small-for-gestational-age infants. In: International Journal of Epidemiology, Jg. 30, Hf. 6, S. 1325–1330. https://academic.oup.com/ije/article/30/6/1325/651783; Stand: 07.08.2018

Victorio M C (2019): Zerebralparese-Syndrome (CP). hppt://www.msd.manuals.com; Stand: 01.04.2021

Vogel S (2014): Phytotherapie bei gynäkologischen Infektionen. Dissertation an der medizinischen Fakultät der Ludwig-Maximilian-Universität München. doi: 10.5282/edoc.16628. Review

Vogels N & Westerterp-Plantenga M S (2007): Successful long-term weight maintenance: a 2-year follow-up. In: Obesity, Jg. 15, Hf. 5, S. 1258–1266

Voggenreiter G & Dold C (2009): Wundtherapie. Wunden professionell beurteilen und erfolgreich behandeln. Stuttgart: Thieme

Voitl P (2006): Blähungen bei Säuglingen. http://www.kinderarzt.at/de/lexikon/subject/blaehungen-bei-saeuglingen/; Stand: 20.11.2016

Vollmer K (2012): Armut (absolute und relative). I: Vollmer K (Hrsg.): Fachwörterbuch für Erzieherinnen und pädagogische Fachkräfte. Freiburg B.: Herder

Votruba S B, Horvitz M A & Schoeller D A (2000): The role of exercise in the pregnancy. In: Nutrician, Jg. 16, Hf. 3, S. 168–188

von Berg A, Filipiak-Pittroff B, Schulz H, Hoffmann U, Link E, Sußmann M, Schnappinger M, Brüske I, Standl M, Krämer A, Hoffmann B, Heinrich j, Bauer C-P, Koletzko S, Berdel D (GINI study group): 2015): Allergic manifestation 15 years after early intervention with hydrolyzed formulas – the GINI Study. In: Allergy, Jg. 71, Hf. 2, S. 210–219

Von Büdingen H J & Kuecuekuncular S (2021): Spastik. In: Schlaganfallbegleitung.de (Hrsg.). https://schlaganfallbegleitung.de/folgen/spastik; Stand: 14.10.2022

Von der Ohe G (2016): Tuberkulose. In: Europäisches Institut für Stillen und Laktation. S. 1–5. http://www.stillen-institut.com/media/Tuberkulose-Erkrankungen-der-Mutter-sicherung.pdf; Stand: 04.03.2019

von der Ohe (2015): Domperidon zur Milchmengensteigerung bei stillenden Frauen. Europäisches Institut für Stillen und Lakatation. http://www.stillen-institut.com/media/Domperidon-zur-Milchmengensteigerung.pdf; Stand: 24.09.2018

von der Ohe G (2014): Der »Wiener Brust-Donut«. Eine geniale Erfindung zur Linderung von Mamillenproblemen im Wochenbett. In: Laktation & Stillen, Hf. 1, S. 31–32

von Gartzen (2018a): Fünf, sieben oder zehn Prozent? – Wie viel Gewicht darf ein Baby nach der Geburt verlieren? In: Hebammenforum Sonderpublikation: Stillen – Basis für das Leben. Wissen rund ums Stillen. S. 24–25

von Gartzen (2018b): Stillen im Kontext »Frühe Hilfen«. In: Hebammenforum Sonderpublikation: Stillen – Basis für das Leben. Wissen rund ums Stillen. S. 68–69

von Haldenwang U (2014): »… ich habe es mir selber anders ausgemalt.« In: Deutsche Hebammenzeitschrift, Jg. 66, Hf. 3, S. 18–20

von Scherbaum V, Perl F P & Kretschmer U (Hrsg.) (2003): Stillen, frühkindliche Ernährung und reproduktive Gesundheit. Köln: Deutscher Ärzte-Verlag

Vogt Röthlisberger S & Schmidt A (2018): Weiße Tränen. In: Hebammenforum Sonderpublikation: Stillen – Basis für das Leben. Wissen rund ums Stillen. S. 51–53

Vsianska L (2007): Peripartale Veränderung des Beckenrings in der MRT. Dissertation an der Ruhr-Universität Bochum, Abteilung Radiologie. http://www-brs.ub.ruhr-uni-bochum.de/netahtml/HSS/Diss/VsianskaLynda/diss.pdf; Stand 12.05.2016

Wagner E-M (2019a): Die Pflege des Frühgeborenen Kindes. In: Hoehl M & Kullick P (Hrsg.): Gesundheits- und Kinderkrankenpflege. 5. Aufl. Stuttgart: Thieme. S. 510–532

Wagner E-M (2019b): Sich sauber halten. In: Hoehl M & Kullick P (Hrsg.): Gesundheits- und Kinderkrankenpflege. 5. Aufl. Stuttgart: Thieme. S. 298–323

Wagner E-M (2006): Integration von Geschwistern kranker Kinder. In: Kinderkrankenschwester, Jg. 25, S. 335–359

Walker M (2016): Breastfeeding Management for the Clinician. Using the evidence. 4. Aufl. Sudbury: Jones and Bartlett. S. 589–591

Walter P & Plange N (2017): Basiswissen Augenheilkunde. Berlin: Springer

Walter T (2015): Eifersucht – Analyse eines übermächtigen Gefühls. In: rp-online. https://rp-online.de/leben/gesundheit/psychologie/eifersucht-analyse-eines-uebermaechtigen-gefuehls_aid-18377815; Stand: 10.01.2019

Walther R (2020): Zirkadianer Rhythmus. In: Pschyrembel online (Hrsg.) https://www.pschyrembel.de/Zirkadianer%20Rhythmus/K0JW8/doc/; Stand: 02.10.2022

Wang D, Aubertin C, Barrowman N, Moreau K, Dunn S, Harrold J (2014): Examining the effects of a targeted noise reduction program in a neonatal intensive care unit. In: Archives of Diseases in Childhood. Fetal and Neonatal Edition, Jg. 99, Hf. 3, S. 203–208. https://pubmed.ncbi.nlm.nih.gov/24356177/; Stand: 29.09.2022

Wataganara T, Phithakwatchara N, Komoltri C, Tantisirin P, Pooliam J, Titapant V (2014): Functional three-dimensional sonographic study of the postpartum uterus. In: The Journal of Maternal-Fetal & Neonatal Medicine, Jg. 28, Hf. 18, S. 2221–2227. Case-Control-Study

Weidner K, Bittner A, Pirling S, Galle M, Junge-Hoffmeister J, Einsle F, Stobel-Richter Y (2013): Was hält schwanger gesund? Protektive Fakto-

ren für postpartale Depressionen. In: Zeitschrift für Psychosomatische Medizin und Psychotherapie, Jg. 59, Hf. 4, S. 391–407
Weineck J (2009): Sportbiologie. 10. Aufl. Balingen: Spitta
Weineck J (2007): Optimales Training. Leistungsphysiologische Trainingslehre unter besonderer Berücksichtigung des Kinder- und Jugendtrainings. Balingen: Spitta
Weissenrieder N & Lochmüller E-M (2013): Rezidivierende Vulvasynechien. Differenzierte Therapieoptionen. http://www.kindergynaekologie.de/fachwissen/korasion/2013/rezidivierende-vulvasynechien/; Stand: 27.11.2016
Weltzien D (2016): Spiel als Motor der Entwicklung. Zum Verhältnis zwischen Spielen und Lernen. Niedersächsisches Institut für frühkindliche Bildung und Entwicklung e. V. (Hrsg.). S. 2–4. https://www.nifbe.de/component/themensammlung?view=item&id=616&catid=24&showall=&start=1; Stand: 21.05.19
Werner E F, Han C S, Savitz D A, Goldshore M, Lipkind H S (2013): Health outcome for vaginal compared with cesarean delivery of appropriately grown preterm neonates. In: Obstetricians & Gynecology, Jg. 121, Hf. 6, S. 1195–1200. https://www.ncbi.nlm.nih.gov/pmc/articles/PMC4700506/; Stand: 17.07.2018
Wessel M A, Cobb J C, Jackson E B, Harris G S jun, Detwiler A C (1954): Paroxysmal fussing in infancy, sometimes called coli. In: Pediatrics, Jg. 14, 5, S. 421–435
White C, Drummond S, Looy A (2010): Comparing advice to decrease both dietary fat and sucrose, or dietary fat only, on weight loss, weight maintenance and perceived quality of life. In: International journal of food sciences and nutrition, Jg. 61, Hf. 3, S. 282–294
Whitford H M, Wallis S K, Dowswell T, West H M, Renfrew M J (2017): Breastfeeding education and support for Woman with twins oder higher order multiples. In: Cochrane Library, https://doi.org/10.1002/14651858.CD012003.pub2, http://archive.lstmed.ac.uk/6927/; Stand: 23.07.2018
Widmer L (2015): Bedürfnisse von Frauen mit Migrationshintergrund in der Schweiz während Schwangerschaft, geburt und Wochenbett. Bachelorarbeit Züricher Hochschule für Angewandte Wissenschaften, Institut für Hebammen
Wiesenauer M (2018): Phytopraxis. Berlin: Springer
Wiesinger D, West D & Pitman T (2016): Handbuch für die stillende Mutter. La Leche League Schweiz. S. 426–427
Wilken M, Cremer V & Echtermayer S (2016): Sondenentwöhnung 2.0: Was Sondendependente Kinder brauchen. In: Kinderkrankenpflege, Jg. 35, Hf. 11, S. 410–416
Willershausen J, Lampe F & Fink O (2013): Grundlagen der Zahngesundheit. In: Monatsschrift Kinderheilkunde. Jg. 161, Hf. 6, S. 500–507
Williams A G & Finlay F (2019): Can infant sleeping bags be recommended by medical professionals as protection against sudden infant death syndrome? In: Archiv of Diseases in Childhood, Jg. 104, Hf. 3, S. 305–307
Williams A, Herron-Marx S & Knibb R (2007): The prevalence of enduring postnatal lmperineal morbidity and its relationship to perineal trauma. In: Journal of clinical nursing, Jg. 16, Hf. 3, S. 549–561. https://www.ncbi.nlm.nih.gov/pubmed/17335531; Stand: 12.01.2017
Williams L M (2017): Defining biotypes for depression and anxiety based on large-scale circuit dysfunction: a theoretical review of the evidence and future directions for clinical translation. In: Depress Anxiety, Jg. 24, Hf. 1, S. 9–24. https://onlinelibrary.wiley.com/doi/pdf/10.1002/da.22556; Stand: 17.07.2018
Wimmer-Puchinger B, Bässler C, Beurle A & Raunig J (2013): Psychosoziale Einflussfaktoren auf Geburtsmethoden und Zufriedenheit. Eine multizentrische empirische Studie an Frauen im Wochenbett. In: Wiener Programm für Frauengesundheit. http://webcache.googleusercontent.com/search?q=cache:hK9pe5PYcN4J:www.greenbirth.de/Kurzfassung_Wiener_Befragung_von_Frauen.pdf+&cd=1&hl=de&ct=clnk&gl=de; Stand: 28.12.2016.
Witt H (2016): Drei-Monats-Kolik. In: Pschyrembel-online (Hrsg.). https://www.pschyrembel.de/Dreimonatskolik/K067V/doc/; 10.02.2018
Wocken H (2000): Der Zeitgeist: Behindertenfeindlich? In: Albrecht F, Hinz A & Moser V (Hrsg.): Perspektiven der Sonderpädagogik. Neuwied: Luchterhand. S. 283–306
Wölfer C (2021): Die Geburt eines Kindes als existenzielle Erfahrung. In: Nakhala D, Eickhorst A, Cierpka, M (Hrsg.): Praxishandbuch für Familienhebammen – Arbeit mit belasteten Familien. Frankfurt am Main: Mabuse. S. 39–45.
Wolff A unter Mitarbeit von Geist C, Wittig I, Simon S (2018): Große Herausforderungen und kreative Antworten Hilfe und Beratung in Einrichtungen der Diakonie für geflüchtete Schwangere Frauen. In: BZgA (Hrsg.): Forum Sexualaufklärung und Familienplanung, Kontext Flucht. S. 7–10
Wolke D, Bilgin A & Samara M (2017): Systematic Review and Meta-Analysis: Fussing and Crying Durations and Prevalence of Colic in Infants. In: The Journal of Pediatrics, Jg. 185, S. 55–61.

https://www.sciencedirect.com/science/article/pii/S0022347617302184; Stand: 24.07.2018

Wolter H (2017): Wenn das Leben mit dem Tod beginnt. In: Hebammenforum, Jg. 18, Hf. 6, S. 622–627

WHO – Department of Nutrition for Health and Development (NHD) & Department of Child and Adolescent Health and Development (CAH) (Hrsg.) (2002): The optimal duration of exclusive Breastfeeding. Report of an expert consultation. https://apps.who.int/iris/bitstream/handle/10665/67219/WHO_NHD_01.09.pdf; Stand: 01.02.2023

WHO – Department of Nutrition for Health and Development (NHD) & Department of Child and Adolescent Health and Development (CAH) (Hrsg.) (2000): Complementary feeding. Family foods for breastfed children. WHO, Genf. http://apps.who.int/iris/bitstream/handle/10665/66389/WHO_NHD_00.1.pdf?sequence=1; Stand: 01.02.2023

Wright K S, Quinn T J & Carey G B (2002): Infant acceptance of breast milk after maternal exercise. In: Pediatrics, Jg. 109, Hf. 4, S. 585–589

Wu T, Gao X, Chen M, van Dam R M (2009): Long-term effectiveness of diet-plus-exercise interventions vs. diet-only interventions for weight loss: a meta-analysis. In: Obesity Reviews, Jg. 10, Hf. 3, S. 313–323

Wurmser H, Rieger M, Domogalla C, Kahnt A, Buchwald J, Kowatsch M, Kuehnert N, Buske-Kirschbaum A, Papousek M, Pirke K M, von Voss H (2006): Association between life stress during pregnancy and infant crying in the first six months postpartum: A prospective longitudinal study. In: Early Human Development, Jg. 82, Hf. 5, S. 341–349. https://www.ncbi.nlm.nih.gov/pubmed/16472948; Stand: 06.12.2018. Cross-Sectional-Study

Yilmaz G, Caylan N, Karacan C D, Bodur İ, Gokcay G (2014): Effect of cup feeding and bottle feeding on breastfeeding in late preterm infants: a randomized controlled study. In: Journal of Human Lactation, Jg. 30, Hf. 2, S. 174–179. https://www.ncbi.nlm.nih.gov/pubmed/24442532; Stand: 24.07.2018

Yin M, Zhou H J, Lin C, Long L, Yang X, Zhang H, Taylor H, Min W (2019): CD34(+)klf4(+) stromal stem cells contribute to endometrial regeneration and repair. In: Cell Reports, Jg. 27, Hf. 9, S. 2709–2724.e3

Young C, Armstrong M L, Roberts A E, Mello I, Angel E (2010): A triad of evidence for care a woman with genital piercings. In: Journal of the American Academy of Nurse Practitioners banner, Jg. 22, Hf. 2, S. 70–80. Crosssectional-Study

Yung Ngan O M, Yi H, Bryant L, Sahota D S, Man Chan O Y, Ahmed S (2020): Parental exceptions of raising a child with disability in decision making for prenatal testing and termination of pregnancy: A mixed methods study. In: Patient Education and Counseling, Jg. 103, Hf. 11, S. 2373–2383

Zannetino L, Grant J & Hutton A (2013): Meeting the Sexuel health Care needs of young refugee woman. In: Australien Nursing Journal, Jg. 20, Hf. 11, S. 49

Zartler U & Wilk L (2004): Leben mit Stiefeltern. Wie Kinder sich fühlen und was sie brauchen. Wien: Öbv & hpt

Zeifmann D M (2017): Parenting the crying infant. In: Current Opgignion in Psychology, Jg. 15, Hf. 3, S. 149–154

Zeifman D M (2001): An ethological analysis of human infant crying: answering Tinbergen's four questions. In: Developmental Psychobiology, Jg. 39, Hf. 4, S 265–285. Cohort-Study

Zemlin M (2020): Reanimation des Neugeborenen – Schritt für Schritt. In: Frauenheilkunde up2date, Jg. 14, S. 199–206

Zentrum Bayern Familie und Soziales Bayerisches Landesjugendamt (ZBFS) (Hrsg.) (2019): Wenn Kinder Kinder bekommen – minderjährige Eltern. https://www.elternimnetz.de/kinder/pubertaet/minderjaehrige.php; Stand: 15.01.2019

Zeevenhooven J, Browne P D, L'Hoir M P, de Weerth & C, Benninga M A (2018): Infant colic: Mechanism and management. In: Nature Reviews Gastroenterology & Hepatology, Jg. 15, Hf. 8, S. 497–496

Zhang T W, Lin F T, Song Y Y, Wang L X, Cai Y J (2017): Early intellectual developmental outcome of late preterm infants. In: Chinese Journal of contemporary Pediatrics, Jg. 19, Hf. 2, S. 142–146. https://www.ncbi.nlm.nih.gov/pubmed/28202109; Stand: 18.12.2018. Case-Control-Study

Ziegler M, Wollwerth de Chuquisengo R, Papousek M (2010): Exzessives Schreien im frühen Säuglingsalter. In: Papousek M, Schieche M, Wurmser H (Hrsg.): Regulationsstörungen der frühen Kindheit. Frühe Risiken und Hilfen im Entwicklungskontext der Eltern-Kind-Beziehungen. 2. Nachdr., Bern: Hans Huber. S. 111–144

Zimpel A F (2009): Isolation. In: Dederich M & Jantzen W (Hrsg.): Behinderung und Anerkennung. Reihe: Behinderung, Bildung, Partizipation. Enzyklopädisches Handbuch der Behindertenpädagogik. Stuttgart: Kohlhammer. S. 188–192

Zittlau J & Kriegisch N (Hrsg.) (2000): Praxisbuch der gesunden Ernährung. München: Südwest

Zhu J, Hu X, Dong X, Li L (2018): Association between riskfactors and overactive bladder: A meta-analysis. In: Female pelvic medicine & reconstruction surgery, Jg. 25, Hf. 3, S. 238–246. https://www.ncbi.nlm.nih.gov/pubmed/29528879; Stand: 24.07.2018

Zoet G A, Paauw N D, Groenhof K, Franx A, Gansevoort R T, Groen H, Van Rijn B, Lely T (2019): Association between parity and persistent weight gain at age 40–60 years: a longitudinal prospective cohort study. In: BMJ open, Jg. 9, S. e24279

Zschocher A (2021): Wie du dein Schreibaby beruhigst. Stuttgart: Trias. S. 11–12

Zu Sayn-Wittgenstein F (Hrsg.) (2007): Geburtshilfe neu denken. Bericht zur Situation und Zukunft des Hebammenwesens in Deutschland. Bern: Hans Huber

Stichwortverzeichnis

6

6er-Regel 37

7

75g-oGTT 82

A

Ablaktation 121
Abnorme Nüchternglukose 81
Abort 135
Abstillen
– primäres 121
– sekundäres 121
Abszess 120
Adiponektin 89
Adipositas 82, 86, 88
Adipozyten 89
Adoleszenz 262
Adoptivmütter 124
Adrenogenitales Syndrom 163
Aerophagie 176
Ahornsirupkrankheit 164
Akzessorische Milchdrüsen 108
Alcohol Spectrum Disorders 265
Alkohol 264
Alkoholbedingte Angeborene Malformationen 265
Alkoholbedingte Entwicklungsneurologische Störung 265
Alkoholembryopathie 264
Alleinerziehende Frauen 257
Allergie 167
Allergieprävention 167
Analfissuren 60
Analvenenthrombose 60
Anämie
– schwere 41
Anamnesebogen 19
Anfallsessen 87

Anlegen 107
Annulus umbilicalis 151
Anorexie 94
Anti-Bläh-Teemischung 179
Anti-D-Gabe 223
Antikoagulationstherapie 46
Antikonvulsiva 157
Appetitlosigkeit 94
appropriate for gestational age 135
Areola 108
Armut 252
Arousalreaktion 162
Asthma bronchiale 167
Asylsuchende 256
Atemnotsyndrom 224
Atopie 167
Atopieprophylaxe 167
Audiometrie 224
Aufholwachstum 129
Aufsperr-Reflex 100
Augenpflege 155
Augensalbengabe 155
Augentropfen 155

B

Babyblues 217
Baby-led-weaning 169
Baby-Triple P 227
Baden 145, 147
Ballard-Score 137
Barrieremethode 96
Barrieremethoden 98
Bartonellen 185
Bauchlage 161
Becherfütterung 129
Beckenboden 28, 29
Beckenbodenschicht
– Äußere 29
Beckenbodentraining 30
Beckenstabilität 67
Before-After-Study 12
Beikost 126, 169
Beikost-Ernährung 103

Beikostgläschen 171
Beikostreife 170
Belastungsinkontinenz 54
Berufstätige 249
Betreuungsunterhalt 258
Bewegung 91
Bilirubin
- freies 152
- indirektes 152
Bilirubinenzephalopathie 153
Bilirubinmessung
- transkutane 153
Binge-Eating 87
Biotinidasemangel 163
Bissverletzungen 185
Blähungen 177
Blase
- überaktive (ÜAB) 55
Blasenschließmuskulatur 54
Blasentonus 54
Blasentraining 56
Blutentnahme 43
- venöse 43
Blutzuckermessung 85
BMI 86
BORG-Skala 91
Breikost 171
Brust 100
Brustdrüsenschwellung
- initiale 104, 112
- verspätete initiale 113
Brustentzündung 119
Brustmassage 108
- nach Chele Marmet 109
- nach Plata Rueda 110
Brustquadrant 120
Brustwarzendurchmesser 137
Brustwarzenerektionsreflex 101, 102
Brustwarzenformer 116
Brustwarzenpiercing 108
Bulimie 94

C

Call-Out-Modell 38
Campylobacter 185
Candida albicans 117, 149
Carnitin-Palmitoyl-Transferase-I-Mangel 164
Case-Control-Study 12
Catch-up-Wachstum 129
C-Griff 108
Chlamydia trachomatis 154
Chlamydieninfektionen 154
Chlamydienkonjunktivitis 154
Chloasma gravidarum 79

Chloasma uterinum 79
Cholecalciferol 158
Cholestase 157
Cholesterol 158
Chronische Obstipation 57
Cohort-Study 12
Combination of Cradle and Football 133
Co-Sleeping 162, 174
Crédé-Augenprophylaxe 154
Crosssectional-Study 12

D

Damm 62
DanCer-Hold 128
Darmbakterienzusammensetzung 177
Darmflora 177
Darmmotilität 57
Darmperistaltik 177
Defäkation 57
Dehiszenz 76
Dehnungsstreifen 79
Depression 217
- väterliche 219
Depressionen 218
Dermatitis
- atopische 182
Dermatitis ammoniacalis 147
Deszensus genitalis 30
Detrusorhyperaktivität 55
Diabetes mellitus 82
Diabetes Typ I 82
Diabetes Typ II 82
Diaphragma pelvis 29
Diaphragma urogenitale 29
Diät 89
Dizygote Gemini 131
Doppelter Fußballer-Handgriff 133
Doppel-Wiegegriff-Haltung 133
Double Cradle Position 133
Double-Football Position 133
Dreier-Regel nach Wessel 181
Drei-Monats-Koliken 176
Drogen 265
Dysmaturitätszeichen 136
Dyspareunie 66

E

Edinburgh Postnatal Depression Scale 78, 221
Einelternfamilien 257
Einwilligungsfähigkeit 261
Einwilligungsunfähigkeit 261
Eisen 41

Eisenmangelanämie 226
Eisensubstitution 43
Ekzem
– atopisches 167
Elternberatung 232
Elternedukation 182
Elterntraining 178
Elternzeit 250
Emmission
– otoakustische 224
Empfehlungsgrad 13
Endokrinopathien 165
Endometritis puerperale 35
Endomyometritis 36
Entleeren der Brust 110
Entzündungs- oder Exsudationsphase 63
Ergocalciferol 158
Erkrankungen
– psychiatrische 78
Ernährungsberatung 93
Erweitertes Neugeborenen-Screening 163
Erythem 147
Erziehungsberechtigte 247
Essstörung 87
Eupnoe 224
Evidence-based Medicine(EbM) 11
Evidence-based Midwifery (EbMid) 11
Evidence-based Nursing(EbN) 11
Evidenzbasierte Betreuung (EbB) 11
Evidenz-Level 13
Exit-Strategie 181
Expiratorisches Stöhnen 224
Exsudation 63

F

Fall-Kontroll-Studie 12
Familie 247
Familienmahlzeit 170
Familienplanung 96
Familienstand 247
Fatique-Syndrom 221
Fehlgeburt 135
Fetales Alkoholsyndrom 265
Fettgewebe 89
– braunes 140
Fettverbrennung 92
Fettzellen 89
Fibringerüstes 64
Fieber im Wochenbett 36
Fingerfütterung 127
Finkelstein-Regel 141
Fissuren 117
Flaschenernährung 103
Flaschennahrung 171

Flucht 254
Flüchtlinge 253
Fluconazol 118
Fluorid 160
Fluoridsupplementen 160
Fluorose 160
Folgenahrung 171
Frauenmilch-Ernährung 103
Frauenmilchsupplement 126
Fremdheitskompetenz 253
Frenulum 114
Frühchenhaltung 128
Frühgeborenes 135
Frühgeburt
– extrem frühe 125
– frühe 125
– sehr frühe 125
– späte 125
Frühgeburtlichkeit 125
Fundusstand 26
Fuß- und Beingymnastik 46
Fußsohlenfältelung 137
Fütterstörung 125
– posttraumatische 125
Fütterungsbecher 128
Fütterungsprobleme 183

G

Galaktogen 112, 124
Galaktosämie 163
Gardiasis 186
Gastroösophagealer Reflux 176
Gebrauchssicherheit 96
Geburt
– ambulante 223
Geburtsevaluation 214
Geburtsverletzungen 62
Gedeihen 140
Gedeihstörung 125
Gemini 131
Gendiagnostik-Gesetz 165
Genitale 137
Genitalpiercing 80
Gestationsalter 135
Gestationsdiabetes 81, 82
Gesundheit
– mentale 78
Gesundheitsförderung 156
Gesundheitsprävention 156
Gewichtsabnahme 140
Gewichtsreduktion 89, 91, 92
Gewichtsverlust 140
Gewichtszunahme 140
Glukose-Challenge-Test 82

Glukosetoleranz
– gestörte 81
Glukosurie 82
Glutarazidurie Typ I 164
glykämische Last 84
Glykämischen Index 84
Gonokokken 154
Gonokokkenkonjunktivitis 154
Grundumsatz 88

H

Haltungsasymmetrie 179
Hämatom 65
Hämoglobin 41
– fetales 152
Hämoglobinopathien 254
Hämorrhoidalknoten 61
Hämorrhoidalleiden 58, 59
Hämorrhoiden 58
Harnflut 54
Harnretention 56
Harnträufeln 56
Harnwegsinfekt 182
Haustiere 184
Haut 79, 137
Hautbarriere 144
Hautfältelung
– plantare 137
Hautkolorit 224
Hautleishmaniose 185
Hautpflege 144, 145
HbA1C 81
Heimnager 186
Hellin-Regel 131
Helminthen 185
Heparinisierung 48
Hepatitis B 254
Hernie 151
Herpetische Keratokonjunktivitis 154
Herzfehler 224
Heuschnupfen 167
Hirnstammaudiometrie 224
Hodenhochstand 137
Hohlmamille 115
Hohlwarze 115
Hoppe-Reiter-Sitz 128
Hörscreening 223
Hund 185
Hunger 86
Hungerzeichen 106
Hyperbilirubinämie 152
Hyperglykämie 82
Hyperphenylalaninämie 164
Hyperpigmentierung 79

Hypogalaktie 112
Hypoglykämie 83
Hypothyreose 114, 163

I

i. m.-Injektionen 37
Icterus gravis 152
Icterus neonatorum 152
Icterus praecox 152
Icterus prolongatis 152
Idealgewicht 93
Iliosakralgelenke 67
Inappetenz 94, 218
Infektionen
– des Neugeborenen 224
Inkontinenz 30, 66
Inspektion 108
Insulin 81
Intervalltraining 93
intramuskuläre Injektion
– in den M. deltoideus 39
– in den M. vastus lateralis 39
– nach Hochstätter 38
– nach Sachtleben 39
Isovalerianazidämie 164
IUP 98

K

Känguruhen 127
Karies-Prophylaxe 160
Katze 185
Katzentuberkulose 185
Kernfamilie 247
Kernikterus 153
Kinder-Richtlinie 165
Kindesunterhalt 258
KISS-Syndrom 179
Kohortenstudie 12
Kokzygodynie 69
Koliken 176
Kolorit
– graues 225
– grünlich-ikterisches 225
Kolostrumgewinnung 129
Konjunktivitis
– chemische 154
Kontinenz 30
Kontrazeption 96
Kontrazeptiva 96
– chemische 96
– hormonelle 97, 221
Kopfgelenk-induzierte-Symmetriestörung 179

Stichwortverzeichnis

Kopfgneis 144
Körpergewicht 87
Kostformen 86, 169
Krankheitsprävention 156
Kuhmilch 171
Kümmelzäpfchen 179
Kündigungsschutz 249
Kupfer-Intrauterinpessar 98
Kupferspirale 98

L

Laktation ad libitum 115
Laktations-Amenorrhoe-Methode 97
Laktogenese II 104
Laktogenese III 104
Laktokinese 105
Lanugobehaarung 137
Large for Gestational Age 136
Laxantien 57
Lebendgeburt 135
Lebensgemeinschaften 247
Lebenslagen 222
Lebenslagenkonzept 222
Leishmangiose 185
Leistungssteigerung 92
Leistungsumsatz 88
Leitlinien 12
Leptin 89
Leptospira interrogans 186
Lethargie 225
Leveln 92
Listeriose 185
Lochialfluss 34
Lochien 34
Lochiometra 35
Long-Chain-3-OH-Acyl-CoA-Dehydrogenase-Mangel 164
Lungenatmung 135
Lungenembolie 47
Luxation 69
Lymphozytäre Choriomeningitis 186

M

Magersucht 94
Maisbarttee 153
Mamille 108, 116
Mamillenmuskulatur 115
Manuelle Therapieformen 182
Mariske 60
Mastitis 119
– interstitielle 119
– parenchymatöse 120

Mastitis puerperale 119
Medikation 92
Medium-Chain-Acyl-CoA-Dehydrogenase-Mangel 164
Mehrlinge 226, 228
Melatonin 105
Meldepflicht 135
Menadiol 157
Menadion 157
Meteorismus 176
Migration 252
Migrationshintergrund 252
Miktion 54
Milchbildungsreflex 101, 102
Milchbläschen 108
Milcheinschuss 104
– verstärkter 109
Milchgebiss 160
Milchlipidpfropf 108
Milchschorf 144
Milchspendereflex 101, 103
Milchstau 109, 119
Minderjährig 261
Minderjährige Mütter 261
Mindesttrinkmenge 141
Misgav Ladach 71
Monozygote Gemini 131
Mukoviszidose 164
Muttermilchersatz 103
Muttermilchikterus 152
Mutterschutzgesetz 249
Mykose 147
Myokarditis 162

N

Nabelbruch 150
Nabelgranulom 151
Nabelhernie 151
Nabelklemme 150
Nabelklemmenzange 150
Nabelpflege 149
Nabelschnurpulsation 135
Nabelschnurrest 149
Narbe 64
Narbengewebe 64
Nasenflügeln 225
Natürliche Empfängnisverhütung 96
Natürliche Familienplanung 96
Neonatalperiode 135
Neugeborenenikterus 152
Neugeborenen-Konjunktivitis 154
Neugeborenenschlaf 174
Neugeborenensepsis 149
Neugeborenes 135

- eutrophes 135
- hypertrophes 136
- übertragenes 135
Neurodermitis 167
nicht organische Pica 95
Night-Eating-Syndrom 87
Niplette 116
Non-Rapid-Eye-Movement-Schlaf 174
Notsectio 72
Nykturie 55

O

Obduktionspflicht 163
Obstipation 57, 182
Octenidin 150
Ödeme 51, 137
- generalisierte 51
Ohr 137
Ohrform 137
Ohrkrempelung 137
Omphalitis 149
Omphalitis neonatorum 149
Ophthalmia neonatorum 154
OptiBIRTH 73
Orthorexia nervosa 94
Ösophagusreizung 182
osteopathische Therapie 178
Otitis media 182
Ovulation 97

P

Palpation 108
Panaritium paraunguale 145
Parallel-Haltung 133
Partielles Fetales Alkoholsyndrom 265
Patchworkfamilie 247, 248
Pearl-Index 96
Perfusor-Pumpe 50
Perinatalperiode 135
Petrussa-Score 136
Phenylketonurie 164
Phlebothrombose 47
Phyllochinon 157
Physical Activity Level 88
Piercing 80
Pille danach 98
Plazentalaktogen
- humanes 104
Plazentapolypen 36
plötzlicher Kindstod 161
Pollakisurie 55
Postpartale Belastungsstörung 220

Postpartale Blutungen 36
Präadipositas 88
Prebiotika 167
Preterm-Milch 126
Primärprävention 156
Probiotika 167
Pro-Kopf-Einkommen 252
Prolaktinhemmer 123
Proliferations- oder Granulationsphase 64
Prophylaxen 156
Pruritus 80
Psychose 217
- puerperale 219
Psychosomatik 77
Puerperium 16
Pulsoxymetrie-Sreening 224

Q

QM-Prozess 9
Qualitative Studien 11
Quantitative Forschung 11

R

randomisierte kontrollierte Studie 11
Randomized Controlled Trial 11
Rangskala
- numerische 70
Rapid-Eye-Movement-Schlaf 174
Ratings-of-Percieved-Exertion-Skala 91
Raynauld-Syndrom 118
Reepithelialisierung 64
Reflexe 100
- neuromuskuläre 137
Regenbogenfamilien 247
Regulationskompetenz 173
Reife-Score nach Farr 137
Reife-Score nach Petrussa 136
Reifezeichen 136
Rekapillarisierungszeit 225
Rektusdiastase 23
Relaktation 123
- induzierte 123
Reparative Phase 64
Reptilien 185
Resistin 89
Resorptive Phase 64
Ressourcenausstattung 265
Restharn 56
Reverse-Pressure-Softening-Methode 110
Review 11
Rhagaden 117
Rhesus-Faktor 223

Richtlinien 12
Rückbildungsteemischung 29
Rückenhaltung 128
Rückenlage 161
Ruktus 176

S

s. c.-Injektionen 48
Salmonella enterica 186
Salmonella paratyphi 185
Samenspender 248
Sättigung 86
Sauerstoffsättigungsmessung 223
Säugling 135
Säuglingsbotulismus 171
Saugreflex 101
Schädeldeformität 180
Schätzgewicht
– fetales 135
Schlaf 174
Schlaforganisation 175
Schlafrhythmus 174
Schlafstörungen 218
Schlafverhalten 173
Schluckreflex 101
Schlupfwarze 115
Schmelztablette 159
Schmerz 70
– -krise 255
– neurogener 70
– Nozizeptor- 70
Schreiintervalle 178
Schrei-Kind 181
Schrunde 117
Schwerhörigkeit 224
Screening 82
Screening-Untersuchung 165
Scrotum 137
Seborrhoisches Säuglingsekzem Typ 1 144
Sectio
– elektive 71
– sekundäre 71
Sectio caesarea 71
Sectionaht 73
Seitliches Stillen im Liegen 133
Sekundärharn 54
Sekundärprävention 156
Selbstregulation 181
Senfmehlfußbad 37
Sepsis 225
Serumbilirubinwerte 152
Serumferritin 42
Severe combined Immundeficiency (ICID) 165
Sichelzellanämie 255

SIDS-Prophylaxe 161
Silbernitrat-Tropfen 154
Sinusitis allergica 167
Small for Gestational Age 129, 136
Soor 117
Soorinfektion 117
Sorgerecht 259
Sprachstörung 254
Staphylococcus aureus 149
Stauungsmastitis 109, 119
Steißbeinluxation 69
Sterilitätsbehandlung 226
Stieffamilie 248
Stillanleitung 106
Stillbeginn 103
Stilleinlagen 108
Stillen 100, 103
Stillhormone 104
Stillmahlzeit 105
Stillreflexe 100
Stillversuche 129
Stoffwechselentgleisung 165
Stoffwechseltest 165
– Abnahme des 166
Stratus corneum 147
Striae albae 80
Striae distensae 79
Striae gravidarum 79
Striae rubae 80
Subinvolutio uteri 25
Subjektive Obstipation 57
Suchreflex 103
Suchterkrankung 264
Sudden Infant Death Syndrom 161
Suizid(-gedanken) 218
Superfecundatio 131
Survey 12
Symphysendiastase 67
Symphysenknorpel 67
Symphysenläsion 67
Symphysenschaden 67, 68
Systematic Review 12

T

Tachypnoe 224
Tattoo 80
Teenageschwangerschaften 262
Tertiärprävention 156
Testis 137
Thrombophlebitis superficialis 47
Thrombose 47
Thromboseprophylaxe 47
Thrombozytose 26, 35
Totgeborenes 135

Toxoplasmose 184
Tränenwegsstenose 155
Transferleistungen 258
Trauerphasen 268
Trauerprozess 266
Trauma 220
Tryptophan 105
Tuberkulose 254, 255
Tuberkulostatika 157
Tyrosinämie Typ I 164

U

Übergewicht 86, 88
Überlaufblase 56
Überwärmung 162
Umbauphase 64
Umgangsrecht 259
Umgebungstemperatur 145
Untergewicht 93
– schweres 93
Unterhalt 258
Unterhaltsanspruch 258
Urgeinkontinenz 55
Uterus 25
Uteruscavum 26
Uterusinvolution 25

V

Vagina 27
Vaginal Birth After Cesarean Section
– VBAC 71
Vaginal seeding 176
Vaginale Geburtsverletzungen 63
Varizen 45
Vasokonstriktion 63
Vaterrolle 219
Verhütungsmittel 96
Verhütungssicherheit 97
Versagerquote 96
Verwaiste Eltern 266
Very-Long-Chain-Acyl-CoA-Dehydrogenase-Mangel 164
Vitamin D2 158
Vitamin D3 158
Vitamin K 156

Vitamin K1 157
Vitamin K2 157
Vitamin-D-Mangel-Rachitis 159
Vitamin-D-Rachitisprophylaxe 158
Vitamin-K-Mangelblutungs-Prophylaxe 156
Volljährigkeit 261
Vulvasynechie 145

W

Wiener Brust-Donut 118
Windelausschlag 147
Windeldermatitis 147
Windelsysteme 147
Wochenbettbetreuungsbogen 19
Wochenbettdepression 217, 218
Wochenfluss 34
wunde Brustwarzen 117
Wundexsudat 63
Wundheilung 62
– per primam 62
– per secundam 62
Wundheilungsstörung 77
Wundschmerz 66
Wunschsectio 72

Y

Yersinia enterocolitica 186
Yersiniose 185

Z

Zahnkaries 160
Zahnpflege 160
Zahnungsbeschwerden 182
Zervix 27
Zinnhütchen 118
Zirkadianer Rhythmus 173
Zufüttern 141
Zwiemilch-Ernährung 103
Zwillinge 131
Zwillingsmütter 131
Zystitis 55

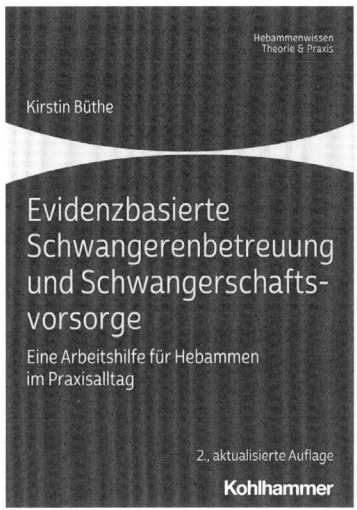

*2., aktualisierte Auflage
2023. 304 Seiten, 18 Abb.,
39 Tab. Kartoniert. € 42,–
ISBN 978-3-17-041532-4*

Eine umfassende und fundierte Hebammenbetreuung wirkt sich protektiv auf die Schwangerschaft und auf eine physiologische Geburt aus. Das Praxisbuch zeigt den evidenten Rahmen und die Grenzen von Hebammenarbeit im Kontext der Schwangerenvorsorge und -beratung auf. Konkrete Arbeitsweisen einer Hebamme, z. B. zur Sicherstellung eines zeitgerechten fetalen Wachstums, werden ebenso behandelt wie frühe Hinweise auf Frühgeburtsbestrebungen oder hypertensive Komplikationen. Besondere Erfordernisse von Frauen mit ausgewählten chronischen Erkrankungen werden ebenfalls vorgestellt. Beratungsinhalte zu einem gesundheitsförderlichen Lebensstil werden u. a. am Beispiel der schwangeren Gewichtsentwicklung, Ernährung und Bewegungsförderung, der Rauchentwöhnung, der Anleitung zu geburtsvorbereitenden Maßnahmen sowie bei Leistungsabfall und Schlafstörungen erläutert, wobei klare Empfehlungen ausgesprochen werden. Die 2. Auflage berücksichtigt die aktualisierten Aussagen und Evidenzen zu den genannten Inhalten, wodurch ein sicherer Rahmen für die Betreuung, Beratung und Vorsorge von Schwangeren geschaffen wird.

Auch als E-Book erhältlich.
Leseproben und weitere Informationen: **shop.kohlhammer.de**

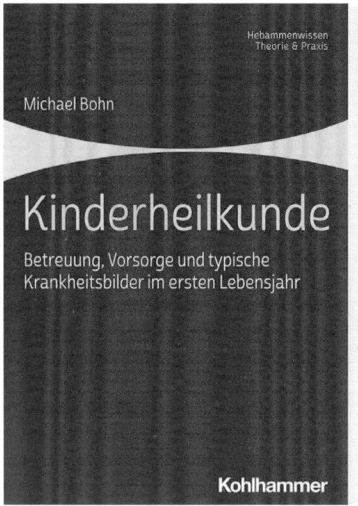

*2023. 146 Seiten, 51 Abb.,
7 Tab. Kartoniert. € 39,–
ISBN 978-3-17-038020-2*

Eine umfassende und fundierte Hebammenbetreuung wirkt sich protektiv auf die Schwangerschaft und auf eine physiologische Geburt aus. Das Praxisbuch zeigt den evidenten Rahmen und die Grenzen von Hebammenarbeit im Kontext der Schwangerenvorsorge und -beratung auf. Konkrete Arbeitsweisen einer Hebamme, z. B. zur Sicherstellung eines zeitgerechten fetalen Wachstums, werden ebenso behandelt wie frühe Hinweise auf Frühgeburtsbestrebungen oder hypertensive Komplikationen. Besondere Erfordernisse von Frauen mit ausgewählten chronischen Erkrankungen werden ebenfalls vorgestellt. Beratungsinhalte zu einem gesundheitsförderlichen Lebensstil werden u. a. am Beispiel der schwangeren Gewichtsentwicklung, Ernährung und Bewegungsförderung, der Rauchentwöhnung, der Anleitung zu geburtsvorbereitenden Maßnahmen sowie bei Leistungsabfall und Schlafstörungen erläutert, wobei klare Empfehlungen ausgesprochen werden. Die 2. Auflage berücksichtigt die aktualisierten Aussagen und Evidenzen zu den genannten Inhalten, wodurch ein sicherer Rahmen für die Betreuung, Beratung und Vorsorge von Schwangeren geschaffen wird.

Auch als E-Book erhältlich.
Leseproben und weitere Informationen: **shop.kohlhammer.de**